Klinikmanual Anästhesie

T0092643

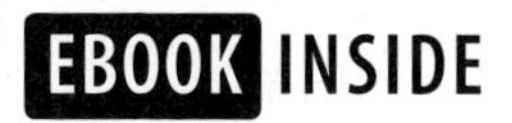

Die Zugangsinformationen zum eBook inside finden Sie am Ende des Buches in der gedruckten Ausgabe.

Michael Heck
Michael Fresenius
Cornelius Busch

Klinikmanual Anästhesie

2., überarbeitete Auflage

Mit 21 Abbildungen

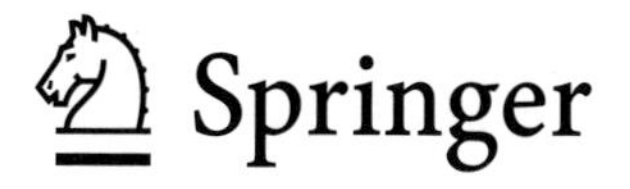

Dr. med. Michael Heck
Praxis für Anästhesie
Heidelberg

Dr. med. Michael Fresenius
Marienhaus Klinikum
Bendorf – Neuwied – Waldbreitbach
Klinik für Anästhesiologie und Intensivmedizin
Neuwied

PD Dr. med. Cornelius Busch
Universitätsklinikum Heidelberg
Klinik für Anästhesiologie
Heidelberg

ISBN-13 978-3-642-55439-1 ISBN 978-3-642-55440-7 (eBook)
DOI 10.1007/978-3-642-55440-7

Die Deutsche Nationalbibliothek verzeichnet diese Publikation in der Deutschen Nationalbibliografie; detaillierte bibliografische Daten sind im Internet über http://dnb.d-nb.de abrufbar.

© Springer-Verlag Berlin Heidelberg 2015
Das Werk einschließlich aller seiner Teile ist urheberrechtlich geschützt. Jede Verwertung, die nicht ausdrücklich vom Urheberrechtsgesetz zugelassen ist, bedarf der vorherigen Zustimmung des Verlags. Das gilt insbesondere für Vervielfältigungen, Bearbeitungen, Übersetzungen, Mikroverfilmungen und die Einspeicherung und Verarbeitung in elektronischen Systemen.
Die Wiedergabe von Gebrauchsnamen, Handelsnamen, Warenbezeichnungen usw. in diesem Werk berechtigt auch ohne besondere Kennzeichnung nicht zu der Annahme, dass solche Namen im Sinne der Warenzeichen- und Markenschutz-Gesetzgebung als frei zu betrachten wären und daher von jedermann benutzt werden dürften.
Der Verlag, die Autoren und die Herausgeber gehen davon aus, dass die Angaben und Informationen in diesem Werk zum Zeitpunkt der Veröffentlichung vollständig und korrekt sind. Weder der Verlag noch die Autoren oder die Herausgeber übernehmen, ausdrücklich oder implizit, Gewähr für den Inhalt des Werkes, etwaige Fehler oder Äußerungen.

Umschlaggestaltung: deblik Berlin
Fotonachweis Umschlag: © Mathias Ernert, Chirurgische Universitätsklinik Heidelberg
Schlussredaktion: Sirka Nitschmann, Lippetal

Gedruckt auf säurefreiem und chlorfrei gebleichtem Papier

Springer-Verlag GmbH Heidelberg Berlin ist Teil der Fachverlagsgruppe
Springer Science+Business Media
www.springer.com

TE	Tonsillektomie
TEA	Thrombendarteriektomie
TEE	»transesophageal echocardiography« (transösophageale Echokardiographie)
TEP	Totale Endoprothese
TIVA	Totale intravenöse Anästhesie
TFA	Trifluoressigsäure
T_{funkt}	Funktioneller Totraum
TLC	»total lung capacity«
TOF	»train of four«
t-PA	»tissue plasminogen activator« (Gewebeplasminogenaktivator)
TRALI	»transfusion-related acute lung injury«
Trpf.	Tropfen
TUR	Transurethrale Resektion
TUR-B	Transurethrale Resektion der Blase
TUR-P	Transurethrale Resektion der Prostata
Tx	Thromboxan
UBF	Uterusblutfluss
UFH	Unfraktioniertes Heparin
URS	Ureterorenoskopie
V	»velocity« (Geschwindigkeit)
VA	Alveoläre Ventilation
VA/Q	Ventilations-Perfusions-Verhältnis
VC	»vital capacity« (Vitalkapazität)
VCO_2	CO_2-Produktion
VD	Totraumvolumen
VES	Ventrikuläre Extrasystolen
V_{ex}	Exspiratorisches Atemminutenvolumen
VK	Verteilungskoeffizient
VO_2	Sauerstoffaufnahme
VT	Tidalvolumen, Atemzugvolumen
vWF	von-Willebrand-Faktor
WM	Wirkmechanismus
WW	Wechselwirkungen
ZAS	Zentrales anticholinerges Syndrom
ZNS	Zentralnervensystem
ZVD	Zentraler Venendruck
ZVK	Zentraler Venenkatheter

p_SO_2	Partielle Sauerstoffsättigung
PTCA	»percutaneous transluminal coronary angioplasty« (perkutane transluminale Koronarangioplastie)
PTT	»partial thromboplastin time« (partielle Thromboplastinzeit)
PTZ	Thrombinzeit
p_vO_2	Gemischtvenöser Sauerstoffpartialdruck
PVR	»peripheral vascular resistance« (peripherer vaskulärer Widerstand)
Q	Lungenperfusion
Qs/Qt	Intrapulmonaler Shunt (Qs = Shuntfluss; Qt = Zeit)
RAP	»right atrial pressure« (rechtsatrialer Druck)
RAST	Radioallergosorbenstest
REM	»rapid eye movement«
RES	retikuloendotheliales System
Rh-neg	Rhesus-negativ
Rh-pos	Rhesus-positiv
RIA	Radioimmunoessay
RM	Rückenmark
RR	Blutdruck
RV	Residualvolumen
RVEDP	»right ventricular end-diastolic pressure« (rechtsventrikulärer enddiastolischer Druck)
RVP	»right ventricular pressure« (rechtsventrikulärer Druck)
S_aO_2	Arterielle Sauerstoffsättigung
SHT	Schädel-Hirn-Trauma
SIRS	»systemic inflammatory response syndrome«
SPA	Spinalanästhesie
S_pO_2	Sauerstoffsättigung
SSEP	Somatosensorisch evozierte Potenziale
SSW	Schwangerschaftswoche
SulfHb	Sulfatiertes Hämoglobin
Supp.	Suppositorium
SV	Schlagvolumen
SVES	Supraventrikuläre Extrasystolen
S_vO_2	Gemischtvenöse Sauerstoffsättigung
SVR	»systemic vascular resistance« (systemischer vaskulärer Widerstand)
t	Zeitkonstante
TAA	Thorakales Aortenaneurysma
TAAA	Thorakoabdominelles Aortenaneurysma
TAT	Thrombin-Antithrombin-Komplex
Tbl.	Tablette

OP Operation

p Partialdruck
p_a Arterieller Partialdruck
p_A Alveolärer Partialdruck
p_aCO_2 Arterieller Kohlendioxidpartialdruck
p_ACO_2 Alveolärer Kohlendioxidpartialdruck
PADSS »post anesthesia discharge scoring system«
PAI Plasminogenaktivatorinhibitor
PAK Pulmonalarterienkatheter
p_aO_2 Arterieller Sauerstoffpartialdruck
p_AO_2 Alveolärer Sauerstoffpartialdruck
PAP »pulmonary artery pressure« (Pulmonalarteriendruck)
pAVK Periphere arterielle Verschlusskrankheit
PAW »airway pressure« (Beatmungsdruck)
pB Barometerdruck
pbr Partialdruck im Gehirn
PCA »patient-controlled analgesia« (patientenkontrollierte Analgesie)
PCEA »patient-controlled epidural analgesia« (patientenkontrollierte epidurale Analgesie)
pCO_2 Kohlendioxidpartialdruck
PCWP »pulmonary capillary wedge pressure« (pulmonalkapillärer Verschlussdruck)
PDA Periduralanästhesie
PDK Periduralkatheter
PEEP »positive endexpiratory pressure« (positiver endexspiratorischer Druck)
PEF »peak expiratory flow« (Peakflow)
$p_{et}CO_2$ Endexspiratorische CO_2-Konzentration (in mmHg)
$p_{ex}CO_2$ Gemischt-exspiratorischer CO_2-Partialdruck
PF Plättchenfaktor
PG Prostaglandin
p_{Gewebe} Partialdruck im Gewebe
p_{H2O} Wasserdampfdruck
pH_i Intramukosaler pH-Wert
Pha Pharmakologie
p_i Inspiratorischer Partialdruck
PI Pulsatilitätsindex
PiCCO »pulse contour cardiac output«
p_{pleu} Intrapleuraler Druck
pO_2 Sauerstoffpartialdruck
PONV »postoperative nausea and vomiting«
p_{pul} Intrapulmonaler Druck
PPSB Prothrombinkomplex
PRIS Propofolinfusionssyndrom

LA Lokalanästhetikum, Lokalanästhetika, linksartrialer Katheter
LAP »left atrial pressure« (linksatrialer Druck); laparoskopisch
LDH Laktatdehydrogenase
LMA Larynxmaske
LSK Laparoskopie
LTPL Lebertransplantation
LVEDP »left ventricular end-diastolic pressure« (linksventrikulärer enddiastolischer Druck)
$LVEDV_1$ »left ventricular end-diastolic volume« (linksventrikuläres enddiastolisches Volumen)
LVEF Linksventrikuläre Ejektionsfraktion
LVF Linksventrikuläre Funktion

MAC Minimale alveoläre Konzentration
MAO Monoaminooxidase
MAP »mean arterial pressure« (mittlerer arterieller Druck)
MCB Koronarer Mammaria-Bypass
MCV »mean corpuscular volume« (mittleres korpuskuläres Volumen)
MCH »mean corpuscular hemoglobin« (mittlerer korpuskulärer Hämoglobingehalt)
MEF Mittlerer exspiratorischer Fluss
MEP Motorisch evozierte Potenziale
MER Muskeleigenreflex(e)
MetHb Methämoglobin
MG Molekulargewicht
MH Maligne Hyperthermie
MPAP »mean pulmonary artery pressure« (mittlerer Pulmonalarteriendruck)
MR Muskelrelaxans, Muskelrelaxanzien
MRT Magnetresonanztomographie, Magnetresonanztomogramm
MTBV Maximal tolerabler Blutverlust

n Physikalisch gelöste Gasmenge
NAMHG North American Malignant Hypothermia Group
ndMR Nichtdepolarisierende MR
NG Neugeborene(s)
NHFT Nichthämolytische febrile Transfusionsreaktion
NIBP »non invasive blood pressure« (nichtinvasive Blutdruckmessung)
NIDDM »non-insuline-dependent diabetes mellitus«
NMDH N-Methyl-D-Aspartat
NMH Niedermolekulare Heparine
NSAID »non-steroidal anti-inflammatory drugs« (nichtsteroidale Antiphlogistika)
NTPL Nierentransplantation
NW Nebenwirkungen
NYHA New York Heart Association

Hb	Hämoglobin(-konzentration)
HbF	Fetales Hämoglobin
HbO_2	An Hämoglobin gebundener Sauerstoff
HBV	Hepatitis-B-Virus
HC	Haemodron®
HCV	Hepatitis-C-Virus
HDM	Herzdruckmassage
HEP	Hüftendoprothese
HES	Hydroxyethylstärke
HF	Herzfrequenz
HIPA	Heparininduzierter Plättchen-Aggregationstest
HIPPA	Heparininduzierter Plättchen-Aktivierungs-Assay
HIT	Heparininduzierte Thrombozytopenie
HIV	Humanes Immundefizienzvirus
Hk	Hämatokrit
HLA	Humane Leukozytenantigene
HLM	Herz-Lungen-Maschine
HNO	Hals-Nasen-Ohren
HPV	Hypoxische pulmonale Vasokonstriktion
HTPL	Herztransplantation
HWS	Halswirbelsäule
HWZ	Halbwertszeit
HZV	Herzzeitvolumen
IABP	Intraaortale Ballonpumpe
ICF	»intracellular fluid« (Intrazellulärflüssigkeit)
ICP	»intracranial pressure« (intrakranieller Druck)
ICR	Interkostalraum
IDDM	»insuline-dependent diabetes mellitus«
Ig	Immunglobulin
IHSS	Idiopathische hypertrophe Subaortenstenose
Ind	Indikationen(en)
Inj.-Fl.	Injektionsflasche
$itCO_2$	Inspiratorische CO_2-Konzentration
IPPV	»intermittend positive pressure ventilation« (Beatmung mit positivem intermittierenden Druck)
ISRV	Ileostomarückverlagerung
ITBV	Intrathorakales Blutvolumen
ITN	Intubationsnarkose
KHK	Koronare Herzkrankheit
KI	Kontraindikation(en)
KIE	Kallikreininaktivatoreinheiten
Kps.	Kapsel

EF	Ejektionsfraktion
EK	Erythrozytenkonzentrat(e)
EKG	Elektrokardiographie, Elektrokardiogramm
EKK	Extrakorporaler Kreislauf
EKZ	Extrakorporale Zirkulation
ELISA	»enzyme-linked immunosorbent assay«
EMO	Esterasemetabolisierte Opioide
EPH	»edema, proteinuria, hypertension« (Ödeme, Proteinurie, Hypertension)
ERCP	Endoskopische retrograde Cholangiopankreatikographie
ESWL	Extrakorporale Stoßwellenlithotripsie
$etCO_2$	Endexspiratorische CO_2-Konzentration (in Vol %)
EVLW	Extravaskuläres Lungenwasser
f	(Atem-)Frequenz
F_AO_2	Alveoläre Sauerstoffkonzentration
FCKW	Fluorchlorkohlenwasserstoff
FDA	Food and Drug Administration
FEV_1	Forcierte Einsekundenkapazität
$F_{ex}CO_2$	Gemischt-exspiratorische CO_2-Konzentration
FFP	»fresh frozen plasma« (gefrorenes Frischplasma)
FG	Frühgeborene(s)
FGF	Frischgas-Flow
F_iO_2	Inspiratorische Sauerstofffraktion
Fl.	Flasche
FRC	»functional residual capacity« (funktionelle Residualkapazität)
FSP	Fibrinspaltprodukte
FVC	Forcierte Vitalkapazität
GABA	»gamma-amino butyric acid« (γ-Aminobuttersäure)
GCS	Glasgow Coma Scale
G-CSG	»granulozyte-colony stimulating factor« (granulozytenkolonie-stimulierender Faktor)
GEDV	»global enddiastolic volume« (globales enddiastolisches Volumen)
GEDVI	»global enddiastolic volume index« (global enddiastolischer Volumenindex)
GEF	Globale Auswurffraktion
GFR	Glomeruläre Filtrationsrate
GOT	Glutamat-Oxalazetat-Tansaminase
GP	Glykoprotein
GPT	Glutamat-Pyruvat-Tansaminase
γ-GT	γ-Glutamyltranspeptidase
HA	Humanalbumin
HAT	Heparinassoziierte Thrombozytopenie/-pathie

CHE	Cholinesterase
CFI	»cardiac functional index« (kardialer Funktionsindex)
cHb	Hämoglobinkonzentration
CI	»cardiac index« (kardialer Index)
CILL	»critical immunogenetic load of leucocytes«
CK	Kreatinkinase
CLA	Konzentration des Lokalanästhetikums am Wirkort
C_{Lunge}	Compliance der Lunge
C_m	Minimale Konzentration
$CMRO_2$	»cerebral metabolic rate for oxygen«
CMV	Zytomegalievirus oder »continous mandatory ventilation« (volumenkontrollierte Beatmung)
CO	Kohlenmonoxid
cO_2	Sauerstoffgehalt des Blutes
COHb	Mit Kohlenmonoxid beladenes Hämoglobin
COMT	Catechol-O-Methyltransferase
COPD	»chronic obstructive lung disease« (chronisch-obstruktive Lungenerkrankung)
COX	Cyclooxygenase
CPAP	»continuous positive airway pressure«
CPP	»cerebral perfusion pressure« (zerebraler Perfusionsdruck)
CPR	»cardiopulmonary resuscitation« (kardiopulmonale Reanimation)
CRP	C-reaktives Protein
CSE	»combined spinal epidural« (kombinierte Spinal- und Epiduralanalgesie)
CT	Computertomographie, Computertomogramm
CV	»closing volume« (Verschlussvolumen)
c_vO_2	Sauerstoffgehalt des gemischt-venösen Blutes
DDAVP	Desmopressin
DGAI	Deutsche Gesellschaft für Anästhesiologie und Intensivmedizin
DHB	Dehydrobenzperidol
DIC	»disseminated intravascular coagulation« (disseminierte intravaskuläre Gerinnung)
DLCO	Diffusionskapazität der Lunge für CO
DM	Diabetes mellitus
DO_2	Sauerstoffangebot
ED_x	Dosis eines Muskelrelaxans, die eine Hemmung der neuromuskulären Überleitung um X % des Ausgangswertes bewirkt (ED_{50}, ED_{95})
EBS	Eigenblutspende
ECF	»extracellular fluid« (Extrazellulärflüssigkeit)
ECT	»ecarin clotting time«
EDTA	Ethylendiamintetraazetat
EEG	Elektroenzephalogramm, Elektroenzephalographie

Abkürzungsverzeichnis

AAA	Abdominelles Aortenaneurysma
A_aDCO_2	Alveoloarterielle CO_2- Partialdruckdifferenz
A_aDO_2	Alveoloarterielle O_2-Partialdruckdifferenz
ACh	Acetylcholin
ACT	»activated clotting time«
ACTH	Adrenokortikotropes Hormon
ACVB	Aortokoronarer Venenbypass
ADH	Antidiuretisches Hormon
AED	Automatische externe Defibrillatoren
AEP	Akustisch evozierte Potenziale
AICD	Automatischer implantierter Cardioverter-Defibrillator
AK	Antikörper
ALI	»acute lung injury«
AMV	Atemminutenvolumen/alveoläre Ventilation
AMV_{ex}	Exspiratorisches Atemminutenvolumen
AP	Anus praeter
aPTT	»activated partial thromboplastin time« (aktivierte partielle Thromboplastinzeit)
ARDS	»adult respiratory distress syndrome«
ASA	American Society of Anesthesiologists
ASB	»assisted spontaneous breathing« (assistierte Spontanatmung)
ASS	Acetylsalicylsäure
AT	Adenotomie; Antithrombin
ATG	Anti-Thymozyten-Globulin
$avDO_2$	Arteriovenöse Sauerstoffgehaltsdifferenz
AVK	Arterielle Verschlusskrankheit
BAEP	»brainstem auditory evoked potentials«
BE	Basenexzess
BGA	Blutgasanalyse
BIPAB	»biphase positive airway pressure« (biphasisch positiver Atemdruck)
BZ	Blutzucker
CALL	»critical antigenic load of leucocytes«
cAMP	Zyklisches Adenosinmonophosphat
C_aO_2	Sauerstoffgehalt des arteriellen Blutes
CBF	»cerebral blood flow« (zerebraler Blutfluss)
CBV	»cerebral blood volume« (zerebrales Blutvolumen)
CC	»closing capacity«
CCT	»cranial computed tomography« (kraniale Computertomographie)

V Notfallmedizin

VI Physiologische Grundlagen, Gerinnung, Endokarditisprophylaxe

III Anästhesierelevante Krankheitsbilder

IV Komplikationen

Inhaltsverzeichnis

Vorwort

Der Klinikalltag stellt Berufseinsteiger vor eine Fülle neuer Aufgaben. Mit großem theoretischem Wissen ausgestattet, aber ohne praktische Erfahrung, ist die Betreuung von Patienten oft eine besondere Herausforderung. Sehr häufig sind junge Assistenzärzte bereits nach kurzer Einarbeitungszeit auf sich allein gestellt.

Die Reihe »Klinikmanual« möchte in diesen Situationen helfen: Auf den Punkt gebracht und übersichtlich dargestellt wurden nur praxisrelevante Themen zusammengestellt – ohne theoretischen Ballast und Kleingedrucktes.

Auch der klinisch erfahrene Arzt erhält Informationen, die er nicht immer parat hat, und die er im Klinikmanual schnell nachschlagen kann.

Die Gliederung des Buches orientiert sich an den wichtigsten Themenkomplexen der Praxis und ist in sechs Teilbereiche aufgeteilt:

- Anästhetika
- Allgemeine Anästhesie
- Anästhesierelevante Krankheitsbilder
- Komplikationen
- Notfallmedizin
- Physiologische Grundlagen, Gerinnung, Endokarditisprophylaxe

Das übersichtliche Layout ermöglicht das rasche Auffinden von Informationen – ohne großes Umblättern und langes Suchen.

Dosierungen, wichtige Tipps für die Praxis sowie Warnhinweise sind besonders hervorgehoben, so dass diese rasch auffallen.

Wir danken den Mitarbeitern des Springer-Verlages, Frau Dr. Anna Krätz, Frau Dr. Martina Kahl-Scholz und Herrn Axel Treiber für die Unterstützung bei der Entstehung dieser zweiten Auflage des Buches.

M. Heck
M. Fresenius
C. Busch
Heidelberg und Neuwied im Oktober 2015

Anästhetika

Inhalationsanästhetika

M. Heck, M. Fresenius, C. Busch

M. Heck et al., *Klinikmanual Anästhesie*,
DOI 10.1007/978-3-642-55440-7_1,
© Springer-Verlag Berlin Heidelberg 2015

■ **Wirkmechanismus**

Verstärkung inhibitorischer Funktionen oder Dämpfung der Erregungsübertragung in Synapsen oder Nervenendigungen von Axonen. Wirkort und Wirkmechanismus auf molekularer Ebene mit Störung des Ionentransports sind bisher noch nicht geklärt. Es existieren daher verschiedene Theorien.

■ **Narkosetheorien**

- Theorie des kritischen Volumens
- Fluidisationstheorie (Verflüssigungstheorie)
- Gashydrattheorie
- Theorie der rezeptorvermittelten Wirkung

1.1 Allgemeines

1.1.1 Dampfdruck

Jedes Inhalationsanästhetikum besitzt seinen eigenen, spezifischen Dampfdruck, der temperaturabhängig ist (je höher die Temperatur, desto höher der Dampfdruck).

Dalton-Gesetz

- Der Gesamtdruck eines Gasgemisches ergibt sich aus der Summe der Partialdrücke aller im Gemisch vorhandenen Gase.
- Die Beimischung eines Fremdgases vermindert anteilsmäßig den Partialdruck der physiologischen Atemgase im Inhalationsgemisch.
- Der Partialdruck bestimmt die Geschwindigkeit, mit der sich ein Gleichgewicht zwischen den Konzentrationen des Anästhetikums in der Atemluft und im Blut einstellt.

- Die im Blut physikalisch gelöste Gasmenge (n) ist direkt proportional dem Partialdruck (p) des Anästhetikums im Blut, d. h. die Löslichkeit nimmt mit steigendem Partialdruck zu.

Henry-Gesetz

$$p = n \times K(T)$$

Dabei ist p der Gasdruck, n die Anzahldichte der in der Flüssigkeit gelösten Gasmoleküle, K der Löslichkeitskoeffizient und T die Temperatur.

Meyer-Overton-Regel

Die Potenz eines volatilen Anästhetikums ist zu seiner Lipophilie proportional.

Ferguson-Regel

Der Dampfdruck ist umgekehrt proportional zur biologischen Wirksamkeit.

1.1.2 Aufnahme und Verteilung

- Beginn der Anästhesie, wenn im Gehirn der entsprechende Partialdruck (p_{br}) erreicht ist (als Maß hierfür dient der alveoläre Partialdruck p_A)
- Gradienten des Partialdruckes der Einleitungsphase (»Gaskaskade«): Verdampferdruck > p_i (inspiratorisch) > p_A (alveolär) > p_a (arteriell) > p_{br} (Gehirn)

Löslichkeit

- Von besonderer Bedeutung sind 2 Verteilungskoeffizienten (VK): Blut-Gas-VK und Gehirn-Blut-VK.
- Bei einem hohen Blut-Gas-VK wird viel Gas im Blut gespeichert, und der zerebrale Partialdruck (p_{br}) gleicht sich nur langsam dem alveolären Partialdruck (p_A) an, d. h.:

Je größer die Löslichkeit (Blut-Gas-VK), desto langsamer sind Ein- und Ausleitung und umgekehrt!

Aufnahme eines Anästhetikums

In die Lunge (p_A) ist abhängig von:
- Löslichkeit im Blut (Blut-Gas-VK)
- Herzzeitvolumen (HZV)
- alveolopulmonalvenöser Partialdruckdifferenz des Anästhetikums

In das Gewebe (Gehirn, Fett, Muskulatur) (p_{Gewebe}) ist abhängig von:
- Löslichkeit im Gewebe (Gewebe-Blut-VK)
- Durchblutung des Gewebes (Anteil am HZV) – Während gut durchblutetes Gewebe – Gehirn, Herz, Nieren (45 % des HZV) bereits aufgesättigt sind (10–15 min), nehmen andere Gewebe das Anästhetikum noch lange Zeit auf, z. B. Haut und Muskulatur (90 min) sowie Fett (bis zu Stunden).
- Partialdruckdifferenz des Anästhetikums zwischen Blut und Gewebe

Modifizierende Faktoren
- Konzentration in der Inspirationsluft (Second-gas-Effekt; s. u.)
- Ventilaton (besonders bei gut löslichen Anästhetika)
- Größe des HZV (und Verteilung auf einzelne Gewebe)

1.1.3 Konzentrationseffekt

Je höher die inspiratorische Gaskonzentration ist, desto rascher erfolgt der Anstieg der alveolären Konzentration. Eine rasche Diffusion in das Blut bei hoher inspiratorischer Konzentration führt zur Konzentrationerniedrigung im verbleibenden, kleineren Volumen. Durch den entstehenden Gradienten strömt umso schneller neues Anästhetikum in die Alveolen.

1.1.4 Second-gas-Effekt

Durch Kombination von volatilen Anästhetika mit Lachgas steigt deren alveoläre Konzentration rascher an, als wenn das Anästhetikum allein zugeführt würde. Die rasche Diffusion des Lachgases führt zu einem Volumenverlust in den Alveolen, durch den die Konzentration der volatilen Anästhetika im verbleibenden, kleineren Volumen erhöht wird.

1.1.5 MAC-Wert

MAC (minimale alveoläre Konzentration)
- Konzentration, bei der 50 % aller Patienten nicht mehr mit Abwehrbewegungen auf die Hautinzision reagieren
- MAC-Wert aller volatilen Anästhetika von verschiedenen Faktoren abhängig

Modifizierende Faktoren

- **MAC-Verminderung**
  - Schwangerschaft, Neugeborene, hohes Alter
  - Hypothermie, Hypotension (MAP <40 mmHg), Hypoxie (p_aO_2 < 38 mmHg)
  - Anämie, Hyponatriämie
  - zentral wirksame Medikamente, z. B. Opiate (außer bei Abhängigkeit und Toleranz), Barbiturate, Benzodiazepine, α_2-Agonisten und Lithium
  - akute Alkoholintoxikation
- **MAC-Erhöhung**
  - Säuglinge und Kleinkinder
  - Hyperthermie, Hypernatriämie
  - chronischer Alkoholismus, Fieber, MAO-Hemmer
- **MAC-Beibehaltung**
  - Geschlecht, Anästhesiedauer
  - Hyper- und Hypothyreose, Hyper- und Hypokaliämie
  - p_aO_2 >38 mmHg
  - p_aCO_2 von 15–95 mmHg

1.1.6 Messung von volatilen Anästhetika

- Messung im Haupt- oder Nebenstromverfahren
- Die Messung von Lachgas (N_2O) und volatilen Anästhetika im Narkosesystem erfolgt wie bei der CO_2-Messung auf der Basis von Infrarotlichtabsorption

1.1.7 Das »ideale« Inhalationsanästhetikum

Das »ideale« Inhalationsanästhetikum existiert bisher nicht. Wünschenswerte Charakteristika sind:

- **Physikalische Eigenschaften**
  - nichtentzündbar, nichtexplosiv
  - verdampfbar
  - chemisch stabil und inert
  - keine Reaktion mit CO_2-Absorberkalk (keine toxischen Produkte)
  - umweltneutral
  - kostengünstig und leicht herstellbar

- **Biologische Eigenschaften**
  - angenehmer Geruch, keine Irritation der Atemwege
  - niedrige Blut-Gas-Löslichkeit
  - hohe Wirkungsstärke
  - hohe analgetische Potenz
  - minimale Nebenwirkungen
  - keine Biotransformation
  - nichttoxisch

Keines der derzeit üblichen volatilen Anästhetika erfüllt alle diese Kriterien.

Die volatilen Anästhetika besitzen alle mehr oder weniger negative Auswirkungen auf die Myokardfunktion und auf das respiratorische System, und sie unterliegen alle mehr oder weniger der Metabolisierung und der Biotransformation.

Alle fluorierten Chlorkohlenwasserstoffverbindungen (FCKW) tragen zur Zerstörung der Ozonschicht der Atmosphäre bei (s. u.).

1.2 Ätherderivate: Sevofluran, Desfluran

Tab. 1.1 zeigt die Stadien der Narkose nach Guedel.

Tab. 1.1 Stadien der Narkose nach Guedel (Einteilung für Diäthyläther, 1920)

Stadium		Pupillen	Atmung
1 Rausch (Amnesie und Analgesie)	Endet mit Bewusstseinsverlust, Toleranz gegenüber Schmerz	Eng	Regelmäßig
2 Exzitation (Erregung)	Tonus, Würgen, Erbrechen	Erweitert	Unregelmäßig
3 chirurgische Toleranz, Planum 1–4	Tonus ↓, Augen wandern anfangs umher (Planum 1)	Eng, weiter werdend	Regelmäßig, nimmt im Verlauf ab
4 Asphyxie	Drohender Herzstillstand	Max. weit und reaktionslos	Atemstillstand

1.2.1 Sevofluran (Sevorane)

- fluorierter Methyl-Isopropyl-Äther ($CH_2F-O-CH-CF_3-CF_3$)
- 1968 erstmals synthetisiert, seit 1990 in Japan klinisch zugelassen, seit 1995 in der BRD zugelassen
- in klinisch üblichen Konzentrationen nicht entflammbar

Pharmakologie

- niedriger Blut-Gas-Löslichkeitskoeffizient von 0,69, daher schnelle An- und Abflutung sowie schnelle, unproblematische Narkoseeinleitung auch beim Erwachsenen (das Einatmen von 5 Vol % Sevofluran führt beim nichtprämedizierten Patienten innerhalb von 109 ± 25 s zum Bewusstseinsverlust)
- nicht schleimhautreizend
- hat Halothan als Einleitungsanästhetikum in der Kinderanästhesie ersetzt
- Metabolisierung: 3–6 %
- Abbau zu
  - Fluoridionen
  - CH_2O
  - Hexafluorisopropanol

Die Serumfluoridionenkonzentration liegt teilweise über der nephrotoxischen Konzentration von 50 µmol/l, jedoch ohne schädigenden Einfluss bei Patienten sowohl **ohne** als auch **mit** eingeschränkter Nierenfunktion (max. Konzentration etwa 2–3 h nach Anästhesie mit Abfall auf das Ausgangsniveau 1–3 Tage später). Sevofluran wird nur zu einem geringen Teil im Nierengewebe metabolisiert (renale Aktivität der Zytochrom-P_{450}-Isoenzyme 2A1, 2A6 und 3A4 vermindert). Die Metabolisierung erfolgt sonst hauptsächlich hepatisch durch das Zytochrom-P_{450}-Isoenzym 2E1.

Enzyminduktion durch Isoniazid, Alkohol, Phenobarbital und Fasten; Enzymblockade durch Disulfiram.

Sevofluran ist das einzige moderne volatile Anästhetikum, das nicht zu Trifluoressigsäure metabolisiert wird.

MAC

- MAC (Erwachsene) in O_2: 2,05 Vol %
- MAC (Erwachsene) mit 70 % N_2O: 1,1 Vol %
- MAC (Kinder) in O_2: 2,0–2,5 Vol %

Nebenwirkungen

- keine ausgeprägten kardialen und respiratorischen Nebenwirkungen
- keine Sensibilisierung gegenüber Katecholaminen
- höhere Inzidenz deliranter Zustände und von Exzitationen in der Aufwachphase bei männlichen Kindern im Vorschulalter (3–5 Jahre) nach Sevoflurannarkose im Vergleich zu Halothan

Sevofluran reagiert mit Atemkalk zu Compound A und wird im Rahmen der Cannizarro-Reaktion wiederum zu Compound B um gesetzt.

Die **Degradation** von Sevofluran im Absorber ist abhängig von:

- Temperatur
  - Je höher die Temperatur ist, desto mehr Compound A entsteht (Natronkalk: max. 44°C; Bariumkalk: max. 50°C).
  - Das Ausmaß des Temperaturanstiegs ist wiederum von der Frischgasflussrate, der Patientenstoffwechselaktivität und der Ventilation abhängig.
- Konzentration von Sevofluran (1–1,5 h bei 2 Vol %, entsprechend 15–20 ppm Compound A)
- Frischgas-Flow
  - Je niedriger der Flow ist, desto mehr Compound A entsteht.
- Bildung von CO_2
  - Je mehr CO_2 absorbiert werden muss, desto höher die Absorbertemperatur und somit die Compound-A-Konzentration.
- Zusammensetzung des Atemkalks
  - Bariumkalkabsorber induzieren höhere Compound-A-Verbindungen. Nach 10-stündiger Narkose kommt es zu einem Abfall der Compound-A–Konzentration (Reaktionsvermögen des CO_2-Absorbers vermindert).

Amsorb, der neben $Ca(OH)_2$ auch $CaSO_4$ und $CaCl_2$ enthält, soll nur noch zu einer geringfügigen Compound-A-Bildung führen.

In Deutschland ist Sevofluran zur Low-flow- und minimal-flow-Anästhesie ohne zeitliche Begrenzung zugelassen. Die FDA hat Sevofluran für den amerikanischen Kontinent Anfang 1999 bei einem Frischgas-Flow von 1 l/min für Narkosen mit einer maximalen Dauer von 2 h zugelassen.

Kontraindikationen

- maligne Hyperthermie
- bekannte Überempfindlichkeit gegen Sevofluran oder andere halogenierte Kohlenwasserstoffverbindungen

1.2.2 Desfluran (Suprane)

- fluorierter Methyl-Äthyl-Äther (CHF_2–O–CHF–CF_3; ähnelt in der Struktur Isofluran, besitzt jedoch kein Chloridion)
- klinische Zulassung in den USA bereits 1992 erfolgt, Zulassung in Deutschland 1995

Pharmakologie

- niedriger Blut-Gas-VK von 0,42
- stechender Geruch, daher keine Maskeneinleitung (in hohem Prozentsatz Husten und Atemanhalten, bei Kindern erhöhte Inzidenz an Laryngospasmen)
- hoher Dampfdruck (664 mmHg), entspricht nahezu dem atmosphärischen Druck bei Raumtemperatur, sodass ein spezieller Verdampfer notwendig ist
- günstig für Anästhesie im geschlossenen System, reagiert nicht mit dem Atemkalk
- sehr stabil (Metabolisierung: etwa 0,02–0,03 %)

MAC

- MAC (Erwachsene) in O_2: 6–7 Vol %
- MAC (Erwachsene) mit 70 % N_2O: 2,8 Vol %
- MAC (Kinder) in O_2: 8,6–9,1 Vol %

Nebenwirkungen

- kardiale Wirkungen ähnlich dem Isofluran
- bei schneller Konzentrationserhöhung starke Sympathikusstimulation
- tierexperimentell hohe biologische Stabilität des Moleküls mit fehlender Toxizität

Kontraindikationen

- maligne Hyperthermie
- bekannte Überempfindlichkeit gegen Desfluran oder andere halogenierte Kohlenwasserstoffverbindungen
- Zustand nach Halothanhepatitis

! Nach halothanassoziiertem Leberschaden dürfen keine halogenierten Inhalationsanästhetika verwendet werden (mögliche Kreuzreaktion; Antikörper gegen Trifluoressigsäure).

1.3 Kohlenmonoxid-(CO-)Bildung durch volatile Anästhetika im CO_2-Absorber

- CO-Bildung bei gleichen MAC-Werten durch Degradation am trockenen Bariumhydroxidatemkalk
  - Desfluran (bis 8000 ppm) > Enfluran (bis 4000 ppm) > Isofluran (bis 600 ppm)
  - oder am Natriumhydroxidatemkalk: Desfluran = Enfluran > Isofluran
  - Bei CO-Bildung unter äquimolarer Konzentration zeigt Enfluran eine größere CO-Produktion als Desfluran und letztgenannte Substanz wiederum eine größere als Isofluran.
- bei Halothan und Sevofluran vernachlässigbare geringe CO-Bildung
- resultierende Bildung von Carboxyhämoglobin (z. T. ≥30 %), daher Blockade der Sauerstoffbindung an das Häm-Molekül des Hämoglobins und zusätzlich Linksverschiebung der Sauerstoffbindungskurve mit erhöhter Sauerstoffaffinität von Hb-O_2 (schlechtere Gewebeoxygenierung)

1.3.1 CO-Bildung

Abhängig von:

- Wassergehalt des Atemkalks
  - Je trockener der Atemkalk ist, desto ausgeprägter ist die CO-Bildung.
  - Frischer Atemkalk hat normalerweise einen Wassergehalt von etwa 15 %.
- »Absorber-Typ« (Bariumhydroxid- > Natriumhydroxidabsorber)
- Temperatur
  - Je heißer der Atemkalk ist, desto größer ist die CO-Produktion.

Inzidenz

Erhöhte CO-Werte (> 30 ppm) unter Inhalationsanästhesie:

- 0,46 % bei der ersten Anästhesie am Tag im OP-Bereich
- 2,9 % bei einer Anästhesie im »Klinikaußenbereich«
- für alle Allgemeinanästhesien: etwa 0,3 %

Die CO-Bildung kann reduziert werden durch: Verwendung von frischem, feuchtem Atemkalk (die erneute oder zusätzliche Befeuchtung des Atemkalks mit Aqua dest. wird nicht empfohlen, unregelmäßige Verteilung der Feuchtigkeit im Absorber mit verminderter CO_2-Absorptionskapazität),

Anwendung eines niedrigen Frischgasflusses (»low« bzw. »minimal flow«), zusätzliche Absorberbefeuchtung

Die Registrierung der CO-Bildung erfolgt mittels Messung der Carboxyhämoglobinkonzentration im Patientenblut (Blutgasanalyse mit CO-Oxymeter!). Die pulsoxymetrische Registrierung zeigt während CO-Intoxikationen falsch-hohe Werte an.

Empfehlungen

- Vermeidung der intraoperativen CO-Bildung durch Wechsel des Atemkalks bei starker Erwärmung oder Verfärbung des Atemkalks sowie nach verzögerter Inhalationseinleitung, mindestens jedoch einmal pro Woche
- Befüllung eines länger nicht verwendeten Beatmungsgeräts mit frischem Absorber

1.4 Stickoxydul (Lachgas, N_2O)

- 1772 von Priestley und Leeds synthetisiert
- etwa 1844 Anwendung von Zahnärzten
- nichtexplosiv, unterstützt jedoch Brennvorgänge
- völlig inertes Gas (farb-, geruch- und geschmacklos), keine Schleimhautirritation
- bei Raumtemperatur gasförmig
- 1,5-mal schwerer als Luft
- Aufbewahrung in blauen Stahlflaschen (nach ISO-32-Norm)
- zu 75 % in flüssiger Form vorliegen; Rest gasförmig, steht in Gleichgewicht mit der flüssigen Form
- Gas mit einer kritischen Temperatur von 36,5°C – Sein kritischer Druck beträgt 72,6 bar. Die Umwandlung vom flüssigen in den gasförmigen Zustand benötigt Wärme; bei Entnahme von Lachgas aus der Flasche kommt es zu Abkühlungsvorgängen. Der Druck innerhalb der Lachgasflasche bleibt gleich, bis die Flasche fast leer ist, d. h. es ist kein Rückschluss vom Druck in der Flasche auf den Füllungszustand möglich. Erst wenn das flüssige Lachgas vollständig aufgebraucht ist, kommt es zu einem raschen Druckabfall in der Flasche. Der Füllungszustand einer Lachgasflasche lässt sich somit nur durch Wiegen bestimmen (Leergewicht der Flasche ist außen markiert): Lachgasgehalt = N_2O (l) = (Istgewicht – Leergewicht) × 500

Lachgas wird hergestellt, indem Ammoniumnitrat auf 245–270°C erhitzt wird. Als Verunreinigungsprodukte entstehen toxisches NO und NO_2.

Pharmakologie

- gute Analgesie, schlechte Narkose (keine Mononarkose möglich)
- Analgesie wahrscheinlich über κ-Opioidrezeptoren vermittelt
- niedriger Blut-Gas-VK von 0,47, daher schlecht löslich und schnelle Gleichgewichtseinstellung zwischen Partialdruck in Alveolen und Gehirn
- keine Biotransformation, jedoch Verstoffwechselung von Darmbakterien zu einem sehr geringen Anteil (0,004 %) zu N_2

MAC

- (104 Vol %)
- Selbst bei 80 Vol. % wird keine ausreichende Narkose erreicht. Es besteht hierbei jedoch schon Hypoxiegefahr. Deshalb sollen 70 Vol % nicht überschritten werden (50–70 Vol % klinisch üblich).

Indikationen

N_2O wird im Wesentlichen zur Supplementierung anderer Anästhetika (Inhalations- oder i. v. Anästhetika) eingesetzt, um deren Dosis und damit auch deren NW zu verringern (s. a. bei Second-gas-Effekt).

Nebenwirkungen

- leichte zentrale Sympathikusstimulation (Katecholaminspiegel!)
- direkte negativ-inotrope Wirkung, daher HZV-Verminderung (bei reduzierter LVF, am gesunden Herz gering ausgeprägt)
- keine oder geringe Atemdepression, Induktion einer Hyposmie (verstärkt die durch Thiopental verursachte Atemdepression, besonders in Kombination mit Opioiden)
- intrakranieller Druck erhöht (zerebrale Vasodilatation)
- Diffusion in luftgefüllte Räume
  - N_2O ist 35-fach besser löslich als N_2 (Blut-Gas-VK: 0,013).
  - Dehnbare Höhlen (z. B. Darm) vergrößern konsekutiv ihr Volumen, während nichtdehnbare Höhlen (z. B. Tubus-Cuff, Mittelohr) ihren Innendruck steigern, da Lachgas schneller in den Hohlraum diffundiert als Stickstoff herausströmt.
- Diffusionshypoxie bei Ausleitung möglich – Bei Abstellen der Lachgaszufuhr führt die niedrige Blut-Gas-Löslichkeit zu einer raschen pulmonalen Abatmung des im Körper vorhandenen Lachgases. Es

wird so schnell vom Blut in die Alveolen abgegeben, sodass es dort Sauerstoff verdrängen und eine Diffusionshypoxie verursachen kann.
- keine Wirkung auf Leber, Niere und Muskeln
- bei langer Anwendung (>6 h) Knochenmarkdepression und -aplasie mit megaloblastärer Anämie sowie Leuko- und Thrombopenie möglich (auch bei Anwendungszeit von <6 h Störung des Vitamin-B_{12}-Stoffwechsels möglich)

! Vorsicht bei entsprechender Anamnese sowie erhöhtem MCV und MCH bei Risikopatienten: vorbestehender Vitamin-B_{12}-Mangel nach Gastrektomie und Ileumresektion sowie bei Blind-loop-Syndrom mit bakterieller Überwucherung des Darms, chronischem Alkoholismus, Fischbandwurmbefall und strengem Vegetarismus; Ursache: Oxidation von Kobaltatomen (Co^{+} zu Co^{3+}) des Adenosyl- und Methylcobalamins (Vitamin B_{12}) durch N_2O. Aus diesen Gründen sollte der Einsatz von Lachgas in den ersten beiden Schwangerschaftsdritteln eingeschränkt bzw. es sollten reduzierte Konzentrationen (<50 %) angewendet werden.

Kontraindikationen

- Ileus (evtl. max. 50 Vol %)
- Pneumothorax, wenn keine Drainage vorhanden ist
- Pneumozephalus
- Pneumoperitoneum
- Mediastinalemphysem
- erhöhter Hirndruck
- Zwerchfellhernie
- sitzende Position und LTPL mit venovenöser Biopumpe (Luftemboliegefahr)
- relativ: Tympanoplastik

! Diffusionshypoxie bei Narkoseausleitung (daher 100 % O_2).

Verwendung von 50 Vol % N_2O bei:
- KHK
- Sectio
- Frühschwangerschaft (Mitosehemmung)

Eine Gesamtübersicht der Inhalationsanästhetika findet sich in Tab. 1.2.

1.5 Gefahren der Narkosegasbelastung

1.5.1 Umweltbelastende Wirkungen von Inhalationsanästhetika

- Arbeitsplatzkontamination abhängig von
  - Narkoseverfahren und Frischgasflow
  - Leckagen im Hochdruck-, Dosier- und Beatmungssystem
  - funktionierender Narkosegasabsaugung (Maskennarkose ohne Absaugung)
  - Disziplin am Arbeitsplatz
  - Raumklimatisierung (Luftwechselrate, Rezirkulation der Raumluft) besonders im Aufwachraum
- Ozonschicht (ozonzerstörend)
  - alle fluorierten Chlorkohlenwasserstoffverbindungen (FCKW) sowie die Fluorkohlenwasserstoffverbindungen Desfluran und Sevofluran tragen zur Zerstörung der Ozonschicht in der Atmosphäre bei, wobei die Schädigungspotenz unterschiedlich ist (Bromide >Chloride >>Fluoride):
  - Anteil des medizinischen Gases liegt sicher unter 2 %
  - MAK-Werte: die MAK-Werte wurden »willkürlich« festgelegt und basieren auf keiner wissenschaftlichen, toxischen Untersuchung!
  - Für Desfluran und Sevofluran liegen gegenwärtig bundesweit keine MAK-Richtlinien vor!

1.6 Xenon

- 1898 von Ramsay und Travers entdeckt
- 1935 Behnke entdeckt die narkotische Wirkung der Edelgase unter hyperbaren Bedingungen (4 atm) → Xenon ist das einzige Edelgas, das einen narkotischen Effekt unter Atmosphärendruck besitzt!
- 1951 erste Xenonnarkose durch Cullen und Gross
- 1990 erste größere Patientenstudie von Lachmann
- farb-, geruch- und geschmackloses, nichtexplosives Edelgas
- inert und untoxisch
- 5-mal schwerer als Luft
- wirkt ca. 1,5-fach stärker analgetisch als Lachgas, ist euphorisierend und hat eine stärkere anästhetische Komponente als Lachgas; postanalgetischer Effekt über die Xenonanwendung hinaus → geringerer postoperativer Analgetikabedarf

Tab. 1.2 Inhalationsanästhetika

<table>
<tr><th></th><th>Lachgas</th><th>Halothan</th><th>Isofluran</th></tr>
<tr><td>Zum Vergleich Äther (Diäthyläther)</td><td>N_2O</td><td>Fluorierter Kohlenwasserstoff
CF_3-CHClBr
als Stabilisator: 0,01 % Thymol</td><td>Fluorierter Methyl-Äthyläther
CHF_2-O-CHCl-CF_3</td></tr>
<tr><td>Bei Raumtemp.</td><td>Gasförmig</td><td>Flüssig</td><td>Flüssig</td></tr>
<tr><td>H H   H H
| | | |
H–C–C–O–C–C–H
| | | |
H H   H H</td><td>N≡N=O</td><td>F H
| |
F–C–C–Br
| |
F Cl</td><td>F   Cl F
| | |
H–C–O–C–C–F
| | |
F   H F</td></tr>
<tr><td>Siedepunkt</td><td>–88,5°C</td><td>50,2°C</td><td>48,5°C</td></tr>
<tr><td>Dampfdruck bei 20°C</td><td>39000 mmHg = 52 atm</td><td>243 mmHg</td><td>238 mmHg</td></tr>
<tr><td>Molekulargewicht</td><td>44</td><td>197,4</td><td>184,5</td></tr>
<tr><td>MAC (Erw.) in O_2</td><td>104 Vol %</td><td>0,7–0,8 Vol %</td><td>1,15 Vol %</td></tr>
<tr><td>MAC (Erw.) mit 70% N2O</td><td></td><td>0,3 Vol %</td><td>0,5 Vol %</td></tr>
<tr><td>MAC (Kinder) in reinem O2</td><td></td><td>1,0 Vol %</td><td>1,4–1,6 Vol %</td></tr>
<tr><td>Blut-Gas-VK</td><td>0,47</td><td>2,3</td><td>1,4</td></tr>
<tr><td>Gehirn-Blut-VK</td><td>1,1</td><td>2,9</td><td>2,6</td></tr>
<tr><td>Fettgewebe/ Blut-VK</td><td>2,3</td><td>51,1</td><td>45</td></tr>
<tr><td>Reaktion mit Metallen</td><td>Nein</td><td>Ja (Korrosion)</td><td>Nein</td></tr>
<tr><td>Narkoseein- und ausleitung</td><td></td><td>Relativ rasch (5–10 min)</td><td>Relativ rasch</td></tr>
<tr><td>Biotransformation</td><td>Keine (0,004 % durch Darmbakterien)</td><td>~ 20% (11–55 %)</td><td>0,2 %</td></tr>
</table>

	Enfluran	Sevofluran	Desfluran
	Fluorierter Methyl-Äthyläther CHF_2-O-CF_2-CHFCl (Strukturisomer von Isofluran)	Fluorierter Methyl-Isopropyläther CH_2F-O-CH=$(CF_3)_2$	Fluorierter Methyl-Äthyläther CHF_2-O-CHF-CF_3 (ähnelt der Struktur von Isofluran, kein Cl-Atom)
	Flüssig	Flüssig	Noch flüssig
	F F Cl | | | H–C–O–C–C–F | | | F F H	F | H H F–C–F | | / F–C–O–C< | \\ H F–C–F | F	F F F | | | H–C–O–C–C–F | | | F H F
	56,2°C	58,5°C	22,8°C (23,5°C)
	175 mmHg	160 mmHg	669 mmHg ~ 1 atm
	184,5	200,5	168
	1,7 Vol %	2,05 Vol %	6–7 Vol %
	0,6 Vol %	1,1 Vol %	2,8 Vol %
		2,03–2,49	8,6–9,1 Vol %
	1,8	0,69	0,42
	1,4	1,7	1,3
	36	47,5	27,2
	Nein	Nein	Nein
	Relativ rasch	Schnell	Schnell
	2–5 %	3–6 %	0,02–0,03 % (0,1 %)

Tab. 1.2 (Fortsetzung)

	Lachgas	Halothan	Isofluran
Besonderheiten	Gute Analgesie über μ-Opioid-rezeptoren allein keine Narkose; Diffusion in luftgefüllte Räume, Diffusionshypoxie möglich	Neg. chrono-, ino-, dromotrop; Sensibilisierung gegenüber Katecholaminen und Theophyllin	Schleimhautreizung Einleitung durch Atemdepression + Atemanhalten verlängert
	Bei Anwendung >6 h Knochenmarkdepression, -aplasie durch Oxidation des Kobaltions im Vitamin-B_{12}-Molekül	Bronchodilatation, geringste Irritation des respirator. Systems	Ausgeprägtester Vasodilatator; Coronary-steal-Syndrom gelegentlich Tachykardie bei 2 MAC % → ioselektrisches EEG
	→ Einsatz in ersten beiden Schwangerschaftsdritteln infrage gestellt	Halothanhepatitis durch Trifluoressigsäure: 1:35.000, bes. bei Frauen, mittl. Alter, Adipositas, Hypoxie, wiederholter Anwendung	

	Enfluran	Sevofluran	Desfluran
	Krampfneigung im ZNS bei >5 Vol % + Hyperventilation 0,5–1,5 Vol % antikonvulsiv	Reagiert mit Atemkalk, (Mischungen aus Hydroxiden NaOH, $Ca(OH)_2$; in USA: $Ba(OH)_2$) Compound A CF_2= C (CF_3)–O–CH_2F (unter 1,0 l Frischgasflow ca. 20–30 ppm) → Abbau des Compound A durch β-Lyase zu einer nephrotoxischen Verbindung	sehr stabil; Dampfdruck
	Abbauprodukt Fluorid <50 μmol/l → nephrotoxisches Potential bei ↑↑ Dosierung	Fluoridionenanstieg → Nephrotoxizität bis heute nicht erwiesen auch nicht bei Niereninsuffizienz	
		Kein stechender Geruch, keine Schleimhautreizung	entspricht nahezu atmosph. Druck (760 mmHg) bei Raumtemp. → spezieller Verdampfer notwendig; stechender Geruch → hoher Prozentsatz Husten und Atemanhalten, ↑ Inzidenz für Laryngospasmus bei Maskeneinleitung bei Kindern; (in Komb. mit N_2O nicht so ausgeprägt)
		Kardiale Wirkung ähnlich wie Isofluran	Kardiale Wirkung ähnlich wie Isofluran starke Sympathikus-Stimulation bei schneller Konzentrationsänderung
		Hohe Löslichkeit im Fettgewebe	
		Abbau zu Hexafluorisopropanol, F^- und CH_2O	

- teuer (≈15 €/l im Jahr 2013) und in nur geringer Konzentration in der Luft vorhanden (0,086 ppm)
- Rückgewinnung des exhalierten Xenons durch Verflüssigung unter Kühlung(+16°C = kritische Temperatur) und Kompression (55–60 atm)
- Isotop ^{133}Xenon (HWZ: 5,25 Tage) dient u. a. der Messung der zerebralen Perfusion
- nur zertifiziert für Narkosegeräte mit geschlossenem System wie HEYERs VentOR Dual oder Tangens 2C
- seit 2007 unter LENOXe in Deutschland und 11 europäischen Ländern zugelassen, mengenmäßig verschwindend geringer Einsatz in deutschen Kliniken

Wirkmechanismus

- wahrscheinlich Inhibierung von exzitatorischen NMDA-Rezeptoren und direkte analgetische Wirkung auf Neurone des Hinterhorns

Pharmakologie

- Siedepunkt: -108,1°C
- sehr niedriger Blut-Gas-VK: 0,14 → in 120–150 s volle Aufsättigung
- schnelle Wash-in-Phase (bei 3 l/min Frischgasflow unter einer Konzentration von 70 % Xenon ist nach 2,5 min die Wash-in-Phase abgeschlossen)
- im Vergleich zu anderen Edelgasen wie Argon hat Xenon schon unter Atmosphärendruck eine sedierende Komponente
- keine Metabolisierung

MAC

- 71 Vol%

Nebenwirkungen

- stabile Hämodynamik: kein Abfall des MAP (im Gegensatz zu den volativen Anästhetika wie z. B. Desfluran), leichter Anstieg der Herzfrequenz, keine Änderung des SVR oder des Herzindex
- niedrigere Adrenalin- und Cortisolplasmaspiegel unter Xenonanästhesie
- ggf. diskrete Hirndrucksteigerung durch Anstieg des CBF → Anwendung nur unter entsprechendem Monitoring

! Diffusion in Hohlräume und Akkumulation bei längerer Xenondisposition (>1,5 h) und Gefahr der Diffusionshypoxie beim Abfluten

- kein Trigger der malignen Hyperthermie, keine Teratogenität
- FiO_2 auf 30 % begrenzt
- kann ggf. Emesis und Nausea verursachen
- höhere Dichte und Viskosität im Vergleich zu Lachgas → Zunahme der Resistance (0,23 cm H_2O × l-1 × s-1)

Xenoneinsatz bei COPD-Patienten!

Kontraindikationen

- relativ: Hirndruck, Asthma bronchiale

Ob die Xenonanästhesie zukünftig über ein vollautomatisches Minimal-flow-System durchführbar ist, wird sich zeigen müssen. Weitere Alternative: Recycling von Anästhesiegasen.

Injektionsanästhetika

M. Heck, M. Fresenius, C. Busch

M. Heck et al., *Klinikmanual Anästhesie*,
DOI 10.1007/978-3-642-55440-7_2,
© Springer-Verlag Berlin Heidelberg 2015

2.1 Wirkmechanismen und Pharmakologie

2.1.1 Wirkmechanismus

- biophysikalische Theorie (direkte Beeinflussung der Zellmembran)
- Transmittertheorie (Interaktion mit Neurotransmittern), z. B. Veränderung der GABA-mimetischen Übertragung

2.1.2 Pharmakologie

- Beendigung der hypnotischen Wirkung durch **Umverteilung**
- Reduktion der Durchblutung und des Metabolismus der Leber (Clearance vermindert, HWZ erhöht)
- geringere Einleitungsdosis bei älteren Patienten notwendig

2.2 Barbiturate

- Derivate der Barbitursäure mit Substitution an C_2
- Synthese aus Harnstoff und Malonsäure
- sog. Schlaferzwinger

2.2.1 Wirkmechanismus

- globale Dämpfung aller erregbaren Gewebe, besonders des ZNS
- Senkung des ICP (Reduktion um 50 % des Ausgangsdrucks)
- O_2-Bedarf des Gehirnstoffwechsels vermindert
- antikonvulsiv

- schneller Wirkungseintritt (10–20 s)
- kurze Wirkdauer weniger durch Eliminationshalbwertszeit als vielmehr durch Umverteilungsphänomene bedingt
- hohe Plasmaeiweißbindung
- Aufgrund der hohen Proteinbindung (>90 %) werden nur <1 % unverändert renal ausgeschieden.

2.2.2 Indikationen

- Narkoseeinleitung
- kurze, schmerzlose Eingriffe (z. B. Kardioversion mit Methohexital)
- Krampfzustände (früher Narkoanalyse, Elektrokrampftherapie)

2.2.3 Nebenwirkungen

- dosisabhängige kardiovaskuläre Depression
- reflektorische Tachykardie
- dosisabhängige Atemdepression (zentral) mit Apnoe
- Laryngo-, Bronchospasmus und Singultus
- allergische Reaktion (Histaminfreisetzung)
- Venenreizung
- Enzyminduktion in der Leber (Porphyrinsynthese gesteigert, daher Induktion eines Porphyrieanfalls und Beeinflussung des Metabolismus zahlreicher Pharmaka)
- unwillkürliche Muskelbewegungen, keine Muskelrelaxierung
- keine Analgesie, vielmehr Hyperalgesie im niedrigen Dosisbereich
- Kumulation
- versehentliche intraarterielle Injektion bedingt Gefäßspasmus/Gangrän; paravasale Injektion führt zu Gewebenekrose (ggf. Umspritzung mit 250–300 IE Hyaluronidase s. c.)

2.2.4 Kontraindikationen

- akute hepatische Porphyrie (Kunstfehler per se)!
- schwerer Leberschaden (deutliche Wirkungsverlängerung)
- schwere Hypovolämie, Schock
- manifeste Herzinsuffizienz (akuter Myokardinfarkt)
- Mitralklappenstenose

- Atemwegsobstruktion (Asthma bronchiale) und Dyspnoe
- Barbituratallergie

Vorsicht bei
- **Myasthenie**
- **Antabus-Gebrauch**
- **»schlechten Venen« mit Gefahr der paravenösen Injektion**

2.2.5 Methohexital (Brevimytal)

- 1 Fl. à 100 mg oder à 500 mg –1%ige bzw. 5%ige Lösung (10 oder 50 mg/ml)
- stark alkalisch (pH-Wert von etwa 11)

Pharmakologie

- kürzere Wirkdauer als Thiopental – Bei Gabe von 100 mg ist der Patient nach 5–10 min wach, und zwar durch rasche Umverteilung in das Gewebe
- HWZ: (1,5–)3,9(–5) h

Dosis der Narkoseeinleitung

- Erwachsene: 1–1,5 mg/kg KG i. v.
- Kinder: bis 2 mg/kg KG i. v.
- Rektal: 20–30 mg/kg KG
- I. m.: 5 mg/kg KG

Nebenwirkungen

- weniger kreislaufdepressiv als Thiopental

2.2.6 Thiopental (Trapanal)

- 1 Fl. à 0,5 g oder à 2,5 g – 2,5%ige bzw. 5%ige Lösung (25 oder 50 mg/ml)
- stark alkalisch (pH-Wert von etwa 10,6)
- HWZ: 10–12 h

Dosis bei Narkoseeinleitung

- Erwachsene: 3–5 mg/kg KG i. v.
- Kinder: bis 7 mg/kg KG i. v.
- Rektal (Kinder ab 10 kg): 30 mg/kg KG (1%ige oder 2,5%ige Lösung), max. 1 g

Nebenwirkungen

- stärker kreislaufdepressiv als Methohexital

2.2.7 Phenobarbital (Luminal, Luminaletten)

- Amp. à 1 ml = 200 mg auf 10–20 ml verdünnt (1 ml = 10–20 mg)
- 1 Tbl. = 100 mg
- Luminaletten 1 Tbl. = 15 mg
- stark alkalisch (pH ≈11)

Pharmakologie

- hypnotische Wirkung (8–16 h)
- 30%ige renale Elimination

! **Vorsicht bei Niereninsuffizienz!**

Dosis

- für intermittierende Sedierung: z. B. bei beatmeten Kindern: 5 mg/kg i. v.
- als Antikonvulsivum: Erwachsene: 1–3 mg/kg in 2 Dosen tgl. p. o., Kinder: 3–4 mg/kg in 2 Dosen tgl. p. o.

Nebenwirkungen

- starke Enzyminduktion!

2.3 Etomidat (Hypnomidate, Etomidat-Lipuro)

- carboxyliertes Imidazolderivat
- 1 Amp. à 10 ml, entsprechend 20 mg (2 mg/ml)

2.3.1 Wirkmechanismus

- dämpfender Effekt auf Formatio reticularis durch GABA-mimetischen Effekt

2.3.2 Pharmakologie

- sehr kurz wirkendes i. v.-Narkotikum
- Wirkeintritt: nach 30–60 s
- Wirkdauer: 3–5 min (Umverteilung)
- HWZ: etwa 4,6 h
- rasche Metabolisierung (Abbau hauptsächlich hepatisch und durch Plasmaesterasen)
- geringe Senkung des ICP (um etwa 36 % vom Ausgangswert)

2.3.3 Indikationen

- kurze, schmerzlose Eingriffe (z. B. Kardioversion)
- zur Einleitung für Inhalationsanästhesien weniger geeignet, da kurze Wirkdauer und keine analgetische Potenz (evtl. mit genügend Opiat und Nachinjektion, bevor Inhalationsanästhetikum anflutet)
- kreislauf- und leberschonend (Koronardilatation und -durchblutung um 20 % erhöht – »Luxusperfusion«, daher besonders bei Risikopatienten eingesetzt)
- große therapeutische Breite (kann beim Herzkranken auch zur Beeinträchtigung des kardiovaskulären Systems führen, aber weniger als andere Einleitungssubstanzen; MAP um 10 % ↓, SVR um 12 % ↓, HF um 10 % ↑)
- bei septischen Patienten gibt es Daten mit negativem Outcome nach einmaliger Gabe von Etomidat, nach Leitlinien nicht die erste Wahl beim Polytrauma

Dosis der Narkoseeinleitung

0,15–0,3 mg/kg KG i. v.

2.3.4 Nebenwirkungen

- Übelkeit und Erbrechen
- Myoklonien
- nicht zur Langzeitanwendung geeignet, und zwar wegen konzentrationsabhängiger und reversibler Hemmung der Kortisolsynthese (11-β-Hydroxylase)
- Injektionsschmerz (30–80 %)! –bei Etomidat-Lipuro deutlich geringer ausgeprägt
- keine Histaminausschüttung

2.4 Propofol (Disoprivan, Propofol, Propofol-Lipuro)

- 2,6-Diisopropylphenol
- Wirksubstanz in Öl/Wasser-Emulsion gelöst (10 % Sojaöl, 1,2 % Eiphospatid, 2,5 % Glycerin); bei Propofol-Lipuro 1%ig (Sojaöl, mittelkettige Triglyzeride, Glyzerol, Eilecithin, Natriumoleat)
- 0,5%ige Lösung (5 mg/ml) evtl. weniger Injektionsschmerzen; 1%ige Lösung (10 mg/ml) und 2%ige Lösung (20 mg/ml) – mehr Propofol bei weniger Fett (1%ig: 0,1 g/ml; 2%ig: 0,05 g/ml)
- pH-Wert: 6–8,5

2.4.1 Wirkmechanismus

Propofol beeinflusst die Transmission an der α-Untereinheit des GABA-Rezeptors und hemmt die Freisetzung der exzitatorischen Aminosäure Glutamat. Darüber hinaus hemmt Propofol den natriumkanalabhängigen Natriumeinstrom in die Zelle.

2.4.2 Pharmakologie

- in Leber metabolisiert (mit Glukuronsäure konjugiert)
- extrahepatische Metabolisierung
- kurze Wirkdauer (4–6 min) durch schnelle Umverteilung
- HWZ: etwa 55 min
- Senkung des ICP
- keine Analgesie
- antiemetische Wirkung, z. B. postoperativ: 10-mg-Boli oder 1 mg/kg KG/h während des Eingriffs zur Reduktion der Inzidenz

von Übelkeit und Erbrechen (von 65 % auf 10 %) in der postoperativen Frühphase

2.4.3 Indikationen

- Narkoseeinleitung (auch bei akuter hepatischer Porphyrie!) und Narkoseaufrechterhaltung
- kurze, schmerzlose Eingriffe (z. B. Kardioversion)
- TIVA (Alfentanil, Remifentanil-Perfusor)
- Larynxmaske (gute Reflexdämpfung des Hypopharynx)
- Langzeitsedierung im Rahmen der Intensivbehandlung
- Sedierung bei diagnostischen und chirurgischen Maßnahmen

Dosis der Narkoseeinleitung

- langsam nach Wirkung injizieren
- Erwachsene: 1,5–2,5 mg/kg KG i. v.
- Kinder:
  - >8 Jahre: etwa 2,5 mg/kg KG i. v.
  - < 8 Jahre: 2,5–4 mg/kg KG i. v.

Dosis der Narkoseaufrechterhaltung

- 25 bis 50 mg-Boli (2,5–5 ml), etwa alle 10 min
- Perfusor: 6–12 mg/kg KG/h (0,1–0,2 mg/kg KG/min), etwa 30–50 ml/h
- Sedierung: 1–4 mg/kg KG/h
- eventuell höhere Dosierung bei Einsatz der Larynxmaske notwendig
- geringere bzw. langsamere Dosierung bei:
  - älteren Patienten und Patienten der Risikogruppen ASA III und ASA IV
  - Atem-, Herz-, Leber- oder Nierenfunktionsstörung
  - Hypovolämie (möglichst vorher kompensieren)

2.4.4 Nebenwirkungen

- Atemdepression (vorübergehende Apnoe)
- kardiovaskuläre NW: dosisabhängige RR-Senkung infolge negativer Inotropie und Vasodilatation
- Bradykardie (besonders unter β-Blocker-Therapie)
- **Injektionsschmerz** – Vorgabe von 2 ml Lidocain 1 % in gestaute Vene; bei Propofol-Lipuro deutlich geringer ausgeprägt
- zu 10 % Muskelzuckungen und unwillkürliche Bewegungen bei Einleitung (nichtepileptische Myoklonien!)
- sexuelle Enthemmung
- Hustenreiz in 5 % der Fälle; nasaler Juckreiz
- **zusätzliche Fettzufuhr** (besonders bei 1%iger Lösung) bei Langzeitgabe wichtig
- Laktatazidose, Leberverfettung, Leberversagen (besonders bei Kleinkindern unter kontinuierlicher Infusion)
- Pankreatitis

2.4.5 Kontraindikationen

- Schwangerschaft
- Soja- und Erdnussallergie

! Vorsicht bei Fettstoffwechselstörungen!

2.4.6 Zulassungsbeschränkung von Propofol 1 %

- Narkoseeinleitung und Narkoseaufrechterhaltung von Kindern unter einem Lebensmonat (in der Schweiz unter 6 Lebensmonaten)
- Sedierung während der Intensivbehandlung und bei chirurgischen sowie diagnostischen Eingriffen bei Kindern unter 16 Jahren

2.4.7 Zulassungsbeschränkung von Propofol 2 %

- Narkoseeinleitung und Narkoseaufrechterhaltung von Kindern unter 3 Jahren (in der Schweiz unter 6 Lebensmonaten)
- Sedierung während der Intensivbehandlung und bei chirurgischen sowie diagnostischen Eingriffen bei Kindern unter 16 Jahren

2.4.8 Bakterielle Kontamination

Gefahr der bakteriellen Kontamination der lipidhaltigen Propofollösung bereits 6 h nach Ampullenöffnung! Die Infusion aus einem Infusionssystem darf eine Dauer von 12 h nicht überschreiten.

2.4.9 Vorteile

- angenehmes Einschlafen (besonders bei Perfusornarkoseeinleitung)
- keine Kumulation (ideal zur Kurzzeitsedierung)

2.4.10 Propofolinfusionssyndrom (PRIS)

Definition

Das PRIS ist eine

- meist durch »Langzeitgabe« (aber auch bei Propofolanästhesie mit einer Dauer von >5 h) von hochdosiertem Propofol ausgelöste
- Störung der Fettsäureoxidation sowie eine Störung der oxidativen Phosphorylierung in den Mitochondrien aufgrund einer Entkopplung der Atmungskette. Diese führt zu einem intrazellulären Energiedefizit mit Laktatazidose und Muskelnekrose. In einem Großteil der Fälle führt sie zum Tod des Patienten (Letalität: bis zu 85 %)

Risikofaktoren

- hochdosierte Langzeitsedierung (>48 h) mit Propofol (>5 mg/kg KG/h)
- Kinder und Säuglinge
- Infektionen des oberen Respirationstrakts
- Polytrauma oder Schädel-Hirn-Trauma
- endogener Stress oder Zufuhr von Katecholaminen und/oder Glukokortikoiden
- unzureichende Glukosezufuhr

Klinik

Das PRIS ist u. a. charakterisiert durch:

- Herz-Kreislauf-Störungen (etwa 90 %): therapierefraktäre Bradykardien, Arrhythmien, ventrikuläre Tachykardien (häufiger bei Erwachsenen), Kammerflimmern, arterielle Hypotonie
- metabolische Azidose (Frühmarker)
- Rhabdomyolyse
- lipämisches Serum mit Anstieg der Triglyzeridwerte (etwa 90 %)

- Lebervergrößerung mit eventuellem Anstieg der Transaminasenwerte (etwa 80 %)
- progredientes Nierenversagen

Therapie

- sofortige Beendigung der Propofolzufuhr
- Umstellung der Sedierung auf alternative Hypnotika, z. B. Midazolam
- Azidosekorrektur
- Herz-Kreislauf-Stabilisierung mit Volumengabe und/oder Katecholaminen/Phosphodiesterase-Inhibitoren –bei therapierefraktären Bradykardien: Schrittmacherstimulation

Hämofiltration/-dialyse zur Elimination von Propofol und toxischen Metaboliten, insbesondere bei Hyperkaliämie und Überwässerung

- ausreichende Kalorienzufuhr: hochkalorische Ernährung in Form von Kohlenhydraten sowie evtl. Glukagongaben

Prävention

- keine Langzeitsedierung (>48 h) von schwerstkranken Patienten mit Propofol in höheren Dosen (>4–6 mg/kg KG/h)
- Limitierung der max. Propofolkonzentration im Rahmen der Langzeitsedierung für alle Patienten auf 4 mg/kg KG/h; Anwendungsdauer: max. 7 Tage
- keine Langzeitsedierung von Kindern unter 16 Jahren mit Propofol
- regelmäßige Laborkontrollen (insbesondere Laktat- und pH-Wert)
- evtl. präventive Gabe von Glukose in einer Dosis von 6–8 mg/kg KG/min

2.5 Ketamin (Ketanest, Ketanest S)

- Ketanest 1%ige oder 5%ige Lösung (10 mg/ml oder 50 mg/ml)
  - 1 Amp. à 5 ml (50 mg) oder 1 Inj.-Fl. à 20 ml (200 mg; 10 mg/ml)
  - 1 Amp. à 2 ml (100 mg) oder 1 Inj.-Fl. à 10 ml (500 mg; 50 mg/ml)
- Ketanest S 0,5%ige oder 2,5%ige Lösung (5 mg/ml oder 25 mg/ml)
  - 1 Amp. à 5 ml (25 mg) oder 1 Inj.-Fl. à 20 ml (100 mg; 5 mg/ml)
  - 1 Amp. à 2 ml (50 mg) oder 1 Inj.-Fl. à 10 ml (250 mg; 25 mg/ml)
- Phenzyklidin-Derivat, chemisch verwandt mit Halluzinogenen
- Razemat aus S(+)- und R(–)-Ketamin
- pH-Wert: 3,5–5,5

2.5.1 Wirkmechanismus

Ketamin wird auch als »dirty drug« bezeichnet, da es unterschiedliche Effekte und Wirkmechanismen aufweist.

2.5.2 Theorien

- zentraler Muskarinrezeptorenantagonist
- Opioidrezeptoragonist
- nichtkompetitiver N-Methyl-D-Aspartat-Rezeptor-Antagonist
- Hemmung spannungsgesteuerter Natriumkanäle
- zentrale und periphere Sympathikusaktivierung
- keine echte Hypnose, sondern »dissoziative Bewusstlosigkeit«
- Assoziationen bis zur Bewusstlosigkeit zerschlagen (Traumerlebnisse und Halluzinationen, besonders in der Aufwachphase, daher Kombination mit Benzodiazepin sinnvoll; bei Kindern weniger häufig vorkommend)

2.5.3 Pharmakologie

- Razemat
  - Wirkeintritt: bei i. v. Gabe nach etwa 30 s, nach i. m. Gabe nach 5–10 min
  - Wirkdauer: bei i. v. Gabe 5–15 min, bei i. m. Gabe 10–25 min
  - HWZ: 2–3 h –hohe Lipophilie (5- bis 10-mal größer als die von Thiopental)
  - Abbau hauptsächlich in der Leber
  - langsam injizieren (Kreislaufstimulation)
  - potentes Analgetikum; Kreuztoleranz mit Opioiden (wirkt möglicherweise partiell an den Opiatrezeptoren)
  - Amnesie
  - laryngeale und pharyngeale Reflexe sowie genereller Muskeltonus relativ gut erhalten (jedoch kein Aspirationsschutz!)
- S(+)-Ketamin
  - besitzt im Vergleich zum Razemat signifikant kürzere Aufwachzeiten, geringere psychomimetische Reaktionen und eine bessere analgetische Nachwirkung bei unveränderten Kreislauf- und endokrinen Reaktionen
  - etwas größeres Verteilungsvolumen
  - leicht erhöhte Clearance

- anästhetisches Verhältnis zwischen S(+)-Ketamin, Razemat und R(–)-Ketamin: 3 : 1,7 : 1

2.5.4 Indikationen

- kleinere chirurgische Eingriffe an der Körperoberfläche
- Narkoseeinleitung bei Patienten im Schock und bei Asthma bronchiale
- gelegentlich bei unkooperativen Kindern zur i. m. Narkoseeinleitung
- Notfalltherapie: Verbrennungen, Bergung (i. m.)
- Analgosedierung in der Intensivmedizin, besonders bei Patienten mit Störungen der gastrointestinalen Motilität, obstruktiven Ventilationsstörungen oder kardialer Instabilität

Dosis

Ketamin (Ketanest)
- Analgesie (in der Notfallmedizin): 0,25–1 mg/kg KG i. v. oder 0,5–2 mg/kg KG i. m.
- Analgesie (mit Beatmung): 0,5–1 mg/kg KG i. v. oder 2–4 mg/kg KG i. m.
- Narkoseeinleitung: 1–2 mg/kg KG i. v. oder 4–6 mg/kg KG i. m. (evtl. halbe Initialdosis nach 10–15 min)
- Analgosedierung: 0,3–1 mg/kg KG/h (kombiniert mit Midazolam: 0,03–0,15 mg/kg KG/h)
- S(+)-Ketamin (Ketanest S): halbe Dosis des Razemats

2.5.5 Nebenwirkungen

- einzige Einleitungssubstanz, die eine Stimulation des kardiovaskulären Systems bewirkt
- Sensibilisierung des Herzens gegenüber Katecholaminen
- zentraler Sympathikotonus erhöht – Tachykardie, RR-Anstieg (Pulmonalis- und Hirndruckerhöhung; CO_2-Reagibilität der Hirngefäße jedoch erhalten)
- Anstieg des myokardialen O_2-Verbrauchs
- Bronchodilatation
- Uteruskontraktion
- verstärkte Schleimsekretion (Atropingabe empfohlen)

- wegen psychomimetischer Wirkung nicht als Monoanästhetikum geeignet; stattdessen »**Ataranalgesie**« (Sedierung und Analgesie) in Kombination mit Benzodiazepinen
- in der Regel keine Atemdepression (jedoch bei hohen Dosen oder bei Kombination mit hohen Dosen von Benzodiazepinen möglich)
- Steigerung des Muskeltonus, unfreiwillige Spontanbewegungen
- Übelkeit und Erbrechen relativ häufig

2.5.6 Kontraindikationen

- manifeste Herzinsuffizienz, KHK, Aorten- und Mitralstenose
- ausgeprägte arterielle Hypertonie
- erhöhter ICP (unter Spontanatmung)
- perforierende Augenverletzungen
- Präeklampsie, Eklampsie, Uterusruptur, Nabelschnurvorfall
- Epilepsie und psychiatrische Erkrankungen
- manifeste Hyperthyreose
- Hinweise auf neuroprotektiven Effekt

2.6 γ-Hydroxybuttersäure (Somsanit)

- 1 Amp. à 10 ml = 2 g (200 mg/ml)
- natürliches Stoffwechselprodukt, 1964 von Laborit klinisch eingeführt
- hoher Natriumgehalt (18 mval/g)

2.6.1 Wirkmechanismus

- wirkt wahrscheinlich über eigenen Rezeptor mit Hyperpolarisation infolge Erhöhung der Chlorid-Leitfähigkeit → keine gegenseitige Kompetition von γ-Hydroxybuttersäure (GHB) und GABA
- Wirkort: Gyrus postcentralis, unspezifisches thalamisches Projektionssystem und ARAS (aufsteigendes retikuläres aktivierendes System)
- Elimination nach Umwandlung der GHB über Succino-Semialdehyd und Bernsteinsäure im Zitronensäurezyklus zu $H_2O + CO_2$ und zu einem geringen Teil über β-Oxidation ($2 \times \text{GHB} + 2\,H^+ + 9\,O_2 \rightarrow 8\,CO_2 + 8\,H_2O + 2\,Na^+$)
- Ausbildung einer metabolischen Alkalose → +0,5 mM/l pro Gramm γ-Hydroxybuttersäure

- erhaltene Spontanatmung AMV ↑, AF ↓, überproportionale Zunahme des VT ↑, erhaltene CO_2-Reagibilität
- kardiale Wirkung: HF sinkt um 10–15 % vom Ausgangswert bei beatmeten Patienten; leichter Anstieg des systolischer RR → gute Kreislaufstabilität!
- bei Hypovolämie oder hämorrhagischem Schock: Anstieg von MAP und HZV (Anstieg des venösen Rückstroms, Steigerung der myokardialen Kontraktilität sowie »small volume resuscitation« [23%iges NaCl!])
- Einsatz bei erhöhtem Hirndruck vorteilhaft (Reduktion des Ödems, ICP ↓)
- Induktion von REM- und Non-REM-Schlaf
- Radikalfänger
- fehlende Beeinträchtigung der Darmmotilität und der Leberfunktion

2.6.2 Pharmakologie

- HWZ: 30–40 min nach Bolus von 60 mg/kg jedoch interindividuell unterschiedliche Aufwachzeiten bei Serumkonzentration von 90–100 µg/ml
- Wirkdauer eines Einmal-Bolus ca. 1–2 h

2.6.3 Indikationen

- Langzeitsedierung

Dosis

- narkotische Dosis: 60–90 mg/kg
- Analgosedierung: 5 Amp. Somsanit a 2 g/10 ml (= 10 g)
- initialer Bolus: 50 mg/kg, dann 10–20 mg/kg/h ~3–10 ml/h

2.6.4 Nebenwirkungen

- Hypernatriämie
- Erbrechen, spontaner Urinabgang
- metabolische Alkalose → +0,5 mmol/l pro Gramm Somsanit
- Myoklonien, prokonvulsiver Effekt

Epileptiker!

- pharmakonbedingte reversible Mydriasis

2.6.5 Kontraindikationen

- bekannte Epilepsie

2.7 Dexmedethominidin (Dexdor)

- 1 ml = 100 µg (Amp. à 2 ml = 200 µg, à 4 ml = 400 µg, à 10 ml = 1000 µg Dexmedetomidin = 1 mg).

2.7.1 Wirkmechanismus

- selektiver α_2-Rezeptor-Agonist
- klare, farblose Lösung, pH 4,5–7,0

2.7.2 Pharmakologie

- hepatische Metabolisation, vorwiegend über CYP2B6
- bindet zu 94 % an Plasmaproteine
- mittlere terminale Eliminationshalbwertzeit (t1/2) beträgt etwa 1,9 bis 2,5 h

2.7.3 Indikationen

- Sedierung erwachsener Intensivpatienten, mit einer geringen Sedierungstiefe (Erwecken durch verbale Stimulation erlaubt, entspricht einer Klassifikation von 0 bis –3 nach der Richmond Agitation-Sedation Scale [RASS]) oder Analgosedierung, z. B. zur Wachkraniotomie (off label use)

Dosis

- 0,2–1,4 µg/kg/h

2.7.4 Nebenwirkungen

- Hypotonie, Hypertonie und Bradykardie

2.7.5 Kontraindikationen

- Patienten mit AV-Block 2. oder 3. Grades ohne Schrittmacher
- Hypotonie, Bradykardie
- akute zerebrovaskuläre Ereignisse

2.8 Benzodiazepine

Tranquilizer, keine Anästhetika im eigentlichen Sinne

2.8.1 Wirkmechanismus

- wirken als spezifische Benzodiazepinrezeptoragonisten, hauptsächlich zentral – besonders am limbischen System (Formatio reticularis) – durch Verstärkung der Wirkung hemmender GABAerger Rezeptoren
- sedierend, hypnotisch (dosisabhängig)
- anxiolytisch
- anterograde Amnesie
- antikonvulsiv
- kortikale Depression bei hohen Dosen
- zentral muskelrelaxierend (auf Rückenmarkebene)
- keine analgetische Wirkung

Nicht nur Hypnotika wie Barbiturate führen zu einem veränderten Schlafmuster (Reduktion der Anzahl und der Dauer der tiefen Schlafstadien), sondern auch die potenten Benzodiazepine (Midazolam, Flunitrazepam, Triazolam) verändern den physiologischen Schlafrhythmus: Abnahme der prozentualen Verteilung des REM-Schlafes in der ersten Nachthälfte und Zunahme des REM-Anteils in der zweiten Hälfte, dadurch unruhiger Schlaf in den frühen Morgenstunden.

2.8.2 Pharmakologie

- hohes Verteilungsvolumen (1–3 l/kg)
- hohe Proteinbindung (80–90 %), dadurch Wirkungsverlängerung bei Niereninsuffizienz – Dosisreduktion, evtl. Akkumulation aktiver Metabolite
- Lipophilie
- intensiver First-pass-Effekt
- Metabolisierung über 3 verschiedene Stoffwechselwege:
  - Demethylierung und Dealkylierung
  - Hydroxylierung
  - einfache Glukuronidierung
- überwiegende hepatische Verstoffwechselung, dadurch Kumulation und Wirkungsverlängerung bei Leberzirrhose
- Ausscheidung z. T. biliär, dadurch enterohepatische Re-Zirkulation aktiver Metaboliten (besonders bei Diazepam möglich)
- HWZ ▣ Tab. 2.1

2.8.3 Vorteile

- in niedrigen Dosen wenig Einfluss auf Bewusstseinslage
- wenig unerwünschte Nebenwirkungen
- geringe Toxizität

2.8.4 Indikationen

- Sedierung, Schlafmittel bei Regionalanästhesie (Midazolam)
- Kombination mit Ketamin
- intraoperativ in Kombination mit Opioiden
- Therapie von Krämpfen und Epilepsien
- Prämedikation (Midazolam, Dikaliumclorazepat, Flurazepam, Flunitrazepam)
- Einleitung bei Risikopatienten
- Antikonvulsivum (z. B. bei durch Lokalanästhetika induzierten Krämpfen)

Tab. 2.1 Übersicht der Halbwertzeit von Benzodiazepinen

Generic name	HWZ (h)
	HWZ >24 h = lang wirkend
Diazepam	32
Nitrazepam	28
Clonazepam	34
Flurazepam	(Metabolit 87)
Dikaliumclorazepat	18 (30–65)!
	HWZ 5–24 h = mittellang wirkend
Flunitrazepam	15
Lorazepam	14
Lormetazepam	9
Chlordiazepoxid	18
Temazepam	12
Oxazepam	12
Bromazepam	12
	HWZ <5 h = kurz wirkend
Midazolam	2,5
Triazolam	2,3

2.8.5 Nebenwirkungen

- geringe kardiovaskuläre Wirkung

! Beispielsweise ist bei Midazolam eine verstärkte Wirkung möglich, besonders bei alten Patienten.

- Atemdepression gering (in Kombination mit Opioiden verstärkt und verlängert)
- große therapeutische Breite

! Gewöhnung/Sucht bedenken!

- Kumulation einiger Präparate (besonders bei eingeschränkter Leber- oder Nierenfunktion)

- paradoxe Reaktionen bei Kinder und geriatrischen Patienten möglich (Inzidenz bei Midazolam: etwa 1 %); ! Missdeutung als unzureichende Prämedikation

2.8.6 Kontraindikationen

- Myasthenia gravis
- Alkoholintoxikation
- Sectio caesarea

2.8.7 Diazepam (Valium, Diazemuls)

- 1 Amp. ml (10 mg)
- wasserunlöslich; enthält Propylenglykol (fällt mit anderen Medikamenten aus)
- pH-Wert: 6,6–6,9, daher schmerzhafte Injektion (nicht bei in Fett gelöstem Diazepamemulsion)

Pharmakologie

- HWZ: 24–57 h
- sehr lang wirksam
- Abbau über pharmakologisch wirksame Metabolite (HWZ: 2–4 Tage!)

Nebenwirkungen

- Venenreizung, Thrombophlebitis

Dosis

- Einleitung: etwa 0,1–0,2 mg/kg KG i. v.
- Prämedikation: 0,2 mg/kg KG i. m. oder p. o.

2.8.8 Flunitrazepam (Rohypnol)

- 1 Amp. à 1 ml (2 mg)
- wasserunlöslich; enthält Propylenglykol (fällt mit anderen Medikamenten aus)
- BTM-pflichtig

Pharmakologie

- HWZ: 16–22 h
- mittellang wirksam
- Wirkdauer: etwa 1½–4 h

Nebenwirkungen

- periphere Vasodilatation

Dosis

- Einleitung: 0,015–0,03 mg/kg i. v.
- Prämedikation: 1–2 mg/70 kg KG p. o.

2.8.9 Midazolam (Dormicum)

- 1 Amp. à 1 ml (5 mg), 1 Amp. à 3 ml (15 mg)
- 1 Amp. à 5 ml (5 mg)
- 1 Tbl. à 7,5 mg
- wasserlöslich
- pH-Wert: 3,5

Pharmakologie

- HWZ: 1–3 h
- kurz wirksam
- Wirkdauer: etwa 45(–90) min

Dosis

- Einleitung: etwa 0,1–0,2 mg/kg KG i. v. (langsam)
- Perfusor: 2–5 µg/kg KG/min, entsprechend etwa 0,1–0,3 mg/kg KG/h
- Sedierung: etwa 0,03–0,1 mg/kg KG i. v.
- Prämedikation:
  - Erwachsene: 3,75–7,5 mg p. o. (20–45 min präoperativ) oder 0,1–0,2 mg/kg KG i m. (5–15 min präoperativ)
  - Kinder: 0,4–0,5 mg Midazolamsaft/kg KG p. o.
  - nasal: 0,2–0,4 mg/kg KG (bitterer Geschmack)
  - rektal: 0,5–0,75 mg/kg KG

Nebenwirkungen

- leichter RR-Abfall

Erhöhte Gefahr des Butdruckabfalls vor allem bei alten Patienten!

- Ko-Induktion:
  - Grundlage ist die synergistische und supraadditive Wirkung kombinierter Medikamente
  - die Vorgabe von **Midazolam** (0,02–0,05 mg/kg KG) etwa 1–3 min vor der eigentlichen Hypnotikumgabe führt zur **Reduktion** der notwendigen **Induktionsdosis** von Propofol, Barbiturat oder Inhalationsanästhetika und zur Reduktion des zur **Aufrechterhaltung** notwendigen Anästhetikabedarfs. Dieser Effekt hält für ca. 30 – 40 min an
  - neben einer verbesserten Intubationsqualität kommt es auch zur Verbesserung der Insertionsbedingungen der Larynxmaske
  - Verlängerung der Wirkdauer
  - Reduktion der Midazolamwirkung

Verschiedene Applikationsformen zur Prämedikation von Kindern

- Verlängerung der Wirkdauer (Hemmung des Midazolammetabolismus) durch folgende Substanzen: Cimetidin, Erythromycin, Isoniazid, Ketoconazol, Metoprolol, Propranolol und Valproinsäure
- Reduktion der Midazolamwirkung durch Theophyllin (fragliche Adenosinblockade) und Beschleunigung des hepatischen Midazolammetabolismus durch Rifampicin

2.8.10 Dikaliumclorazepat (Tranxilium)

- 1 Amp. à 50 mg ode à 100 mg
- 1 Tbl. à 20 mg oder à 50 mg
- 1 Kps. à 5 mg, à 10 mg oder à 20 mg

Pharmakologie

- HWZ: 30–65 h
- lang wirksam

Dosis

- Prämedikation: 10–40 mg p. o.
- bei Angstzuständen: 50–100 mg i. v. (max. 300 mg/Tag)

2.8.11 Oxazepam (Adumbran)

- 1 Tbl. à 10 mg oder à 50 mg

Pharmakologie

- HWZ: 12–14 h
- mittellang wirksam

Dosis

- Prämedikation: 5–20 mg p. o.

2.8.12 Flurazepam (Dalmadorm)

- 1 Tbl. à 30 mg

Pharmakologie

- HWZ des Metaboliten: bis 87 h
- lang wirksam

Dosis

Prämedikation: 30 mg abends p. o.

2.9 Benzodiazepinantagonist

2.9.1 Flumazenil (Anexate)

- Imidazolbenzodiazepin
- spezifischer Benzodiazepinantagonist
- 1 Amp. à 5 ml (0,5 mg)
- HWZ: 15 min

Indikationen

- benzodiazepinbedingter Narkoseüberhang
- Differenzialdiagnostik verzögerter Aufwachreaktionen

Dosis

- initial 0,2 mg, dann 0,1 mg-weise bis zu ausreichender Wirkung (max. 1 mg)
- eventuell Perfusor mit 10 Amp. Flumazenil à 0,5 mg/5ml (entsprechend 5 mg): mit 2–4 ml/h beginnend, dann 1–2 ml/h (entsprechend 0,1–0,2 mg/h)

Kontraindikationen

- Benzodiazepintherapie aufgrund einer Epilepsie sowie aufgrund von Angstzuständen und Selbstmordneigung
- strenge Indikationsstellung bei Kindern unter 15 Jahre sowie während Schwangerschaft und Stillperiode

2.10 Chloralhydrat

2.10.1 Chloralhydrat-Rektiole

- 1 Miniaturklistier (Rektiole) à 3 ml enthält 0,6 g
- Umwandlung zum hypnotisch wirksamen Trichlorethanol
- Sensibilisierung von Katecholaminrezeptoren

Wirkmechanismus

- Wirkung auf das Großhirn beschränkt: beruhigend, einschläfernd, entkrampfend; rascher Abbau (HWZ: 4 min; Metaboliten: 6–10 min)

Indikationen

- Narkoseeinleitung
- Sedierung
- Akutbehandlung von Krampfanfällen jeglicher Genese (Fieberkrämpfe, Status epilepticus)

Dosis

- 30–50 mg/kg KG (Säuglinge: 1/2–1 Rektiole; Kleinkinder: 1–2 Rektiolen; Schulkinder: 2–3 Rektiolen)

Nebenwirkungen

- selten Schleimhautreizungen am Anwendungsort

2.11 Anhang: Neuroleptikum

2.11.1 Droperidol (Dehydrobenzperidol, DHB)

- 1 Amp. à 2 ml (5 mg), 1 Amp. à 10 ml (25 mg); 1 ml entspricht 2,5 mg
- Butyrophenonderivat (Neuroleptikum)
- kein Hypnotikum, daher Kombination mit Einleitungsanästhetikum notwendig
- pH-Wert: 7,4
- Produktion wurde 2001 eingestellt
- ab Juni 2008 als Xomolix neu auf dem deutschen Markt. 1 Amp. à 1 ml (2,5 mg)
  - Ind.: Prophylaxe und Therapie von postoperativer Übelkeit und Erbrechen (PONV) bei Erwachsenen und Kindern über 2 Jahre Prophylaxe von Übelkeit und Erbrechen durch Opioide bei PCA

2.11.2 Xomolix (Dehydrobenzperidol, DHB)

1 Amp. à 1 ml = 2,5 mg

Pharmakologie

- kompetitive Hemmung zentraler Rezeptoren (Dopamin, Noradrenalin, Serotonin, GABA), v. a. in Hirnstamm, limbischem System, Nucleus niger und Hypothalamus
- Distanzierung gegenüber Umgebung (»mineralisierend« – Patienten wirken äußerlich ruhig)
- antipsychotisch
- HWZ: 2,5 h; dennoch Wirkdauer bis 2–6–24 h
- hohe Plasmaproteinbindung von 90 %

Indikationen

- Neuroleptanästhesie
- Supplementierung anderer Anästhetika
- Antiemese
- gelegentlich intraoperativ zur Blutdrucksenkung

Dosis

Klassische Neuroleptanästhesie
- initial 0,1–0,3 mg/kg KG i. v.
  (5–25 mg/70 kg KG)
- Wiederholungen (möglichst vermeiden): 2,5–5 mg/70 kg KG

Antiemese
- 1,25 (–2,5 mg) i. v. (20–50 μg/kg)

Nebenwirkungen

- RR-Senkung durch α-Blockade (Vasodilatation)
- Auslösung von Blutungen, besonders bei Augen- und HNO-OP
- meist vorübergehende Tachykardie
- antiemetisch
- Blockade der zentralen Dopaminrezeptoren
- (gelegentlich) **extrapyramidale Bewegungsstörungen** (Dyskinesien, parkinsonartige Muskelrigidität, Blickkrämpfe) und paradoxe Wirkung (einige Patienten reagieren mit Angst, Verwirrtheit, Dysphorie und innerer Unruhe)
- Verminderung des Suchtpotenzials anderer Medikamente

Kontraindikationen

- Hypovolämie, Schock, AV-Block Grad II, Digitalisintoxikation
- Epilepsie, Enzephalitis, endogene Depression
- Geburtshilfe
- Parkinsonismus, extrapyramidale Symptomatik
- Phäochromozytom
- Kinder

Opioide

M. Heck, M. Fresenius, C. Busch

M. Heck et al., *Klinikmanual Anästhesie*,
DOI 10.1007/978-3-642-55440-7_3,
© Springer-Verlag Berlin Heidelberg 2015

3.1 Einteilung

▪ Reine Agonisten

morphinartige, z. B. Morphin, Fentanyl, Alfentanil, Sufentanil, Remifentanil, Pethidin, Piritramid (μ-, κ- und δ-Agonisten)

▪ Agonisten-Antagonisten

beispielsweise Pentazocin (κ-Agonist, μ-Antagonist), Nalbuphin (κ-Agonist, μ- und δ-Antagonist), Kombination von Tilidin und Naloxon (Valoron)

▪ Partialagonisten

beispielsweise Buprenorphin (partialer Agonist für μ-Rezeptoren und κ-Antagonist)

 **Partialagonisten wirken nach alleiniger Gabe agonistisch. Bei Zufuhr nach vorheriger Gabe reiner Agonisten heben sie deren Wirkung teilweise oder vollständig auf.**

▪ Reine Antagonisten

beispielsweise Naloxon (μ-, κ- und δ-Antagonist)

3.2 Zentralnervöse Wirkungen und Nebenwirkungen

- Wirkung: Analgesie (Minderung von Schmerzempfindung und affektiver Reaktion auf Schmerzen)
- wichtige pharmakologische Informationen ◘ Tab. 3.1, ◘ Tab. 3.2

Tab. 3.1 Relative Potenz, Dosis und mittlere Wirkdauer intravenöser Opioide

Generic name	Handelsname	Potenz	Analgesie-Dosis (mg/kg i. v.)	Analgesie-Dosis(mg/70 kg i. v.)	Mittlere Wirkdauer (h)
Fentanyl	Fentanyl- Janssen	100–300	1–2 µg	0,05–0,1 mg	0,3–0,5
Alfentanil	Rapifen	40–50	10–30 µg	0,5–1 mg	0,1–0,2
Sufentanil	Sufenta	500–1000	0,1–0,2 µg	10–20 µg	0,2–0,3
Remifentanil	Ultiva	75-100	0,4–0,8 µg	40–80 µg	0,05–0,1
Buprenorphin	Temgesic	30–60	2–4 µg	0,15–0,3 mg	6–8
Hydromorphon	Palladon Injekt	6–7,5	10–20 µg	1–1,5 mg	3–5
L-Methadon	Polamidon	2–3	0,1–0,2 mg	7,5–10 mg	4–8
Morphin	Morphin Merck (MSI)	1	20–100 µg	5–10 mg	3–5
Piritramid	Dipidolor	0,7	0,1–0,3 mg	7,5–15 mg	4–6
Nalbuphin	Nalpain Stragen	0,5–0,8	0,2–0,4 mg	15–30 mg	1–3
Pethidin (Meperidin)	Dolantin	0,1	0,5–1,5 mg	50–100 mg	2–4
Tramadol	Tramal	0,05–0,1	0,5–2 mg	50–100 mg	2–4
Oxycodon	Oxygesic injekt	0,7–1,5	0,04–0,1	3–7,5 mg	4–6

Tab. 3.2 Relative Potenz, Dosis und mittlere Wirkdauer oraler/transdermaler Opioide

Generic name	Handelsname	Potenz	Durchschnittliche Einzeldosis (mg/70 kg KG p.o.)	Mittlere Wirkdauer (h)
Fentanyl	Durogesic	100–300	2,5–40 transdermal	72 transdermal
Buprenorphin	Temgesic Temgesic forte	30–60	0,2–0,4	6–8
Hydromorphon	Palladon	6–7,5	4–24	12
L-Methadon	Polamidon	2–3	7,5–10	4–8
Morphinsulfat in retardierter Form	MST Mundipharma	1	10–60(–100)	8–12
Morphinsulfat	Sevredol	1	10–20	4
Oxycodon	Oxygesic	0,7	10–40	8–12
Dihydrocodein	DHC	0,1(–0,2)	60–120	8–12
Tramadol	Tramal	0,05–0,1	50–100	2–4
	Tramundin, Tramal long			8–12 (retardiert)

Nebenwirkungen

- Euphorie (bei schmerzfreien Patienten eher Dysphorie)
- Sedierung
- zentrale Atemdepression
- Muskelrigidität
- Miosis
- Dämpfung des Hustenreflexes
- Minderung der gastrointestinalen Motilität
- Harnverhalt
- zentrale Vagusstimulation (besonders bei Morphin)
- Übelkeit und Erbrechen durch Triggerung der Area postrema am Boden des IV. Ventrikels (Früheffekt)
- Krampfanfälle bzw. Myoklonien (in hohen Dosen bzw. durch Wirkung des Pethidinmetaboliten Norpethidin als ZNS-Stimulans)
- selten Schwitzen und Ödembildung aufgrund permanenter Vasodilatation bei Langzeittherapie
- Juckreiz

3.3 Agonisten

3.3.1 Morphin (Morphin Merck, MST, MSI Mundipharma)

- reiner μ-Agonist
- 1 Amp. à 1 ml (10 oder 20 mg) verfügbar
- 1 Retard-Tbl. à 10, 30, 60, 100 oder 200 mg

Pharmakologie

- großes Verteilungsvolumen, **schlecht lipidlöslich** (gelangt in hydrophiles Gewebe, besonders in die Skelettmuskulatur; geringe Plasmakonzentration ohne Korrelation zur Wirkung)
- hoher First-pass-Effekt (Bioverfügbarkeit: 20–40 %), daher bei oraler Gabe 3-mal höhere Dosis notwendig
- in Leber glukuronidiert (Morphin-3- und -6-Glukuronid; die Metaboliten haben eine deutlich längere HWZ), zu 10 % unveränderte Ausscheidung über die Nieren
- max. Wirkung nach i. v. Gabe erst nach 15–30 min
- HWZ: 114 min
- Wirkdauer: 3–5 h

Indikationen

- Schmerztherapie
- Lungenstauung infolge akuter Linksherzinsuffizienz
- Sedierung bei Myokardinfarkt (Vor- und Nachlastsenkung)

Dosis

- i. v.: 1–7 mg langsam verdünnt (20–100 μg/kg)
- Perfusor: 10 Amp. à 10 mg + 40 ml NaCl 0,9 %; 1–4 ml/h
- s. c./i. m.: 10–30 mg (50–200 μg/kg KG), initial 10 mg
- oral: 2-mal 1–2 Retard-Tbl. a 10–30 mg, je nach Bedarf auch höhere Dosis
- epidural: 3–5 mg (40–70 μg/kg) verdünnt in 10 ml NaCl 0,9 %
- intrathekal: 50–100 μg (0,05–0,1 mg) verdünnt in 4 ml NaCl 0,9 %

Nebenwirkungen

- ► Abschn. 3.2
- zentrale Atemlähmung, besonders bei schneller i. v. Gabe
- zentrale Vagusstimulation mit Bradykardie, Miosis, Übelkeit und Erbrechen

- direkter vasodilatierender Effekt mit »venösem Pooling«
- Vasodilatation (RR-Minderung) infolge **Histaminfreisetzung**, gelegentlich mit Schweißausbrüchen und Tonuserhöhung der glatten Muskulatur (**Bronchokonstriktion**)
- unveränderte renale Ausscheidung von etwa 10 %, allerdings kumuliert bei Niereninsuffizienz das Morphin-6-Glukuronid
- bei epiduraler Gabe frühe (nach 30–45 min einsetzende) und späte (nach 6–24 h beginnende) Atemdepression möglich

Kontraindikationen

- Asthma bronchiale
- Gallenkolik
- Schwangerschaft und Stillzeit (strenge Indikationsstellung)

3.3.2 Fentanyl (Fentanyl-Janssen, Durogesic-Pflaster)

- reiner μ-Agonist
- 1 Amp. à 2 ml (0,1 mg) oder à 10 ml (0,5 mg)
- 1 ml entspricht 0,05 mg bzw. 50 μg
- Pflastergrößen: 10 cm^2 (25 μg/h), 20 cm^2 (50 μg/h), 30 cm^2 (75 μg/h), 40 cm^2 (100 μg/h)

Pharmakologie

- 100fach stärker als Morphin wirksam (analgetisch und NW)
- max. Wirkung nach etwa 4–5 min (transdermal nach 12–24 h)
- HWZ: 185–219 min
- Beginn der analgetischen Wirkung: nach 20–30 min (später bei hoher Loading-Dosis; transdermal: 60–72 h)
- in Leber N-dealkyliert oder hydroxyliert, bis zu 10 % unveränderte renale Ausscheidung

Indikationen

- intraoperative Analgesie (mit Beatmung)
- Analgosedierung in der Intensivmedizin

Nebenwirkungen

- ▶ Abschn. 3.2
- stark atemdepressiv, so dass immer eine Beatmungsmöglichkeit vorhanden sein muss
- geringe Histaminausschüttung (Bronchokonstriktion geringer als bei Morphin)

- Rebound-Effekt möglich, daher postoperative Überwachung erforderlich

Kontraindikationen

- Schwangerschaft und Stillzeit

Vorsicht bei Hypovolämie, Schock und Asthma bronchiale

Dosis

- Narkoseeinleitung: initial:1–5 μg/kg KG (0,1–0,3 mg/70 kg KG) i. v.
- repetitiv: 1–3 μg/kg KG (0,05–0,2 mg/70 kg KG) i. v.
- als Monoanästhetikum: 50–100 μg/kg KG i. v.
- Perfusor zur Analgosedierung beatmeter Patienten:
  - Fentanyl/Midazolam (1,5 mg Fentanyl + 90 mg Midazolam); Dosis: 2–12 ml/h (60–360 μg Fentanyl/h)
  - Fentanyl/DHB (2 mg Fentanyl + 25 mg DHB); Dosis: 1–10 ml/h (40–400 μg Fentanyl/h)
- epidural: 0,05–0,1 mg (hierfür offiziell nicht zugelassen)
- transdermal: Durogesic; kontinuierliche Freisetzung aus Pflaster (2,5 μg/h/cm^2)

3.3.3 Alfentanil (Rapifen)

- reiner μ-Agonist
- 1 Amp. à 2 ml (1 mg) oder à 10 ml (5 mg)
- 1 ml enthält 0,5 mg

Pharmakologie

- schneller und kürzer wirksam als Fentanyl, außerdem wirkungsschwächer
- maximale Wirkung nach 1 min (90 % nicht ionisiert und schnell ZNS-gängig, trotz geringer Lipophilie)
- hepatische Inaktivierung (Glukuronidierung), unveränderte renale Ausscheidung nur zu 0,4 %
- Wirkdauer: etwa 11 min
- HWZ: 70–98 min

Indikationen

- TIVA und balancierte Anästhesie bei kurzen Eingriffen
- Analgosedierung
- On-top-Analgesie

Dosis

- Narkoseeinleitung: initial 10–30 µg/kg KG (0,5–2 mg/70 kg KG)
- repetitiv: 10 µg/kg KG (0,5–1 mg/70 kg KG), je nach Bedarf
- Perfusor: 20–60 µg/kg KG/h, z. B. 5 mg Rapifen (10 ml) + 40 ml NaCl (1 ml entspricht 0,1 mg) mit einer Geschwindigkeit von etwa 14–42 ml/h
- i. v. Analgosedierung:
  - 10 µg/kg KG als Erstdosis
  - Repetitionsdosis: die Hälfte, langsam innerhalb von 30 s i. v.
  - ggf. Gabe von Atropin (0,25 mg i. v.) vorweg
- epidural: 0,1–0,5 mg
- bei älteren Patienten ist eine Dosisreduktion um 30–40 % erforderlich.

Nebenwirkungen

- ► Abschn. 3.2
- verstärkte Thoraxrigidität und Bradykardie, daher langsame Injektion; evtl. 0,25 mg Atropin vorspritzen

Kontraindikationen

- Schwangerschaft und Stillzeit

3.3.4 Sufentanil (Sufenta)

- reiner µ-Agonist
- 1 Amp. à 5 ml (0,25 mg; 1 ml entspricht 0,05 mg bzw. 50 µg)
- Sufenta mite: 10: 1 Amp. à 10 ml (50 µg; 1 ml entspricht 5 µg)
- Sufenta epidural: 1 Amp. à 2 ml (10 µg; 1 ml entspricht 5 µg)

Pharmakologie

- stärkstes Opioid, 500- bis 1000-fach stärker als Morphin
- im Plasma an saures α1-Antitrypsin gebunden (zu 93 %)
- höchste Affinität zum µ-Rezeptor neben Buprenorphin, allerdings höhere hypnotische Potenz
- max. Wirkung nach etwa 2–3 min

- HWZ: 148–164 min
- hohe Lipophilie, daher rasche Penetration in das ZNS
- Dealkylierung und O-Methylierung in der Leber zu Desmethylsufentanil (10 % der Aktivität von Sufentanil), unveränderte renale Ausscheidung zu 5–10 %

Indikationen

- intraoperative Analgesie (mit Beatmung!)
- Analgosedierung in der Intensivmedizin

Dosis

- abhängig von OP-Dauer (Tab. 3.3)
- Perfusor (Sufenta mite 10 pur; 1 ml entspricht 5 μg)
  - mit N_2O: 0,5–1 μg/kg KG/h, entsprechend 0,1–0,2 ml/kg KG/h (etwa 7–14 ml/70kg KG/h)
  - ohne N_2O: 0,9–1,5 μg/kg KG/h, entsprechend 0,18–0,75 ml/kg KG/h (etwa 12–20 ml/70kg KG/h)
- Analgosedierung beatmeter Patienten: 0,6–1 μg/kg KG/h, entsprechend 0,1–0,2 ml/kg KG/h (etwa 7–14 ml/70kg KG/h)
- postoperativer Nachbeatmung zur Spontanisierung (Weaning): 0,2–0,35 μg/kg KG/h, entsprechend 0,04–0,07 ml/kg KG/h (etwa 3-5 ml/70kg KG/h)
- epidural: 10–25(–50) μg (Wirkeintritt nach 5–7 min)

Nebenwirkungen

- ► Abschn. 3.2
- verstärkte Thoraxrigidität (bis 30 %), daher langsame Injektion; evtl. 0,25 mg Atropin vorspritzen
- bei epiduraler Gabe frühe Atemdepression möglich (nach 10 min); späte Atemdepression fast ausgeschlossen, da wegen hoher Lipophilie rasche Penetration in den Liquor erfolgt

Kontraindikationen

- Schwangerschaft und Stillzeit

Tab. 3.3 Dosierung nach OP-Dauer von Sufentanil

OP-Dauer (h)	Eingriff	Einleitung initial	Repetitiv
1–2	Osteosynthese, Hysterektomie, Cholezystektomie	0,3–1 µg/kg KG	0,15–0,7 µg/kg KG (10–50 µg/70 kg KG) je nach Bedarf
2–8	Kolektomie, Nephrektomie, Gastrektomie	1–5 µg/kg KG	0,15–0,7 µg/kg KG (10–50 µg/70 kg KG) je nach Bedarf
4–8	Kardiochirurgie (ACVB, MCB, Klappenersatz)	2–8 µg/kg KG	vor Sternotomie: 0,35–1,4 µg/kg KG (25–100 µg/70 kg KG) je nach Bedarf
4–8	Monoanästhesie z. B. Neurochirurgie, Kardiochirurgie	7–20 µg/kg KG	0,35–1,4 µg/kg KG (25–100 µg/70 kg KG) je nach Bedarf

3.3.5 Remifentanil (Ultiva)

- reiner µ-Agonist
- 1 Amp. à 1 mg, 2 mg oder 5 mg (Trockensubstanz)
- 1 ml hat eine jeweils unterschiedliche Dosisentsprechung, je nach Verdünnung

Wirkmechanismus

Aktivierung der regulatorischen guanosintriphosphatbindenden Proteine über die diversen Opioidrezeptoren, dadurch Hemmung der Adenylatzyklase und der cAMP-Synthese sowie Aktivierung von Kaliumkanälen und Hemmung von potenzialabhängigen Kalziumkanälen

Pharmakologie

- etwa 200-fache Wirkstärke im Vergleich zu Morphin
- schnelle Anschlagzeit (max. Wirkung nach 1–1,5 min)
- geringe Lipophilie, geringere Plasmaproteinbindung (70 %; davon etwa $^{1}/_{3}$ an α_1-saures Glykoprotein)
- hohe Clearance (30–40 ml/kg/min)
- kurze HWZ: 4–14 min
- Gruppe der esterasemetabolisierten Opioide (EMO); zu 98 % extrahepatischer Abbau durch unspezifische Blut- und Gewebeesterasen, Esterhydrolyse

- keine Wirkverlängerung bei genetischem Pseudocholinesterasemangel (im Vergleich zu Succinylcholin!)
- »context-sensitive half time«: 3–4 min (Zeit bis zum 50%igen Abfall der Konzentration nach kontinuierlicher Applikation), d. h 5–10 min nach Infusionsstopp ist keine Opioidwirkung mehr vorhanden; Einsetzen der Spontanatmung nach 2,5–4,6 min
- Reduktion des MAC-Werts der meisten volatilen Anästhetika während einer Remifentanilinfusion (z. B. Isofluran: 1 μg Remifentanil/kg KG/min reduziert den MAC-Wert um etwa 50 %)
- enthält exzitatorische Aminosäure Glyzin, daher keine epidurale oder intrathekale Applikation!

Indikationen

- intraoperative Analgesie (mit Beatmung!)
- Analgosedierung

Dosis

- Narkoseeinleitung: 0,5–1 μg/kg KG i. v. (über mindestens 30 s!) oder 20–60 μg/kg KG/h (0,3–1 μg/kg KG/min) über Perfusor
- Narkoseaufrechterhaltung unter Propofol- oder Inhalationsanästhesie: etwa 10–30 μg/kg KG/h über Perfusor (etwa 0,2–0,5 μg/kg KG/min)
  - mit N_2O: eher unterer Bereich
  - ohne N_2O: eher oberer Bereich
- Analgosedierung: 3–15 μg/kg KG/h (0,05–0,25 μg/kg KG/min), evtl. plus 1–2 mg Propofol/kg KG/h oder Midazolamboli
- Richtwerte
  - Perfusor mit 1 mg auf 50 ml NaCl 0,9 % (1 ml enthält 20 μg): Einleitung: etwa 20–60 μg/kg KG/h (1–3 ml/kg KG/h); Aufrechterhaltung: etwa 10–30 μg/kg KG/h (0,5–1,5 ml/kg KG/h)
  - Perfusor mit 5 mg auf 50 ml NaCl 0,9 % (1 ml enthält 100 μg): Einleitung: etwa 20–60 μg/kg KG/h (0,2–0,6 ml/kg KG/h); Aufrechterhaltung: etwa 10–30 μg/kg KG/h (0,1–0,3 ml/kg KG/h)
- »Infusionsanalgesie" ohne zusätzliche Sedativa: 12–18 μg/kg KG/h (etwa 0,2–0,3 μg/kg KG/min) kontinuierlich über Perfusor
- postoperativer Analgesie: 2,4–6 μg/kg KG/h (0,04–0,1 μg/kg KG/min), z. B. Perfusor mit 1 mg auf 50 ml NaCl 0,9 % (1 ml enthält 20 μg) → 0,1–0,3 ml/kg KG/h
- bei suffizienter Spontanatmung über Larynxmaske: 2–4 μg/kg KG/h (0,03–0,07 μg/kg KG/min) kontinuierlich über Perfusor mit Propofolinfusion (etwa 6–8 mg/kg KG/h)

> **!**
> - **Bolusapplikation wegen Gefahr der respiratorischen Insuffizienz und der Skelettmuskelrigidität, die eine Beatmung unmöglich machen kann**
> - **Dosisreduktion bei alten Patienten um 25–50 %, da hier vermehrt hämodynamische Nebenwirkungen (Hypotension und Bradykardie) auftreten**

Nebenwirkungen

- ▶ Abschn. 3.2
- höchste Muskelrigidität, daher extrem langsame Injektion, besser mit Perfusor; evtl. 0,25 mg Atropin vorspritzen
- Übelkeit, Erbrechen, Hypotonie
- On-off-Effekt der Antinozizeption (schnell auftretende Schmerzen nach Abstellen des Remifentanilperfusors können durch die Applikation von anderen Opioiden, z. B. Piritramid, 20–30 min vor Perfusorstopp weitgehend vermieden werden!)

Kontraindikationen

- Schwangerschaft und Stillzeit (geht nach tierexperimentellen Untersuchungen in die Muttermilch über)
- Kinder unter einem Jahr

3.3.6 Pethidin, Meperidin (Dolantin)

- reiner μ-Agonist
- 1 Amp. à 1 ml (50 mg)
- 25 Trpf. (etwa 1 ml) enthalten 50 mg
- 1 Supp. enthält 100 mg

Pharmakologie

- max. Wirkung nach etwa 15 min
- Wirkdauer: 2–4 h
- HWZ: 3,2–4,4 h
- Metabolisierung in Leber, dabei Entstehung des Metaboliten Norpethidin als ZNS-Stimulanz (halbe analgetische, doppelte krampfauslösende Potenz) mit HWZ von 8–12 h, besondere Vorsicht bei hohen Dosen von 3–4 g
- weniger als 5 % renal ausgeschieden

Indikationen

- akute Schmerzen
- postoperatives »Shivering«

Dosis

- i.v.: etwa 0,5–1 mg/kg KG (25–100 mg), langsam; alle 3–4 h wiederholbar
- p.o., s.c., i.m.: 0,5–2 mg/kg KG (25–150 mg)
- max. Tagesdosis: 500 mg (10 Amp.)

Nebenwirkungen

- ► Abschn. 3.2
- geringste Spasmogenität aller Opioide (Gabe bei Pankreatitis möglich)
- RR-Abfall, daher langsam applizieren!
- stärkere Sedierung und Euphorie als Morphin
- geringe Beeinflussung der Uteruskontraktilität

Kontraindikationen

- in Schwangerschaft und Stillzeit am besten geeignet, jedoch nur bei strenger Indikationsstellung

! Vorsicht bei Epileptikern (Norpethidin) und Patienten unter MAO-Hemmer-Therapie (Parkinson)

3.3.7 Piritramid (Dipidolor)

- reiner μ-Agonist
- 1 Amp. à 2 ml (15 mg)
- 1 ml enthält 7,5 mg

Pharmakologie

- Metabolisierung in der Leber, zu 10 % unveränderte renale Ausscheidung
- max. Wirkung nach etwa 5–10 min
- Wirkdauer: 4–6 h
- aktiver Metabolit O-Desmethyltramadol

Indikationen

- akute Schmerzen

Dosis

- i. v.: 0,1–0,3 mg/kg KG (7,5–(22,5 mg)), alle 6 h wiederholbar
  - Kinder unter 5 kg: 0,03 mg/kg KG, ggf. nach 20–30 min wiederholbar
- i. m.: 0,2–0,4 mg/kg KG (15–30 mg)

Nebenwirkungen

- ► Abschn. 3.2
- geringe Spasmogenität
- stärkere Sedierung als Morphin, kaum euphorisierend
- weniger Übelkeit und Erbrechen im Vergleich zu Morphin

Kontraindikationen

- in Schwangerschaft und Stillzeit nur bei strenger Indikationsstellung

3.3.8 Tramadol (Tramal)

- schwacher μ-Agonist
- 1 Amp. à 1 ml (50 mg) und à 2 ml (100 mg)
- 20 Trpf. (0,5 ml) enthalten 50 mg
- 1 Kps. à 50 mg
- 1 Supp. à 100 mg
- Tramal long: 1 Retard-Tbl. à 100, 150 oder 200 mg

Pharmakologie

- HWZ: 6 h
- max. Wirkung nach etwa 5–10 min
- Wirkdauer: 2–4 h (Retard-Tbl.: 8–12 h)

Indikationen

- akute und chronische Schmerzen

Dosis

- i. v.: 0,5–1,5 mg/kg KG (50–100 mg)
  - Kinder über einem Jahr: 1–2 mg/kg KG
- i. m., s. c.: 1–2 mg/kg KG
- p. o.: 50–200 mg

Nebenwirkungen

- ► Abschn. 3.2
- stärkere Übelkeit und ausgeprägteres Erbrechen im Vergleich zu Morphin
- spasmolytisch

Kontraindikationen

- Schwangerschaft und Stillzeit (bisher nur unzureichende Erkenntnisse über mögliche mutagene oder toxische Risiken für das ungeborene Kind bzw. den Säugling)

3.3.9 Oxycodon (Oxygesic)

- semisynthetischer, reiner μ-Agonist, seit 1998 in Deutschland für die orale Schmerztherapie auf dem Markt
- 1 Retard-Tbl. à 10, 20 oder 40 mg Oxycodon
- Oxygesic injekt: 1 A 10 mg/ml
- Potenz im Vergleich zu Morphin: etwa 0,7

Pharmakologie

- hohe Bioverfügbarkeit (etwa 60–85 %)
- orale Äquivalenz zu Morphin von 1 : 2, d. h. 30 mg Oxycodon entsprechen 60 mg Morphin
- kein Ceiling-Effekt
- Wirkbeginn nach etwa 60 min
- HWZ: 4–6 h
- Wirkdauer: etwa 12 h

Indikationen

- starke und stärkste Schmerzen

Dosis

- oral: 2-mal 1 Tbl. (à 10, 20 oder 40 mg)
- Umrechnung von oralem Morphin auf Oxycodon: 2 : 1; umgekehrt sollte jedoch mit 1 : 1 begonnen werden
- i. v.: 3–7,5 mg i. v. (0,04–0,1 mg/kg)

Nebenwirkungen

- ▶ Abschn. 3.2, jedoch geringe Inzidenz an Übelkeit und Erbrechen sowie an Verwirrtheitszuständen im Vergleich zu Morphin
- geringere Kumulationsgefahr bei Niereninsuffizienz

Kontraindikationen

- Kinder unter 12 Jahren
- Asthma bronchiale
- Gallenkolik
- Schwangerschaft und Stillzeit (strenge Indikationsstellung)

3.3.10 Hydromorphon (Palladon)

- reiner μ-Agonist
- besonders für die **oral** Therapie des chronischen Schmerzpatienten mit **Niereninsuffizienz** geeignet
- 1 Amp. (Palladon injekt) à 1 ml (entsprechend 2/10 mg Hydromorphon)
- 1 Retard-Tbl. (Palladon) à 4, 8, 16 oder 24 mg Hydromorphon
- Potenz im Vergleich zu Morphin: etwa 6- bis 7,5-fach

Pharmakologie

- stabile orale Bioverfügbarkeit (etwa 36 %)
- niedrige Plasmaeiweißbindung
- keine aktiven Metaboliten, daher auch bei Patienten mit Niereninsuffizienz geeignet
- kein Ceiling-Effekt, d. h. keine klinisch relevante Wirkbegrenzung nach oben
- Wirkbeginn nach etwa 2 h (Retard-Tbl.)
- Wirkdauer für Retardform: etwa 12 h
- kurze HWZ: 2,6 h

Indikationen

- starke und stärkste Schmerzen
- als Antitussivum

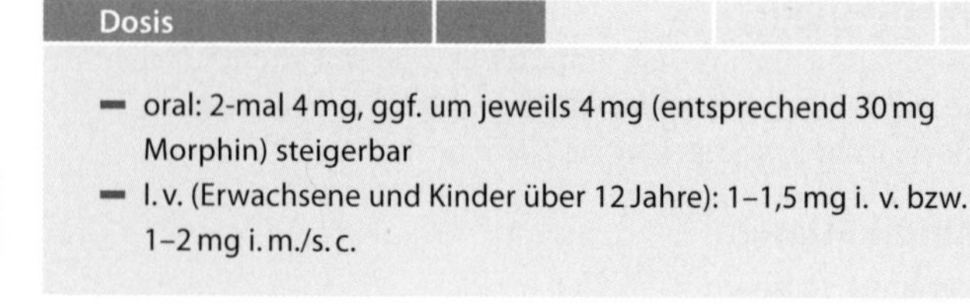

Dosis

- oral: 2-mal 4 mg, ggf. um jeweils 4 mg (entsprechend 30 mg Morphin) steigerbar
- I. v. (Erwachsene und Kinder über 12 Jahre): 1–1,5 mg i. v. bzw. 1–2 mg i. m./s. c.

Nebenwirkungen

- ► Abschn. 3.2
- Urtikaria

3.4 Partialagonisten und Agonisten-Antagonisten

Bei Dosissteigerung oberhalb des therapeutischen Bereichs kommt es zu einem Ceiling-Effekt, d. h. durch Dosissteigerung nehmen Analgesie und Atemdepression nicht zu, jedoch Nebenwirkungen wie Übelkeit, Erbrechen und Dysphorie.

3.4.1 Buprenorphin (Temgesic)

- Partialagonist (μ) und Antagonist (κ) – Partialagonisten wirken nach alleiniger Gabe agonistisch. Bei Zufuhr nach vorheriger Gabe reiner Agonisten heben sie deren Wirkung teilweise oder vollständig auf.
- 1 Amp. à 1 ml (0,3 mg)
- 1 Tbl. à 0,2 mg

Pharmakologie

- Metabolisierung in Leber, zu 10 % unveränderte renale Ausscheidung
- Eiweißbindung: 96 %
- Wirkungseintritt nach 5 min
- maximale Wirkung nach etwa 60 min
- Wirkdauer: 6–8 h
- HWZ: 2–5 h

Indikationen

- akute und chronisch starke Schmerzen

Dosis

- sublingual: 2–6 µg/kg KG (0,2–0,4 mg), alle 6–8 h wiederholbar
- i. m., i. v.: 2–4 µg/kg KG (0,15–0,3 mg), alle 6–8 h wiederholbar
- max. Tagesdosis: 1,2 mg

Nebenwirkungen

- ► Abschn. 3.2
- mögliche Minderung der Wirkung reiner Opioidagonisten durch Verdrängung aufgrund höherer Rezeptoraffinität
- wegen hoher Rezeptoraffinität mit Antagonist Naloxon (kein Antidot) nur geringe Wirkung zu erzielen
- bei Atemdepression evtl. Gabe von
  - 1 Amp. Doxapram (Dopram) à 20 mg langsam i. v. (Kurzinfusion)

! RR-Anstieg durch Adrenalinausschüttung nach Doxapramgabe; HWZ: 6–15 min

- mögliche Entzugssymptomatik erst mit einer Latenz von 1–2 Wochen
- Ceiling-Effekt ab Dosis von 1,2 mg

Kontraindikationen

- Schwangerschaft und Stillzeit (strenge Indikationsstellung)

3.4.2 L-Methadon (L-Polamidon)

- Opioidagonist mit niedrigem Suchtpotenzial
- linksdrehendes Enantiomer von Methadon
- 2- bis 7-fach stärker als Morphin
- 1 Amp. à 1 ml (2,5 mg)
- 20 Trpf = 1 ml enthält 5 mg

Pharmakologie

- Wirkeintritt nach etwa 20 min
- max. Wirkung nach etwa 40 min
- Wirkdauer: 6–8 h
- HWZ: 18–24(–60) h

Indikationen

- Entwöhnung
- Prämedikation bzw. Substitution bei Drogenabhängigen perioperativ

Dosis

- Entwöhnung primär oral je nach vorbestehendem Opiatbedarf
- Prämedikation Opiatabhängiger: 5–10 mg i. m. (p. o.: 10–20 mg; Wirkbeginn nach 30–60 min)
- tägliche Erhaltungsdosis: 0,5–0,8 mg/kg KG p. o. (nicht >1 mg/kg KG, da Kumulationseffekte auftreten, besonders bei Leberinsuffizienz)

3.4.3 Nalbuphin (Nubain)

- Agonist (κ) und Antagonist (μ, δ)
- 1 Amp. à 1 ml (10 mg) und à 2 ml (20 mg)
- in Österreich und der Schweiz gelistet

Pharmakologie

- max. Wirkung nach etwa 10 min
- Wirkdauer: 1–3 h
- HWZ: 2,5–3 h

Indikationen

- Antagonisierung opioidinduzierter Atemdepression bei erhaltener Analgesie

Dosis

- Antagonisierung atemdepressiver Wirkungen: 0,15 mg/kg KG i. v.
- Analgesie: 0,1–0,25 mg/kg KG i. v.
- max. Gesamtdosis: 100 mg

Nebenwirkungen

- ► Abschn. 3.2
- geringere Atemdepression
- Ceiling-Effekt ab Dosis von 240 mg

3.5 Antagonist Naloxon (Narcanti)

- reiner Antagonist (μ, κ, δ)
- 1 Amp. à 1 ml (0,4 mg)

3.5.1 Pharmakologie

- Wirkdauer: 30–45 min
- Wirkungseintritt nach etwa 30 s

3.5.2 Indikationen

- Antidot (Überdosierung von Opioiden)

Dosis

- 1 : 5 (1 : 10) verdünnt i. v. titrieren (etwa 1 μg/kg KG fraktioniert i. v.), bis Patient ansprechbar ist, anschließend gleiche Dosis (evtl. i. m.) oder kontinuierlich 5 μg/kg KG/h i. v.

! Rebound-Effekt wegen kurzer HWZ (64 min); Fentanyl-HWZ: 3–4 h, Entzugssymptomatik, Verlust kardioprotektive Wirkung bei KHK (HF ↑, RR ↑), ggf. Infolge sympathischer Stimulation Lungenödem bei gesunden Patienten

Muskelrelaxanzien (MR)

M. Heck, M. Fresenius, C. Busch

M. Heck et al., *Klinikmanual Anästhesie*,
DOI 10.1007/978-3-642-55440-7_4,
© Springer-Verlag Berlin Heidelberg 2015

4.1 Neuromuskuläre Übertragung und Wirkmechanismen

■ Neuromuskuläre Übertragung

Nahe der Skelettmuskulatur zweigt sich das motorische Axon in viele unmyelinisierte Füßchen auf, in deren Vesikeln sich Acetylcholin (ACh) befindet. Eine eintreffende Erregung setzt ACh frei, das durch den synaptischen Spalt zum cholinergen Rezeptor in der subsynaptischen Membran der Muskelzelle diffundiert. Durch Bindung von ACh an den Rezeptor ändert sich die Membranpermeabilität für Na^+ und K^+ (Na^+ gelangt in die Zelle, K^+ heraus). Dies bewirkt eine Potenzialänderung. Überschreitet das Endplattenpotenzial einen Schwellenwert, so wird ein Aktionspotenzial (und damit eine Muskelkontraktion) ausgelöst. ACh wird von der Endplattenregion durch Diffusion und enzymatischen Abbau durch die Acetylcholinesterase rasch entfernt.

ACh ist auch Überträgerstoff in allen autonomen Ganglien (sympathisch und parasympathisch).

■ Wirkmechanismus

- Hauptwirkungsort der Muskelrelaxanzien: neuromuskuläre Endplatte (motorisches Nervenende, synaptischer Spalt und motorische Endplatte) mit ACh-Rezeptoren (nikotinartige cholinerge Rezeptoren)
- Beeinflussung des Glomus caroticus durch nichtdepolarisierende MR, dadurch deutliche Reduktion der Steigerung des Atemzugvolumens bzw. des Minutenvolumens als Antwort auf einen hypoxischen Reiz

4.2 Neuromuskuläre Blockade

MR bewirken eine reversible Lähmung der Muskulatur, wenn mehr als 70–80 % der Rezeptoren durch das Relaxans besetzt sind. Eine komplette Blockade tritt erst ein, wenn 90–95 % besetzt sind.

4.2.1 Nichtdepolarisationsblock

- Besetzung des Rezeptors durch ein MR, ohne dass eine Erregung ausgelöst wird
- kompetitive Blockade zwischen ACh und MR
- Tubocurarinwirkung: »Verstopfen« der Ionenkanäle, dadurch »nichtkompetitiver Nichtdepolarisationsblock«
- Merkmale
  - Verminderung der Amplitudenhöhe im TOF-»fading« (TOF-Quotient wird mit zunehmender Blockade kleiner)
  - posttetanische Potenzierung

4.2.2 Depolarisationsblock (Phase-I-Block)

Depolarisierende Muskelrelaxanzien bewirken beim Besetzen des Rezeptors eine Kontraktion. Sie halten anschließend den Rezeptor wegen des langsamen Abbaus länger besetzt und damit erregungsunfähig. Der Depolarisationsblock kann nicht antagonisiert werden! Seine Merkmale sind:

- Verminderung der Amplitudenhöhe im TOF
- kein »fading« (TOF-Quotient bleibt hingegen unverändert)
- keine posttetanische Potenzierung

4.2.3 Dualblock (Phase-II-Block)

Bei mehrfachen Nachinjektionen (Einzeldosis von >3 mg/kg KG) oder kontinuierlicher Infusion (Gesamtdosis von >7 mg/kg KG) ändern sich die blockierenden Eigenschaften von Succinylcholin. Die postsynaptische Membran muss immer weniger depolarisiert werden, damit ein lang anhaltender Block eintritt. Zum Schluss besteht die Blockade auch ohne Depolarisation. Bei voller Ausprägung liegt eine kompetitive Hemmung (»fading«) vor. Der Dualblock kann teilweise durch Cholinesterasehemmer antagonisiert werden. Diskutierte Ursachen der Wirkung sind: Ionenkanalblockade, Desensibilisierung des Rezeptors und präsynaptische Effekte des Succinylcholins.

4.3 Einteilung der MR

▪ Depolarisierende MR

- Suxamethonium

▪ Nichtdepolarisierende MR (ndMR)

▪▪ A Einteilung nach der chemischen Struktur

- Steroidderivate (Vecuronium, Rocuronium, Pancuronium, Pipecuronium)
- Benzylisochinolinderivate (Atracurium, Cis-Atracurium, Doxacurium, Mivacurium)
- Toxiferinderivat (Alcuronium)

▪▪ B Einteilung nach der Wirkdauer

- ultrakurz wirksame MR (keines)
- kurz wirksame MR (Mivacurium)
- mittelkurz wirksame MR (Atracurium, Vecuronium, Rocuronium, Cis-Atracurium, Alcuronium)
- lang wirksame MR (Pancuronium, Pipecuronium, Doxacurium)

▪ Ideales Muskelrelaxans

Das ideale Muskelrelaxans ist gekennzeichnet durch

- raschen Eintritt der neuromuskulären Blockade
- fehlende Akkumulation
- nichtdepolarisierende Eigenschaft
- kurze Wirkdauer
- kurze Erholungszeit
- keine klinisch relevanten unerwünschten Nebenwirkungen
- möglichst uneingeschränkte Lagerung bei Raumtemperatur
- geringer Preis

4.4 Depolarisierendes MR

4.4.1 Suxamethonium und Succinylcholin (Lysthenon, Pantolax)

- 1 Amp. à 5 ml (100 mg)
- 1 ml enthält 20 mg

Wirkmechanismus

- besetzen ACh-Rezeptoren (an motorischer Endplatte) und lösen eine Depolarisation (unkoordinierte Muskelkontraktion) aus
- stimulieren alle cholinergen autonomen Ganglien (NW!)

Pharmakologie

- Abbau durch Pseudocholinesterase im Plasma vor Erreichen der motorischen Endplatte (nur ein kleiner Teil erreicht die motorische Endplatte)
- Abbau vermindert bei atypischer Pseudocholinesterase (heterozygot in 4 %, homozygot in 0,04 % der Fälle) sowie bei Leberzirrhose und Lebermetastasen
- kein Antidot verfügbar
- rascher Wirkungseintritt: 60–90 s
- kurze Wirkdauer: 7–12 min
- Erholungsindex: 3–4 min
- nicht plazentagängig

Indikationen

- Rapid-Sequenz-Induction (RSI)
- erwartete schwierige Intubation (z. B. Gesichtsanomalien)
- kurz andauernde Relaxierung (Elektrokrampftherapie)

Dosis

- 1–1,5 mg/kg KG
- Präkurarisierung + Atropingabe (zur Antagonisierung muskarinartiger Wirkungen) empfohlen

Eine Präkurarisierung ist bei Kindern unter 10 Jahre nicht notwendig, da Faszikulationen in diesem Alter unbekannt sind.

Nebenwirkungen

- Hyperkaliämie (durch intra-extrazelluläre Verschiebungen) mit Gefahr der Asystolie
- Bradykardie (parasympathische muskarinartige Ganglien am Herz, speziell am Sinusknoten) mit Knotenrhythmus und anderen Herzrhythmusstörungen
- vermehrte Speichel- und Bronchialsekretion
- Anstieg des intragastralen Drucks um 30 cm H_2O durch Kontraktion der Bauchmuskulatur (Erbrechen, Aspiration)
- Muskelkater –Die Aktionspotenziale in der motorischen Einheit und nicht die sichtbaren Muskelfaszikulationen sind für die Intensität des Muskelkaters entscheidend.
- Myoglobinurie (z.B. bei Glykogenspeicherkrankheit Typ V McArdle)
- Erhöhung des ICP (um etwa 5 mmHg)
- Erhöhung des Augeninnendrucks um etwa 5–10 mmHg mit Maximum nach 2–4 min
- Histaminfreisetzung (Allergie: Erythem, Bronchospasmus)
- verlängerte Wirkung bei Pseudocholinesterasemangel oder atypischer Cholinesterase
- kann maligne Hyperthermie triggern!

Kontraindikationen

- maligne Hyperthermie
- Hyperkaliämie
- schwere Verbrennungen (bis 10 Wochen) und Polytrauma (von 1.–10. Woche)
- schwere abdominelle Infektionen ab 1. Woche
- Sepsis (katabole Phase)
- Bettlägerigkeit
- Nierenversagen
- atypische CHE, stark verminderte Pseudocholinesterase
- perforierende Augenverletzung (Augeninnendruck)
- paroxysmale idiopathische Myoglobinurie
- neuromuskuläre Störungen wie –Myotonien (erste 6 Monate), da schwere Muskelkontrakturen möglich sind, die eine Beatmung für 2–4 min unmöglich machen
  - Poliomyelitis
  - amyotrophe Lateralsklerose
  - Muskeldystrophie
  - Rückenmarkläsionen (K^+-Spiegel), außer in Akutphase nach Trauma
  - Multiple Sklerose

- Tetanus
- Hemi-, Paraplegie
- Myasthenia gravis (Unempfindlichkeit oder rascher Phase-II Block möglich)

Erhöhte Inzidenz maligner Hyperthermien!

4.5 Nichtdepolarisierende MR (ndMR)

Wirkmechanismus

- verdrängen ACh kompetitiv von der motorischen Endplatte, ohne eine Depolarisation auszulösen (Nichtdepolarisationsblock)

Pharmakologie

- antagonisierbar durch CHE-Hemmer Neostigmin (Prostigmin) und Pyridostigmin (Mestinon)
- Reihenfolge der Lähmung: Auge, Finger, Zehen, Extremitäten, Stamm, Interkostalmuskulatur, Zwerchfell
- Steroidderivate: alle mit Endung -curonium (außer Alcuronium)
- Benzylisochinolinderivate: alle anderen mit -curium

Kontraindikationen

- Myasthenie
- Lambert-Eaton-Syndrom (paraneoplastische Myasthenie)
- schwere Elektrolytstörungen
- primäre Myopathien (s. unten)

Einzelne Substanzen unterscheiden sich v. a. durch:

- Wirkungseintritt bzw. Wirkdauer
- Elimination (renal, hepatisch)
- Wirkung an anderen nikotinartigen (Sympathikus und Parasympathikus, präganglionär) bzw. muskarinartigen (Parasympathikus, postganglionär) Rezeptoren
- Histaminfreisetzung

Die Anschlagszeit eines Muskelrelaxans kann durch die n-fache Gabe der ED95-Dosis – auf Kosten einer verlängerten Wirkdauer – verkürzt werden. Je geringer die neuromuskulär blockierende Wirkung der Substanz ist, desto kürzer ist die Anschlagszeit.

4.5.1 Pancuronium (Pancuronium Organon)

- 1 Amp. à 2 ml (4 mg)

Pharmakologie

- verzögerte Wirkung nach 3–5 min
- Wirkdauer: etwa 90–120 min
- Erholungsindex: 30–45 min
- kaum plazentagängig
- renale Ausscheidung zu 85 %, zu 15 % in Leber metabolisiert

! Kumulative Eigenschaften

- Hemmung der Pseudocholinesterase

Dosis

- initial: etwa 0,07–0,1 mg/kg KG
- Wiederholung: 0,015 mg/kg KG
- Präkurarisierung: 1–1,5 mg

Nebenwirkungen

- Tachykardie
- RR-Anstieg (blockiert muskarinartige parasympathische Ganglien am Herz; setzt Katecholamine frei und hemmt deren Wiederaufnahme)

4.5.2 Vecuronium (Norcuron)

- 1 Amp. (4 mg; Pulver); Verdünnung: meist 2 Amp. auf 4 ml NaCl 0,9 %
- 1 Amp. (10 mg; Pulver); Verdünnung mit 5 ml NaCl 0,9 %
- 1 ml enthält 2 mg (meist üblich)

Pharmakologie

- Wirkungseintritt nach 3–4 min
- Wirkdauer: 35–45 min
- Erholungsindex: 10–15 min
- kaum plazentagängig
- hepatische Aufnahme und **biliäre Ausscheidung** zu 50–60 % (zu 40–50 % renal)
- Metaboliten: 3-Hydroxy- (50%ige Potenz), 17-Hydroxy- und 3, 17-(Di-)Hydroxy-Vecuronium (10%ige Potenz der Ausgangssubstanz)

Verlängerte neuromuskuläre Blockade bei gehäufter Repetition durch Akkumulation von 3-Hydroxy-Vecuronium

Dosis

- initial: etwa 0,08–0,1 mg/kg KG
- Wiederholung: 0,02–0,05 mg/kg KG
- Präkurarisierung: 1 mg
- Perfusor: etwa 0,05 0,1 mg/kg KG/h (1,0–1,7 μg/kg KG/min), z. B. 5 Amp. à 20 mg auf 50 ml NaCl (1 ml enthält 0,4 mg)

Bei längerer Perfusorapplikation kann die neuromuskuläre Blockade durch Akkumulation von 1-17-Dihydroxy-Vecuronium abnehmen (geringere Potenz)!

Nebenwirkungen

- geringste NW, daher bei Niereninsuffizienz anwendbar (biliäre Ausscheidung)
- keine Wirkung auf autonome Ganglien
- keine Histaminfreisetzung, jedoch Hemmung des Histaminabbaus (Histaminmethyltransferaseaktivität vermindert)

4.5.3 Rocuronium (Esmeron)

- 1 Amp. à 5 ml (50 mg) und à 10 ml (100 mg)
- »Rapid-onset-Vecuronium«: 5-mal weniger potent als Vecuronium

Pharmakologie

- Wirkung nach 1,5–3 min
- Wirkdauer: 30–40 min
- HWZ: 70 min
- Erholungsindex: 10–15 min
- ED95: 0,3(–0,4) mg/kg KG
- Clearance: 3–4 ml/kg/min
- keine Metabolisierung im Vergleich zu Vecuronium, bis 30 % hepatisch gespeichert
- Ausscheidung zu >70 % über die Leber (unverändert biliär; nur zu etwa 10–30 % renal)
- gute Steuerung über Perfusor möglich

Dosis

- initial: 0,5–0,6 mg/kg KG
- Wiederholung: 0,05–0,1 mg/kg KG
- Perfusor: etwa 0,5–0,7 mg/kg KG/h (9–12 µg/kg KG/min)

Nebenwirkungen

- keine Histaminfreisetzung
- geringe vagolytische Wirkung (leichter RR- und Herzfrequenzanstieg, bei Kleinkindern stärker ausgeprägt)
- Priming: führt bei Rocuronium zu keiner kürzeren Anschlagszeit

4.5.4 Atracurium (Tracrium)

- 1 Amp. à 2,5 ml (25 mg) und à 5 ml (50 mg)

Pharmakologie

- 10 Stereoisomere
- Wirkung nach 3–4 min
- Wirkdauer: etwa 35–45 min
- Erholungsindex: 10–15 min
- $^1/_3$ Hofmann-Elimination (von Leber- und Nierenfunktion unabhängig, jedoch pH-Wert- und temperaturabhängig), $^2/_3$ Spaltung durch unspezifische Plasmaesterasen (nicht Pseudocholinesterase!)
- kaum plazentagängig

Dosis

- initial: 0,3–0,5 mg/kg KG
- Wiederholung: 0,1–0,2 mg/kg KG alle 15–20 min
- Präkurarisierung: 5–10 mg
- Perfusor: etwa 0,3–0,4 mg/kg KG/h (4–8 µg/kg KG/min), z. B. 4 Amp. à 2,5 ml (100 mg) + 40 ml NaCl 0,9 % (1 ml enthält 2 mg)
- Kinder über 1 Jahr: gleiche Dosierung wie Erwachsene

Nebenwirkungen

- Histaminfreisetzung (RR-Abfall, Tachykardie, Bronchospasmus), daher langsam injizieren sowie Spülen des venösen Zugangs mit NaCl 0,9 % vor und nach Injektion

Bei Allergie- oder Asthmaanamnese erhöhte Inzidenz eines Bronchospasmus; ggf. H_1- und H_2-Blocker-Gabe vorab

- bei Leber- und Niereninsuffizienz anwendbar (Hofmann-Eliminierung)

4.5.5 Cis-Atracurium (Nimbex)

- Cis-Cis-Isomer des Atracuriums
- 3- bis 4-mal stärker wirksam als Atracurium
- 1 Amp. à 5 ml (10 mg)

Pharmakologie

- Wirkung nach 4–6 min
- Wirkdauer: etwa 40–50 min
- HWZ: 22–26 min
- ED_{95}: 0,05 mg/kg KG
- Erholungsindex: 10–15 min
- Abbau hauptsächlich über Hofmann-Elimination (70–80 %) und nur zu einem geringen Teil über unspezifische Esterhydrolyse, daher organunabhängige hepatische und renale Elimination!

Dosis

- initial: 0,1 mg/kg KG
- Wiederholung: 0,02 mg/kg KG
- Perfusor: etwa 0,05–0,1 mg/kg KG/h (1–2 µg/kg KG/min)

Nebenwirkungen

- keine Histaminfreisetzung (auch bei 5-facher ED_{95}), keine kardiovaskulären Nebenwirkungen

4.5.6 Mivacurium (Mivacron)

- 1 Amp. à 5 ml (10 mg) und à 10 ml (20 mg)
- pH-Wert der Lösung: 4,5

Keine Mischung oder simultane Injektion mit alkalischen Substanzen (z. B. Barbiturate)

Pharmakologie

- 3 Isomere (trans-trans und cis-trans 10-mal stärker)
- Wirkung nach 3–5 min
- Wirkdauer: etwa 13–25 min –Kinder weisen eine kürzere Wirkdauer auf (etwa 10 min bei einer Dosierung von 0,2 mg/kg KG)
- ED_{95} für 2–6 Monate alte Säuglinge: 65 µg/kg KG
- ED_{95} für 7–11 Monate alte Säuglinge: 83 µg/kg KG
- ED_{95} für Erwachsenen: 75–80 µg/kg KG
- HWZ: 1,8–3 min
- Erholungsindex: 6–8 min
- rascher Abbau aller Stereoisomere über Pseudocholinesterase (95–99 %; 70 % der Geschwindigkeit der Hydrolyse von Succinylcholin), zu <5 % renale Ausscheidung

Dosis

- initial: 0,15–0,25 mg/kg KG (Kinder mehr, Säuglinge je nach Alter; bei Niereninsuffizienz Dosisreduktion)
- Wiederholung: 0,05–0,1 mg/kg KG alle 15(–20) min
- Perfusor: –Erwachsene: etwa 0,3–0,4 mg/kg KG/h (4–8 µg/kg KG/min), z. B. 4 Amp. à 10 ml (80 mg) pur (1 ml enthält 2 mg)
  - Säuglinge: 12–15 µg/kg KG/min, bei jedoch erheblicher Streubreite (7–25 µg/kg KG/min), und zwar infolge unterschiedlicher Aktivitat der CHE (daher neuromuskuläres Monitoring indiziert)

Nebenwirkungen

- in hoher Dosierung (schnelle Applikation von 3-mal ED95) Histaminliberation
- »flush« bei schneller Injektion (auch bei normaler Dosierung), daher langsam injizieren (über mindestens 30 s) und Spülen des venösen Zugangs mit NaCl 0,9 % vor und nach Injektion
- Wirkungsverlängerung bei Leber- und Niereninsuffizienz (verminderte Aktivität der Pseudocholinesterase)

> **Mivacurium könnte notfalls antagonisiert werden.**

Kontraindikationen

- Säuglinge unter 2 Monaten!
- Patienten mit Pseudocholinesterasemangel oder Überempfindlichkeit gegenüber Mivacurium
- relative KI: Asthmatiker

! Unterschiedliche Pseudocholinesteraseaktivitäten:
- bei Neugeborenen ist die Aktivität im Vergleich zu Erwachsenen um 50 % reduziert und bei 3–6 Monate alten Säuglingen um das 2- bis 3fache erhöht.
- weiterhin besteht eine reduzierte Pseudocholinesteraseaktivität bei Schwangeren sowie Patienten mit Leber- oder Nierenerkrankungen, Neoplasien, Kollagenosen und Hypothyreoidismus, außerdem bei Einnahme folgender Medikamente: MAO-Hemmer, antimitotische Substanzen, Pancuronium, Bambuterol, Organophosphate.

4.6 Neuromuskuläres Monitoring – Überwachung der neuromuskulären Blockade

4.6.1 Begriffe der Pharmakologie

ED_X

Diejenige Dosis eines Muskelrelaxans, die eine Hemmung der neuromuskulären Überleitung um X % des Ausgangswertes bewirkt, z. B. ED_{50}, ED_{95}

Anschlagszeit

Zeit vom Ende der Injektion eines Muskelrelaxans bis zum Erreichen des maximalen, neuromuskulär blockierenden Effekts; abhängig von der Dosis (X-fache ED_{95}: kürzere Anschlagszeit) und vom Priming (Vorgabe einer geringen MR-Dosis)

Erholungsindex (»recovery index«)

Zeit zwischen 25%iger und 75%iger Erholung von einer neuromuskulären Blockade

Klinische Wirkdauer

Zeit vom Ende der Injektion des MR bis zu einer Erholung auf 25 % des Ausgangswertes

Während die Anschlagszeit, die klinische Wirkdauer und die Gesamtwirkdauer von der Dosis abhängig sind (X-fache ED_{95}, -längere Wirkdauer bei kürzerer Anschlagszeit), ist der Erholungsindex dosisunabhängig.

Autonome Sicherheitsreserve

Verhältnis von ganglionär blockierender zu neuromuskulär blockierender Dosis eines Muskelrelaxans, z. B. bei d-Tubocurarin gleich dem Wert 1

4.6.2 Relaxometrie (Nervenstimulation)

Die unvollständige neuromuskuläre Erholung ist ein Hauptfaktor anästhesiebedingter Morbidität und Mortalität. Die wesentliche klinische Bedeutung des neuromuskulären Monitorings liegt in der intraoperativen objektiven Registrierung des Ausmaßes der neuromuskulären Blockade sowie der frühzeitigen Erkennung von Restblockaden in der Ausleitphase. Am häufigsten wird ein peripherer Nerv, meist der N. ulnaris am Handgelenk, stimuliert und dabei die Kontraktion beobachtet oder aufgezeichnet.

 **Am besten korreliert die Aktivität des M. orbicularis oculi mit derjenigen der Larynxmuskulatur**

Einzelreiz

- einfachste Stimulationsform mit einer Frequenz von 1 Hz zur Überprüfung der korrekten Nervenstimulation und zum Einstellen der Reizstromstärke
- Einzelreizung mit 0,1 Hz (d. h. ein Stimulus alle 10 s) als Standard für die Erstellung von Dosis-Wirkungs-Beziehungen der MR
- Erhebung eines Kontrollwertes vor MR-Gabe obligat für diese Reizart

Tetanischer Reiz

- tetanische Stimulation mit einer Frequenz von 50 Hz über 5 s

Posttetanische Potenzierung

- etwa 1–2 min anhaltende Verstärkung der evozierten Muskelkontraktion nach einer tetanischen Stimulation aufgrund einer verstärkten ACh-Ausschüttung an der motorischen Endplatte

»Post tetanic count«, posttetanische Zahl

- bezeichnet während einer tiefen, nichtdepolarisierenden neuromuskulären Blockade die Anzahl der Einzelreize, die nach einer tetanischen Stimulation (50 Hz für 5 s) wieder zu einer Muskelantwort führen (insgesamt werden 10–15 Einzelreize mit 1 Hz abgegeben)

»Train of four« (TOF)

- Reizmuster bestehend aus einer Serie von 4 Reizen, die mit einer Frequenz von 2 Hz aufeinander folgen (werden noch 2 Reizantworten innerhalb der Vierfachserie wahrgenommen, liegt noch eine ausreichende chirurgische Relaxation vor)

TOF-Quotient

- der TOF-Quotient entspricht dem Verhältnis der vierten zur ersten Reizantwort beim TOF (T4/T1) als Maß der neuromuskulären Ermüdung einer partiellen, nichtdepolarisierenden Blockade
- bereits ab einer TOF-Ratio von 0,4–0,5 werden vom Untersucher alle 4 Reizantworten sowohl taktil als auch visuell als gleich angesehen! Restblockaden oberhalb einer Grenze von 0,5 können daher nur durch quantitative Messung sicher erkannt werden
- für eine suffiziente neuromuskuläre Funktion wird ein TOF-Wert von 0,9 gefordert

»Double-burst«-Stimulation

- Reizmuster bestehend aus 2 Reizserien mit jeweils 3 kurzen (20 ms) 50-Hz-Tetani im Abstand von 0,75 s mit jeweils 2–4 Einzelreizen. Die taktile Erfassung des Ermüdungsphänomens gelingt mit diesem Reizmuster bis zu einer neuromuskulären Restblockade, die einem TOF-Quotienten von etwa 0,6 entspricht

! Eine Einzeldosis Succinylcholin zur Verlängerung einer nichtdepolarsierenden neuromuskulären Blockade kann eine partielle Antagonisierung – also das Gegenteil der beabsichtigten Wirkung – erzeugen, wenn es vor vollständiger Erholung der neuromuskulären Funktion injiziert wird. Eine additive Wirkung ist nur bei einer Kombination zweier Substanzen aus derselben chemischen Klasse (s. o.) zu erwarten.

Akzelerographisches neuromuskuläres Monitoring (TOF-Guard, TOF-Watch)

- TOF 0,7 von der Messmethode unabhängig
- klinische Einschätzung des Relaxierungsgrades:
  - Patient atmet kraftvoll, hustet, kann Augen gut öffnen und offenhalten sowie Kopf anheben und für >10 s halten, Händedruck möglich; entspricht TOF >0,5 bis max. 0,8
  - Zungenspateltest (mit Schneidezähnen auf Zungenspatel beißen, während der Untersucher versucht, diesen wegzuziehen); entspricht TOF >0,85

4.6.3 Cholinesterase (CHE)

- echte oder wahre CHE
- Synonyma: Typ-I-CHE, α-CHE, ACh
- echte CHE: Enzym, das die Spaltung von ACh zu Cholin und Acetat katalysiert

Unspezifische oder unechte CHE

- Synonyma: Typ-II-CHE, β-CHE, Butyrylcholinesterase, Tributyrinase, **Pseudocholinesterase, Plasmacholinesterase**
- ein in Serum, Darmmukosa und Pankreas nachweisbares Enzym (Glykoprotein), das von der Leber synthetisiert wird und das im Unterschied zur Acetylcholinesterase außer ACh auch zahlreiche andere Cholinester spaltet (systematische Bezeichnung: Acetylcholinacylhydrolase)
- verhindert die Reaktion von ACh an den Organen (d. h. beschränkt die ACh-Wirkung auf die cholinergen Synapsen)
- effektivstes Enzym im menschlichen Körper, dessen physiologische Funktion unbekannt ist
- HWZ: etwa 5–12 Tage
- Reduktion der klinischen Aktivität des Enzyms durch Cyclophosphamid und Bambuterol sowie bei Urämie, Verbrennung, Bronchialkarzinom und Finalstadium eines Leberschadens
- Atypische CHE. genetische Veränderungen der Pseudocholinesterase (s. Ursachen verlängerter Wirkungsdauer depolarisierender Muskelrelaxanzien)

4.7 Antagonisierung von MR

4.7.1 Cholinesterasehemmer (Parasympathikomimetika)

- **Wirkmechanismus**
- hemmen CHE und führen somit zu einer Erhöhung der ACh-Konzentration
- bevor ein Antagonist gegeben wird, sollte eine Spontanerholung auf 25 % der neuromuskulären Überleitung abgewartet werden (entspricht etwa 3–4 Impulsen beim TOF). Unter dieser Vorbedingung ist mit etwa 1 mg Neostigmin oder ungefähr 10 mg Pyridostigmin eine Antagonisierung der Restblockade zu erreichen.
- Edrophonium greift rasch an der anionischen Bindungsstelle der CHE an und setzt präsynaptisch ACh frei, während Neostigmin und

Pyridostigmin am esteratischen Zentrum binden. Die oben genannten Substanzen sind infolge eines quartären N-Atoms nicht ZNS-gängig (im Gegensatz zu Physostigmin – Anticholium)

Neostigmin (Prostigmin) (Prostigmin, Neostigmin 0,5/1,0 Curamed)

- 1 Amp. à 1 ml (0,5 oder 1 mg!)

Pharmakologie

- Wirkeintritt nach 1–5 min (Maximum nach 7–10 min)
- Wirkdauer: 60 min
- HWZ: 80 min
- 50%ige renale Ausscheidung

Indikationen

- Antagonisierung (indirekt) von ndMR
- auch bei Darmatonie und Harnverhaltung einsetzbar

Dosis

- Antagonisierung von MR: 1–2 mg (0,03–0,06 mg/kg KG, max. 0,08 mg/kg KG) i. v. (evtl. auch i. v. oder i. m.)
- bei Darmatonie: 1,5–3 mg (max. 0,08 mg/kg KG) als i. v. Kurzinfusion

Dosisrelationen

- 0,5 mg Atropin/1–1,5 mg Neostigmin: etwa 1 : 2 bis 1 : 3
- 0,25 mg Glykopyrronium/1 mg Neostigmin: etwa 1 : 4

Nebenwirkungen

- **muskarinartige** parasympathische Nebenwirkungen:
  - Bradykardie
  - gesteigerte Speichel- und Bronchialsekretion
  - gesteigerte Darmmotorik
  - Bronchokonstriktion
  - Miosis
  - Kontraktion der Harnblase (Harndrang)
  - Übelkeit und Erbrechen (2- bis 4-mal)
  - bei Myasthenia gravis Auslösung einer cholinergen Krise möglich
  - bei Muskeldystrophien Verstärkung einer pancuroniuminduzierten neuromuskulären Blockade

Kontraindikationen

- Asthma bronchiale
- Bradyarrhythmie
- AV-Block

> **Eine Antagonisierung der MR-Blockade sollte bei gastrointestinalen Eingriffen wenn möglich nicht durchgeführt werden, da es dadurch bis zu einem 10-fachen Anstieg des intraluminalen Drucks, einer Hyperperistaltik und einer neostigmininduzierten Abnahme der mesenterialen Perfusion kommen kann (Gefährdung der frischen Darmanastomosen).**

- klinische Einschätzung der antagonistischen Wirkung. Patient atmet kraftvoll, hustet, kann Augen gut öffnen und offenhalten, kann Kopf anheben und für >10 s halten, Händedruck möglich

Pyridostigmin (Mestinon)

- 1 Amp. à 5 ml (25 mg)
- 1 Tbl. à 10 mg
- 1 Dragee à 60 mg
- 1 Retard-Tbl. à 180 mg

Pharmakologie

- Wirkeintritt nach 2–5 min (Maximum nach 12–16 min)
- Wirkdauer: 90 min
- HWZ: 110 min
- 75%ige renale Ausscheidung

Indikationen

- Antagonisierung (indirekt) von ndMR
- auch bei Darmatonie und Harnverhaltung einsetzbar
- Myastenia gravis (Retard-Tbl.)

Dosis

- Antagonisierung von MR: 10–20 mg (0,1–0,2 mg/kg KG, max. 0,3 mg/kg KG) i. v.
- bei Darmatonie: 15–30 mg (max. 0,4 mg/kg KG) als i. v. Kurzinfusion

> **Da durch Erhöhung der ACh-Konzentration auch muskarinartige parasympathische Nebenwirkungen hervorgerufen werden, erfolgt eine Kombination mit Atropin (0,015 mg/kg KG) oder Glykopyrronium (0,007 mg/kg KG).**

Nebenwirkungen

- s. Neostigmin

Kontraindikationen

- s. Neostigmin

4.7.2 Steroidaler MR-Enkapsulator: Sugammadex (Bridion)

- erster steroidaler MR-Enkapsulator (SMRE)
- modifiziertes γ-Cyclodextrin (ringförmiges Zuckermolekül), welches selektiv steroidale MR in einem unwirksamen Komplex binden kann und damit deren Wirkung terminiert
- Zulassung: 2008 Deutschland
- 1 Amp. à 2 ml = 200 mg, à 5 ml = 500 mg
- 1 ml = 100 mg

Wirkmechanismus

- modifiziertes γ-Cyclodextrin mit hydrophiler Außenseite. Im Zentrum des Zuckerrings können steroidale MR eingeschlossen (enkapsuliert) werden. Es besteht eine hohe Affinität von Sugammadex zu Rocuronium und eine geringere zu Vecuronium. Es besteht keine Wirkung gegenüber Benzylisochinolinderivaten (z. B. Atracurium, Cis-Atracurium oder Mivacurium)

Pharmakologie

- Wirkeintritt nach 1–3 min (dosisabhängig)
- Wirkdauer: dauerhafte Einschlussverbindung
- vollständige Beendigung der neuromuskulären Blockade steroidaler MR, auch bei tiefem Block
- Elimination: mehrheitlich unverändert renale Elimination. Erste Datenlage zeigt keine Akkumulation bei Niereninsuffizienz
- die effektive Halbwertszeit beträgt bei Erwachsenen mit normaler Nierenfunktion etwa 2,5 h
- Plasma-Clearance ca. 75 ml/min
- Patienten mit schwerer Nierenfunktionsstörung haben eine ca. 15-fach höhere Exposition (noch nach 1 Monat nachweisbar)

Indikationen

- Aufhebung einer durch steroidale Muskelrelaxanzien hervorgerufenen neuromuskulären Blockade
- Gabe auch in tiefer neuromuskulärer Blockade möglich, partielle Erholung muss nicht abgewartet werden

Nebenwirkungen

- in Einzelfällen allergische Reaktionen beschrieben
- metallischer oder bitterer Geschmack

Kontraindikationen

- Kinder <2 Jahre
- Schwangerschaft: es liegen keine klinischen Daten über exponierte Schwangere vor
- Stillzeit: tierexperimentelle Studien zeigen eine Exkretion von Sugammadex in die Muttermilch. Die orale Resorption von Cyclodextrinen ist im Allgemeinen gering, und nach einmaliger Anwendung in der Stillzeit ist keine Auswirkung auf das gestillte Kind zu erwarten. Sugammadex kann während der Stillzeit angewendet werden
- bei einer Anaphylaxie auf Rocuronium sind erfolgreiche Stabilisierungen der Patienten mit Sugammadex beschrieben
- bei wiederholter Verabreichung von Rocuronium oder Vecuronium nach Sugammadex sollte eine Wartezeit von 24 h in Betracht gezogen

4.8 Anticholinergika (Parasympatholytika)

4.8.1 Atropin (Atropinsulfat)

- 1 Amp. à 1 ml (0,5 mg), als Antidot 1 Amp. à 10 ml (100 mg)

Wirkmechanismus

- hemmt kompetitiv die muskarinartige Wirkung von ACh

Pharmakologie

- penetriert die Blut-Hirn-Schranke
- Wirkeintritt nach 1–2 min
- Wirkdauer: 30–60 min
- HWZ: >12 h

Indikationen

- Sinusbradykardie
- Prämedikation zur Prävention vagaler Wirkungen (nur noch bei speziellen Indikationen)
- Hemmung unerwünschter cholinerger Nebenwirkungen, besonders von von Neostigmin, Alfentanil, Remifentanil (Bradykardie, Thoraxrigidität) und Ketamin (Schleimsekretion)
- Spasmen (Koliken) im Magen-Darm-Bereich sowie der Gallen- und Harnwege
- Hemmung der Sekretion des Magens und der Bauchspeicheldrüse
- Antidot bei Alkylphosphatvergiftungen (z. B. E605)

Dosis

- 0,005–0,015 mg/kg KG i. v. (z. B. 0,25–0,5 mg i. v., bis Dosis von 2 mg wiederholen) – eine Dosis von 0,04 mg/kg KG blockiert die Vagusaktivitat des Herzens vollständig
- Prämedikation: 0,01 mg/kg KG p. o., i. m. oder s. c. (Kinder: bis 0,02 mg/kg KG)
- Bei Vergiftungen mit Phosphorsäureestern: initial 5 mg (bis zu 100 mg!) – 1 Amp. à 10 ml (100 mg) – anschließend Perfusor mit 500 mg (0,5–20 ml/h)
- Tab. 4.1

Nebenwirkungen

- Hemmung der Drüsensekretion (Speichel-, Bronchial- und Schweißdrüsen), dadurch Temperaturanstieg (»Atropinfieber«) und Mundtrockenheit
- Herzfrequenzsteigerung, AV-Überleitung vermindert
- Mydriasis, Akkomodationsstörungen
- zentrales anticholinerges Syndrom

Kontraindikationen

- Mitral- oder Aortenstenose (O_2-Verbrauch erhöht)
- Phäochromozytom
- Tachyarrhythmie
- spinale oder peridurale Anästhesie (wegen Mundtrockenheit)

> **Bei Glaukom ist die Gabe von Atropin in niedriger Dosierung durchaus möglich, sobald das Glaukom lokal gut eingestellt ist. Bei Aorteninsuffizienz ist eine Tachykardie 100–110/min erwünscht (kürzere Diastolenzeit, geringeres Regurgigationsvolumen)**

Tab. 4.1 Applikationsformen von Atropin

Applikation	Dosierung (mg/kg KG)	Wirkungseintritt (min)	Wirkungsmaximum (min)
Oral	0,010–0,02	Resorption variabel	Resorption variabel
Rektal	0,010–0,02	15–20	30–40
i. m.	0,010–0,02	2–5	10–20
i. v.	0,005–0,02	<1	1–2

4.8.2 Glykopyrronium (Robinul)

- 1 Amp. à 1 ml (0,2 mg)

Wirkmechanismus

- hemmt kompetitiv die muskarinartige Wirkung von ACh

Pharmakologie

- penetriert nicht die Blut-Hirn-Schranke und hemmt die Salivation deutlich stärker als Atropin
- Wirkeintritt nach 2–3 min
- Wirkdauer: 30–60 min

Indikationen

- Sinusbradykardie
- Prämedikation zur Prävention vagaler Wirkungen (nur noch bei speziellen Indikationen)
- Hemmung unerwünschter cholinerger Nebenwirkungen, besonders von Neostigmin, Alfentanil, Remifentanil (Bradykardie, Thoraxrigidität) und Ketamin (Schleimsekretion)
- Spasmen des Magen-Darm-Trakts

Dosis

- 2,5–7,5 µg/kg KG (z.B. 0,1–0,2 mg) s. c., i. m. oder i. v.
- Prämedikation: 0,005 mg/kg KG p. o., i. m. oder s. c. (Kinder: bis 0,01 mg/kg KG)

Kontraindikationen

- Mitral- oder Aortenstenose (O_2-Verbrauch erhöht)
- Phäochromozytom
- Tachyarrhythmie
- spinale oder peridurale Anästhesie (wegen Mundtrockenheit)

Robinul ist für Kinder unter 12 Jahren nur zur Operationsvorbereitung geeignet.

Nebenwirkungen

- Hemmung der Drüsensekretion (Speichel-, Bronchial- und-Schweißdrüsen), dadurch Temperaturanstieg und Mundtrockenheit
- Herzfrequenzsteigerung
- AV-Überleitung vermindert
- Magen-Darm-Peristaltik vermindert
- geringe Bronchodilatation
- Mydriasis, Akkomodationsstörungen

4.9 Ursachen einer verlängerten Wirkungsdauer depolarisierender MR

4.9.1 Atypische CHE

- genetische Veränderungen der Pseudocholinesterase

Diagnostik

- Dibucain-Test: Dibucain ist ein Amidlokalanästhetikum mit langer HWZ. Es hemmt in vitro die Plasma-CHE. Plasma-CHE wird stärker gehemmt als atypische CHE. Die gemessene Aktivität wird als Dibucainzahl bezeichnet.
- Dibucainzahl von 80: normale Plasma-CHE
- Dibucainzahl von 50 (25–65): heterozygote Form (4 %; 1 : 480) – führt selten zu Problemen
- Dibucainzahl von etwa 20: homozygote atypische Form (0,04 %; 1 : 2500 bis 1 : 3200)

4.9.2 Stark verminderte Pseudo-CHE

- Auftreten verlängerter Apnoen: Enzymaktivität um >75 % reduziert (Häufigkeit: etwa 5 %)

- Vorkommen: Schwangerschaft, Neugeborene, Kleinkinder, chronische Lebererkrankungen, Malignome –Eine verlängerte Blockade durch Succinylcholin wurde auch nach Therapie mit Metoclopramid festgestellt

4.9.3 Dualblock (Phase-II-Block)

- bei rezidivierender Gabe oder kontinuierlicher Infusion ändern sich die blockierenden Eigenschaften von Succinylcholin (evtl. Phase-II-Block; Einzeldosis von >3 mg/kg KG oder Gesamtdosis von >7 mg/kg KG). Die postsynaptische Membran muss immer weniger depolarisiert werden, damit ein lang anhaltender Block eintritt. Zum Schluss besteht die Blockade auch ohne Depolarisation. Bei voller Ausprägung liegt eine kompetitive Hemmung vor

4.10 Ursachen einer verlängerten Wirkungsdauer nichtdepolarisierender MR

Lässt sich nach Gabe von CHE-Hemmern ein neuromuskulärer Block nicht oder nicht ausreichend antagonisieren, so sind folgende Punkte zu beachten:

- Überdosierung
- Zeitpunkt der Antagonisierung (Antagonisierung nur sinnvoll, wenn Blockade nicht zu intensiv und bereits eine geringe Spontanerholung eingetreten ist
  - mindestens eine Reizantwort beim TOF)
- Säure-Basen-Status (Azidose, metabolische Alkalose
  - verminderte Neostigminwirkung)
- Elektrolytstörungen (Ca^{++}- und K^{+}-Spiegel vermindert, Mg^{++}-Spiegel erhöht
  - verstärke neuromuskuläre Blockade)
- Körpertemperatur (Hypothermie – Blockadeverlängerung)
- Arzneimittelinteraktionen
  - Inhalationsanästhetika
  - Diuretika (Hypokaliämie)
  - Lokalanästhetika
  - Antiarrhythmika
  - Magnesiumsulfat (Kalziumantagonismus an motorischer Endplatte)
  - Lithium
  - Antibiotika (Aminoglykoside)

- verzögerte Ausscheidung (Leber- bzw. Niereninsuffizienz, je nach Abbauweg)
- Alter
- Rückenmarkläsionen
- amyotrophe Lateralsklerose
- Poliomyelitis
- Myasthenis gravis, LambertEaton-Syndrom (paraneoplastische Myasthenie)
- Multiple Sklerose
- bei Mivacurium auch Veränderungen der Pseudocholinesterase:
  - atypische CHE
  - stark verminderte Pseudocholinesterase

Lokalanästhetika (LA)

M. Heck, M. Fresenius, C. Busch

M. Heck et al., *Klinikmanual Anästhesie*,
DOI 10.1007/978-3-642-55440-7_5,
© Springer-Verlag Berlin Heidelberg 2015

5.1 Einteilung und Aufbau

Lokalanästhetika bestehen aus 3 Aufbaugruppen:

1. aromatische Gruppe (Ester- oder Amidbrücke)
2. CH_2-Gruppe (mit Zwischenkette)
3. Aminogruppe

5.1.1 Aminoester: (–O–CO–)-Verbindungen

- Chloroprocain (Ampres), Procain (Procain JENAPHARM), Tetracain (Pantocain), Kokain
- hauptsächlich organunabhängige **Spaltung durch Pseudocholinesterase** im Serum
  - Der Metabolit Paraaminobenzoesäure ist für allergische Reaktionen verantwortlich

5.1.2 Aminoamide: (–NH–CO–)-Verbindungen

- Lidocain (Xylocain), Prilocain (Xylonest), Articain (Ultracain) und die Pipecoloxylidid-Derivate Mepivacain (Scandicain, Meaverin), Bupivacain (Carbostesin) und Ropivacain (Naropin),
- Abbau in Leber:
  - Lidocain: Dealkylierung zu Monoethylglyzinxylidid und Glyzinxylidid
  - Metabolismus durch hepatische Durchblutung limitiert (vgl. MEGX-Test)
  - die Dealkylierungsabbauprodukte von Lidocain haben ebenfalls eine lokalanästhetische Wirkung

- Mepivacain: Hydroxylierung des aromatischen Ringes
- Prilocain: Hydroxylierung und Hydrolyse der Amidbindung (Metabolit Ortho-Toluidin; Beachte: Methämoglobinbildner); zusätzlicher extrahepatischer »Abbau« von Prilocain in Lunge und Niere
- die starke Absorption von Prilocain in der Lunge sowie das hohe Verteilungsvolumen bieten einen Schutz vor Intoxikationsreaktionen, sodass dieses Lokalanästhetikum für die i. v. Regionalanästhesie besonders gut geeignet ist

! Manche Präparate in 50-ml-Flaschen enthalten als Konservierungsstoff Methylparaben, das allergisch wirksam werden kann (keine allergen wirkenden Metaboliten, deshalb sehr selten Allergien).

5.2 Physiologische Grundlagen

Im Organismus sind 2 getrennte Schmerzleitungssysteme vorhanden (◻ Tab. 5.1):

1. rasch leitendes über **A-δ-Fasern** (epikritisch) – stechender, gut lokalisierbarer Schmerz
2. langsam leitendes über **C-Fasern** (protopatisch) – dumpfer, schlecht lokalisierbarer, lang anhaltender Schmerz

5.2.1 Membranpotenzial (Ruhepotenzial)

- Ionenkonzentrationsgradient (intrazellulär: Na^+-Spiegel niedrig, K^+-Spiegel hoch; extrazellulär: Na^+-Spiegel hoch, K^+-Spiegel niedrig) erzeugt ein elektrochemisches **Ruhepotenzial** von −70 bis −90 mV
- Potenzial durch selektiven Ausschluss der Na^+-Ionen von der Innenseite der Membran aufrechterhalten
  - K^+-Ionen können frei diffundieren, aber ein Konzentrationsgradient zwischen intra- und extrazellulär von 30 : 1 bleibt erhalten (Ursache: aktiver Austausch von intrazellulärem Na^+ gegen extrazelluläres K^+; negativ geladene intrazelluläre Proteine halten K^+-Ionen zurück)

5.2.2 Depolarisation

- Erregung, dadurch **Zunahme der Permeabilität für Na^+**, dadurch Erniedrigung des Ruhepotenzials; bei −50 mV maximale Durchlässigkeit für Na^+-Ionen

Tab. 5.1 Einteilung und Funktion von Nervenfasern (nach Erlanger u. Gasser von 1929)

Gruppe	Myelin	Ø (µm)	Leitungsgeschwindigkeit (m/s)	Funktion	Empfindlichkeit gegenüber LA
A-Fasern				**Somatisch**	
A-α	Ja	≈ 15	70–120	**Motorik, Propriozeption**	+
A-β	Ja	≈ 8	50	**Motorik, Berührung, Druck**	++
A-γ	Ja	≈ 5	≈ 20	**Muskeltonus, Propriozeption**	+++
A-δ	Ja	1–4	10–25	**Schmerz, Temperatur**	++++
B-Fasern	Ja	3	≈ 7	**Präganglionär sympathisch**	++++
C-Fasern	Nein	< 1,5	0,5–2	**Schmerz, Temperatur, postganglionär sympathisch**	++++

Ø = Durchmesser

- der nachfolgende massive Na+-Einstrom kehrt das Membranpotenzial um (30–40 mV)
- die **Depolarisation** wird als Aktionspotenzial an der gesamten Axonmembran entlang geleitet.
- **Repolarisation:** Permeabilität für Na^+ nimmt ab, Permeabilität für K^+ nimmt zu, bis das Ruhemembranpotenzial wiederhergestellt ist (durch aktive Pumpmechanismen)

5.2.3 Erregungsfortleitung

- kontinuierlich am marklosen Nerv, wobei die Leitungsgeschwindigkeit von der Dicke der Nervenfasern abhängt (steigt mit der Quadratwurzel des Faserdurchmessers)
- saltatorisch bei markhaltigen Nerven, wobei das Aktionspotenzial nur im Bereich der Ranvier-Schnürringe generiert wird

5.3 Wirkmechanismus

LA behindern den schnellen Na^+-Einstrom in die Nervenzelle (Aktionspotential). Sie binden mit ihren beiden Enden an 2 Phosphatgruppen der Phospholipidbestandteile der Membran, wodurch die Depolarisation der Nervenmembran verhindert wird – Nichtdepolarisationsblock.

Der Natriumrezeptor wird primär vom Innern der Zelle aus erreicht, weshalb das LA im ungeladenen Zustand durch die Nervenzellmembran diffundieren muss, um sich dann im geladenen Zustand (intrazellulärer pH-Wert niedrig) an den Rezeptor zu binden.

Es erfolgt eine Einlagerung in die Membran mit Druck von außen auf den Na^+-Kanal.

Dünne, nichtmyelinisierte Nervenfasern werden früher ausgeschaltet als dicke, myelinisierte (Ausnahme: myelinisierte präganglionäre sympathische B-Fasern). Die Amplitude des Aktionspotenzials nimmt ab. Die Anstiegsgeschwindigkeit des Aktionspotenzials wird geringer. Die Depolarisationsschwelle wird erhöht. Die Leitungsgeschwindigkeit nimmt ab, und die Refraktärperiode wird länger.

5.3.1 Theorie vom modulierten Rezeptor

Höhere Bindung der LA am offenen oder inaktivierten Kanal (kurz zuvor wiederholt stimulierte Nerven), der sich im Vergleich zu Na^+-Kanälen im ruhenden Zustand befindet

5.3.2 Aktive Form der LA

LA sind Salz-Basen-Gemische aus Aminoestern bzw. Aminoamiden. Es besteht ein Dissoziationsgleichgewicht zwischen Kation und Base:

- Kation (quartäres Amin, Salz – dissoziierte Form): aktive Form des LA, somit für die Blockade bestimmend (analog 4-bindige Stickstoffverbindungen: Acetylcholin oder Muskelrelaxanzien)
- schwach basische Amine: gut lipid-, aber schlecht wasserlöslich
- nur freie Base (tertiäres Amin, undissoziierte Form) kann Lipidbarriere des Gewebes durchdringen
- Salze der Base: gut wasserlöslich, bleiben in wässriger Lösung stabil
  - Handelpräparate enthalten daher ein Hydroxidsalz der Base, das in Wasser löslich ist (jedoch nicht in organischen Lösungsmitteln)

5.3.3 pKa-Wert (Dissoziationskonstante eines LA)

- derjenige pH-Wert, an dem das Verhältnis zwischen Kation und Base 1 : 1 beträgt
- ergibt sich aus der Gleichung von Henderson-Hasselbalch:

Je höher der pKa-Wert eines LA ist, desto größer ist der Anteil des ionisierten LA, d. h bei einem pH-Wert von 7,4 liegt z. B. Bupivacain (pKa: 8,1) zu etwa 85 % in ionisierter (dissoziierter) Form vor und Mepivacain (pKa: 7,6) zu 61 %. Oder anders ausgedrückt: Je kleiner der pKa-Wert ist, desto kürzer ist die Anschlagszeit (Basenanteil).

 **Der pKa sinkt mit steigender Temperatur.**

pKa-Werte der LA liegen zwischen 8,9 (Procain) und 7,6 (Mepivacain). Bei Infiltration entzündeten Gewebes (saurer Gewebe-pH) ergibt sich eine schlechte Penetration und damit eine schlechte Wirksamkeit. Geburtshilfe: Bei fetaler Azidose ist die Kationenkonzentration beim Fetus hoch, mit der Folge einer schlechten Rückdiffusion in die Plazenta (»ion-trapping«, d. h. LA-Anreicherung im fetalen Blut, Toxizitätssteigerung). ◘ Tab. 5.2 zeigt Auswirkungen der Änderungen im pH-Wert.

5.3.4 Minimale Konzentration (C_m)

- minimale Konzentration, mit der ein Nerv innerhalb von 10 min geblockt werden kann
- je dicker die Nervenfaser, desto höher die C_m
- C_m bei niedrigem pH-Wert erhöht
- umgekehrt proportional zur Kalziumionenkonzentration
- ruhende Nerven weniger empfindlich, als kurz zuvor wiederholt stimulierte Nerven

Die Wahl des LA richtet sich v. a. nach Wirkungseintritt und Wirkdauer.

◘ **Tab. 5.2** Auswirkungen von pH-Wert-Veränderungen

pH < pKa (Azidose)	pH = pKa	pH > pKa (Alkalose)
Kationen ↑	Kation : Base = 1 : 1	Base ↑
Penetration ↓		Penetration ↑
Blockadequalität ↑		Blockadequalität ↓

5.3.5 Wirkungseintritt

Dieser ist abhängig von:
- pKa-Wert des Lokalanästhetikums: ein pKa-Wert nahe dem physiologischen pH-Wert fördert einen schnellen Wirkbeginn: Mepivacain > Lidocain > Bupivacain und Ropivacain > Tetracain.
- **Lipophilie und Ionisierungsgrad** des LA –Diese können gesteigert werden durch: Alkalisierung des LA durch 1–2 mval $NaHCO_3$ pro 10 ml LA (erhöhter Basenanteil und gesteigerte Penetrationsgeschwindigkeit) **Erwärmung des LA** (pKa-Wert sinkt)
- pH-Wert des Gewebes
- Injektionsort
- Dosis
- CO_2-Zusatz (begünstigt die Penetration durch Nervenhüllen; klinisch nicht bedeutend, da rasche Pufferung im Gewebe)

> **Der Wirkungseintritt kann jedoch nicht durch Konzentrationserhöhung oder Adrenalinzusatz verkürzt werden.**

5.3.6 Wirkdauer

Diese ist abhängig von der Proteinbindung des LA: hohe Proteinbindung – langsamere Freisetzung – längere Wirkung (geringere Proteinbindung an Albumin, stärkere Bindung an α_1-saures Glykoprotein). Siehe auch ■ Tab. 5.3.

5.3.7 Verlängerung der Wirkdauer

Vasokonstriktorenzusatz, z. B. Adrenalin (Verdünnung von 1 : 200.000 bzw. 5 μg/ml), Noradrenalin
- Toxizität und Durchblutung vermindert, Resorption des LA verringert, Anschlagszeit erhöht
- Wirkdauer um > 100 % verlängert (nicht bei Periduralanästhesie mit Bupivacain, Etidocain oder Prilocain; motorische Blockade aber verstärkt)

> **Die Gabe von Vasokonstriktoren bei Verwendung von Ropivacain führt zu keiner Verlängerung der Wirkdauer infolge Vasokonstriktion (Ropivacain besitzt eine eigene vasokonstriktive Aktivität).**

- die Durchblutung beeinflusst Wirkeintritt und Wirkdauer
- maximale Gesamtdosis: 250 μg (etwa 3–4 μg/kg KG) Adrenalin

Tab. 5.3 Wirkdauer verschieden starker LA (Beispiele)

Schwach	Mittelstark	Stark
Kurz (30–60 min)	Mittellang (60–120 min)	Lang (bis 400 min)
Procain, 2-Chlorprocain	Prilocain, Lidocain, Mepivacain	Articain, Tetracain, Bupivacain, Ropivacain

! Möglichst kein Adrenalinzusatz bei:
- **schlecht eingestellter Hypertonie**
- **Mitralstenose**
- **instabiler Angina pectoris**
- **Hyperthyreose**
- **Diabetes mellitus**
- **Gefäßerkrankungen**
- **i. v. Regionalanästhesie von Endarteriengebieten (Finger, Zehen, äußeres Ohr, Penis)**

5.3.8 Weitere Zusätze (Beispiele)

- 0,5 µg Clonidin/kg KG (Gabe von 30–90 µg als Zusatz zu Bupivacain 0,5 % bei Spinalanästhesie verlängert z. B. die Anästhesie um 30 % und reduziert den Torniquet-Schmerz)
- Opioide wie Sufentanil epidural

5.3.9 Mischung von LA (Beispiele) sowie Applikationsvarianten

- periphere Nervenblockade mit 20 ml Prilocain 2 % + 20 ml Bupivacain 0,375 % (die Anschlagszeit nähert sich der von Prilocain, die Wirkdauer nähert sich der von Bupivacain; geringere Toxizität der Mischung als von Bupivacain allein)
- 20 ml Prilocain 1 % + 20 ml Bupivacain 0,5 %
- 30–40 ml Prilocain 1 % + 10 ml Ropivacain 1 % oder Bupivacain 0,5 %
- Injektionsort bzw. Blockadetechnik: Plexus brachialis > Periduralanästhesie
- kontinuierliche Blockade (Kathetertechnik), Kombination von Spinal- und Periduralanästhesie
- lipidhaltige Trägersubstanzen (Liposomen) – 130%ige Wirkungsverlängerung

5.3.10 Reihenfolge der Blockade

1. präganglionärer Sympathikus (Gefäßdilatation, Warmwerden der Haut, RR-Senkung)
2. Schmerz, Temperatur
3. Berührung, Druck
4. Motorik, Vibrations- und Lageempfinden

5.3.11 Blockarten

- Wedensky-Block: Die C_m des Nervs ist gerade eben erreicht. Einzelne Impulse werden nicht weitergeleitet, aber bei Dauerstimulation durchbricht jeder zweite oder dritte Impuls die Schwelle und wird weitergeleitet, d. h. bei einzelnen Nadelstichen besteht kein Schmerzempfinden, bei Hautschnitt jedoch Schmerz (jedoch geringer als ohne LA)
  - abwarten, evtl. nachinjizieren, falls erforderlich Intubationsnarkose
- Radialblock: Die Diffusion des LA erfolgt zentripetal (Blockade von außen nach innen)
- Longitudinalblock (CLA > $_{Cm}$): Es erfolgt eine Blockade von 2 oder mehr Ranvier-Schnürringen (C_{LA}: Konzentration des Lokalanästhetikums am Wirkort)
- Reduktionsblock: A-δ-Fasern sind aufgrund eines geringeren Schnürringabstandes schon geblockt ($C_{LA} > C_m$), während die Motorik noch vorhanden ist (A-α- und A-β-Fasern; $C_{LA} < C_m$)
- Differenzialblock: Es ergibt sich folgende Reihenfolge des sensorischen Empfindungsverlustes: Sympathikus, Schmerz, Temperatur, Berührung, Druck, Motorik. Der Patient ist schmerzfrei (A-δ- und C-Fasern blockiert), kann jedoch noch Berührung und Lage empfinden und Muskeln anspannen (A-α- und A-β-Fasern nicht blockiert)
  - beruhigen, abwarten, evtl. nachinjizieren

5.4 Nebenwirkungen

Lokale Gewebe- bzw. Neurotoxizität

5.4.1 4 Mechanismen

- Schädigung der Schwann-Zellen mit konsekutiver Demyelinisierung
- Schädigung des Axons selbst

■ **Tab. 5.4** Maximaldosen der Lokalanästhetika

Präparat	Ohne Adrenalin	Mit Adrenalin (1 : 200.000)
Lidocain	3–4 mg/kg KG (300 mg)	7 mg/kg KG (500 mg)
Mepivacain	4 mg/kg (300 mg)	7 mg/kg (500 mg)
Prilocain	5–6 mg/kg (400 mg)	8–9 mg/kg (600 mg)
Articain	5–6 mg/kg (400 mg)	8–9 mg/kg (600 mg)
Procain	(500 mg)	(750–1000 mg)
Tetracain	Peripher 100 mg, zentral 20 mg	
Ropivacain	3–4 mg/kg (250 mg) bzw. bis 37,5 mg/h kontinuierlich bzw. bis 0,4 mg/kg/h	
Bupivacain	2 mg/kg (150 mg) kontinuierlich	2–3 mg/kg (150–225 mg)

- Störung des periaxonalen Milieus
- Störung der nervalen Blutversorgung

Neurologische Schäden

- Rate von ~ 0,3 %

Systemische Toxizität

- Inzidenz 0,08–0,2 % (ZNS, Herz-Kreislauf-System)
- Ursache: Toxische Wirkungen beruhen meist auf zu hohen Plasmaspiegeln (■ Tab. 5.4)

Die Toxizität der LA ist bei Azidose, Hypoxie und Hyperkapnie noch gesteigert.

- Ursachen zu hoher Plasmaspiegel
  - intravasale Injektion
  - Überdosierung
  - rasche Resorption vom Injektionsort: Ausmaß der Resorption in Abhängigkeit vom Injektionsort; höhere Plasmaspiegel bei Interkostalblockade > tracheal, bronchial > Kaudalanästhesie > Periduralanästhesie > Plexus-brachialis-Block > N. femoralis- und N. ischiadicus-Block > Infiltrationsanästhesie > Spinalanästhesie (Gefahr steigt bei höherer Konzentration der LA-Lösungen)

Reihenfolge der Toxizität. Bupivacain (8) > Tetracain (7) > > Ropivacain (etwa 3) > Mepivacain (2,3) > Lidocain (2) und Prilocain (2) > Articain (1,5) > Procain (1) > Chlorprocain (1)

Bupivacain ist 4- bis 5-mal toxischer als Lidocain. Vereinzelt sind kardiotoxische Wirkungen mit Herzstillstand bei Verwendung von Bupivacain 0,75 % in der Geburtshilfe berichtet, daher in der Geburtshilfe kein Bupivacain 0,75 % verwenden, ebenso nicht für i. v.-Regionalanästhesien.

Ropivacain vs. Bupivacain: senkt weniger ausgeprägt die Herzfrequenz, geringer negativ-inotrop, geringere AV-Blockierung, weniger ventrikuläre Arrhythmien, geringere ZNS-Toxizität

Im Rahmen der sog. Tumeszenzlokalanästhesie, bei der hochverdünnte LA (Lidocain 0,05–0,1 % oder Prilocain 0,1–0,4 %) in einem großen Volumen von 0,5–3 l (!) subkutan bzw. intradermal appliziert werden, kam es trotz einer großen Gesamtmenge von 35–55 mg Lidocain/kg KG (!) bzw. 8–12 mg Prilocain/kg KG zu keinen toxischen Nebenwirkungen (wahrscheinlich geringe Resorptionsraten der stark verdünnten LA).

ZNS

- Dämpfung höherer hemmender kortikaler Zentren – unkontrollierte Aktivität untergeordneter Zentren (Temporallappenanfälle)
- initial Erregung, dann Dämpfung, da vermutlich primär selektive Blockade inhibitorischer Neurone erfolgt

Präkonvulsive Warnzeichen bei Resorption aus einem Depot

- Taubheit der Zunge und perioral, Metallgeschmack
- verwaschene Sprache
- Schwindelgefühl, Schläfrigkeit
- Ohrklingen (Tinnitus)
- Sehstörungen (oszillierende Objekte im Sehfeld), Nystagmus
- Unruhe
- Muskelzittern

Erst später kommt es zu:

- generalisierten Krämpfen (bei lang ananhaltenden Krämpfen irreversible Hirnschäden möglich)
- Koma
- Atemlähmung

Bei intravasaler Injektion Krampfanfall ohne warnende Vorzeichen möglich, jedoch meist nicht sehr lange anhaltend, da kein Depot vorhanden ist, aus dem weiter resorbiert werden kann

Prophylaxe

- Prämedikation mit Benzodiazepinen (setzt Krampfschwelle herauf)
- LA-Dosis so gering wie möglich halten
- Gabe einer Testdosis bei Periduralanästhesie (z. B. 3 ml Bupivacain 0,5 % oder Lidocain 2 % intrathekal; führt nach 5 min zu sensorischer Blockade)
- Adrenalinzusatz umstritten: bei intravasaler Lage kurzzeitiger Frequenzanstieg (um 15–30/min), jedoch kein Beweis fur korrekte Katheterlage

Therapie

Bei Warnzeichen:

- Patient hyperventilieren lassen (Alkalose – verminderte Diffusion von LA in das Gehirn, setzt Krampfschwelle herauf)
- O_2-Gabe
- Gabe eines Benzodiazepins (z. B. Midazolam 1–2 mg)
- Volumenzufuhr

Bei Krämpfen:

- Gabe von z. B. Clonazepam (Rivotril) 1–2 mg i. v.
- bei der Gabe von Barbituraten Beatmungsmöglichkeit wegen Atemdepression bereithalten

Bei Atemstillstand:

- beatmen und hyperventilieren

Einige Autoren empfehlen bei einem Herz-Kreislauf-Stillstand durch Lokalanästhetikaintoxikation einen Bolus Intralipid 20 % mit 1,5 ml/kg über eine Minute

- HDM aufrechterhalten
- kontinuierliche Infusion von Intralipid 20 % mit 0,25 ml/kg/min
- ggf. Bolus nach 3–5 min wiederholen (max. zweimal)
- kontinuierliche Gabe bis kreislaufstabil oder Dosiserhöhung bis auf 0,5 ml/kg/min, wenn Blutdruck abfällt (max. 7 ml/kg Intralipid 20 % Gesamtdosis)

Herz-Kreislauf-System

Durch **Sympathikolyse** (LA wirken direkt dämpfend auf Erregungsleitung und Myokardkontraktilität – negative Inotropie – und indirekt durch Blockade autonomer Gefäß- und kardialer Nervenfasern) und direkte Vasodilatation (außer bei Ropivacain und Kokain) kommt es zu:

- RR-Abfall (um 20–50 %)
- Sinusbradykardie (Frequenzsenkung um 10–30 %) –Eine ventrikuläre Stimulation mittels Schrittmacher ist besonders bei Bupivacainintoxikation nicht möglich. Gegebenenfalls kann es bei Verwendung von Bupivacain zu Tachykardien kommen
- Herzrhythmusstörungen (QRS-Komplex-Verbreiterung, PQ-Intervall-Verlängerung) – ventrikuläre Tachykardie, Kammerflimmern, Asystolie bei periduraler/spinaler Anästhesie, meist aufgrund Sympathikusblockade, seltener toxische Wirkung
- Beeinflussung der oxydativen Phosphorylierung durch LA – intrazellulärer ATP-Gehalt vermindert, negative Inotropie während LA-Intoxikation

▪ Kardiotoxizität

Nach In-vitro-Untersuchungen besitzt Bupivacain einen ausgeprägteren kardiodepressiven Effekt als Ropivacain oder Lidocain (Verhältnis von 10 : 5 : 1). Es treten ein:

- ausgeprägtere Blockade der intrazellulären ATP-Bildung aufgrund mitochondrialer Stoffwechselhemmung (ATP-Synthese-Hemmung von der Lipophilie abhängig –Bupivacain > Ropivacain > Lidocain)
- längere Blockade der kardialen Natriumkanäle bzw. des Reizleitungssystems (abhängig von der Rezeptorkinetik: Bupivacain: »fast in« – »low out«; Ropivacain: »fast in« – »medium out«; Lidocain: »fast in« – »fast out«)

▪▪ Therapie

- Beine hochlagern, Beachte: nichtfixierter Katheter zur Spinalanästhesie
- primär Gabe von Kolloiden, z. B. Gelatine
- O_2-Gabe
- bei Bradykardie: Atropin (0,25–1 mg i. v.), ggf. Vasopressoren (Etilefrin – Effortil, 1–10 mg i. v., 1 : 10 verdünnt) oder Cafedrin + Theodrenalin (Akrinor; 2 : 10 verdünnt, 1–4 ml) – venöse Wirkung, tonisierend
- notfalls Gabe von Noradrenalin (Arterenol): 5–10 µg i. v. (1 : 100 verdünnt!)
- gegebenenfalls Gabe von Katecholaminen, z. B. Adrenalin (Suprarenin) in einer Dosis von 5–10 µg i. v. (1 : 100 verdünnt!)

- Gabe von $NaHCO_3$ (1–2 mmol/kg KG) »blind«, anschließend nach Bestimmung des »base excess« Vermeidung einer Hypoxie bzw. Azidose (Gefahr der intrazellularen Anreicherung des LA)
- ggf. Defibrillation und Reanimation

Allergische Reaktionen

Extrem selten (<1 %) kommen vor:

- allergische Dermatitis
- Asthmaanfall
- anaphylaktischer Schock
- bei Aminoestern (Chlorprocain, Procain, Tetracain) durch Metabolit Paraaminobenzoesäure
- bei Aminoamiden (Lidocain, Prilocain, Mepivacain, Bupivacain) durch Konservierungsstoffe in 50-ml-Flaschen: Methylparaben (Methyl-4-Hydroxybenzoat) und Natriumdisulfit (Hapten)

Diagnostik

Intrakutantest (20 µl)

Methämoglobinbildung

Prilocain (Xylonest) führt beim Abbau zur Bildung von o-Toluidin

- Hemmung der Reduktion von Methämoglobin zu Hämoglobin (Dosierungen über 600 mg vermeiden), dadurch ausgeprägter Anstieg der Methämoglobinkonzentration.
- Methämoglobin kann kein O_2 binden. Normalerweise wird entstehendes Methämoglobin durch die Glukose-6-Phosphat-Dehydrogenase in den Erythrozyten sofort zu Hämoglobin reduziert. Bei 5–20 % der Südeuropäer und Afrikaner ist ein Enzymmangel vorhanden – erhöhte Empfindlichkeit gegenüber Methämoglobinbildnern (Prilocain, Sulfonamide, Antimalariamittel).

Klinik

- Lippenzyanose, blaue Verfärbung der Haut

Therapie

- 10 ml bzw. 1–3 mg Methylenblau 2 %/kg KG (reduziert Methämoglobin); evtl. 1- bis 2-mal wiederholen – kann max. 7 % Methämoglobin MetHb reduzieren!
- bei Glukose-6-Phosphat-Dehydrogenase-Mangel besser 2–4 mg Toluidinblau/kg KG i. v. (1 Amp. à 10 ml, entsprechend 300 mg), da hier Methylenblau die Methämoglobinämie verstärken würde

5.4.2 Infektiologie

Die meisten Lokalanästhetika besitzen einen bakteriziden Nebeneffekt (besonders Bupivacain!)

 **Anwendung von Novesine 1 % (Oxybuprocain) zur Rachenanästhesie bei bronchoskopischer alveolärer Lavage (BAL) mit der Intention eines Erregernachweises sollte aufgrund einer bakteriziden Wirkung dieses LA (besonders auf Pseudomonasstämme) unterbleiben!**

5.5 Weitere Lokalanästhetika

5.5.1 EMLA-Creme

Eutektische Mixtur von LA: 5%ige LA-Creme mit je 2,5 % Lidocain und 2,5 % Prilocain

Pharmakologie

- pH-Wert: 9
- gute Penetration in das Gewebe (3 mm nach 60 min, 5 mm nach 90 min)
- Einwirkzeit: 90–120 min
- anästhetische Wirkung hält etwa 1–2 h an, Vasokonstriktion lässt etwa 10 min nach Entfernen der Salbe nach

Indikationen

- Kanülierung peripherer Venen
- Anlage einer Spinalanästhesie beim Säugling
- in der Schmerztherapie vor Gabe der Capsaicin-Creme
- kleinere Operationen im Bereich der Kutis

Nebenwirkungen

- initiale Vasokonstriktion mit Verschlechterung der Punktionsbedingungen und erst sekundär Vasodilatation bei höheren kutanen LA-Konzentrationen

Bei einer durch EMLA bedingten Vasokonstriktion kann topisches Nitroglyzerin zur erleichterten Venenpunktion hilfreich sein.

Allgemeine Anästhesie

Prämedikation

M. Heck, M. Fresenius, C. Busch

M. Heck et al., *Klinikmanual Anästhesie*,
DOI 10.1007/978-3-642-55440-7_6,
© Springer-Verlag Berlin Heidelberg 2015

Ziele der Prämedikation

- Patient: soll sich eine Vorstellung vom eigenen Gesundheitszustand machen und dazu den Narkosefragebogen möglichst selbstständig ausfüllen
- Arzt: macht sich ein »Bild« vom Patienten: Durchsicht der Patientenakte und des Narkosefragebogens, Anamnese, körperliche Untersuchung
- Gespräch mit dem Patienten: Auswahl des Anästhesieverfahrens, Einverständniserklärung
- Risikoabschätzung
- evtl. Notwendigkeit zusätzlicher Untersuchungen und/oder Therapie festlegen
- medikamentöse Prämedikation

6.1 Anamnese und körperliche Untersuchung

Eine sorgfältige Anamnese und die körperliche Untersuchung sind die wichtigsten präoperativen Screening-Methoden.

Allgemein- und Ernährungszustand

- Adipositas
- Kachexie

Herz, Kreislauf und Gefäße

- KHK (Angina pectoris – in Ruhe und bei Belastung –, Myokardinfarkt)
- Herzfehler, Herzklappen- und Herzmuskelerkrankungen, Herzrhythmusstörungen
- Belastungsfähigkeit, Blutdruck, Puls
- Auskultation
- AVK
- Thrombose

- **Lunge**
  - Asthma, chronische Bronchitis, Lungenemphysem, Tuberkulose, Lungenentzündung
  - Nikotinabusus
  - Auskultationsbefund

- **Leber und Nieren**
  - Hepatitis, Alkoholabusus, Blutungsneigung
  - Nierenerkrankungen

- **Stoffwechsel**
  - Diabetes mellitus
  - Gicht
  - Schilddrüsenerkrankungen
  - sonstige Stoffwechselerkrankungen

- **ZNS**
  - Krampfleiden
  - Lähmungen
  - Depressionen

- **Sonstiges**
  - Muskel- und Skeletterkrankungen
  - Augenerkrankungen
  - Allergien
  - Bluterkrankungen
  - angeborene Gerinnungsstörungen (Fragebogen zur Blutungsanamnese, ◘ Tab. 6.1)

◘ Tab. 6.1 Fragebogen zur Blutungsanamnese

	Ja	Nein
Erwachsene		
Ist bei Ihnen eine Blutgerinnungsstörung bekannt?		
Kommt es bei Ihnen grundlos zu Nasenbluten, blauen Flecken, punktförmigen Einblutungen oder Gelenksblutungen?		
Bluten Sie länger bei Schnittwunden oder nach Zähne ziehen?		
Gibt es in Ihrer Familie Fälle von Blutungsneigung?		
Haben Sie während oder nach einer Operation verstärkt geblutet?		

Tab. 6.1 (Fortsetzung)

	Ja	Nein
Haben Sie in ihrem Leben schon Blutprodukte erhalten?		
Nehmen Sie Medikamente zur Blutverdünnung ein?		
Nehmen Sie Schmerzmittel?		
Bei Patientinnen: Sind Ihre Monatsblutungen verlängert?		
Kinder		
Hat Ihr Kind vermehrt Nasenbluten ohne erkennbaren Grund?		
Treten bei Ihrem Kind vermehrt »blaue Flecke« auf, insbesondere an ungewöhnlichen Stellen?		
Hat Ihr Kind Zahnfleischbluten ohne erkennbare Ursache?		
Wurde Ihr Kind schon einmal operiert? Wenn ja, kam es während oder nach einer Operation zu einer längeren Blutung?		
Kam es beim Zahnwechsel oder nach dem Ziehen von Zähnen zu längerem Nachbluten?		
Hat Ihr Kind schon einmal Blutprodukte übertragen bekommen?		
Bekommt Ihr Kind Medikamente? Hat Ihr Kind in den letzten Tagen Schmerzmittel (z. B. Aspirin) eingenommen?		

Die Gewichtung der mit »ja« beantworteten Fragen hinsichtlich einer Gerinnungsstörung ist unterschiedlich.

- Eine Epistaxis ohne jegliche Manipulation ist mit 50 % ein positiver prädiktiver Befund. Dagegen ist ein Nasenbluten im Rahmen eines Infektes oder ein schlecht eingestellter Hypertonus häufig nicht mit einer Gerinnungsstörung assoziiert.
- Einseitiges Nasenbluten sollte von einem Kollegen der HNO abgeklärt werden.
- Punktförmige Blutungen und Gelenkeinblutungen sind häufiger mit einer Verminderung des Faktor VIII, Faktor IX oder einem Von-Willebrand-Syndrom vergesellschaftet und bedürfen deshalb einer Abklärung, hingegen wird man bei Hämatomen an den Extremitäten lebhafter Kinder selten eine Gerinnungspathologie finden.
- Nachblutungen bei Nassrasur (>5 min) oder nach Zahnextraktion sind verdächtig.
- Perioperative Blutungen sind z. T. nicht einfach eruierbar. Insbesondere kleinere Eingriffe wie TE, AT oder Zirkumzision werden als diagnostisch aussagekräftig gewertet.
- Wundheilungsstörungen gehen z. T. mit Faktor XIII-Mangel einher.
- Die Familienanamnese ist ein entscheidender Punkt ebenso wie die Medikamentenanamnese.

- Intubationsprobleme (Einteilung nach Mallampati)
- Zahnstatus (saniert, Prothese, wackelnde Zähne)
- vorausgegangene Narkosen
- Medikamenteneinnahme
- Schwangerschaft
- Allen-Test bei geplanter arterieller Kanülierung (Effektivität fraglich, aus forensischen Gründen empfohlen)

6.1.1 Risikoabschätzung (◘ Tab. 6.2 – ◘ Tab. 6.5)

Klassifizierung der American Society of Anesthesiologists (ASA)
- I: normaler, gesunder Patient
- II: Patient mit leichter Systemerkrankung
- III: Patient mit schwerer Systemerkrankung und Leistungsminderung
- IV: Patient mit schwerster Systemerkrankung und konstanter Lebensbedrohung
- V: moribunder Patient, der mit oder ohne Operation die folgenden 24 h voraussichtlich nicht überlebt
- VI: für hirntot erklärter Patient im Rahmen einer Organentnahme

Klassifizierung der New York Heart Association (NYHA)
- I: Herzkranke ohne Beschwerden im täglichen Leben
- II: Herzkranke mit Beschwerden bei starker Belastung
- III: Herzkranke mit Beschwerden bei leichter Belastung
- IV: Herzkranke mit Beschwerden bereits in Ruhe, schwerste Einschränkung der Leistung

▪ **Kardialer Risikoindex nach Goldman (◘ Tab. 6.2)**
- nicht anwendbar für kardiochirurgische Patienten
- Score zur präoperativen Einschätzung des Operationsrisikos

▪ **Kardiale Risikofaktoren aus Anamnese und/oder klinischen Befunden (◘ Tab. 6.6, ◘ Tab. 6.7)**
- Herzinsuffizienz
- koronare Herzkrankheit (KHK)
- periphere arterielle Verschlusskrankheit (pAVK)
- zerebrovaskuläre Insuffizienz

Tab. 6.2 Kardialer Risikoindex nach Goldmann

Kriterien	Risikopunkte
Vorgeschichte	
Alter >70 Jahre	5
Myokardinfarkt in den vergangenen 6 Monaten	10
Körperliche Untersuchung	
3. Herzton, Galopprhythmus oder Jugularvenenstauung	11
Hochgradige Aortenstenose	3
EKG	
Anderer Rhythmus als Sinusrhythmus oder supraventrikuläre Extrasystolen (ES) im letzten präoperativen EKG	7
Mehr als 5 ventrikuläre ES/min, die zu irgendeiner Zeit vor der Operation dokumentiert wurden	7
Allgemeiner Status	
p_aO_2 <<60 mmHg oder p_aCO_2 >50 mmHg	3
oder K+ <<3,0 mval/l oder HCO_3 <<20 mmol/l	
oder Serumharnstoff >50 mg% oder Serumkreatinin >3,0 mg% oder erhöhte SGOT, Zeichen der chronischen Lebererkrankung Bettlägrigkeit des Patienten aus nichtkardialer Ursache	
Operation	
Intraperitonealer, intrathorakaler oder Aorteneingriff	3
Notfalloperation	4
Mögliche maximale Punktesumme	**53**

- Diabetes mellitus
- Niereninsuffizienz

Laut Positionspapier der Deutschen Gesellschaft für Kardiologie von 2010 und 2011 sollte nach invasiver kardiologischer Diagnostik oder Therapie mindestens über folgende Zeiträume eine duale Plättchenaggregationshemmung (DTAH) erfolgen:

- 14–28 Tage nach PTCA
- 1 Monat nach Bare-Metal-Stent-Implantation

Tab. 6.3 Canadian Cardiac Society (CCS) Klassifikation der stabilen Angina pectoris

CCS- Grad	Definition	Beispiel
I	Keine Angina bei normaler,Belastung, Angina bei sehr hoher oder andauernder Anstrengung	Angina z. B. beim Schneeräumen, beim Dauerlauf
II	Geringe Einschränkung bei normalen Tätigkeiten	Angina beim schnellen Treppensteigen, beim Bergauf gehen, bei Belastung kurz nach dem Aufwachen
III	Deutliche Einschränkung der Leistungsfähigkeit	Angina beim An- und Ausziehen, bei längerem langsamem Gehen, leichter Hausarbeit
IV	Angina bei jeder Belastung oder in Ruhe	Angina unterhalb der bei Grad III genannten Belastungen

Tab. 6.4 Risikoeinschätzung durch Bestimmung der körperlichen Belastbarkeit mittels metabolischer Äquivalente

	Können Sie…?
1 MET 2 MET 3 MET	…für sich selbst sorgen? Essen? Trinken? Die Toilette benutzen …innerhalb des Wohnbereichs umherlaufen? …ein bis zwei Blöcke auf der Ebene laufen?
4 MET	…leichte Hausarbeit verrichten, wie Abstauben oder Geschirr spülen? …eine Etage Treppen steigen oder einen kleinen Hügel hochlaufen?
10 MET	…anstrengende Sportarten wie Tennis, Fußball, Skilaufen ausüben?

1 MET entspricht dem Sauerstoffumsatz von 3,5 ml/kg/min bei Männern, bei Frauen sind es 3,15 ml/kg/min. Eine andere Definition bezeichnet als 1 MET einen Energieverbrauch von 4,2 kJ (1 kcal) je Kilogramm Körpergewicht pro Stunde, beides entspricht in etwa dem Ruheumsatz des Körpers. Moderate körperliche Aktivität hat etwa einen Energieverbrauch von 3–6 METs, intensive Anstrengungen hingegen über 6 METs.

Tab. 6.5 Einteilung der Belastbarkeit nach MET

Belastbarkeit	Definition
Ausreichend/gut	≥ 4 MET (≥ 100 W)
Unzureichend/schlecht	< 4 MET (< 100 W)

Tab. 6.6 Akut symptomatische Herzerkrankungen (»active cardiac condition«) nach Fleisher

Instabile Koronarsyndrome	Instabile oder schwere Angina (CCS III oder IV) kürzlicher Myokardinfarkt (>7 Tage und <30 Tage)
Dekompensierte Herzinsuffizienz	NYHA IV oder Symptomverschlechterung oder Erstmanifestation der Herzinsuffizienz
Signifikante Arrhythmien	Höhergradiger AV-Block (Typ Mobitz II, AV-Block III°) Symptomatische Herzrhythmusstörung Supraventrikuläre Arrhythmie (einschließlich Vorhofflimmern) mit schneller Überleitung >100/min Symptomatische Tachykardie Neue ventrikuläre Tachykardie
Relevante Herzklappenerkrankung	Schwere Aortenstenose (Gradient >40 mmHg, AÖF <1 cm^2 oder symptomatisch) Schwere Mitralstenose (fortschreitende Belastungsdys-pnoe, Belastungssynkopen oder Zeichen der Herzinsuffizienz)

AÖF Aortenklappenöffnungsfläche,
CCS Canadian Cardiovascular Society, NYHA New York Heart Association

- 6–12 Monate nach Implantation eines Drug Eluting Stent (hängt von Faktoren wie Stenttyp, Lokalisation, Anzahl der Stents und Begleiterkrankungen wie DM ab)
- 12 Monate nach einem ACS unabhängig von der Intervention

Wichtig ist das Vermeiden von Hyper- und Hypotonie sowie von Tachykardie, Hypovolämie und Anämie.

Im Zweifelsfall Rücksprache mit dem behandelnden Kardiologen. Bei nichtkardialen Operationen sollte eine Unterbrechung der DTAH vermieden werden. Ist die Unterbrechung der DTAH unvermeidbar sollte das periprozedurale Vorgehen von allen Beteiligten (Kardiologe, Interventio-

Tab. 6.7 Kardiales Risiko verschiedener Operationen nach Fleisher / Fleischmann

Hohes Risiko	Aortenchirurgie Große periphere arterielle Gefäßeingriffe
Mittleres Risiko	Intrathorakale und intraabdominelle Eingriffe (auch laparoskopisch / thorakoskopisch) Karotischirurgie Prostatachirurgie Orthopädische Operationen Operationen im Kopf-Hals-Bereich
Niedriges Risiko	Oberflächliche Eingriffe Endoskopische Eingriffe Mammachirurgie Kataraktoperation

nalist, Operateur, Anästhesist) unter Abwägung des Risikos einer Stentthrombose und Blutung getroffen werden.

6.1.2 Diagnostik

> **Es gibt bisher keinen Beweis dafür, dass eine umfangreiche präoperative Routinediagnostik das Risiko für den Patienten mindert.**

Dennoch werden die im Folgenden genannten diagnostischen Maßnahmen meistens durchgeführt:

- EKG: Patienten über 40 Jahren
- Röntgenuntersuchung des Thorax: Patienten über 60 Jahren
- Routinelabordiagnostik: Hämoglobinkonzentration, Hämatokrit, Elektrolytwerte (Kalium, Natrium), Kreatininspiegel (evtl. Harnstoffkonzentration), Blutzuckerspiegel, Gerinnungswerte (Thrombozytenzahl, Quick-Wert, PTT), Enzymaktivitäten (GPT, GOT, γ-GT)

Besonders im Hinblick auf das Kosten-Nutzen-Verhältnis wird die präoperative Routineuntersuchung derzeit zunehmend überdacht.

Präoperative Untersuchungen bei Erwachsenen vor elektiven, nichtkardiochirurgischen Eingriffen

Eine sorgfältige Anamnese und körperliche Untersuchung macht zumindest bei ASA-I- und ASA-II-Patienten eine Vielzahl von Routineuntersuchungen überflüssig. Ergeben sich hierbei keine Anhaltspunkte für eine relevante Vorerkrankung, sind – unabhängig von Art und Dauer des Eingriffs oder dem Alter des Patienten – weiterführende Untersuchungen i. d. R. nicht erforderlich. Eine ausführliche Mitteilung bisher bestehender Befunde durch den Haus- oder Facharzt erleichtert die Entscheidung über weiterführende Untersuchungen.

Weiterführende Untersuchungen

Labor (Tab. 6.8)

- **keine** routinemäßige Durchführung von Laboruntersuchungen (»**Screening**«), unabhängig von der Schwere des Eingriffs oder des Alters des Patienten
- eine laborchemische Gerinnungsdiagnostik wird nur empfohlen bei entsprechender Medikamentenanamnese (z. B. Einnahme oraler Antikoagulanzien) sowie bei klinischem V. a. eine Gerinnungsstörung, z. B. bei Vorliegen einer positiven Blutungsanamnese auf der Basis eines standardisierten Fragebogens, bzw. evtl. bei geplanter rückenmarknaher Regionalanästhesie; je nach Eingriff sind aus chirurgischer Sicht evtl. weitere Laborwerte notwendig

EKG

- bei anamnestisch unauffälligen und kardial asymptomatischen Patienten ist ein EKG – unabhängig vom Alter – nicht erforderlich
- bei kardial asymptomatischen Patienten vor Eingriffen mit hohem kardialen Risiko oder mittleren Risiko und zusätzlichen kardialen Risikofaktoren ist ein EKG empfohlen
- bei Patienten mit klinischen Symptomen einer KHK, bei Herzrhythmusstörungen, Klappenerkrankungen, Herzvitien oder einer (Links-, bzw. Rechts-) Herzinsuffizienz oder bei Trägern eines implantierten Defibrillators (ICD) ist ein präoperatives EKG indiziert
- bei Trägern eines Herzschrittmachers ist ein präoperatives EKG nicht erforderlich, sofern die regelmäßig vorgesehenen Kontrolltermine eingehalten wurden und der Patient keine klinischen Symptome aufweist

Tab. 6.8 Labor-Zusatzuntersuchungen bei entsprechendem Verdacht

Risikokonstellation	Labor
Erwarteter großer Blutverlust	Hb, Blutgruppe, Gerinnung*
Herz-Kreislauf-Erkrankung mit klinischen Symptomen (z. B. manifeste Herzinsuffizienz)	Hb, Na^+, K^+, Kreatinin
Lungenerkrankung (obstruktive/restriktive Ventilationsstörung)	Hb, Na^+, K^+, Kreatinin
Adipositas permagna	BZ
Nierenerkrankung	Hb, Na^+, K^+, Kreatinin
Lebererkrankung (z. B. Hepatitis, Alkoholmissbrauch)	Hb, GOT, GPT, γ-GT, Gerinnung*
Diabetes mellitus	BZ, Na^+, K^+, Kreatinin
Gerinnungsstörung	Hb, Blutgruppe, großer Gerinnungsstatus#
Klinischer Verdacht auf Hyperthyreose	T_3, T_4, TSH
Maligne Tumoren	Hb, Blutgruppe, Gerinnung*
Therapie mit Diuretika oder Digitalis	Na^+, K^+, Kreatinin
Therapie mit Kortikosteroiden	BZ, Na^+, K^+
Therapie mit Antikoagulanzien	Hb, Gerinnung*

* Gerinnung (Quick, PTT, Thrombozyten)
# großer Gerinnungsstatus (Gerinnung, AT III, ggf. Blutungszeit, Faktorenanalyse)

Thoraxröntgen

- präoperativ nur indiziert, wenn eine klinische Verdachtsdiagnose mit Konsequenzen für das perioperative Vorgehen (z. B. Pleuraerguss, Atelektase, Pneumonie u. a.) erhärtet oder ausgeschlossen werden soll
- indiziert bei speziellen Fragestellungen wie z. B. Trachealverlagerung bei Struma

(Doppler-) Echokardiographie

- zur Beurteilung der Pumpfunktion (LVF/RVF) sowie zum Ausschluss von Herzvitien und Herzklappendefekten bei Patienten mit Zeichen einer Herzinsuffizienz oder mit pathologischen Herzgeräuschen

- nur bei Patienten mit neu aufgetretener Dyspnoe unklarer Genese sowie bei Patienten mit bekannter Herzinsuffizienz und Symptomverschlechterung innerhalb der letzten 12 Monate empfohlen
- vor Eingriffen mit einem mittleren oder hohen Risiko für kardiovaskuläre Komplikationen (◻ Tab. 6.7) bei Patienten mit nicht (vor-) bekannten oder bislang nicht abgeklärten Herzgeräuschen auch bei normaler Belastbarkeit eine Echokardiographie zu erwägen

Sonographie der Halsgefäße

- bei Patienten mit ischämischem Insult (Apoplex) oder einer transitorischen ischämischen Attacke (TIA) innerhalb der letzten 3 Monate (hohe Rezidivrate). Nicht nach adäquater Abklärung des Ereignisses oder bereits erfolgter Versorgung der Stenose (hier nur bei Veränderung der klinischen Symptomatik)
- bei Patienten vor einem großen arteriellen gefäßchirurgischen Eingriff sollte eine präoperative Sonographie der Halsgefäße erwogen werden (Häufigkeit von Stenosen der A. carotis ist erhöht)
- ggf. bei Patienten mit pAVK

Untersuchungen der Lungenfunktion

- Pulsoxymetrie (in Ruhe bzw. unter Belastung), Spirometrie bzw. Spiroergometrie, Body-Plethysmographie bzw. arterielle Blutgasanalytik (BGA)
- eine präoperative Lungenfunktionsdiagnostik ist (außerhalb der Thoraxchirurgie) nur bei Patienten mit neu aufgetretenen bzw. Verdacht auf akut symptomatische pulmonale Erkrankungen zur Schweregradeinschätzung und Therapiekontrolle indiziert

Erweiterte kardiale Diagnostik

Art und Umfang der Diagnostik werden durch den hinzugezogenen Kardiologen indiziert

- bei Patienten mit bekannten oder vermuteten kardiovaskulären Vorerkrankungen kann präoperativ eine differenzierte kardiologische Abklärung erforderlich sein. Die Entscheidung für oder gegen eine erweiterte präoperative Diagnostik basieren dabei auf 4 Faktoren
  - akut symptomatische Herzerkrankung (◻ Tab. 6.6)
  - kardiale Risikofaktoren beim Patienten (◻ Tab. 6.2)
  - Belastbarkeit des Patienten (◻ Tab. 6.4)
  - kardiales Risiko des operativen Eingriffs (◻ Tab. 6.7).
- die Durchführung nichtinvasiver kardialer Belastungstests – Ergometrie (Belastungs-EKG), Dobutamin-Stress-Echokardiographie (DSE)

bzw. die Adenosin-Myokard-Szintigraphie – erscheint derzeit lediglich sinnvoll

  - bei Patienten mit 3 oder mehr klinischen Risikofaktoren und eingeschränkter (<4 MET) bzw. unbekannter Belastbarkeit vor einer Hochrisikooperation und
  - kann bei Patienten mit 1 bis 2 klinischen Risikofaktoren und eingeschränkter (<4 MET) bzw. unbekannter Belastbarkeit vor einer Operation mit mittlerem oder hohem kardialen Risiko erwogen werden

- bei Patienten mit mindestens 1 bis 2 klinischen Risikofaktoren und einer körperlichen Belastbarkeit ≥4 MET kann vor einer arteriellen Gefäßoperation ebenfalls eine erweiterte, nichtinvasive kardiale Diagnostik erwogen werden (jedoch keine Vorteile gegenüber strikter Frequenzkontrolle mittels β-Blockern ohne weitere kardiale Abklärung, auch dann, wenn durch die erweiterte präoperative Diagnostik ein pathologischer Koronarbefund detektiert und präoperativ revaskularisiert wird)
- bei Patienten ohne klinische Risikofaktoren ist eine erweiterte kardiale Diagnostik auch bei eingeschränkter funktioneller Belastbarkeit (<4 MET) nicht indiziert.

> **Die routinemäßige Koronarangiographie und ggf. nachfolgende Revaskularisierung verbesserte bei Patienten vor großen arteriellen Gefäßeingriffen mit 2 oder mehr kardialen Risikofaktoren in einer – bislang unbestätigten – Studie das perioperative Outcome. Möglicherweise profitieren somit Patienten mit hohem kardialem Risiko vor großen gefäßchirurgischen Eingriffen von einem solchen primär invasiven Vorgehen. Patienten mit präoperativ erhöhten kardialen Integritätsmarkern (z. B. Troponin, »N-terminal pro-brain natriuretic peptide« [NT-proBNP]) weisen perioperativ vermehrt kardiovaskuläre Komplikationen auf.**

6.2 Aufklärung und Einwilligung

Der volljährige, willens- und einsichtsfähige Patient willigt selbst in die Behandlung ein. Die Einwilligung ist auch mündlich wirksam, sollte aus Beweisgründen jedoch schriftlich fixiert werden.

Bei Minderjährigen ist die Einwilligung der Eltern erforderlich. Jugendliche zwischen 14 und 18 Jahren können u. U. (wenn sich der Arzt davon überzeugt hat, dass sie Umstände und Tragweite der Entscheidung erkennen können) selbst einwilligen. Sicherer ist jedoch, sich die Einwilligung der Eltern zu holen.

Die Aufklärung erfolgt so früh wie möglich. Für die Anästhesieaufklärung betont der Bundesgerichtshof (BGH NJW 1992, 2351) ausdrücklich, dass sie bei stationären Eingriffen noch am Abend vor dem Eingriff zulässig ist. Die Aufklärung am Operationstag ist also in Fällen stationärer Unterbringung verspätet! Bei normalen ambulanten Eingriffen kann die Aufklärung mit Rücksicht auf die organisatorischen Besonderheiten des ambulanten Operierens noch am Tag des Eingriffs erfolgen – dies gilt sowohl für die operative als auch für die Anästhesieaufklärung. Auch hier muss der Patient allerdings – je nach der Schwere der Risiken – ausreichend Zeit haben, die für oder gegen den Eingriff sprechenden Gründe zu bedenken, um danach selbstständig zu entscheiden, ob er den Eingriff durchführen lassen möchte oder nicht.

Bei ambulant durchgeführten »größeren Eingriffen mit beträchtlichen Risiken« dürfte die Aufklärung am Tag des Eingriffs sowohl für den Operateur als auch für den Anästhesisten verspätet sein. Bei ambulant durchgeführten ärztlichen Maßnahmen darf der Patient nicht schon prämediziert und nicht in einen Geschehensablauf eingebunden sein, der ihm die Gewißheit aufzwingt, aus diesem Ablauf nicht mehr ohne weiteres ausscheren zu können (BGH NJW 1994, 3009).

▪ Impfung und Anästhesie

Bei dringender Indikation kann ein operativer Eingriff jederzeit durchgeführt werden, auch wenn eine Impfung vorangegangen ist. Vor elektiven Eingriffen sollte nach Gabe von Totimpfstoffen ein Mindestabstand von 3 Tagen und nach Verabreichung von Lebendimpfstoffen ein Mindestabstand von 14 Tagen eingehalten werden.

6.3 Präoperative Dauermedikation

▪ Weitergeben von Medikamenten am Morgen des Operationstages (◘ Tab. 6.9)

▪ Ab- oder Umsetzen von Medikamenten (◘ Tab. 6.10)

Tab. 6.9 Präoperative Dauermedikation, Weitergabe vor OP

Medikament	Besonderheiten
Antihypertensiva, β-Blocker	Bei Absetzen von β-Blockern Entzugssyndrom (Rebound) möglich (RR ↑, Tachykardie, Herzrhythmusstörungen sowie Angina pectoris bei Koronarkranken)
	Kardioprotektion bei kardialen Risikopatienten
Kalzium-antagonisten	Perioperative Weiterführung wird als vorteilhaft empfohlen. Im Gegensatz zu β-Blockern scheinen Kalziumantagonisten bezüglich hämodynamischer Instabilität und Myokardischämien keine protektive Wirkung zu besitzen, ein präoperativer Entzug kann jedoch einen Blutdruckanstieg verursachen.
	Kalziumantagonisten wirken vasodilatierend an der glatten Muskulatur des arteriellen Systems und senken dadurch den peripheren Gefäßwiderstand, sind negativ-inotrop und verzögern die Überleitung im AV-Knoten. Substanzen vom Verapamil- und Diltiazemtyp zeigen im Gegensatz zum Nifedipintyp auch im normalen Dosisbereich eine negativ-inotrope und negativ-chronotrope Wirkung.
	Die Interaktion zwischen Kalziumantagonisten und Muskelrelaxanzien stellt selten ein Problem dar (evtl. neuromuskuläres Monitoring bei Verwendung weiterer Medikamente, die die Wirkung von Muskelrelaxanzien verstärken wie Magnesium, Aminoglykoside, Clindamycin, Lokalanästhetika und volatile Anästhetika).
	Kalziumantagonisten können kardiotoxische Effekte von Lokalanästhetika, insbesondere von Bupivacain, potenzieren.
α_2-Agonisten	Bei Absetzen von Clonidin Entzugssyndrom
	Kardioprotektion bei kardialen Risikopatienten
	α_2-Agonisten verringern den Bedarf an Anästhetika und den postoperativen Analgetikabedarf.
Nitrate Molsidomin	Bei Absetzen ↑ Gefahr von Myokardischämien
	↑ vasodilatierende Effekte bei Kombination von Inhalationsanästhetika, RM-naher Regionalanästhesie und Nitraten → ↑ Volumenbedarf oder RR ↓
Antiarrhythmika	Bei Absetzen ↑ Gefahr von Arrhythmien
	Lidocain senkt die MAC von Inhalationsanästhetika und potenziert die Wirkung intravenöser Anästhetika.

Tab. 6.9 (Fortsetzung)

Medikament	Besonderheiten
Antiarrhythmika	Klasse-Ia- und -Ib-Antiarrhythmika verlängern die Wirkdauer von nicht-depolarisierenden Muskelrelaxanzien.
	Klassen Ia, Ib, Ic sowie III wirken kardiodepressiv und potenzieren die negativ-inotrope Wirkung von Inhalationsanästhetika.
	Amiodaron gilt als problematisch (atropinresistente Bradykardien und AV-Dissoziationen, ausgeprägte Vasodilatation, HZV ↓ sowie perioperative Todesfälle sind beschrieben).
	Das Absetzen ist aufgrund der langen Eliminationshalbwertszeit (29–100 Tage) und der Grunderkrankung des Patienten meist nicht möglich.
Antikonvulsiva	Bei Absetzten ↑ Krampfgefahr, bei schwer einstellbaren Epilepsien
	evtl. Serumspiegel kontrollieren: bei Carbamazepin (Tegretal) 5-10 mg/dl, bei Phenytoin (Zentropil) 15 mg/dl
	Enzyminduktion → Abschwächung von Muskelrelaxanzien (Atracurium und Mivacurium unverändert), evtl. ↑ Opioidbedarf (multifaktorielle Toleranzentwicklung)
Parkinson-Mittel	Bei Absetzen Verstärkung der extrapyramidalen Symptomatik (kurze Halbwertszeit von Levodopa)
	Parkinson-Mittel verstärken mäßig den hypotensiven Effekt von Inhalationsanästhetika.
	Die Kombination mit Enfluran und Ketamin erhöht die zerebrale Konvulsionsbereitschaft (relative Kontraindikation). Benzodiazepine sollen die Wirkung von Parkinson-Mitteln abschwächen.
	Bei M. Parkinson: kein Physostigmin, keine Phenothiazine und keine Butyrophenone, da sie die Symptomatik aggravieren

■ Tab. 6.10 Präoperative Dauermedikation, Ab- und Umsetzen

Medikament	Besonderheiten
ACE-Hemmer	Der perioperative Einsatz von ACE-Hemmern wird kontrovers diskutiert (evtl. nur weitergeben bei schlecht eingestelltem Hypertonus oder wenn OP am Nachmittag).
	→ Vasodilation mit ↓ des peripheren Gefäßwiderstandes ohne Beeinflussung des HZV, des Schlagvolumens und des Plasmavolumens
	Vor Eingriffen mit großen Blutverlusten 12 bis >24 h vorher absetzen – 12 h (Captopril, Quinapril) bzw. > 24 h (Enalapril, Ramipril) oder länger (Cilazapril)] → hypotone Kreislaufregulation bei Hypovolämie (→ Vasodilation, besonders bei Allgemeinanästhesie in Kombination mit einer RM-nahen Regionalanästhesie → ausreichende präoperative Volumenzufuhr sowie adäquates perioperatives hämodynamisches Monitoring)
Angiotensin-II-Rezeptor-Blocker (AT_1-Blocker)	Blockieren den Subtyp AT_1 der Angiotensin-II-Rezeptoren
	Über Interaktionen mit Anästhetika liegen bisher keine Daten vor. Grundsätzlich gelten bezüglich der perioperativen Gabe die gleichen Überlegungen wie bei ACE-Hemmern. Sie vermitteln im Vergleich zu ACE-Hemmern eine spezifischere und vollständigere Hemmung der Angiotensinwirkung und führen nicht zur Akkumulation von Bradykinin (z. B. Losartan, Valsartan, Zandesartan und Irbesartan).
Digitalis	Bis Vortag, lange HWZ
	Glykosidtherapie nicht prophylaktisch, sondern nur wenn eine manifeste Herzinsuffizienz vorliegt (bei Tachyarrhythmia absoluta evtl. bis OP-Tag)
	Beachte: Niereninsuffizienz, Ca^{2+} ↑, K^+ ↓, Insulin!
Orale Antidiabetika	
Metforminhaltige Arzneimittel = Biguanide	2 Tage präoperativ absetzen und erst 2 Tage postoperativ wieder ansetzen!
	Hemmen Glukoneogenese in der Leber, Glukoseresorption im Darm und bewirken eine verstärkte Glukoseaufnahme der Muskulatur

■ Tab. 6.10 (Fortsetzung)

Medikament	Besonderheiten
Metforminhaltige Arzneimittel = Biguanide	Metformin kann bei Kumulation (z. B. Niereninsuffizienz) in seltenen Fällen zu einer lebensbedrohlichen Laktazidose führen, sodass in der Fachinformation nach wie vor ein Absetzen 48 h vor dem Eingriff empfohlen wird. Im direkt perioperativen Bereich scheint das Risiko der Laktazidose aktuellen Studien zufolge jedoch äußerst gering zu sein. Nach individueller Nutzen-Risiko-Abwägung ist daher auch eine Weiterführung der Medikation bis zum Vorabend der Operation zu rechtfertigen.
(Sulfonylharnstoffe, z. B. Glibenclamid, Tolbutamid)	Bis Vortag; stimulieren die Insulinsekretion → auch postoperative Hypoglykämien möglich (Wirkzeiten bis 24 h)
(Acarbose)	Verzögert die Absorption von Kohlenhydraten im Darm → kein Effekt
α-Adrenozeptoren-Blocker	Bis Vortag
	→ selektive Hemmung der postsynaptischen α_1-Rezeptoren und Verhinderung der vasokonstriktorischen Wirkung von Noradrenalin. Phenoxybenzamin (Dibenzyran) wird beim Phäochromozytom und gelegentlich bei neurogenen Blasenentleerungsstörungen eingesetzt.
	Aufgrund der ausgeprägten Beeinträchtigung der kompensatorischen Vasokonstriktion kann es unter volatilen Anästhetika und/oder akuter Hypovolämie zu einer erheblichen hämodynamischen Instabilität kommen.
	Phentolamin (in Deutschland nicht mehr auf dem Markt) → lange HWZ, schlecht steuerbar, Tachykardie
Theophyllin	Bis 12 h präoperativ
Schilddrüsenhormone	Bis Vortag
Thyreostatika	Bei weiterem klinischen Verdacht auf Hyperthyreose T3-, T4- und TSH-Kontrolle

■ Tab. 6.10 (Fortsetzung)

Medikament	Besonderheiten
Diuretika	Bis Vortag
	K^+-Kontrolle, Potenzierung von Muskelrelaxanzien
Thrombozytenaggregationshemmer	ASS (50–100 mg) perioperativ nicht unterbrechen, außer bei Vorliegen absoluter Kontraindikationen (intrakranielle Operationen, Operationen am Spinalkanal, am Augenhintergrund, manifeste Blutung)
Kortikoiddauertherapie über Cushing-Schwelle	Normale Steroidmedikation am Morgen der Operation, ggf. plus 25 mg Hydrokortison zur Anästhesieeinleitung, ggf. plus Hydrokortison 100 mg/Tag über 24 h
Lithium	→Abschwächung der Katecholamine, verlängert inkonstant die Wirkung depolarisierender und nicht-depolarisierender Muskelrelaxanzien
	Lithiumspiegel sollte < 1,2 mmol/l betragen, Intoxikationsgefahr bei Na^+ ↓ (Na^+-, K+-Kontrolle)
Monoaminooxidase-(MAO-)Hemmer 1. Generation (nicht-selektiv und irreversibel): z.B. Tranylcypromin, Isocarboxazid, Phenelzin 2. Generation (selektiv und irreversibel): z.B. Clorgylin (MAO-A), Deprenyl (MAO-B) 3. Generation (selektiv und reversibel): z.B. Moclobemid (MAO-A), RO-19-6327 (MAO-B)	Vor elektiver OP möglichst 2 Wochen vorher auf selektive, reversible Präparate der 3. Generation umsetzen; wenn nicht möglich Weitergabe unter Beachtung der Wirkung auf den Kreislauf
	MAO ist ein intrazelluläres Enzym, welches nicht-methylierte biogene Amine inaktiviert. MAO-A deaminiert vorzugsweise Serotonin, Noradrenalin und Adrenalin, MAO-B bevorzugt 2-Phenylethyl-Amine und Benzylamine.
	Kontraindikationen von Pethidin, Tramadol und Dextrometorphan → exzitatorische Reaktionen (Atemdepression, Koma)
	Keine indirekten Sympathomimetika (Ephedrin) → hypertensive Krisen
	Vermeidung von Hypoxie, Hyperkapnie und Hypotonie

■ **Tab. 6.10** (Fortsetzung)

Medikament	Besonderheiten
Trizyklische Antidepressiva	Bis Vortag
	Hemmen die Wiederaufnahme von Neurotransmittern (Dopamin, Noradrenalin, Serotonin) → Wirkungsverstärkung von Katecholaminen; Beachte: Lokalanästhetika mit Zusatz von Adrenalin → Hypertonie, Tachykardie!
	Potenzieren die Wirkung von Hypnotika, Opioiden sowie Inhalationsanästhetika
	Abgeschwächte Wirkung indirekter Sympathomimetika (zentrale Katecholaminspeicher entleert)
	Da die Effekte einer Langzeittherapie nach Absetzen bis zu einer Woche fortdauern, scheint es gerechtfertigt, unter entsprechendem hämodynamischen Monitoring und sorgfältiger Narkoseführung die Applikation von trizyklischen Antidepressiva bis in die präoperative Phase fortzuführen. Nutzen-Risiko-Abwägung
Neuroleptika	Bis Vortag
	Wirken alle antidopaminerg, anticholinerg und antiadrenerg
	Reduzieren die MAC von Inhalationsanästhetika, verstärken die Wirkung von intravenösen Anästhetika und verlängern die neuromuskuläre Blockade von nichtdepolarisierenden Muskelrelaxanzien
	Postoperativ ↑ Inzidenz anticholinerger Effekte: Hyperthermie, Tachykardie, Verrwirrtheit
	Das maligne neuroleptische Syndrom (Hyperthermie, Akinesie, Muskelrigidität, vegetative Dysfunktion, Bewusstseinsstörungen sowie erhöhte Konzentration der Serumkreatinkinase) ähnelt der malignen Hyperthermie und tritt selten auf, kann aber bereits nach einmaliger Gabe einer Substanz dieser Gruppe (v. a. Haloperidol) manifest werden.

Tab. 6.10 (Fortsetzung)

Medikament	Besonderheiten
Selektive Serotonin-Wiederaufnahmehemmer, z.B. Fluoxetin, Paroxetin, Fluvoxamin, Sertralin	Bis Vortag
	Absetzen kann zu Angst, Unruhe, Diaphorie führen
	Hemmung des Abbaus anderer Cytochrom-P_{450}-System-abhängiger Medikamente; Abbau von Midazolam deutlich erhöht
	Beachte: Serotoninsyndrom: z. B. nach Pethidin, Tramadol, Pentazocin, Dextrometorphan oder MAO-Hemmern mit Hyperthermie, vegetativer Instabilität und Bewusstseinsstörungen bis Koma!
Chemotherapeutika	Viele Chemotherapeutika (z. B. Anthrazykline, Cyclophosphamid) sind potenziell kardiotoxische Substanzen, die Narkoseführung entspricht grundsätzlich der bei anderen Formen der dilatativen Kardiomyopathie.
	Bleomycin → Bildung von Superoxidionen mit membranschädigendem Effekt bei zu hoher FiO_2 (→FiO_2 < 0,3!)

Auswahl von metforminhaltigen Antidiabetika

(Biguanide): Diabetase, Glucophage, Mediabet, Meglucon, Mescorit, Metfogamma, Thiabet, Biocos, Diabesin, Glucobon, Siofor, Metformin-ratiopharm, Metformin-Stada und andere Generika.

Auswahl von tri- und tetrazyklischen Antidepressiva

Anafranil, Aponal, Equilibrin, Gamonil, Idom, Insidon, Laroxyl, Ludiomil, Nortrilen, Noverol, Pertofran, Saroten, Sinquan, Stangyl, Tofranyl, Tolvin, Trausabun, Tryptizol. Kombinationen: Benpon, Limbatril, Longopax, Pantrop.

Phytotherapeutika

Phytotherapeutika können zu einem veränderten Narkotikabedarf und intra- sowie postoperativen Komplikationen führen. Dies sollte bei der Prämedikation und Narkoseführung beachtet werden.

Anbei potenzielle Effekte ausgewählter pflanzlicher Arzneimittel:

- echter Baldrian (Valeriana officinalis) bei Schlafstörungen. Verstärkt GABA-vermittelte Effekte und damit die Wirkung von Sedativa

- Ginkgo (Ginkgo biloba) zur Verbesserung der kognitiven Funktion, Gerinnungshemmung über Antagonismus des »platelet activating factor«, Herabsetzung der Krampfschwelle
- Ginseng (Panax ginseng) als Tonikum und Geriatrikum, antioxidative Wirkung, Nebenwirkungen
- sind Hypo- und Hyperglykämien, Hypertension, Thrombozytenaggregationshemmung
- Johanniskraut (Hypericum perforatum) bei Schlafstörungen und Depression, hemmt die zentrale Wiederaufnahme von Dopamin, Noradrenalin und Serotonin. Führt zur Photosensibilität und induziert Zytochrom P_{450} 3A4 und 2C9. Damit verminderte Wirkung von Substanzen wie Alfentanil, Ciclosporin A, Lidocain, Midazolam etc.
- Knoblauch (Allium sativum) wird in der Literatur als thrombozytenaggregationshemmend und antifibrinolytisch beschrieben, dadurch mögliche Blutungsneigung
- Lavendelöl (Lavandula vera) bei Angststörungen und Unruhezuständen. Die Inhaltsstoffe Linalool und Linalylacetat wirken als Antagonisten präsynaptischer Kalziumkanäle. Schwächt Wirkung von Injektionsanästhetika
- Meerträubelkraut (Ephedrakraut) meist als Tee bei Atemwegserkrankungen mit Bronchospastik eingenommen enthalten Alkaloide. Gefahr von Tachykardien und Hypertension
- Moosbeere (auch Cranberry, Vaccinium) bei Harnwegsinfekten oder Katarakt, hemmt Zytochrom P_{450} 2C9 und damit mögliche Wirkungsverstärkung der Vitamin-K-Antagonisten
- Sonnenhut (Echinacea) wird lindernde Wirkung bei Atemwegs- oder Harnwegsinfekten zugeschrieben und kann über eine Inhibition von Cytochrom P_{450} z. B. zu einer Verminderung der Wirkung von Cyclosporin A führen

6.4 Medikamentöse Prämedikation

Ziele der medikamentösen Prämedikation

- Anxiolyse und Entspannung
- Amnesie und Schlafinduktion
- leichte Sedierung
- evtl. Analgesie
- evtl. antiallergische Wirkung
- evtl. Aspirationsprophylaxe
- Alkalisierung und Sekretionshemmung der Magensäure

- evtl. Vagolyse zur Prophylaxe kardiovaskulärer vagaler Reflexreaktionen
- evtl. Sekretionshemmung (z. B. OP im Mundbereich)

Medikamente zur Prämedikation

Benzodiazepine

Anxiolytisch, sedierend, antikonvulsiv, zentrale Muskelrelaxation. Benzodiazepine werden heute am häufigsten eingesetzt:

- Flunitrazepam (Rohypnol), 1–2 mg p. o. (i. m.)
- Oxazepam (Adumbran), 5–20 mg p. o.
- Dikaliumclorazepat (Tranxilium): abends: 20–40 mg p. o. (20 mg ab 60 Jahre, 10 mg ab 70 Jahre), morgens: 20–40 mg p. o. (20 mg ab 60 Jahre, 5 mg ab 70 Jahre)
- Flurazepam (Dalmadorm), 30 mg abends p. o.
- Midazolam (Dormicum), 0,1–0,2 mg/kg KG i. m. (5–15 min präoperativ) oder 3,25–7,5 mg p. o. (20–45 min präoperativ), ◘ Tab. 6.11

◘ Tab. 6.11 Verschiedene Applikationsformen von Midazolam zur Prämedikation von Kindern

Applikation	Dosierung (mg/kg KG)	Bioverfügbarkeit (%)	Wirkeintritt (min)	Max. Plasmaspiegel (min)
Oral	0,4–0,5	15–30	12–18	≈ 50
Rektal	0,5–0,75	40–50	7–10	≈ 16
Nasal	0,2–0,4	56–60	1–5	≈ 10
i. m.	0,2	80	1–5	≈ 5–15
i. v.	0,02–0,05	100	<<1	≈ 2

! Bei älteren Patienten Dosisreduktion

Barbiturate

Sedierend, antikonvulsiv, hypnotisch:

- Phenobarbital (Luminal), lange wirksam, 50–150 mg oral

Anticholinergika

Prophylaxe einer verstärkten Salivation, Abschwächung vagaler Reflexreaktionen wie Bradyarrhythmie oder Hemmung unerwünschter cholinerger Nebenwirkungen, besonders von Neostigmin, Alfentanil und Remifentanil (Bradykardie, Thoraxrigidität) sowie von Ketamin (Schleimsekretion):

- Atropin: 0,5 mg i. m. oder 0,25 mg i. v. kurz vor Einleitung; sekretionshemmend an Drüsen (Nase, Mund, Rachen, Bronchien), Tachykardie
- Glykopyrronium (Robinul): stärker salivationshemmend als Atropin, nicht ZNS-gängig
- bei Glaukom Gabe von 0,006 mg/kg KG möglich:
- bei Aorteninsuffizienz Tachykardie von 100–110/min erwünscht (kürzere Diastolenzeit, dadurch geringeres Regurgigationsvolumen)
- keine Anticholinergika bei: kardial instabilen Patienten (Mitral- oder Aortenstenose (Sauerstoffverbrauch), Phäochromozytom, Regionalanästhesie (Mundtrockenheit)

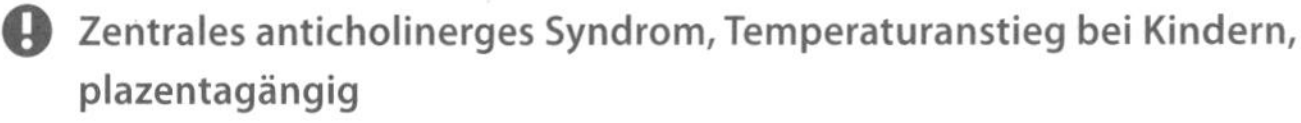
Zentrales anticholinerges Syndrom, Temperaturanstieg bei Kindern, plazentagängig

Opioide
- analgetisch, sedierend – nur bei Bedarf!
- z. B. Dolantin (Pethidin), 25–100 mg i. m. (0,7 mg/kg KG)
- bei Opiatabhängigen z. B. Methadon, 2–4 Amp. à 1 ml (5–10 mg) i. m. (2–4 ml, entsprechend 10–20 mg, p. o. – Wirkbeginn nach 30–60 min)

Phenothiazine (Neuroleptika)
- in Kombination mit Opioiden Verstärkung der Opioidwirkung
- Promethazin (Atosil), 25–50 mg i. m. (0,5 mg/kg KG); besitzt außerdem eine gute antihistaminerge Wirkung

α_2-Agonisten
- analgetisch, sedierend –Zur Senkung der perioperativen Myokardischämierate sind α_2-Agonisten derzeit noch in klinischer Erprobung und haben sich noch nicht sicher durchgesetzt.
- Clonidin (Catapresan), 1 Tbl. à 300 µg p. o. (2–5 µg/kg KG p. o.)
- Senkung des Anästhetikabedarfs um etwa 40 %, weniger postoperatives Shivering, stabilere Hämodynamik
- Verminderung perioperativer Myokardischämien

6.4.1 Besonderheiten bei der medikamentösen Prämedikation

Bei vigilanzgeminderten Patienten und Säuglingen bis zum 6. Lebensmonat erfolgt keine sedierende medikamentöse Prämedikation!

Bei Epileptikern erfolgt die Prämedikation mit einem lang wirkenden Barbiturat (Luminal) oder einem Benzodiazepin. Die Antikonvulsiva werden am OP-Tag weitergeben. Patienten mit Verdacht auf eine Disposition für eine maligne Hyperthermie oder solche mit kardialer Anamnese sollten eine effiziente medikamentöse Prämedikation mit guter anxiolytischer Komponente erhalten.

Präoperative Nüchternheit

- Ziel: Reduktion der Aspirationsgefahr bei Allgemeinanästhesie
- Prädisposition zur Aspiration: Notfalleingriff, flache Narkose, gastrointestinale Erkrankungen, Adipositas

Präoperative Nahrungsaufnahme bei Elektiveingriffen

- bis 6 h präoperativ feste Nahrung in Form einer kleinen Mahlzeit
- bis 2 h präoperativ klare Flüssigkeit in kleinen Mengen (1–2 Gläser bzw. Tassen)
- Prämedikation mit 1 Schluck Wasser bis kurz vor dem Eingriff
- Neugeborene und Säuglinge: können bis 4 h präoperativ gestillt werden oder Flaschennahrung erhalten

Klare Flüssigkeiten sind Flüssigkeiten, die kein Fett, keine Partikel und keinen Alkohol enthalten, z. B. Wasser, fruchtfleischlose Säfte, kohlensäurehaltige Getränke wie Mineralwasser, Limonade, Cola, Tee oder Kaffee (jeweils ohne Milch) sowie spezielle kohlenhydratreiche Ernährungslösungen.

KI: Notfälle, Obstruktionen im Gastrointestinalbereich, Ileus oder Subileus.

Abwägen bei Reflux, Hiatushernien, Adipositas und Diabestes mellitus

6.5 Spezielle Situationen oder Vorerkrankungen

Diabetes mellitus

Prämedikation. Orale metforminhaltige Antidiabetika (Biguanide) müssen 2 Tage präoperativ abgesetzt und dürfen erst 2 Tage postoperativ wieder angesetzt werden (Gefahr einer Laktatazidose). Sulfonylharnstoffe stimulieren die Insulinsekretion (auch postoperativ sind Hypoglykämien möglich). Acarbose verzögert die Absorption von Kohlenhydraten im Darm (kein negativer Effekt; kann somit bis zum Vorabend gegeben werden). Retardinsuline werden bis zum Vortag normal eingenommen. Bei Verdacht auf einen schlecht eingestellten Diabetes mellitus ist evtl. die Anfertigung von BZ-Tagesprofilen an 3 Tagen sinnvoll. Es erfolgt eine Umstellung von einem Verzögerungsinsulin (Retard, Lente, Ultralente) auf ein Altinsulin (perioperativ stündliche BZ-Kontrollen).

Am Operationstag

- nichtinsulinpflichtiger Diabetes mellitus: am OP-Tag engmaschige BZ-Kontrollen und ggf. Gabe von G 10 % oder von Altinsulin (nach BZ)
- insulinpflichtiger Diabetes mellitus sowie nichtinsulinpflichtiger Diabetes mellitus vor größeren Eingriffen: Bolustechnik: am OP-Tag Nüchtern-BZ-Kontrolle, G-10%-Infusion mit 100–125 ml/h und die Hälfte der normalen Tagesdosis s. c. (2- bis 4-stündliche BZ-Kontrolle); oder Infusionstechnik: am OP-Tag Nüchtern-BZ-Kontrolle, anschließend G-10%-Infusion mit 125 ml/h (für 75 kg KG) und Insulinperfusor (1,5 IE/h; 2-stündliche BZ-Kontrolle)

Bei beiden Methoden ist je nach BZ die zusätzliche Gabe von Altinsulin oder Glukose notwendig:
- BZ >200 mg/dl: 4–8 IE Insulin i. v.
- BZ <100 mg/dl: Infusionsgeschwindigkeit erhöhen
- BZ <70 mg/dl: 20–40 ml G 20 % i. v. (4–8 g Glukose)

Erhöhte Aspirationsgefahr

Indikation für prophylaktische Maßnahmen
- nichtnüchterner Patient (Verdacht auf akutes Abdomen, traumatisierte Patienten)
- Ileus, obere gastrointestinale Blutung, Magenatonie, Pylorusstenose, Hiatushernie, Refluxösophgitis, Ösophagusdivertikel, Ösophagusatresie, aufgetriebener Bauch
- Schwangere ab 2. Trimenon
- Alkoholisierte, Komatöse
- manifeste Hypothyreose

Prophylaktische Maßnahmen

- präoperative Nüchternheit (bei Elektiveingriffen >6 h)
- evtl. Magensonde schon auf Station legen (z. B. bei Ileus)
- medikamentöse Prophylaxe
- »**R**apid-**S**equence-**I**nduction« (RSI)
- evtl. Ballonmagensonde (Aspisafe)

Dosis

Medikamentöse Prophylaxe bei aspirationsgefährdeten Patienten:
- am Vorabend: Ranitidin, 300 mg p. o. oder Cimetidin, 400 mg p. o.
- 45 min präoperativ: Ranitidin, 150 mg (3 Amp. à 50 mg) als Kurzinfusion oder Cimetidin, 1–2 Amp. à 200 mg (5 mg/kg KG) als Kurzinfusion
- mindestens 20 min präoperativ: Metoclopramid (Paspertin), 1 Amp. à 10 mg i. v.
- 5–10 min präoperativ: 3 Kps. Natriumzitrat (0,3 molar; 30 ml); oder 2,65 g Natriumzitratpulver in 20 ml Wasser p. o. (weniger Volumen)

Schwere allergische Diathese

Prophylaktische Gabe. Empfohlen bei:
- Patienten mit anamnestischer Überempfindlichkeit gegenüber Kontrastmittel (Rezidivrate von 10,9 % für schwere Reaktionen) und i. v. Anästhetika
- Patienten mit allergischer Diathese (Rezidivrate von 15,1 % für schwere Reaktionen beim Asthmatiker)
- erhöhtem Plasmahistaminspiegel, z. B. bei Chemonukleolyse mit Chymopapain bei Bandscheibenvorfall
- speziellen chirurgischen Eingriffen (Verwendung von Palacos, Operation am Pankreas, nekrotische Gallenblase, Operation an Ösophagus, Lunge oder Dickdarm)
- Gabe von Erythrozytenkonzentraten älteren Datums

Dosis

Medikamentöse Prämedikation bei anaphylaktischer Prädisposition:
- am Vorabend: Dimetinden (Fenistil), 2 Tbl. à 1 mg oder 1 Retard-Kps. à 2,5 mg und Cimetidin, 1 Kps. à 200 mg oder à 400 mg und Prednisolon (Decortin H), 1 Tbl. à 50 mg
- morgens: Dimetinden (Fenistil), 2 Tbl. à 1 mg oder 1 Retard-Kps. à 2,5 mg und Cimetidin, 1 Kps. à 200 oder à 400 mg und Prednisolon (Decortin H), 1 Tbl. à 50 mg
- oder vor der Einleitung: Dimetinden (Fenistil), 0,1 mg/kg KG (etwa 2 Amp. à 4 mg) als Kurzinfusion und Cimetidin, 5 mg/kg KG (etwa 2 Amp. à 200 mg) und Prednisolon (Solu-Decortin), 100–250 mg i. v.

Endokarditisrisiko

Die perioperative antibiotische Endokarditisprophylaxe richtet sich nach dem individuellen Risiko des Patienten und dem Ort des vorgesehenen Eingriffs. Sie erfolgt:

- oral (60 min vor dem Eingriff), d. h. auf der Station
- oder i. v. (30 min vor dem Eingriff), d. h. in der Regel bei Narkoseeinleitung
- und ggf. 6–8 h postoperativ

Empfehlungen: s. Antibiotika, Endokarditisprophylaxe

Phäochromozytom

- ausreichende α-Blockade bis zum Vorabend der OP mit: Phenoxybenzamin (Dibenzyran), 2- bis 3-mal 20–40(–80) mg p. o. (Tagesdosis: bis 250 mg); Prazosin (Minipress), 3-mal 1 mg p. o. (Tagesdosis: 8–12 mg)
- gute Anxiolyse am OP-Tag, z. B. mit: Flunitrazepam, 1–2 mg p. o.; Midazolam, 5–15 mg p. o.

! Keine β-Blockade vor α-Blockade (linksventrikuläres Pumpversagen), kein Atropin

6.6 Präoperatives Rauchverbot

Rauchen hat keinen Einfluss auf Volumen und pH-Wert des Magensekrets. Um kardiale Komplikationen zu vermindern, sollte eine 12- bis 48-stündige Nikotinkarenz angeraten werden.

Narkosesysteme

M. Heck, M. Fresenius, C. Busch

M. Heck et al., *Klinikmanual Anästhesie*,
DOI 10.1007/978-3-642-55440-7_7,
© Springer-Verlag Berlin Heidelberg 2015

7.1 Klassifizierung

Die früher gebräuchlichen Bezeichnungen »offen«, »halboffen«, »halbgeschlossen« und »geschlossen« sollten vermieden werden. Besser erscheint die Unterteilung in Systeme ohne und Systeme mit Rückatmung.

7.2 Niedrigflusstechniken (»low flow«, »minimal flow«)

Niedrigflussnarkosen (»low flow«, »minimal flow«) sind Narkosen mit halbgeschlossenem Rückatemsystem, bei denen der Rückatemanteil mindestens 50 % beträgt Wird der Frischgasfluss stark reduziert, kommen sie der Anästhesie im geschlossenen System bereits sehr nahe. Zur Vermeidung hypoxischer Gasgemische muss dem O_2-Verbrauch vermehrt Aufmerksamkeit geschenkt werden.

7.2.1 Vorteile der Niedrigflussnarkose gegenüber der »High-flow«-Technik

- niedrige Betriebskosten von 60–75 % der sonst üblichen Kosten
- verminderte Umgebungsbelastung (Verminderung um 70–90 %)
- Klimatisierung der Atemgase (Wärme, Feuchte)

Tab. 7.1 Abhängigkeit des O_2-Bedarfs vom Körpergewicht

Gewicht	O_2-Bedarfs
60 kg	218 ml
70 kg	243 ml
80 kg	268 ml
90 kg	293 ml
100 kg	318 ml

7.2.2 Gasaufnahme

O_2-Aufnahme

Nach Erreichen einer ausreichenden Narkosetiefe sinkt die Sauerstoffaufnahme ungefähr auf den Grundumsatz ab (Tab. 7.1). Sie beträgt 3–4 ml/kg KG/min.

Lachgasaufnahme

- die Lachgasaufnahme ist zu Beginn der Narkose hoch (bei Normalgewichtigen ≈1 l/min in der 1. min). Sie sinkt mit zunehmender Dauerexponentiell ab, da mit zunehmender Sättigung im Blut die alveoloarterielle Partialdruckdifferenz abnimmt
- Bestimmung der N_2O-Aufnahme näherungsweise mit der Severinghaus-Formel:

$$\dot{V}N_2O = 1000 \times \frac{1}{\sqrt{t}}$$

t = Zeit nach Einleitung

Aufnahme von Inhalationsanästhetika

Die Aufnahme von Inhalationsanästhetika folgt wie die Aufnahme von Lachgas einer Exponentialfunktion in Abhängigkeit vom Blut-Gas-Verteilungskoeffizienten. Der Verbrauch eines volatilen Anästhetikums ist maßgeblich vom Frischgas-Flow (FGF) abhängig:

- vereinfacht: ml Flüssigkeit/h = FGF (l/min) × 3 × Vol %
- Beispiel (FGF von 1,5 l/min; Sevofluran: 1,1 Vol %):
  ml Flüssigkeit/h = 1,5 l/min × 3 × 1,1 Vol % = 4,95 ml/h

7.2.3 Praxis der Niedrigflussnarkose

Initialphase

- erfolgt mit vergleichsweise hohem FGF von 4–6 l/min
- nach etwa 6–8 min: **Denitrogenisierung** abgeschlossen
- nach etwa 10 min: Einwaschphase für O_2 und N_2O (30 % bzw. 70 %) abgeschlossen (Gesamtgasaufnahme beträgt noch etwa 600 ml/min)
- nach 10–15 min: exspiratorische Anästhetikakonzentration erreicht beim Erwachsenen bei den eingestellten Verdampfereinstellungen einen MAC-Wert von etwa 0,8
- Initialphase: bei **»Low-flow«-Anästhesie** nach 10 min abgeschlossen, bei **»Minimal-flow«-Anästhesie** nach 15–20 min

Wechsel von hohem zu niedrigem Frischgasfluss. nach Abschluss der Initialphase möglich, also bei »Low-flow«-Anästhesie nach 10 min, bei »Minimal-flow«-Anästhesie nach 15–20 min

7.2.4 Charakteristika der Niedrigflussnarkose

Narkosegaszusammensetzung

Bei hohem Flow wird nur ein geringer Teil wirklich zurückgeatmet. Der größte Teil wird als Überschussgas abgeleitet. Die Zusammensetzung des Narkosegases entspricht im Wesentlichen derjenigen des Frischgases. Bei der Niedrigflussnarkose hingegen wird die Zusammensetzung des Narkosegases wegen des hohen Rückatemanteils entscheidend von der Ausatemluft bestimmt. Der Uptake von O_2, N_2O und Narkosemittel ändert sich im zeitlichen Ablauf einer Narkose: In den ersten 30–45 min wird eine Zunahme der O_2-Konzentration beobachtet (N_2O-Uptake noch hoch), danach nimmt sie wieder ab (N_2O akkumuliert).

Inspiratorische O_2-Konzentration

Da mit der Flow-Reduktion das Rückatmungsvolumen zunimmt, kann eine inspiratorische O_2-Konzentration von 30 % nur dann aufrechterhalten werden, wenn die Sauerstoffkonzentration im Frischgas-Flow gesteigert wird. Je niedriger der Flow ist, desto stärker wird die O_2-Konzentration vom O_2-Verbrauch beeinflusst und desto höher muss folglich die O_2-Konzentration im Frischgas sein, damit eine ausreichend hohe O_2-Konzentration aufrechterhalten werden kann. Die O_2-Konzentration ändert sich kontinuierlich, auch abhängig vom individuellen O_2-Verbrauch. Bei Erreichen des Grenzwertes von 30 % O_2 soll der O_2-Flow um 10 % des Gesamt-Flows erhöht werden; der N_2O-Flow wird in gleichem Maß vermindert,

z. B. bei »low flow« (1 l/min) O_2 von 500 ml auf 600 ml, N_2O von 500 ml auf 400 ml. Die inspiratorische O_2-Konzentration kann drastisch abnehmen, wenn Veränderungen nicht rechtzeitig erkannt und beseitigt werden (z. B. Leckagen, Abfall des Frischgas-Flows, Erhöhung des N_2O-Anteils bei gleichem Gesamt-Flow).

Inspiratorische Inhalationsanästhetikakonzentration (◘ Tab. 7.2): Mit der Flow-Reduktion nimmt – außer bei den Zumischsystemen – auch die Narkosemittelmenge ab, die dem System zugeführt wird. Um die erreichte Konzentration von z. B. 0,8 MAC aufrechtzuerhalten, muss am Verdampfer ein höherer Wert eingestellt werden.

◘ **Tab. 7.2** MAC-Werte und inspiratorische Inhalationsanästhetikakonzentrationen

Parameter	Halothan	Isofluran	Enfluran	Sevofluran	Desfluran
MAC-Wert	0,8	1,2	1,7	2	6–7
»Highflow«	1,0	1,5	2,5	2,5	4–8
»Lowflow«	1,5–2,0	2,0	2,5–3,0	3	4–8
»Minimal-flow«	2,5–3,0	2,5	3,0–3,5	3,5	Plus 1%

7.2.5 Zeitkonstante

Die Zeitkonstante t beschreibt die Geschwindigkeit von Ein- und Auswaschprozessen eines Systems: Die Zeitkonstante eines Narkosesystems ist umgekehrt proportional zum Frischgas-Flow (bei konstanter Gesamtgasaufnahme und konstantem Systemvolumen): je niedriger der Frischgas-Flow, desto größer die Zeitkonstante.

7.2.6 Steuerung der Niedrigflussnarkose

Bei einem Flow von 0,5 l/min und entsprechend langer Zeitkonstante ist eine akzidentelle Über- oder Unterdosierung nahezu ausgeschlossen. Soll die Narkosetiefe in kurzer Zeit verändert werden, muss man den Frischgas-Flow auf 4–5 l/min erhöhen. Die Frischgaseinstellung des Inhalationsanästhetikums muss dann entsprechend verändert werden (etwa 0,5 Vol % unter/über dem gewünschten inspiratorischen Sollwert). Nach Erreichen der Narkosetiefe kann der Flow wieder reduziert werden (alternativ i. v. Gabe eines Hypnotikums/Analgetikums).

Aufgrund der langen Zeitkonstante kann der Verdampfer – je nach Narkoselänge – etwa 15–30 min vor OP-Ende geschlossen werden (5–10 min vor Extubation Umstellen auf hohen Gasfluss mit 100 % O_2).

- **Anforderungen an das Narkosesystem: Eignung von Narkosegeräten**
  - Gasdosiereinrichtung mit ausreichender Graduierung der Flow-Messröhren im Niedrigflussbereich (50–100 ml/min)
  - Narkotikaverdampfer mit Flow-Konstanz der Abgabeleistung
  - Dichtigkeit: max. Leckage-Verluste von 100 ml/min bei 20 mbar
  - CO_2-Absorber mit ausreichende Kapazität auch bei hohem Rückatemanteil

7.2.7 Monitoring von Niedrigflussnarkosen

- **Narkosesystem**
  - Atemwegsdruck (untere Alarmgrenze: 5 mmHg unter Spitzendruck)
  - Atemminutenvolumen (Alarmgrenze: 0,5 l unter angestrebtem Sollwert)

- **Gaszusammensetzung**
  - inspiratorische O_2-Konzentration (Alarmgrenze bei 28–30 % O_2); fakultativ auch exspiratorisch
  - Messung der Anästhetikakonzentration (in- und exspiratorisch) im System, wenn Flow <1 l/min beträgt
  - fakultativ in- und exspiratorische CO_2-Konzentration (Kapnometrie), da erhöhte Belastung des Atemkalks
  - evtl. Lachgaskonzentration (in- und exspiratorisch) zur Erkennung einer Fremdgasakkumulation

7.2.8 Kontraindikationen für Niedrigflussnarkosen

- maligne Hyperthermie
- Bronchospasmus
- Status asthmaticus bei Geräten ohne Gasreservoir (»air trapping« wird begünstigt)
- Septikämie
- Rauchgasvergiftung

- Fremdgasakkumulation (Gase mit hoher Fett- und Wasserlöslichkeit)
- Exposition gegenüber Ethanol (Alkoholintoxikation), Azeton (entgleister Diabetes mellitus), CO (starke Raucher); ! trockener Atemkalk
- unzureichende Gasdosiereinrichtungen im Niedrigflussbereich, Ausfall der kontinuierlichen Sauerstoffmessung
- erschöpfter Atemkalk
- Kurznarkosen (<15 min)
- mangelnde Dichtigkeit des Narkosesystems (ungeblockte Tuben, Maskennarkose, Bronchoskopie)

7.2.9 »Low flow« in der Kinderanästhesie

- Definitionsproblem: »Low-flow«-Anästhesie beim Erwachsenen (Frischgas-Flow von 1 l/min) entspricht »High-flow«-Anästhesie beim Kleinkind (bezogen auf den Rückatemanteil)
- vorsichtige Flow-Reduktion auch beim Kind möglich

> **– hoher Anteil kurz andauernder Eingriffe**
> **– Notwendigkeit der häufigen, schnellen Änderung der Konzentration der volatilen Anästhetika (macht Durchführung problematisch)**
> **– Dichtigkeit des Narkosesystems (ungeblockte Tuben) nicht immer gewährleistet**

7.2.10 Eignung von Inhalationsanästhetika zur Niedrigflussnarkose

Halothan

- Möglichkeit der Bildung von Haloalkenen mit trockenem Atemkalk (2-Brom-2-chloro-1,1-difluorethylen; BCDFE), toxische Werte (250 ppm) auch im Modell nie erreicht
- Niedrigflussnarkosen mit Halothan prinzipiell möglich, ein Frischgasflow <1 l/min wird nicht empfohlen

Isofluran

- niedriger Blut-Gas-Verteilungskoeffizient (schnelles An- und Abfluten)
- niedriger MAC-Wert (rasches Erreichen einer ausreichenden Narkosetiefe)
- geringe Metabolisierungsrate (fehlende Toxizität, niedriger Uptake)

- einfache Narkoseführung
- von den konventionellen Inhalationsanästhetika für die Durchführung von Niedrigflussnarkosen am besten geeignet

Enfluran

- individueller Uptake stark von Gewicht und Konstitution des Patienten abhängig
- eignet sich für alle Formen der Niedrigflussnarkose

Sevofluran

- geringe Löslichkeit (schnelles An- und Abfluten)
- hohe Metabolisierungsrate
- Frischgasfluss mind. 2 l/min (Empfehlung der FDA)
- Gefahr der Akkumulation von Compound A und Fluoridionen
- für die »Low-flow«-Anästhesie geeignet (ein Frischgasfluss unter 1 l/min wird nicht empfohlen)
- abschließende Beurteilung der Toxizität steht aus

Desfluran

- sehr niedriger Blut-Gas-Verteilungskoefflzient (schnelles An- und Abfluten)
- geringe anästhetische Potenz (hoher MAC-Wert)
- hohe Kosten
- geringe Metabolisierungsrate (fehlende Toxizität, niedriger Uptake)
- Bildung von Kohlenmonoxid mit trockenem Atemkalk
- hervorragend für die Durchführung von Niedrigflussnarkosen geeignet

Atemwegsmanagement

M. Heck, M. Fresenius, C. Busch

M. Heck et al., *Klinikmanual Anästhesie*,
DOI 10.1007/978-3-642-55440-7_8,
© Springer-Verlag Berlin Heidelberg 2015

8.1 Intubation

8.1.1 Intubationsarten

- orotracheale Intubation (immer bei Notfallintubation)
- nasotracheale Intubation (bessere Tubusfixierung bei Neugeborenen und Kleinkindern)

8.1.2 Intubationskriterien

- nicht-nüchterne sowie alle aspirationsgefährteten Patienten:
  - Notfallpatient, Patient im Schock
  - schwangere Patientinnen nach der 16. SSW
  - Patienten mit ausgeprägtem Aszites, Refluxkrankheit oder Pylorusstenose
  - Kinder bei elektivem Eingriff in den späten Mittagsstunden (**R**apid-**S**equence-**I**nduction)
- Eingriffe mit Pneumoperitoneum
- Eingriffe im Kopf- und Halsbereich
- abdominelle und thorakale Eingriffe
- Eingriffe in Bauchlagerung
- operative Eingriffe in Allgemeinanästhesie mit voraussichtlicher Narkosedauer von **>30–45 min** (ggf. Larynxmaske unter Beachtung von Kontraindikationen)

8.1.3 Sichere Intubationszeichen

- CO_2-Nachweis in der exspirierten Luft mit Hilfe eines Kapnometers (4–5 Vol %, etwa 35–40 mmHg) über mehrere Minuten
- direkte Inspektion des Tubusverlaufs durch die Stimmbänder
- bronchoskopische Verifikation der intratrachealen Tubuslage

8.1.4 Unsichere Intubationszeichen

- Thoraxexkursionen
- Beschlagen der Tubusinnenwand mit Atemfeuchtigkeit
- auskultatorisches Wahrnehmen eines Atemgeräusches (gerade bei Kindern)
- Konstanz der pulsoxymetrischen Sättigung über längere Zeit

8.1.5 Unterdrückung des Intubationsreizes

- besonders notwendig bei Patienten mit KHK
- Aussprühen des Hypopharynx mit 4%igem Xylocainspray vor der Intubation sowie i. v. Gabe von 2%igem Lidocain
- Narkoseinduktion mit hohen Opioiddosen oder tiefer Inhalationsnarkose

8.1.6 Tubusgröße für Erwachsene

- Frauen: Innendurchmesser von 7,0–8,0
- Männer: Innendurchmesser von 7,5–8,5

> **Patienten mit pulmonaler Obstruktion sollten einen möglichst großen Tubus erhalten. Ch = (Innendurchmesser × 4) + 2**

8.1.7 Tubusgröße für Kinder, s. Kinderanästhesie

8.1.8 Komplikationen der Intubation

- Verletzungen oder Dislokation des Aryknorpels
- Verletzung der Stimmbandebene (Granulom- und Ulzerationsbildung)
- Zahnschäden/-dislokationen
- Blutung und Schwellung bei forcierter Intubation, Glottisödem

- bei einseitiger Intubation: Ausbildung einer Totalatelektase und einer konsekutiven Hypoxämie sowie Ruptur der Trachea und des Bronchus
- bei ösophagealer Fehlintubation: Hypoxämie und Regurgitation von Magensaft (Gefahr der Aspiration)
- bei Intubation mit Führungsdraht: Verletzung der Trachea
- Lähmung des N. lingualis

8.1.9 Larynxmaske (LMA)

- keine Muskelrelaxierung zum Einlegen notwendig
- Unterdrückung der Pharynx-/Larynxreflexe am besten mit Propofol
- Schonung der Stimmbänder (Sänger!)
- Größen s. Tab. 8.1

Vorteile

- einfach erlernbare Methode
- geringerer Zeitaufwand zum Einlegen der LMA
- keine Muskelrelaxierung notwendig

Nachteile

- pharyngeale und laryngeale Reaktionen bei inadäquater Anästhesietiefe
- fehlender Aspirationsschutz
- Deflektion der Epiglottis bzw. deren Verletzung
- Fehllagen (20–35 %)
- Halsschmerzen (10 % vs. 45–65 % bei ITN und 18 % bei Maskennarkose)
- vereinzelt Druckschäden von Nerven beschrieben (N. lingualis, N. recurrens, N. hypoglossus)

Mögliche Indikationen

- Eingriffe an den Extremitäten
- Herniotomien
- Konisation

Kontraindikationen

- nichtnüchterner oder aspirationsgefährteter Patient
- geringe Lungen-Compliance und hohe Resistance
- Kardiainsuffizienz, Hiatushernien (z. B. peptische Ösophagusulzera)
- extreme Adipositas

Tab. 8.1 Größeneinteilung der LMA (nach The Laryngeal Mask Company Ltd.)

Größe	Gewichtskategorie (kg)	Maximale Füllvolumina des Cuffs (ml)
1	bis 5	4
1,5	5–10	7
2	10–20	10
2,5	20–30	14
3	25–50	20
4	50–70	30
5	70–100	40
6	> 100	50

- Atemwegsobstruktion
- operativer Eingriff, bei dem der Zugang zu den oberen Luftwegen gesichert sein muss

Die Larynxmaske bietet keinen sicheren Aspirationsschutz und verhindert auch nicht die Insufflation von Luft bei hohem Beatmungsdruck!

Der optimale Cuffdruck liegt zwischen 40 und 60 cmH_2O und sollte nicht überschritten werden. Der Cuffdruck sollte kontinuierlich überwacht oder zumindest in gewissen Zeitabständen kontrolliert werden.

8.1.10 Portex Soft Seal Larynxmaske

- Larynxmaske zum einmaligen Gebrauch
- nicht sterilisierbar
- Soft Seal Cuff (geringer durchlässig für Lachgas als bei der wiederverwendbaren Larynxmaske und somit geringer Anstieg des Cuffdrucks und geringeres Risiko von Verletzungen und Druckschäden)

8.1.11 ProSeal-Larynxmaske

- modifizierte LMA mit größerem Cuff und einem neben dem Beatmungskanal lateral positionierten Absaugkanal, der an der Spitze der LMA endet

- Vermeidung von gastraler Luftinsufflation, da bei korrekter Plazierung das distale Cuff-Ende in Höhe des oberen Ösophagusspinkters liegt und inspiriertes Gas über den zweiten Kanal nach oben entweichen kann
- außerdem dient der zweite Kanal (Absaugkanal) zur blinden Insertion einer Magensonde oder eines Absaugkatheters (geringeres Aspirationsrisiko)

8.1.12 Supraglottische Atemhilfe i-gel

- Larynxmaske zur Einmalverwendung mit weicher, aus gelartigem thermoplastischem Elastomer bestehender nicht blockbarer Manschette sowie einem gastralen Absaugkanal und einem proximal integrierten Beißschutz
- in 3 verschiedene Größen erhältlich

8.1.13 Larynxtubus (LT)

- leicht gebogener Tubus mit einem großvolumigen Pharyngeal- und einem kleinen Ösophageal-Cuff
- Einführung ohne Laryngoskop in den Pharynx bei leichter Kopfreklination bis zu einer Tiefe, dass die mittlere Tubusmarkierung auf Höhe der Zahnreihe zu liegen kommt
- Blockung mit 70–100 ml Luft bzw. auf einen Druck von 60–70 cm H_2O
- Indikationen und Kontraindikationen: entsprechen weitgehend denen der LMA

Vorteile

- schnelle, blinde Platzierung mit hoher Sicherheit
- höhere Systemdichtigkeit im Vergleich zur LMA, auch bei höheren Beatmungsdrücken

Nachteile

- Gefahr der Magen- oder Ösophagusruptur durch Pressen eines nicht vollständig bewusstlosen Patienten
- Möglichkeit der direkten Pharynx- und Ösophagusverletzung

> **Der Larynxtubus bietet keinen sicheren Aspirationsschutz und verhindert auch nicht die Insufflation von Luft bei hohen Beatmungsdrücken.**

8.1.14 Doppellumen-Larynxtubus (LTS)

- modifizierte Larynxtubus mit einem neben dem Beatmungskanal lateral positionierten Drainagekanal, der an der Spitze des Larynxtubus endet
- der zweite Kanal (Absaugkanal) dient zur blinden Insertion einer Magensonde (Ch 14 oder eines Absaugkatheters (geringeres Aspirationsrisiko)
- Platzierung erfolgt wie beim Larynxtubus

Die Larynxtubus bietet keinen sicheren Aspirationsschutz und verhindert auch nicht die Insufflation von Luft bei hohen Beatmungsdrücken!

8.1.15 Cuffed Oropharyngeal Airway (COPA)

- minimal invasiver Oropharyngealtubus mit geformter Highvolume-Manschette
- nicht wieder verwendbar (lt. Hersteller)
- max. Beatmungsdruck 20 cm H_2O
- 4 verschiedene Größen

8.2 Schwierige Intubation

Nichteinheitliche Definition: Häufig wird der Begriff »schwierige Intubation« mit dem der schwierigen Laryngoskopie gleichgesetzt.

8.2.1 Definitionen

Schwierige Intubation

Eine schwierige Intubation liegt dann vor, wenn mittels konventioneller Laryngoskopie mehr als 3 Versuche notwendig sind, um den Tubus korrekt zu platzieren, oder der Intubationsvorgang länger als 10 min dauert.

Schwierige Atemwege

Schwierige Atemwege liegen dann vor, wenn ein durchschnittlich ausgebildeter Anästhesist Schwierigkeiten bei der Durchführung einer adäquaten Maskenbeatmung und/oder bei der Intubation hat.

Schwierige bzw. inadäquate Maskenbeatmung

- O_2-Sättigung von <90 %
- Zyanose
- nichtmessbarer exspiratorischer Gas-Flow
- keine Thoraxexkursion
- fehlendes Atemgeräusch
- Dilatation des Magens (Regurgitations-/Aspirationsgefahr)
- durch Hyperkapnie und Hypoxie bedingte hämodynamische Veränderungen (HF und RR erhöht, später RR erniedrigt)
- unabhängige Faktoren der schwierigen Maskenbeatmung:
  - Alter von >55 Jahren
  - Body-Mass-Index von >26 kg/m^2
  - Bartträger
  - fehlende Zähne
  - Schnarcher; Bei Anwesenheit von 2 dieser Faktoren ist mit hoher Wahrscheinlichkeit mit einer schwierigen Maskenbeatmung zu rechnen

Eine schwierige Maskenbeatmung kann durch das Einführen eines Guedel-Tubus erleichtert werden.

Schwierige Laryngoskopie

- »schwierige Laryngoskopie« bedeutet, dass sonst sichtbare Larynxanteile nicht eingesehen werden können (Cormack-und-Lehane-Einteilung: Grad III oder IV)

Einteilung »Schwierige Laryngoskopie« nach Cormack und Lehane (Tab. 8.1)

- Grad I: Stimmbänder komplett einsehbar
- Grad II: nur Aryregion und hinterer Abschnitt der Stimmritze sichtbar
- Grad III: nur Epiglottis sichtbar
- Grad IV: nur weicher Gaumen einsehbar (Epiglottis nicht sichtbar)

Bedeutung der Atemwegssicherung

Unter den Ursachen anästhesiologischer Komplikationen nehmen respiratorische Probleme mit 28 % aller Fälle den ersten Platz ein. Hiervon beruhen wiederum 28 % auf inadäquater Ventilation oder Oxygenierung, 21 % auf einer schwierigen Intubation und 19 % auf einer nicht bemerkten ösophagealen Fehlintubation.

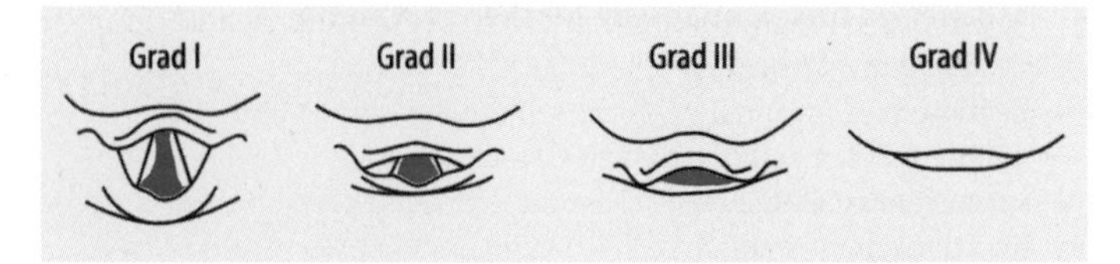

Abb. 8.1 Laryngoskopisches Bild des Larynxeingangs (Einteilung nach Cormack und Lehane). Die Grade I-IV entsprechen einer zunehmend geringer werdenden Anzahl sichtbarer Strukturen (Grad I: Glottis, Stimmbänder und umgebende Strukturen sichtbar; Grad IV: nur weicher Gaumen sichtbar)

Inzidenz der schwierigen Intubation

- durchschnittliche Inzidenz: etwa 0,5–5 %
- schwierige Intubation vorwiegend bei Schwangeren, bei kardiochirurgischen Patienten sowie bei Patienten mit Diabetes mellitus oder chronischer Polyarthritis

Die meisten Patienten mit schwierigen Intubationsbedingungen erleiden nicht infolge der Unmöglichkeit der Intubation einen Schaden, sondern weil man die Intubationsversuche nicht rechtzeitig einstellt und alternative Verfahren zur Patientenoxygenierung anwendet.

Allgemeine Zeichen und warnende Hinweise für eine schwierige Intubation

- tiefsitzender und **steilgestellter Kehlkopf** (Tastbefund!) und kurzer dicker Hals
- **eingeschränkte Beweglichkeit** im Atlantookzipitalgelenk, z. B. bei Morbus Bechterew oder primärer chronischer Polyarthritis sowie bei Zustand nach HWS-Trauma oder HWS-Prolaps-Operation mit Implantation eines Knochenspans
- **monströse Struma** und Tracheaverlagerung (Beurteilung des Tracheaverlaufs anhand des Thoraxröntgenbildes bzw. einer Tracheazielaufnahme)
- vorstehende, prominente obere Schneidezähne
- **Schwangerschaft**
- Lippen-Kiefer-Gaumen-Spalte
- Epiglottitis (vorwiegend Kinder)
- **Makroglossie** bei Akromegalie, Morbus Down, Quincke-Ödem, Mukopolysaccharidose, Amyloidose, Glykogenosen oder Myxödem

- isolierte ausgeprägte **Mikro-/Makrognathie** oder **Prognathie**, Mundöffnung von <2 cm, Kiefergelenkankylose
- anatomische Varianten und Syndrome, z. B. Pierre-Robin- oder Klippel-Feil-Syndrom
- postoperative Blutung im Halsbereich (frühzeitige Re-Intubation von Karotispatienten bei zunehmenden Schluckbeschwerden und Heiserkeit; bei Intubationsproblemen **sterile Eröffnung** der Operationswunde zur Entlastung durch den Chirurgen – immer HNO-ärztliches oder chirurgisches »stand-by« zur Re-Intubation organisieren!)
- Mundbodenphlegmone, bekanntes Zungengrund- oder Larynxkarzinom, Schluckstörungen und Globusgefühl, Atemnot, Stridor, Heiserkeit/Aphonie
- Zustand nach »neck dissection« mit subhyoidaler Ausräumung
- Zustand nach Hemimandibulektomie
- Zustand nach Bestrahlung im HNO-Bereich
- Tumoren mit Obstruktion der Atemwege
- Verätzungen und Vernarbungen im Halsbereich
- Verbrennung/Inhalationstrauma

▪ Klinische Screening-Verfahren bezüglich einer schwierigen Intubation

Wichtig ist die Anamneseerhebung bei der Prämedikation bezüglich früher aufgetretener Intubationsschwierigkeiten! Zu achten ist auf:

- **höheres Mallampati-Stadium** (Klassifikation wurde durch Samsoon und Young in 4 Stadien modifiziert; ◻ Abb. 8.2):
  - Nichtsichtbarkeit des weichen Gaumens (Stadium IV): in >50 % der Fälle Kehlkopf laryngoskopisch nicht einsehbar
  - Erhebung: Patient sitzt dem Untersucher gegenüber, Kopf in Neutralposition, maximale aktive Mundöffnung, Zunge maximal herausgestreckt

Mallampati-Stadien, modifiziert nach Samsoon und Young

- I: weicher Gaumen, Pharynxhinterwand, Uvula sowie vordere und hintere Gaumenbögen sichtbar
- II: weicher Gaumen, Pharynxhinterwand und Uvula sichtbar
- III: weicher Gaumen und nur Uvulabasis sichtbar
- IV: nur harter und nicht weicher Gaumen sichtbar

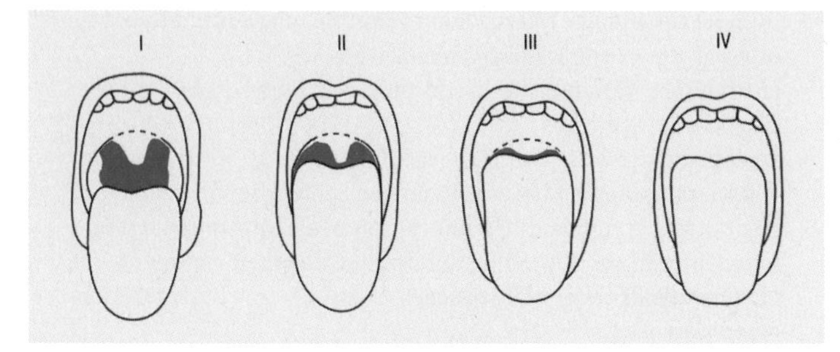

Abb. 8.2 Modifizierte Mallampati-Klassifikation der Atemwege nach Samsoon und Young zur Einschätzung einer schwierigen Intubation

- **multifaktorieller Risikoindex nach Arne** (Abb. 8.3)
  - Beurteilung einer möglichen schwierigen Intubation anhand von 7 Kriterien und Vergabe von Punkten
  - ab >11 Punkten ist mit einer erschwerten Intubation zu rechnen
- **Test nach Patil**: verminderter Abstand zwischen Schildknorpeloberkante und Vorderkante des Unterkiefers bei maximal überstrecktem Kopf:
  - thyreomentaler Abstand von <7 cm: schwierige, aber meist durchführbare Intubation
  - thyreomentaler Abstand von <6 cm: Intubation in aller Regel sehr schwer
- **Wilson-Index** (Tab. 8.2)
  - verminderte horizontale Unterkieferlänge (<9 cm)
  - eingeschränkte Beweglichkeit im Atlantookzipitalgelenk (<15°; Norm: ≈30°)
  - eingeschränkte Mundöffnung (<2 cm)
  - verminderter hyomentaler Abstand (<2 Querfinger) bei Dorsalflexion

> **Alle Patienten mit Hinweisen auf schwierige Atemwege sollten ausgiebig oxygeniert werden (s. auch »Apnoische Oxygenierung«).**

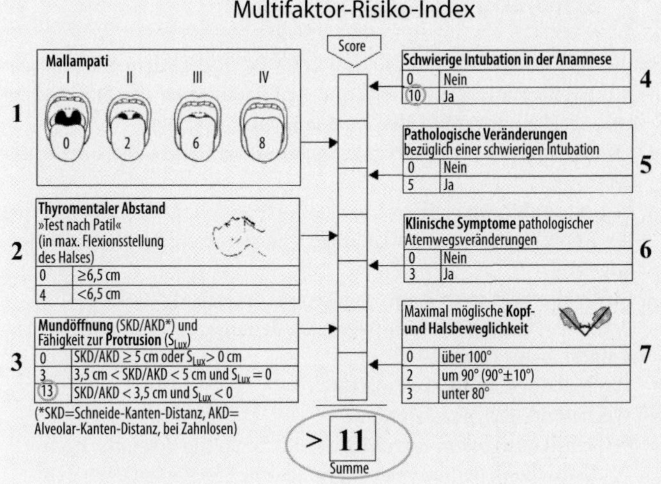

Abb. 8.3 Multifaktorieller Risikoansatz nach Arne

Tab. 8.2 Wilson-Index (aus dem Jahr 1988)

Punktzahl	1	2	3
Gewicht	<90 kg	90–110 kg	>110 kg
Kopfbeweglichkeit zur Neutralachse	>90°	≈90°±10°	<90°
Maximale Mundöffnung und maximale Protrusionsbewegung (PROT.)	>5 cm oder PROT. UK vor OK	<5 cm und PROT. UK = OK	<5 cm und PROT. UK hinter OK
Zurückweichender Unterkiefer	Normal	Mäßig ausgeprägt	Stark ausgeprägt
Prominente OK-Schneidezähne	Normal	Mäßig starke Ausprägung	Starke Prominenz

8.2.2 Management bei unerwarteter schwieriger Intubation

Das Vorgehen sollte abteilungsintern unter Berücksichtigung des apparativen Equipments festgelegt sein und kann somit von der dargestellten Reihenfolge der zu ergreifenden Maßnahmen abweichen:

- sofortige personelle Unterstützung anfordern (Ober- und/oder Facharzt)
- **Lageoptimierung**: verbesserte Jackson-Position mit Unterpolsterung des Kopfes (10–15 cm) und mäßige Überstreckung im Atlantookzipitalgelenk
- **BURP-Manöver** nach Knill (»backward, upward, right-sided pressure«) bzw. **OELM-Manöver** nach Benumof (»optimal external laryngeal manipulation«)
- Wechsel des Laryngoskopspatels
- Wechsel des Laryngoskoptyps:
  - Hebellaryngoskop nach **McCoy**, durch das die Epiglottis nach Abknickung der Laryngoskopspitze noch weiter angehoben werden kann
  - Vorteile von speziellen Laryngoskopen: Intubation unter Sicht, geringe Verletzungsgefahr, Einsatzmöglichkeit auch bei Mikrogenie
  - Nachteile von speziellen Laryngoskopen: Muskelrelaxierung und Narkose notwendig, adäquate Maskenbeatmung für den Einsatz unabdingbar
- starre Intubationshilfen: retromolares Intubationsfiberskop nach Bonfils
- vorsichtige **blinde orale Intubation** mit dünnerem Tubus und mit herausschauendem, vorgeformtem Plastikführungsstab (etwa 2–3 cm), mit dem die Stimmbandebene sondiert und der bei/nach Glottispassage zurückgezogen wird
- **retromolarer Intubationsversuch** (schräge Einführung des Laryngoskops)
- **fiberoptische Intubation** (klassische Methode) des narkotisierten Patienten (95%ige Erfolgsrate) während Apnoe oder simultaner Maskenbeatmung über den Mainzer-Adapter mit dem Optosafe als Beißschutz

Maximal 2–3 Intubationsversuche von dem narkoseeinleitenden Anästhesisten.

! Schleimhautschwellungen und Blutungen nach mehreren forcierten und frustranen Intubationsversuchen – ggf. post intubationem Glukokortikoid- (z. B. 250 mg Prednisolon i. v.) und Antiphlogistikagabe (z. B. Indomethacin-Supp. à 100 mg)

Intubationsversuch über eingelegte LMA

- LM der Größe 4: Passage eines Tubus mit einem Innendurchmesser von 6 mm möglich (blind oder ggf. endoskopisch)
- LM der Größe 2: Passage eines Tubus mit einem Innendurchmesser von 4,5 mm möglich (blind oder ggf. endoskopisch)
- LM der Größe 1: Passage eines Tubus mit einem Innendurchmesser von 3,5 mm möglich (blind oder ggf. endoskopisch)
- Intubationsversuch neuerdings über spezielle Intubationslarynxmaske (ILMA bzw. LMA-Fastrach) mit abgeknickter, metallener Führungshülse, über die ein Tubus mit einem Innendurchmesser von 7 oder 8 mm – je nach ILMA-Größe – vorgeschoben werden kann (erfolgreiche Platzierung jedoch meist erst nach dem zweiten bis dritten Versuch)

Blinder Intubationsversuch

Dieser erfolgt nach dem Prinzip der »light guided intubation« (Transilluminationstechnik) mit Hilfe des Trachlight-Stilettes (ein in der Länge an den Tubus adaptiertes, gebogenes Führungsstilett mit heller Lichtquelle an der Spitze, durch die die tracheale Lage anhand des optimalen transdermalen Lichtscheins verifiziert werden kann). Notfalls erfolgt eine blinde nasale Intubation unter Spontanatmung und adäquater Oberflächenanästhesie sowie Tubusführung durch Tubusdrehbewegungen und/oder Kopfbewegungen des Patienten.

! Blutungen aus dem Locus Kieselbachii bzw. aus dem Epi- und Mesopharynxbereich (Verfahren sollte im Zeitalter der Endoskopie nicht mehr durchgeführt werden)!

Platzierung eines Kombitubus

- notwendige Schneidekantendistanz zum blinden Einlegen: 25 mm
- Doppellumentubus mit 2 Cuffs (proximal/distal); blindes Einführen, bis schwarze Markierung und Zahnreihe übereinstimmen; Reihenfolge der Ballonblockung: erst pharyngealen proximalen Tubus mit 60–80 ml, dann den distalen Ballon mit 5–10 ml
  - häufig liegt der Kombitubus im Ösophagus: primär über den blauen pharyngealen Schenkel ventilieren

  - Luft fließt dann vom Pharynx über die Epiglottis in die Trachea (Atemgeräusch über den Lungen). Bei fehlendem Atemgeräusch und positiver Auskultation über dem Epigastrium liegt die Tubusspitze in der Trachea
  - Fortsetzung der Beatmung dann über den hellen, trachealen Tubusteil.
- Vorteile: technisch einfaches Einführen des Tubus, geringe Komplikationsrate, sofortige »tracheale« oder »ösophageale« Beatmungsmöglichkeit, weitgehender Schutz vor Aspiration
- Nachteil: bei Platzierung im Ösophagus keine tracheale Absaugung möglich

8.2.3 Management bei Misslingen der Intubation, aber guter Ventilationsmöglichkeit

- Aufwachenlassen des Patienten und Verschieben des Eingriffes (dann ggf. Regionalanästhesieverfahren)
- Weiterführung der Narkose unter Berücksichtigung des geplanten Eingriffs mit Hilfe einer Maskenbeatmung oder Insertion einer LMA, ggf. mit Spontanatmung – Letzteres Verfahren bietet einen höheren, aber keinen vollständigen Aspirationsschutz.
- wenn Eingriff unbedingt zum derzeitigen Zeitpunkt und unter Intubationsnarkose durchgeführt werden muss: retrograde Intubation: – Einführung einer 14-G-Tuohy-Kanüle durch die Membrana cricothyreoidea (Lig. conicum) – Einführung eines Peridural- oder zentralen Venenkatheters durch die Tuohy-Kanüle retrograd in den Pharynx und transorale Ausleitung – anschließend anterogrades Einführen eines Endotrachealtubus (Innendurchmesser von 6,5 mm) über liegenden Katheter, der bei Passage der Punktionsstelle abgeschnitten wird

8.2.4 Management bei Misslingen von Ventilation und Intubation (»cannot intubate, cannot ventilate«)

- Inzidenz: <1 : 10.000
- erneuter Ventilationsversuch mit Guedel-Tubus und zweitem Helfer, der die Maske mit beiden Händen optimal positioniert

8.2.5 Möglichkeiten bei Erfolglosigkeit

- sofortiges Einlegen einer LMA (dann Verfahren wie oben beschrieben)
- oder ggf. Versuch der Platzierung eines Kombitubus

Transtracheale Ventilation über Ambu-Beutel

- über 14-G-Känule nach Punktion der Membrana cricothyreoidea (zwischen Ring- und Schildknorpel) mit einer NaCl-gefüllten Spritze (Luftaspiration signalisiert die intratracheale Nadelspitzenlage; Konnektion der 14-G-Braunüle mit einem Tubusadapter von etwa 3 mm oder über eine 2-ml-Spritze mit einem Tubusadapter von etwa 7,5 mm)
- Komplikationen: subkutanes Emphysem, pulmonales Barotrauma, Pneumothorax, Blutung, Ösophagusverletzung

Transtracheale Hochfrequenzjetventilation

- über eine 14-G-Braunüle oder einen speziellen Jetventilationskatheters nach Ravussin –direkter Anschluss an das Hochfrequenzbeatmungsgerät mit beiden Punktionsmitteln möglich
- über einen blind in die Trachea inserierten »airway exchange catheter« (z. B. Cook-Stab)
- Beatmung mit Jetsystem –O_2 wird unter einem hohen Flow und einer Frequenz von 60–100/min zugeleitet (Venturi-Effekt: Luft aus der Umgebung wird mitgerissen).
- Vorteil: schnelles, relativ wenig traumatisierendes Verfahren

! Bei zu langer Inspirationszeit kommt es unter transtrachealer Hochfrequenzjetventilation zur Behinderung der Exspiration mit Gefahr eines Barotraumas.

Chirurgischer Zugang zur Trachea

- Koniotomie (z. B. mit Fertig-Set Quick-Trach oder Nu-Trake)
- Nottracheotomie, z. B. durch den herbeigerufenen HNO-Kollegen (Schonung des ersten Trachealknorpels, sonst Gefahr von Ringknorpelperchondritis)
- perkutane dilatative Krikothyreotomie mit 4.0er bis 5.0er Tubus (vgl. unten)

Retrograde Intubation über Mandrin

- Einlegen des sog. Notfallrohrs (Fa. Storz)
- Kombination aus Intubationsspatel und starrem Bronchoskop mit Batteriehandgriff, distaler Glühbirne und Anschlussmöglichkeit an

das Beatmungsgerät über speziellen Schlauchansatz (Intubationstracheoskop)
- Voraussetzungen zur Anwendung des Notfallrohrs: Überstreckbarkeit der HWS, ausreichende Mundöffnung und Passierbarkeit der Mundhöhle
- Nachteil des Notfallrohrs: ausgeprägte Gewebstraumatisierung, erfordert viel Erfahrung, um schwere Verletzungen zu vermeiden!
- Rückzug des Notfallrohrs über einen Gummibougie und Einlegen eines trachealen Tubus
- Verfahren ist im Rahmen der »schwierigen Intubation« bei fortgeschrittenen Tumoren, die mit einer starken Blutung vergesellschaftet sind, der Fiberoptik überlegen!
- abgestufte Rohrlängen ermöglichen auch den Einsatz im Kindesalter

8.3 Management bei erwarteter schwieriger Intubation

> **Bei zu erwartenden Intubationsschwierigkeiten immer einen erfahrenen Kollegen (Facharzt) hinzurufen!**

Sorgfältige Vorbereitung

- Aufklärung des Patienten über das geplante Vorgehen
- Überprüfung alternativer Methoden (Regionalanästhesieverfahren)
- vor Intubationsversuch ggf. Atropingabe, Aspirationsprophylaxe (Natriumzitrat, Metoclopramid, H_2-Blocker), ggf. Anlage einer Magensonde und Magen absaugen, Applikation von Nasen- (Nasivin, Otriven) oder 10%igen KoKaintropfen, Oberflächenanästhesie mit Lokalanästhetikum mittels speziellem Zerstäuber
- Präoxygenierung/Denitrogenisierung (für >3 min mit 100 % Sauerstoff) über dicht sitzende Maske

Vorgehen

Es erfolgt die fiberoptische Intubation des wachen, mit LA vorbehandelten Patienten als Methode der Wahl (Anästhesie des Larynx durch Instillation des LA durch den Arbeitskanal des Bronchoskopes, ggf. via Periduralanästhesiekatheter, oder Instillation des LA durch Punktion der Membrana cricothyreoidea in die Trachea). Der Patient wird wach bronchoskopiert, aber sediert intubiert!

- **Eventuelles Vorgehen bei Nichtvorhandensein eines Bronchoskops**
  - konventioneller Intubationsversuch nach Situsbeurteilung unter optimalen Konditionen:
    - optimale Kopflagerung
    - kompetente Assistenz
    - verschiedene einsatzbereite Laryngoskope
    - verschiedene Tuben in unterschiedlichen Größen, u. U. ONK-Tubus, Führungsstäbe und Intubationszangen
  - alternativ Versuch der »Wachintubation« unter Spontanatmung nach ausgiebiger Lokalanästhesie des Pharynx-Larynx-Bereichs und nach vorsichtiger Sedierung des Patienten (Propofol; auf diese Weise mindestens Laryngoskopie und Situsbeurteilung):
    - notfalls blinde (Wach-)Intubation des allenfalls leicht sedierten und rachenanästhesierten Patienten ggf. unter Anwendung des Trachlight
    - Erwägung einer primären Tracheotomie in Lokalanästhesie durch den HNO-Kollegen, falls eine Intubation mit den genannten Maßnahmen als sicherlich unmöglich erscheint und/oder eine spätere Tracheotomie erforderlich ist

Bei zu erwartender schwieriger Intubation im HNO- und Mund-Kiefer-Gesichts-Bereich sowie bei postoperativer Extubation von Patienten nach ausgiebiger Tumorchirurgie sollte immer ein Operateur in Tracheotomiebereitschaft stehen.

8.3.1 Detaillierte Erläuterung bestimmter Maßnahmen

- **Blinde nasale Intubation**
  - sollte im Zeitalter der Endoskopie nicht mehr durchgeführt werden
  - Spontanatmung: entweder wacher Patient in Oberflächenanästhesie oder Allgemeinnarkose, z. B. flache Inhalationsanästhesie mit Spontanatmung
  - sorgfältige Oberflächenanästhesie mit Oxybuprocain (Novesine 1 %) oder Lidocain (4%iges Xylocainpumpspray)
  - evtl. Blockade des N. laryngeus superior mit 2–3 ml Lidocain 1 % unter dem Zungenbein oder 2–3 ml Lidocain 1 % durch das Lig. cricothyreoideum
  - Nasentropfen (z. B. Oxymetazolintropfen, 0,5 ml in jedes Nasenloch)
  - Tubus und Naseneingang mit Lidocaingel einreiben

- Tubus über unteren Nasengang horizontal bis in Oropharynx vorschieben
- Ohr an Tubusende
- Tubus unter leichten Drehbewegungen vorschieben, bis Atemgeräusch maximal laut ist
- bei Inspiration Tubus in die Trachea vorschieben
- Tubuslage kontrollieren (Kapnographie!)
- Vorteile
  - Intubation ohne Mundöffnung möglich
  - evtl. bei Blutungen oder starker Verschleimung der bronchoskopischen Intubation überlegen
  - in der Hand des Geübten hohe Erfolgsrate
- Nachteile
  - häufig mehrere Versuche nötig
  - keine Einsicht in Pharynx- und Glottisregion, daher u. U. traumatisierend
  - Gefahr der HWS-Schädigung durch forcierte Kopfdrehungen

Notfallkrikothyreotomie (Koniotomie)

- Unterpolsterung der Schultern und Reklination des Kopfes
- Aufsuchen der Membrana cricothyreoidea zwischen Ring- und Schildknorpel
- bei klassischer Koniotomie mediane Längsinzision der Haut, stumpfes Präparieren des prälaryngealen Weichteilgewebes bzw. horizontales Spreizen mit der Schere, quere Stichinzision der Membrana cricothyreoidea mit senkrecht aufgesetztem Skalpell
- oder Punktion der Membrana cricothyreoidea mit Spezialset und Vorschieben der Trachealkanüle über Dilatationsschleuse (Nu-trake)
- Vorteile
  - letzte Möglichkeit bei Versagen anderer Methoden
  - schnell (Dauer von <90 s)
  - kommerziell erhältliche, gut ausgestattete Koniotomiefertigsets (z. B. Nu-Trake oder Quick-Trach)
- Nachteile
  - hohe Komplikationsrate von etwa 30 %: Verfehlen der Trachea, Perforation der Tracheahinterwand, Ringknorpelfraktur, Störungen der Stimmbandfunktion, Gefahr subglottischer Stenosen
  - meist nur geringe praktische Erfahrung des Durchführenden

Bronchoskopische (Wach-)Intubation

- Methode der Wahl bei vorhersehbaren Intubationsschwierigkeiten
- Spontanatmung: entweder wacher Patient in Oberflächenanästhesie oder Allgemeinnarkose, z. B. Inhalationsanästhesie mit Sevofluran
- sorgfältige Oberflächenanästhesie mit Oxybuprocain (Novesine 1 %) oder Lidocain (4%iges Xylocainpumpspray); evtl. Blockade des N. laryngeus superior durch Infiltration mit 2–3 ml Lidocain 1 % unter dem Zungenbein oder 2–3 ml Lidocain 1 % durch das Lig. cricothyreoideum
- ggf. Analgesie der Nasenschleimhaut mit gefärbter Kokainlösung 5–10 % (0,5 ml in jedes Nasenloch – gute vasokonstringierende Wirkung), sonst Gabe von Nasentropfen (Oxymetazolintropfen, 0,5 ml in jedes Nasenloch), oder der Kombination aus Lidocain 4 % und Phenylephrin 1 % im Verhältnis 3 : 1
- ausgiebige Präoxygenierung/Denitrogenisierung
- Anti-Beschlag-Mittel auf Bronchoskopoptik
- Tubus über Bronchoskop schieben und fixieren
- Tubus und Naseneingang mit Lidocaingel einreiben
- sorgfältiges Absaugen des Oropharynx
- Einführung des Bronchoskops durch das weitere Nasenloch nach beidseitiger Inspektion und weiteres Vorschieben entlang des unteren Nasengangs.
- bei der etwas schwieriger auszuführenden oralen fiberendoskopischen Intubation muss vorab ein Beißschutz eingelegt werden.
- Einstellen der Glottis und Anästhesierung des Kehlkopfeingangs sowie der proximalen Trachea durch gezielte Lidocainapplikation durch den Arbeitskanal oder einen durch diesen vorgeschobenen Periduralanästhesiekatheter (Dosis: 3–4 mg/kg KG), ggf. Anheben des Unterkiefers (wichtig, da eine Orientierung nur im entfalteten Raum möglich ist)
- bei schlechten Sichtverhältnissen, z. B. infolge einer Blutung, sollte die Optik über den Arbeitskanal mit 0,9%iger Kochsalzlösung freigespült und über die kontralaterale Nasenöffnung oder oral ein Absaugkatheter eingeführt werden (nicht über den Biopsiekanal des flexiblen Bronchoskops absaugen – Verlegung der Optiklinse mit Sekret).
- Bronchoskop in Trachea einführen, Narkoseeinleitung, Tubusplatzierung
- Vorteile
  - Arbeiten unter Sicht
  - wenig traumatisierend
  - hohe Erfolgsrate

- Nachteile
  - nicht überall verfügbar, hohe Anschaffungskosten
  - Bereitstellung benötigt einige Zeit
  - nicht für kleine Tubusdurchmesser geeignet
  - LF1-Bronchoskop von Olympus: Außendurchmesser von 4 mm; PM20-D-Bronchoskop von Olympus: Außendurchmesser von 6 mm
  - je kleiner das Bronchoskop, desto geringer die Absaugleistung
  - Probleme durch Beschlagen des Bronchoskops, Blutung und Schleim

8.3.2 Postoperative Umintubation

Bei geplanter postoperativer Umintubation (z. B. Austausch eines Bronchocath-Doppellumentubus gegen einen Magill-Tubus) empfiehlt sich folgendes Vorgehen:

- Narkosevertiefung, z. B. mit Midazolam oder Propofol
- Opioidgabe
- Nachrelaxierung bzw. erneute Vollrelaxierung mit einem nichtdepolarisierenden Muskelrelaxans
- laryngoskopische Einstellung des Patienten und Beurteilung der Intubationsbedingungen –Bei schwieriger Laryngoskopie, z. B. durch pharyngeale/laryngeale Schwellung, sollte der Tubus über eine Führungsschiene mit Hilfe eines »airway exchange catheter« (z. B. Cook-Stab) gewechselt werden. Über diesen intratracheal eingeführten Plastik-Mandrin kann der Patient notfalls mit einem Ambu-Beutel oder einem Hochfrequenzbeatmungsgerät ventiliert werden. Meistens reicht jedoch eine O_2-Insufflation über den Stab aus.
- Komplikationsmöglichkeiten: Perforation des Tracheobronchialbaums und Spannungspneumothorax

8.4 Bronchoskopie

- **Bronchoskopeinteilung**
- nach Verwendungszweck: Intubationsbronchoskope, diagnostische Bronchoskope, Chip-Bronchoskope
- nach Größe: Außendurchmesser und Durchmesser des Arbeitskanals
- nach Aufbau/Typ: starre Bronchoskope und flexible, fiberoptische Bronchoskope

8.4.1 Starre Bronchoskopie (mit IPPV oder Hochfrequenzbeatmung)

Indikationen

- massive Hämoptoe oder Fibrinausgüsse
- Entfernung größerer endobronchialer Fremdkörper (besonders bei Kindern)
- endobronchiale Lasertherapie oder Eingriffe an der Trachea
- Stentplatzierung
- Beurteilung der laryngealen und sublaryngealen Region (meist im HNO-Bereich)

Kontraindikation

- instabile oder fixierte HWS

Nachteile

- eingeschränkte Sicht in der Peripherie
- größere Belastung für den Patienten, z. B. infolge einer notwendigen tiefen Sedierung/Narkose, evtl. mit Muskelrelaxierung

8.4.2 Flexible, fiberoptische Bronchoskopie

Indikationen

- Atemwegssicherung, z. B. fiberoptische Wachintubation
- selektive Materialentfernung
- endotrachelae und endobronchiale Befunderhebung
- fiberoptische Assistenz, z. B. bei Tracheotomie
- therapeutische Interventionen, z. B. Applikation von Medikamenten wie N-Acetylcystein oder Surfactant

8.4.3 Durchführung der Bronchoskopie

Handhabung des Fiberbronchoskops

Bei der Bedienung eines Bronchoskops sind bis zu 3 simultan auszuführende Manöver notwendig:

- achsengerechte Längsbewegung (Vor- und Zurückziehen des Einführungsteils)
- Achsendrehung des gesamten Bronchoskops (nur bei gleichzeitiger Längsbewegung zur Vermeidung von Torsionskräften)
- Abwinkelung des distalen Einführungsteils (Up- oder Down-Bewegung in einer Ebene)

- **Monitoring während der Bronchoskopie**
  - Pulsoxymetrie
  - EKG
  - Blutdruckmessung (evtl. invasiv)
  - intravenöser Zugang
  - Registrierung des endexspiratorischen CO_2 mittels Kapnometrie/-graphie
  - engmaschige Überwachung der Beatmungsparameter bei beatmeten Patienten (Atemwegsdruck, Atemminutenvolumen, Beatmungsdrücke, inspiratorische O_2-Fraktion)

Schwere Komplikationen treten in 0,5 % der Fälle auf, z. B. Barotrauma mit Pneumothorax und/oder Mediastialemphysem, Hämoptoe, Hypoxämie, Hyperkapnie, Anstieg des intrazerebralen Drucks, Aspiration oder Auslösung eines postbronchoskopischen SIRS bei Patienten mit Pneumonie. Leichte Komplikationen kommen in 0,8 % der Fälle vor, z. B. Laryngo- und Bronchospasmus, Fieber, vasovagale Synkope, Erbrechen oder Epistaxis.

> **Intensive Manipulationen wie Absaugen oder ausgiebige Lavage können den Gasaustausch weiter beeinflussen. Patienten mit Asthma bronchiale oder chronisch-obstruktiver Lungenerkrankung haben ein erhöhtes Komplikationsrisiko (bis 5 %). Auch Intensivpatienten weisen höhere Komplikationsraten auf (bis 10 %), ebenso transbronchiale Biopsien (7–14 %).**

- **Risikofaktoren für Komplikationen**
  - erhöhtes Risiko
    - PEEP von >10 cm H_2O
    - Auto-PEEP von >15 cm H_2O
    - manifeste Gerinnungsstörungen (PTT >1,5fach verlängert) oder Therapie mit Antikoagulanzien
    - erhöhter Hirndruck ohne ICP-Monitoring
    - Urämie
    - pulmonaler Hypertonus
  - sehr hohes Risiko
    - p_aO_2 von <70 mmHg bei F_iO_2 von >0,7
    - refraktärer $paCO_2$ von >55 mmHg
    - PEEP von >15 cm H_2O
    - akuter unkontrollierter Bronchospasmus
    - akuter Myokardinfarkt (<48 h)
    - höhergradige Arrhythmien oder instabile Angina-pectoris-Symptomatik

- ausgeprägte refraktäre Bradykardien
- MAP von <65 mmHg
- Thrombozytenzahl von <20.000/µl

8.4.4 Gliederung der oberen und unteren Luftwege

Abb. 8.4 zeigt die Anatomie des Bronchialbaums mit den Bronchialsegmenten.

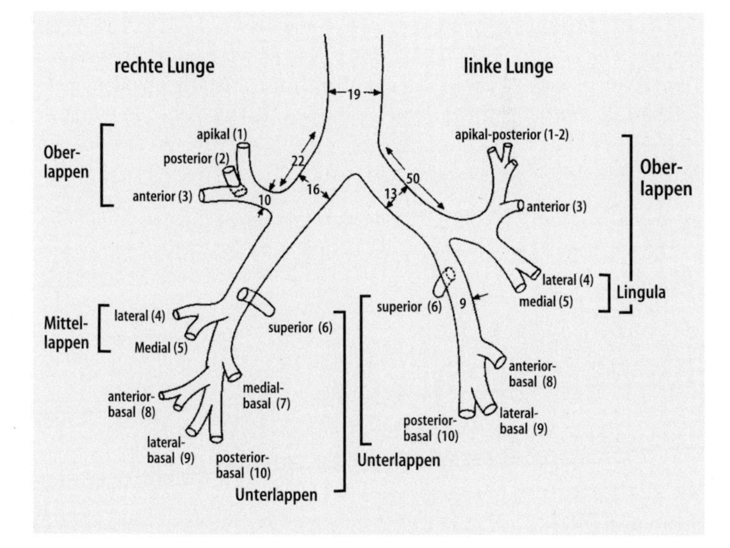

Abb. 8.4 Bronchialbaum mit durchnummerierten Bronchialsegmenten. Aus Heck u. Fresenius, Repetitorium Anästhesiologie 2007 (Springer Heidelberg)

Regionalanästhesie

M. Heck, M. Fresenius, C. Busch

M. Heck et al., *Klinikmanual Anästhesie*,
DOI 10.1007/978-3-642-55440-7_9,
© Springer-Verlag Berlin Heidelberg 2015

9.1 Rückenmarknahe Regionalanästhesie, Spinalanästhesie (SPA) und Periduralanästhesie (PDA)

9.1.1 Anatomie (◘ Abb. 9.1–◘ Abb. 9.3)

- Lig. supraspinale, Lig. interspinale, Lig. flavum, Periduralraum, Dura mater und Arachnoidea, Subduralraum (Liquor cerebrospinalis), Pia mater
- Wirbelsäule besteht aus 7 zervikalen, 12 thorakalen, 5 lumbalen, 5 sakralen und 4–5 kokzygealen Wirbeln
- Conus medullaris (Rückenmark):
  - bei Erwachsenen Höhe L1/L2 (zu 4% Höhe L2/3), anschließend Cauda equina, daher Punktion bei SPA nie höher als L2/L3
  - bei Neugeborenen Höhe L3/L4, anschließend Cauda equina, daher Punktion bei SPA nie höher als L4/L5
- Blutversorgung des Rückenmarks über A. spinalis anterior, Aa. spinales posteriores und A. radicularis magna (Adamkiewicz)
- Orientierungshilfen
  - C7: erster prominenter, tastbarer Dornfortsatz im Nacken
  - Th1: nächster prominenter Dornfortsatznach C7
  - Th12: 12. Rippe tasten und in Richtung Wirbelsäule zurückverfolgen
  - L4/5: Verbindungslinie beider Darmbeinkämme schneidet Interspinalebene meist in Höhe des Dornfortsatzes von L4 oder in Höhe von L4/L5
- physiologisch tiefste Punkte des Rückenmarks: Th5 und S2 (höchste Punkte: C5 und L3)

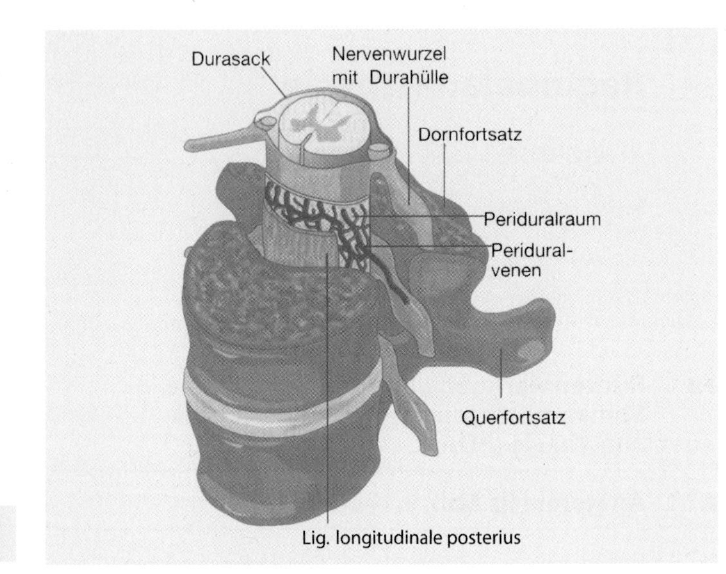

Abb. 9.1 Periduralraum (Ansicht von seitlich vorn)

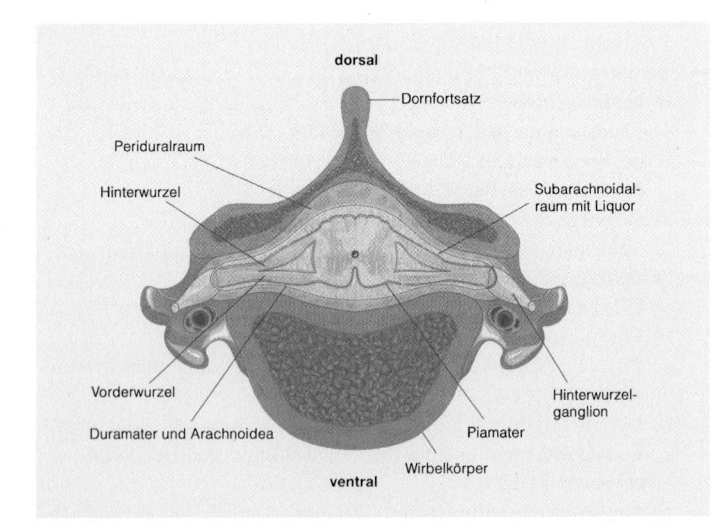

Abb. 9.2 Inhalt des Wirbelkanals im Brustbereich (Querschnitt)

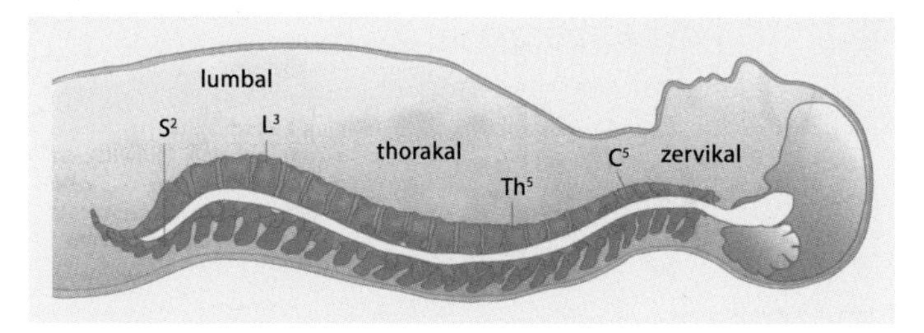

Abb. 9.3 Krümmungen der Wirbelsäule in Rückenlage. In Rückenlage breiten sich hyperbare Lokalanästhetika meist bis Th3–6 aus

9.1.2 Distanzen

- Haut–Lig. flavum: 4–5 cm
- Haut–Dura mater: 4–6 cm
- Lig. flavum–Dura mater: 3–6 mm

Individuell sind große Variationsbreiten möglich.

9.1.3 Periduralraum

- zwischen Dura mater und Bändern und Knochen des Spinalkanals (Lig. flavum: hinten; Lig. longitudinale posterior: vorne; Wirbelbogen und Foramina intervertebralia: seitlich)
- Inhalt Periduralraum
  - Fett
  - Arterien
  - Venenplexus
  - Lymphgefäße
  - Spinalnervenwurzeln

9.1.4 Liquor cerebrospinalis

- 120–150 ml (Erwachsene: 2 ml/kg KG; Kleinkinder: 3 ml/kg KG; Neugeborene: 4 ml/kg KG)
- Elektrolytkonzentrationen entsprechen weitgehend denen des Plasmas, mit Ausnahme von:
  - Glukose: geringer (50–60 % der Plasmakonzentration)
  - Cl^-: höher (124 mmol/l)

Tab. 9.1 Zuordnung der sympathischen Nerven zu den spinalen Höhen

Organ	Spinale Höhe
Ösophagus	Th5–6
Magen	Th6–10
Milz, Pankreas	Th6–10
Leber, Gallenblase	Th7–9
Dünndarm	Th9–10
Dickdarm	Th11–L1
Nieren, Ureteren	Th8–L2
Uterus	Th10–L1
Hoden, Ovarien	Th8–11

Tab. 9.2 Dermatome

Anatomische Struktur	Spinale Höhe
Brustwarzen	Th4
Xyphoid	Th6
Nabel	Th10
Leisten	L1

  - Mg^{2+}: höher (1,2 mmol/l)
  - K^{+}: geringer (2,9 mmol/l)
  - Ca^{2+}: geringer (1–1,1 mmol/l)
- Gesamteiweißgehalt: erheblich geringer als im Plasma (15–45 mg/dl)
- sympathische Nervenfaserzuordnung und Dermatome Tab. 9.1, Tab. 9.2
- Schema der segmentalen sensiblen Innervation Abb. 9.4a-b

9.1.5 Reihenfolge der Blockade

- präganglionärer Sympathikus (Gefäßdilatation, Warmwerden der Haut, RR-Senkung; B- und C-Fasern)
- Schmerz, Temperatur (A-δ- und C-Fasern)
- Berührung, Druck (A-β-Fasern)
- Motorik, Vibrations- und Lageempfinden (A-α-Fasern)

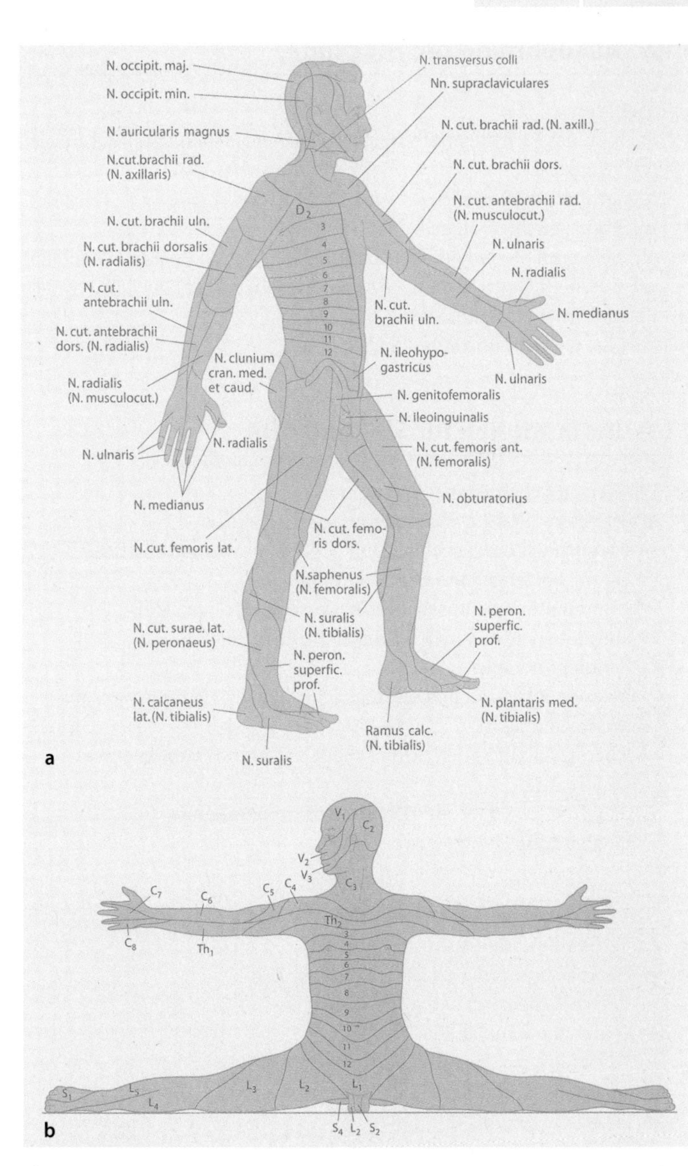

Abb. 9.4a–b Schema der segmentalen sensiblen Innervation. **a** Seitenansicht. **b** Die Extremitäten sind zum besseren Verständnis in der Richtung des embryonalen Wachstums angeordnet. (Aus Schliack 1969)

9.1.6 Ausdehnung der Blockade

abhängig von:
- Position des Patienten nach Injektion (sitzend, Seitenlage, Rückenlage)
- Injektionsort
- Menge des LA (Volumen)
- Injektionsgeschwindigkeit
- physiologisch tiefsten Punkten Th5 und S2 (höchste Punkte: C5 und L3)
- spezifischem Gewicht des LA (hypo-, iso-, hyperbar) bei SPA
- Barbotage (2–4 ml) bei SPA
- (Größe, Gewicht und Alter des Patienten)

9.1.7 Indikationen für SPA und PDA

- Schmerzausschaltung bei Operationen
- bei PDA bzw. Periduralkatheteranlage zusätzlich:
  - Möglichkeit der Nachinjektion über einen Periduralkatheter (PDK) bei länger andauernden Eingriffen
  - Kombination mit Intubationsnarkose bei großen gefäß- und abdominalchirurgischen Eingriffen, auch zur postoperativen Schmerztherapie
  - postoperative und posttraumatische Schmerztherapie (Mobilisationsübungen)
  - Therapie akuter oder chronischer Schmerzen (Tumor, akute Pankreatitis)
  - diagnostische oder therapeutische Sympathikolyse
  - Geburtshilfe

Operative Eingriffe und erforderliche Anästhesieausdehnung
- Oberbaucheingriff und Sectio caesarea: Th4–6
- Unterbaucheingriff und Appendektomie: Th6–8
- Leistenherniotomie: Th8
- TUR-B/-P, vaginale Entbindung und Hüftoperation: Th10
- Knie- und darunter gelegener Eingriff: L1
- perinealer Eingriff: S2–5

9.1.8 Frühkomplikationen

Sympathikusblockade

- Vasodilatation, RR-Abfall, venöses Pooling (Bradykardie: Bezold-Jarisch-Reflex)
- relative Hypovolämie
  - nur Th5–S2: kompensatorische Vasokonstriktion oberhalb (obere Extremität, Kopf, Hals) möglich
  - auch Th1–4 (Nn. accelerantes): totale Sympathikusblockade:
    - Blockade der Herzreflexe
    - Blockade der Vasokonstriktion auch oberhalb der Blockade
    - Blockade der Katecholaminausschüttung aus dem Nebennierenmark (Th5-L1)
    - d. h. Reflexreaktionen des Herz-Kreislauf-Systems sind vollständig ausgeschaltet. Es besteht eine besondere Empfindlichkeit für Volumenverluste, Volumenmangel und Körperlageveränderungen
    - sakraler Sympathikus (S2–4): Blasenatonie (s. u., »Postoperative Komplikationen«)
- respiratorische Insuffizienz, Dyspnoe (hohe Spinalanästhesie, Lähmung der Interkostalmuskulatur): Vitalkapazität vermindert (um 20%), funktionelle Reservekapazität erheblich vermindert
- N. phrenicus (C3–5) i. d. R. nicht betroffen
- Darm: Parasympathikus überwiegt → Hyperperistaltik

Therapie

- Beine hochlagern, primär Gabe von Kolloiden, O_2-Gabe
- bei Bradykardie: Atropin (0,25–1 mg) i. v.
- ggf. Vasopressoren
  - Etilefrin (Effortil) 1–10 mg i. v. (1:10 verdünnt)
  - oder Cafedrin + Theodrenalin (Akrinor) 1–4 ml i. v. (2:10 verdünnt) → venöser Angriff, tonisierend
  - notfalls Noradrenalin (Arterenol) 5–10 μg i. v. (1:100) oder Adrenalin (Suprarenin) 5–10 μg i. v. (1:100)
- ggf. Defibrillation und Reanimation

Totale Spinalanästhesie

Zeichen einer totalen Spinalanästhesie

- plötzliche Hypotension
- Apnoe
- Bewusstlosigkeit

- Pupillenerweiterung
- kardiovaskuläre Dekompensation → Herzstillstand

Therapie

- sofortige endotracheale Intubation und Beatmung mit 100 % Sauerstoff
- Infusion von Volumen
- Applikation von Vasopressoren zur Blutdruckstabilisierung
- Trendelenburg-Lagerung
- bei Schwangeren Beheben eines V.-cava-Kompressionssyndroms durch die zusätzliche Verlagerung des Uterus nach links, notfallmäßige Entbindung mittels Sectio caesarea, anschließend Nachbeatmung für mehrere Stunden

Prophylaxe bei PDK

Lage durch Testdosis von 3 ml 0,5%igem Bupivacain oder 2%igem Lidocain und nach 5 min Beurteilung der Ausbreitung der Blockade überprüfen; fraktionierte Applikation der Restdosis sicherer als große Bolusinjektionen

Toxische Reaktionen von LA

- lokale Gewebetoxizität
- systemische Toxizität – Die FDA hat aufgrund kardiotoxischer Reaktionen die Verwendung von Bupivacain 0,75 % in der Geburtshilfe untersagt. Auch bei niedrigeren Konzentrationen sind kardiotoxische Reaktionen möglich
- toxische Wirkungen: beruhen meist auf zu hohen Plasmaspiegeln durch intravasale Injektion, Überdosierung und rasche Resorption vom Injektionsort

Therapie

- Applikation von 100 % O_2 über Maske
- leichte Kopftieflage und Linksverlagerung des Uterus
- generalisierte Krämpfe: erfordern die Gabe von Benzodiazepinen oder Thiopental und die Intubation
- ggf. Therapie mit Lipidlösung 20% (▶ Abschn. 5.4.1)

Blutungskomplikationen

- spinale epidurale Hämatome können häufig auch spontan auftreten, ohne zeitlichen Zusammenhang mit einer rückenmarksnahen Regionalanästhesie (z. B. Spontanhämatome bei Schwangeren durch Gefäßeinriss beim Pressen), auch zufällig zeitlich mit einer neuroaxialen Prozedur zusammenfallen, ursächlich aber nicht mit ihr zusammenhängen

- das absolute Risiko ist nicht sicher bekannt
- Inzidenz bei SPA < »Single-Shot«-PDA < Katheter-PDA
- Inzidenz epidurales Hämatom nach SPA (ca. 1:150.000–200.000), nach PDA (ca. 1:6.000–20.000) und nach Katheter-PDA (ca. 1:3600)
- ca. die Hälfte aller Blutungen ereignen sich beim Entfernen eines Epiduralkatheters, sodass diese Phase als genau so kritisch wie die Katheteranlage selbst zu betrachten ist
- als Risikofaktoren gelten: Fehlen von Leitlinien, Gabe von Antithrombotika, weibliches Geschlecht sowie schwierige Punktionsverhältnisse
- empfohlene Zeitintervalle vor und nach rückenmarksnaher Punktion bzw. Katheterentfernung (◘ Tab. 9.3)

Allergische Reaktionen

Ester-LA: Reaktion auf Konservierungsstoffe (▶ »Lokalanästhetika«)

Sonstige Komplikationen

- abgebrochene Nadel
- versehentliche i. v. Injektion
- Übelkeit/Erbrechen
- Verletzung von Nerven/der Cauda equina
- Shivering
- bei PDA/PDK zusätzlich:
  - Duraperforation mit Periduralnadel oder primäre/sekundäre Katheterperforation
  - Injektionsschmerz (Ausbreitung manchmal fleckförmig, besonders nach Bandscheiben-OP)
  - Dislokation
  - Okklusion
  - Katheterabriss (Katheter nie über liegende Nadel zurückziehen)

9.1.9 Postoperative Komplikationen

Kopfschmerzen

- lageabhängige Kopfschmerzen nach Punktion (meist ab dem 2. Tag beginnend), Verstärkung im Stehen oder Sitzen und Linderung im Liegen (vorwiegend bei jungen Patienten)
- meist okzipital oder frontal betont oder diffus
- können sehr stark sein
- Dauer: gewöhnlich nicht länger als 6 Tage

In erster Linie wird ein **Liquorverlust** angenommen (mechanische Belastung des schmerzsensitiven, subarachnoidalen Aufhängeapparats sowie kompensatorische zerebrale Vasodilatation). Als weitere Ursache wird eine **Irritation der Dura** (z. B. durch PDK oder Nadel) diskutiert. Inzidenz und Schwere sind von der verwendeter Regionalanästhesietechnik (PDA/SPA), Größe und Form der verwendeten Nadel und der Anzahl der erfolgten Punktionen abhängig. Eine Flachlagerung über 12–24 h zeigt keinen protektiven Effekt; entscheidend ist die Größe des durch die Punktion ausgelösten Duradefektes!

Therapie

- flache Lagerung
- reichlich Flüssigkeit
- Koffein
- Analgetika, z. B. Diclofenac (3-mal 50–100 mg/Tag)
- evtl. Anlegen eines periduralen »blood patch« mit 10–20 ml Eigenblut im Bereich der Punktionsstelle bzw. HES 10 %-Patch oder Infusion 0,9%iger NaCl-Lösung über Periduralkatheter

Harnverhaltung (Blasenatonie)

- durch anhaltende Blockade des sakralen Symphathikus (S 2–4)
- Gefahr der Blasenüberdehnung
- Grund für »unerklärlichen« RR-Anstieg und Tachykardie

Therapie

- Einmalkatheterisierung
- Carbachol

Neurologische Komplikationen

- septische/aseptische (chemische) Meningitis
- chronische adhäsive Arachnoiditis
- periphere Nervenläsion
- Parästhesien
- radikuläre Symptome
- Rückenmarkschädigung durch Desinfektionsmittel (Alkohol, Formaldehyd) oder Procain
- Hirnnervenparese (insbesondere N. abducens)
- Seh- und Hörstörungen am 2–5. postpunktionellen Tag (Inzidenz: 0,5 %)
- direkte Rückenmark-/Caudaverletzung (Läsion durch Nadel)
- intraneurale Injektion
- Horner-Syndrom (Blockade des Ganglion stellatum; Miose, Ptose, Enophthalmus)
- interkurrente neurologische Erkrankungen

Sonstige Komplikationen

- aufsteigende Spinalanästhesie nach kurz andauernden Eingriffen (Überwachung)
- postoperative Hypotonie
- Rückenschmerzen (v. a. nach traumatisierenden Punktionsversuchen oder bei Periostverletzung)
- bei PDA/PDK zusätzlich:
  - A.-spinalis-anterior-Syndrom: motorische Schwäche in den Beinen
  - Cauda-equina-Syndrom: Reithosenanästhesie, Stuhlinkontinenz, Blasenentleerungsstörungen (Ursache: Punktion des Conus medullaris, epidurales Hämatom, Abszess, chemische Kontamination)

Kontraindikationen (SPA/PDA)

Absolut

1. Ablehnung durch Patienten
2. lokale Infektionen an der Punktionsstelle
3. Allergie auf LA
4. geburtshilfliche Notfälle (Blutungen, schwere fetale Depression, Asphyxie, Verdacht auf Plazentalösung)

Relativ

1. umstritten: generalisierte Infekte, Sepsis, Amnioninfektionssyndrom
2. Gerinnungsstörungen; Grenzwerte bei Ausschluss angeborener Gerinnungsstörungen:
   - PTT: >45 s
   - Quick-Wert: <50 %
   - Thrombozytenzahl: <100.000/µl
   - Blutungszeit: >10 min; bei HELLP-Syndrom keine PDA (evtl. doch, wenn aktuell Thrombozytenzahl von >150.000/µl); Antikoagulanziengabe und spinale/peridurale Punktion: s. Empfehlung der DGAI
3. umstritten: neurologische Vorerkrankungen (Multiple Sklerose keine KI, aber Aufklärung, dass im Wochenbett häufig spontan Schübe auftreten können)
4. Wirbeldeformitäten (erfolgreiche PDA nach Wirbelsäulen-OP möglich häufig höherer Dosisbedarf und fleckförmige Ausbreitung)
5. Hypovolämie, Schock (unkorrigiert)
6. umstritten: Zustand nach Uterotomie (Übersehen der Uterusruptur → Drucksonde)
7. signifikante Aortenstenose oder Herzfehler mit Rechts-links-Shunt und pulmonalem Hypertonus

Vorsicht bei Senkung des venösen Rückstroms (Füllung des linken Ventrikels) und des systemvaskulären Widerstands (Zunahme des Rechts-links-Shunts)

9.1.10 Rückenmarksnahe Anästhesie und Antikoagulation

Verschiedene Untersuchungen haben gezeigt, dass das präoperative Absetzen von niedrig dosiertem Aspirin die Mortalitätsrate bei Patienten mit kardiovaskulärem Risiko erhöht und Aspirin deshalb bei den meisten operativen Eingriffen (Ausnahme z. B. intrakranielle Eingriffe) präoperativ nicht abgesetzt werden sollte. Auf der anderen Seite ist das Risiko für ein epidurales Hämatom durch eine rückenmarksnahe Anästhesie zu beachten.

- Risiko von spinalen epiduralen Hämatomen ohne/mit ASS-Therapie nach PDA 1:150.000 und nach SPA 1:220.000 (kein Unterschied ohne/mit ASS), atraumatisch unter Heparin nach PDA 1: 70.000 und nach SPA 1: 100.000 unter ASS und Heparin nach PDA 1:8.500 und nach SPA 1:12.000
- bei kardiovaskulären Risikopatienten insbesondere bei Patienten mit kürzlich implantierten Koronarstents, sollte Acetylsalicylsäure (präoperativ nur im Ausnahmefall (lebensgefährliches Blutungsrisiko) abgesetzt werden. Die alleinige Einnahme von NSAID einschließlich der Acetylsalicylsäure ohne begleitende Thrombembolieprophylaxe mit Antikoagulanzien führt zu keinem erhöhten Risiko epiduraler Hämatome nach rückenmarksnaher Anästhesie
- das Blutungsrisiko ist umso geringer ist, je größer der zeitliche Abstand zwischen Punktion und Gabe der Antithrombotika (bzw. dem Vorliegen wirksamer Medikamentenspiegel-Talspiegeln) gewählt wird und je niedriger die Dosis des Antikoagulans ist (Tab. 9.3)
- das Blutungsrisiko kann weniger eingeschätzt werden je mehr verschiedene Antithrombotika verwendet werden (z. B. NMH plus ASS)

Heparine

- **normales Heparin** (UFH)
  - max. Spiegel bei s.c.-Gabe nach 1 h
  - HWZ dosis- und körpertemperaturabhängig: bei normothermen männlichen Patienten und Gabe von 300 IE/kg HWZ: 100 min, bei 400 IE/kg HWZ: 2,5 h, bei 800 IE/kg HWZ: ≈5 h

Tab. 9.3 Zeitintervalle zwischen Antikoagulanziengabe und periduraler/spinaler Punktion bzw. Entfernung des Katheters

	Vor Punktion/Katheter-entfernung*	Nach Punktion/Katheter-entfernung*	Laborkontrolle
Heparine			
Unfraktionierte Heparine (UFH) (Prophylaxe, ≤15.000 IE/d)	4 h	1 h	Thrombozytenzahl (bei Therapie >5 Tage)
Unfraktionierte Heparine (UFH) (Therapie)	4–6 h	1 h (6–12 h keine i.v. Bolusgabe)	aPTT, (ACT), Thrombozyten (HIT)
Niedermolekulare Heparine (NMH) (Prophylaxe)	12 h	2–4 h	Thrombozytenzahl (bei Therapie >5 Tage)
Niedermolekulare Heparine (NMH) (Therapie)	24 h	2–4 h	Thrombozyten (HIT), (anti-Xa)
Heparinoide (s. c) Danaparoid	Anti-Xa-Aktivität im Referenzbereich (ca. 2 Tage)	2 h	
Synthetisches Pentasaccharid Fondaparinux (Prophylaxe, ≤2,5 mg/d)	36–42 h	6–12 h	(anti-Xa)
Direkte Faktor-Xa-Inhibitoren			
Rivaroxaban	16 h	3 h	
Apixaban	20–30 h	4–6 h	
Direkte Thrombininhibitoren			
Hirudine (Lepirudin, Desirudin)	8–10 h (OEGARI: 4,5 h, wenn PTT im Normbereich)	2–4 h	aPTT, ECT
Argatroban[a]	4 h (OEGARI: 2 h wenn PTT im Normbereich)	2–4 h	aPTT, ECT, ACT

Tab. 9.3 (Fortsetzung)

	Vor Punktion/ Katheter-entfernung*	Nach Punktion/ Katheter-entfernung*	Laborkontrolle
Dabigatran	26 h	4 h	
Vitamin-K-Antagonisten (Cumarine)	INR<1,4 (ca. 2 Tage)	Keine	INR
Adenosin-Diphosphat (ADP)-Rezeptor-Antagonisten			
Clopidogrel	7 Tage[b]	Keine[c]	
Ticlopidin	10 Tage[b]	Keine[c]	
Prasugrel	7–10 Tage	6 h	
Ticagrelor	5 Tage	6 h	
Cyclooxygenase (COX)-Hemmer			
Acetylsalicylsäure (100 mg) Monotherapie[d]	Keine	Keine	
NSAR	Keine	Keine	
Selektive COX-II-Hemmer (z. B. Celebrex)	Keine	Keine	
GP-IIb/IIIa-Antagonisten			
Abciximab (ReoPro)	48 h	6 h	
Tirofiban (Aggrastat)	8 h	6 h	
Eptifibatid (Integrilin)	4 h	6 h	
Antiaggregatorische Prostaglandine			
Iloprost (Ilomedin)	1–2 h	6 h	
Prostacyclin (Flolan, Epoprostenol)	10–30 min	Keine	
Prostaglandin E1 (Minprog)	10–30 min	Keine	

Tab. 9.3 (Fortsetzung)

	Vor Punktion/ Katheter-entfernung*	Nach Punktion/ Katheter-entfernung*	Laborkontrolle
Gerinnungsbeeinflussende Pflanzenpräparate			
Ginkgo-Präparate	>36 h	Keine	Blutungszeit nach Ivy (Hemmung des PAF)
Ginseng-Präparate	>7 Tage	Keine	Blutungszeit nach Ivy, INR (Quick), aPTT (Hemmung der Thrombozytenaggregation und der Gerinnungskaskade)
Knoblauch-Präparate	>7 Tage	Keine	Blutungszeit nach Ivy (irreversible Thrombozytenaggregationshemmung)

modifiziert nach den Empfehlungen der Deutschen Gesellschaft für Anästhesiologie und Intensivmedizin (DGAI) von 2007 und der Österreichische Gesellschaft für Anästhesiologie, Reanimation und Intensivmedizin (OEGARI) von 2012
* alle Zeitangaben beziehen sich auf Patienten mit einer normalen Nierenfunktion
[a] verlängertes Zeitintervall bei Leberinsuffizienz
[b] laut Herstellerangaben; jedenfalls nach Thrombozytenregeneration >72 h
[c] bei erhöhter Loadingdosis längeres Intervall empfohlen
[d] NMH einmalig pausieren, kein NMH 36–42 h vor der Punktion oder der geplanten Katheterentfernung

- **niedermolekulares Heparin** (NMH)
  - max. Wirkspiegel bei s.c.-Gabe nach 3–4 h, Eliminationshalbwertszeit 6 h (bei Nierengesunden), bis zu 16 h bei schwerer Niereninsuffizienz
  - HWZ: 4–7 h (nach s.c.-Gabe), nach 12 h sind noch 50% der max. Wirkspiegel mit ausreichender antithrombotischer Wirkung vorhanden
  - Gerinnungsparameter wie ACT und PTT bleiben weitestgehend unbeeinflusst, Überwachung der NMH-Therapie mit Hilfe der Anti-Faktor-Xa-Aktivität
  - eine Punktion/Katheterentfernung sollte bei NMH s.c. zur Prophylaxe frühestens 12 h nach Beenden der Heparingabe und nach

Normalisierung der Gerinnung erfolgen (bei therapeutischer Gabe 24 h danach, ggf. Einzelfallentscheidung, ob Intervall von 24 h im Hinblick auf das Thrombembolierisiko vertretbar ist und notfalls auf Regionalanästhesie verzichten)
- die Gabe von NMH sollte generell frühestens 2–4 h nach Punktion/Katheterentfernung erfolgen

Heparinoide

- **Danaparoid** (Orgaran)
  - eine präoperative Danaparoidgabe sollte bei einem geplanten rückenmarknahen Regionalanästhesieverfahren ausgesetzt werden
  - aufgrund der sehr langen Halbwertszeit (24 h) und der Akkumulation bei Niereninsuffizienz sollten bevorzugt Single-shot-Regionalanästhesien durchgeführt und auf einen Katheter verzichtet werden

Synthetisches Pentasaccharid

- **Fondaparinux** (Arixtra)
  - lange HWZ: 18 Std.
  - die Wirkspiegel erreichen erst 2–3 Tage nach Beginn der Gabe ein stabiles Plateau (auch bei Nierengesunden – bei Kreatininclearance <30 ml/h Akkumulation mit Verdopplung der Plasmaspiegel)
  - bei einer therapeutischen Antikoagulation mit 5–10 mg s.c. sollte aufgrund der langen HWZ und des erheblichen Akkumulationspotentials auf eine rückenmarksnahe Regionalanästhesie verzichtet werden

Direkte Faktor-Xa-Inhibitoren

- **Rivaroxaban** (Xarelto)
  - der Hersteller empfiehlt ein Intervall von mind. 18 h z. B. vor PDA-Katheterentfernung und ein Intervall von 6 h vor der nächsten Einnahme, wobei dazu keine Studiendaten vorliegen
  - abgeleitet von den pharmakologischen Kennzahlen kann bei prophylaktischer Dosis eine Therapiepause von 16 h vor Intervention angenommen werden (ESA 22–26 h) und von 3 h nach Intervention (ESA 4–6 h) (OEGARI)
- **Apixaban** (Eliquis)
  - bei prophylaktischer Dosis wird eine Therapiepause von 20–30 h vor Intervention und von 4–6 h nach Intervention empfohlen (OEGARI)

Direkte Thrombininhibitoren

- **Desirudin** (Revasc), **Lepirudin** (Refludan)
  - Desirudin wird zur Thromboseprophylaxe bei HIT, Lepirudin zur Thrombosetherapie bei HIT eingesetzt
  - nach einer s.c. Injektion von Desirudin kommt es zu einem schnellen Anstieg der PTT, der innerhalb von 30 min messbar ist und sein Maximum nach 2 h erreicht. 8 h nach der s.c.-Gabe von 15 mg Hirudin (Prophylaxedosis 2×15 mg/die) ist noch eine verlängerte PTT nachweisbar
  - die Eliminationshalbwertszeit beträgt 2–3 h und ist aufgrund der überwiegenden renalen Ausscheidung bereits bei mäßig eingeschränkter Nierenfunktion deutlich verlängert
  - generell erscheint es empfehlenswert, bei Gabe von rekombinanten Hirudinen einen möglichst großen Abstand (mindestens 8–10 h) zwischen der Gabe der Substanzen und der rückenmarksnahen Punktion entsprechend dem Dosierungsintervall (Hirudin 12-stündlich, Dosierung 2×15 mg) einzuhalten, sowie die Kombination mit anderen Antithrombotika zu vermeiden
- **Argatroban** (Argatra)
  - direkter Thrombininhibitor zur Therapie bei HIT. Bei Niereninsuffizienz geeignet, da die Elimination ausschließlich über die Leber erfolgt. Dosisreduktion bei eingeschränkter Leberfunktion
  - Therapiepausezeit von 4 h vor Intervention empfohlen (2 h, wenn PTT im Normbereich) und von 2–4 h nach Intervention
- **Dabigatran** (Pradaxa)
  - der Hersteller beschreibt Blockadekatheterverfahren als kontraindiziert; es gibt hierzu keine Studiendaten
  - abgeleitet von den pharmakologischen Kennzahlen kann bei prophylaktischer Dosis eine Therapiepause von 26 h vor Intervention und von 4 h nach Intervention (von der ESA wird eine Pausezeit von 6 h empfohlen) abgeleitet werden (OEGARI)

Vitamin-K-Antagonisten (Cumarine)

- haben eine lange HWZ
  - Warfarin (Coumadin): 1,5–2 Tage → normale Gerinnung 1–3 Tage nach Absetzen
  - Phenprocoumon (Marcumar): 6,5 Tage → normale Gerinnung 7–10 Tage nach Absetzen
- eine therapeutische Antikoagulation mit Cumarinen stellt i. d. R. eine absolute Kontraindikation für Regionalanästhesieverfahren dar. Die Normalisierung der Gerinnungsparameter muss abgewartet

und die Gerinnung laborchemisch überprüft werden. Eine schnellere Normalisierung kann durch Gabe von Vitamin K, Frischplasmen, insbesondere aber durch die Substitution der Vitamin-K-abhängigen Gerinnungsfaktoren (PPSB) erreicht werden. Dies sollte jedoch nur bei entsprechender Indikation und unter einer individuellen Nutzen-Risiko-Analyse erfolgen. Eine Normalisierung der Gerinnung mit Gerinnungsfaktoren allein mit dem Ziel, eine rückenmarksnahe Regionalanästhesie durchzuführen, ist nicht indiziert
- Beispiel:
  - Vitamin-K-Antagonisten 4 d präoperativ absetzen
  - wenn INR <therapeutischer Bereich, Gabe einer therapeutischen Dosis von UFH oder LMWH
  - Beenden von UFH 4–6 h oder von LMWH 12–24 h präoperativ (vor Punktion)
  - postoperativ Wiederaufnahme der VKA-Therapie, Weitergabe von UFH oder LMWH, bis INR im therapeutischen Bereich

Adenosin-Diphosphat (ADP)-Rezeptor-Antagonisten

- **Clopidogrel** (Plavix, Iscover)
  - wegen verzögertem Wirkungseintritt und langer Eliminationshalbwertszeit (renale Elimination der aktiven Metaboliten, Erholung der Thrombozytenfunktion nach 6–7 Tagen) ist ein großes Zeitintervall zur Punktion erforderlich
- **Ticlopidin** (Tiklyd)
  - HWZ: 7–8 h bei Einmalgabe, nach 3-wöchiger Dauertherapie: ca. 90 h, daher 10 Tage Abstand laut Herstellerangaben; jedenfalls nach Thrombozytenregeneration >72 h
- **Prasugrel** (Efient)
  - ist ein Thienopyridin mit rascherem Wirkeintritt und (10-mal) stärkerer, irreversibler Thrombozytenfunktionshemmung im Vergleich zu Clopidogrel
  - in der Phase-III-Studie war das Blutungsrisiko unter Prasugrel erhöht
  - obwohl keine klinische Erfahrung vorliegt, sollte Prasugrel mindestens 7–10 Tage vor einer Blockade pausiert werden. Nach Intervention wird ein Intervall von 6 h empfohlen (von der ESA wird keine Pausezeit empfohlen) (OEGARI)
- **Ticagrelor** (Brilique)
  - ist kein Thienopyridin und bindet (ohne Biotransformation) direkt an den P2Y12-Rezeptor

  - auch Ticagrelor hat einen rascheren Wirkeintritt (<2 h) und eine stärkere und vorhersehbarere Thrombozytenfunktionshemmung im Vergleich zu Clopidogrel
  - die Wirkungsdauer des reversiblen Thrombozytenhemmers beträgt 48–72 h
  - obwohl keine klinische Erfahrung vorliegt, sollte Ticagrelor mindestens 5 Tage vor einer rückenmarksnahen Blockade pausiert werden. Nach Intervention wird ein Intervall von 6 h empfohlen (von der ESA wird keine Pausezeit empfohlen) (OEGARI)

Acetylsalicylsäure und NSAR

- ASS bewirkt eine irreversible Hemmung der Thrombozytenfunktion über Inhibition der Cyclooxygenase → Thromboxan-A2-Synthese → (geringere Verstärkung der Thrombozytenwirkung über den TP-Rezeptor auf den Thrombozyten)
- Thrombozyten werden von den Megakaryozyten im Knochenmark gebildet und haben eine durchschnittliche Lebensdauer in vivo von 7–10 Tagen. Ein gesundes Knochenmark kann innerhalb von 3 Tagen 30–50% der Thrombozyten ersetzen
- NSAR hemmen ebenfalls die Cyclooxygenase, jedoch reversibel. Eine Normalisierung der Thrombozytenfunktion erfolgt nach 12–24 h (Ausnahme von Tenoxicam und Piroxicam)
- obwohl ASS und NSAR nicht zu einer erhöhten Rate an Blutungskomplikationen führen, kann ein additiver oder synergistrischer gerinnungshemmender Effekt mit Heparinen nicht ausgeschlossen werden, so dass bei der **Kombination** beider Substanzen im Zusammenhang mit Regionalanästhesien **Vorsicht** geboten ist

GP-IIb/IIIa-Inhibitoren

- die in diese Gruppe gehörenden Substanzen wie **Eptifibatid** und **Tirofiban** stellen die maximale Hemmung der Thrombozytenaggregation dar. Häufigste Nebenwirkungen sind Thrombozytopenien und Blutungen. Rückenmarksnahe Regionalanästhesien sind bei den in Zusammenhang stehenden, meist notfallmäßigen Eingriffen kontraindiziert. Ist nach Gabe von Eptifibatid oder Tirofiban die Anlage eines Katheters notwendig, wird in den meisten Leitlinien ein Zeitfenster von 8–10 h (**Abciximab** 48 h) angeraten

Alternative Heilmittel

- **Ginkgo** (Ginkgo biloba): Gerinnungshemmung über Antagonismus des platelet activating factor

- **Ginseng** (Panax ginseng): Thrombozytenaggregationshemmung
- **Knoblauch** (Allium sativum): thrombozytenaggregationshemmend und antifibrinolytisch beschrieben, dadurch mögliche Blutungsneigung

Die Herstellung alternativer Heilmittel ist nur in Deutschland reglementiert, in anderen Ländern hergestellte Präparate weisen oftmals einen Zusatz von weiteren Wirkstoffen einschließlich nichtsteroidaler Antiphlogistika und Acetylsalicylsäure auf, die eine gerinnungswirksame Aktivität in einzelnen Untersuchungen erklären.

- Warnungen vor einer rückenmarksnahen Punktion bei gleichzeitiger Einnahme solcher Substanzen sind laut DGAI insbesondere bei in Deutschland hergestellten Präparaten derzeit unbegründet, es ist jedoch Vorsicht und eine genaue Anamnese geboten.

9.1.11 Prämedikation

- Benzodiazepin 30–60 min präoperativ (antikonvulsive Wirkung)
- möglichst keine Anticholinergika (Mundtrockenheit)

9.2 Spinalanästhesie (SPA)

Injektion eines LA in den lumbalen Subarachnoidalraum zur Ausschaltung von Sensibilität und Motorik

9.2.1 Anatomie

- s. oben.

9.2.2 Besonderheiten

- anatomischer Blockadeort: Nervenwurzeln, die sich im Foramen intervertebrale vereinigen
- Sympathikusblockade i. d. R. 2–3 Segmente höher als sensorische Blockade, diese wiederum 2 Segmente höher als motorische Blockade
- Fixierungszeiten ■ Tab. 9.4

9.2.3 Technik

- Notfallzubehör griffbereit halten, ebenso O_2-Gabe- und Beatmungsmöglichkeit, EKG, RR-Manschette und venöser Zugang
- Preload erhöhen: 1000 ml Ringer-Lösung
- Lagerung: Linksseitenlage oder im Sitzen (»Katzenbuckel«)
- Orientierungslinie: s. o.
- Markierung der Punktionsstelle
- streng aseptisches Vorgehen
- Infiltrationsanästhesie
- Einstich zwischen L3 und L4 ± 1 Segment

Arten von Spinalkanülen (Nadeltypen)

- scharfe Kanülen mit schrägem Schliff, z. B. Quincke-Nadel mit endständiger Öffnung
- stumpfe, abgerundete »Pencil-point«-Nadeln, z. B. Sprotte-Nadel mit größerer seitlicher Öffnung oder Whitacre-Nadel mit von der Spitze entfernt liegender seitlicher Öffnung

Medianer Zugang

- Vorschieben der Kanüle in Interspinalebene senkrecht zur Haut oder leicht kranial
- beim Vorschieben durch das Lig. flavum (4–5 cm) meist deutlicher Widerstand
- nach Perforation der Dura (weitere 3–6 mm) etwa 1 mm weiter vorschieben und Abtropfen von Liquor abwarten

Lateraler Zugang

- besonders bei Ossifikation der Ligamente
- Einstichstelle: etwa 1,5 cm lateral der Mittellinie am kaudalen Ende des gewählten Interspinalraums bzw. gering darunter
- Vorschieben der Kanüle in Einwärtsrichtung und leicht kranial (etwa 80° zur Hautoberfläche)

Hyperbare LA (◻ Tab. 9.4)

- erhält man auch durch Zusatz von Glukose 5–10 %
- Dichte höher als die des Liquors
  - breiten sich entsprechend der Schwerkraft nach unten aus
  - die Blockade dehnt sich je nach Lagerung kranial, kaudal oder seitlich aus. Durch Umlagern ist es möglich, bis zur vollständigen Fixierung die Anästhesiehöhe zu variieren. Bringt man den Patienten in Seitenlage, resultiert eine einseitige SPA.

Tab. 9.4 Fixierungszeit bis zur vollständigen Anästhesie, Wirkdauer und Dosis (für SPA bis Th 5)

Medikamente	Dosis (ml)	Fixierungszeit (min)	Wirkungsdauer (min)
Bupivacain 0,5 % isobar	2–3	10–30	≈ 180
Bupivacain 0,5 % hyperbar	2–3,5(–4)	10–30	≈ 180
Tetracain 1 % hyperbar	1,4–1,8	10–20	120–180
Lidocain 5 % hyperbar	1,4–1,8	5–10	45–60
Mepivacain 4 % hyperbar	1,4–1,8	5–10	45–60

- Nachteil bei Blutdruckabfall und Schocklagerung: bis zur Fixierung weitere Ausbreitung nach kranial möglich

Isobare LA

Die Dichte entspricht der des Liquors. Die Blockade dehnt sich nach Lagerung nur gering aus.

9.2.4 Probleme bei der Punktion

- **blutiger Liquor** – abtropfen lassen, bis Liquor klar wird; bleibt Liquor blutig tingiert, SPA abbrechen
- **kein Liquor** (»trockene Punktion«) bzw. Liquor tropft nicht spontan ab oder ist nur mühsam zu aspirieren
  - erneut punktieren (»ohne Liquor keine SPA«, Gefahr der intraneuralen Injektion)
  - **trüber Liquor** – Probe zur Untersuchung geben, SPA abbrechen
- **erfolglose Punktion** – Lagerung überprüfen, Punktionsversuch von lateral, bei mehrmaligem Knochenkontakt Kanüle wechseln; Beachte: Beschädigung der Kanüle
- **Parästhesie bei Punktionsversuch:**
  - kurzfristig: Injektion erlaubt (Kanüle hat Fasern der Cauda equina gestreift)
  - anhaltender Schmerz: abbrechen (Läsion eines Spinalnervs?)

9.2.5 Komplikationen

- s. oben

9.2.6 Sattelblock (tiefe Spinalanästhesie)

- Injektion von 1–1,5 ml Bupivacain 0,5 % hyperbar – Hyperbare Lösungen breiten sich entsprechend dem spezifischem Gewicht in sitzender Position nach unten aus
- nach Injektion den Patienten noch für etwa 5–6 min in sitzender Position belassen, anschließend mit erhöhtem Oberkörper lagern
- Blockade der Rückenmarksegmente S3–5 führt zu Empfindungsausfall in Reithosenform

9.2.7 SPA zur Sectio caesarea

- 25-, 26- oder 27-G-»Pencil-point«-Spinalnadel mit Einführungskanüle
- Bupivacain 0,5 % isobar (2–2,5 ml, entsprechend 10–12 mg) oder Bupivacain 0,5 % hyperbar (1,5–2 ml, entsprechend 7,5–10 mg) besser steuerbar; jedoch nur verabreichen, wenn gute Lagerungsmöglichkeiten gegeben sind (z. B. auf OP-Tisch)
- oder Mepivacain 4 % hyperbar standardisiert (1,5 ml, entsprechend 60 mg) plus 2,5–5 μg Sufentanil (entsprechend 0,5–1 ml Sufenta epidural) oder 5–10 μg Fentanyl (entsprechend 0,1–0,2 ml) nach Punktion in Höhe L2/3
- oder Bupivacain 0,25 % isobar (2,5 ml, entsprechend 6,25 mg) plus 7,5 μg Sufentanil nach Punktion in Höhe L 3/4

! Reduzierte Dosis (besonders in Seitenlage) aufgrund erhöhter Gefahr rasch eintretender starker Blutdruckabfälle

9.2.8 SPA bei pädiatrischen Patienten

- s. Kinderanästhesie

9.3 Periduralanästhesie (PDA)

Praktisch in jedem Wirbelsäulenabschnitt durchführbar, meist jedoch lumbal (besserer Zugang, Periduralraum breiter)

9.3.1 Anatomie

- s. oben

9.3.2 Besonderheiten

- Hauptwirkungsort der LA: Wurzeln der Spinalnerven – Das LA muss durch die Dura diffundieren (10–20 min). Eine Diffusion in das Rückenmark spielt eine sekundäre Rolle
- L5–S2: verzögert und häufig nicht ausreichende Blockadequalität, da großer Nervendurchmesser (Radialblock); Beachte: Sprunggelenk-OP, ausgedehnte Varizen-OP, Harnröhreneingriffe
- je mehr Volumen, desto größer die Ausbreitung
- Qualität der Anästhesie: häufig weniger gut als bei SPA –Besonders die motorische Blockade ist geringer ausgeprägt und hängt von der Wahl sowie der Konzentration des LA ab.
- größere LA-Mengen als bei SPA notwendig
- toxische Reaktionen durch erhöhte Plasmaspiegel möglich, besonders in den ersten 30 min; höchste Plasmakonzentration nach 10–30 min

9.3.3 Vorteile

- differenzierte (sympathisch, sensorisch, motorisch) und segmentäre Blockade über mehrere Tage bis Wochen möglich
- Höhe der Sympathikusblockade stimmt mit sensorischer Blockade überein
- rein sensorische Blockade durch niedrige Konzentration des LA – Für zusätzliche motorische Blockaden sind höhere Konzentrationen erforderlich

9.3.4 Fixierungszeit bis zur vollständigen Anästhesie

- Wirkbeginn von Bupivacain 0,5 % isobar: 10–30 min
- analgetische Wirkung nach 5–10 min
- max. Wirkung nach 20–30 min
- max. Resorption nach 20–30 min

9.3.5 Technik

- Notfallzubehör griffbereit halten, ebenso O_2-Gabe- und Beatmungsmöglichkeit, EKG, RR-Manschette und venösen Zugang
- Preload erhöhen: 1000 ml Ringer-Lösung
- Lagerung: Linksseitenlage oder im Sitzen (»Katzenbuckel«)

- Orientierungslinie (s. o.)
- streng aseptisches Vorgehen
- Infiltrationsanästhesie
- Einstich in gewünschter Höhe (thorakal: Th6–9, Th9–12; lumbal: L3/L4 ± 1 Segment)
- Tuohy-Nadel (17 G: 1,5 mm; 18 G: 1,2 mm)
- bei Crawford-Nadel (distal offen: Gefahr der Duraperforation): Schrägschliff der Kanüle sollte parallel zu den Durafasern (Öffnung zur Seite) verlaufen – geringste Traumatisierung (Nervenfasern, Dura, Bänder, Muskeln)

Medianer Zugang

- Vorschieben der Kanüle in Interspinalebene senkrecht zur Haut oder leicht nach kranial
- Widerstandsverlustmethode (s. u.)

Paramedianer (lateraler) Zugang

- besonders bei thorakaler PDA (steiler Winkel der Dornfortsätze)
- etwa 1 cm lateral der Mittellinie am kaudalen Ende des gewählten Interspinalraums bzw. gering darunter
- Vorschieben der Kanüle in Einwärtsrichtung (10–15°) und leicht nach kranial (40–60° zur Hautoberfläche)

Widerstandsverlustmethode (»Loss-of-resistance«-Methode)

- mit NaCl 0,9 % gefüllte, leicht gängige Spritze
- Vorschieben der Nadel unter ständigem Druck auf den Spritzenstempel (Druck in erster Linie über Stempel ausüben)
- beim Vorschieben durch das Lig. flavum meist deutlicher Widerstand (der Spritzenstempel lässt sich nicht mehr vorschieben)
- bei Verlassen des Lig. flavum und Eindringen in den Periduralraum deutlicher Widerstandsverlust
- Drehen des Schrägschliffs nach kranial unter Vorspritzen von NaCl

Technik des hängenden Tropfens

- Vorschieben der Nadel bis in das Lig. flavum
- Entfernen des Mandrins und Anhängen eines Tropfen NaCl an das Spritzenende
- weiteres Vorschieben durch das Lig. flavum → bei Verlassen des Lig. flavum und Eindringen in den Periduralraum wird der hängende Tropfen in die Kanüle gesaugt (durch Unterdruck im Periduralraum)

> **Da im Periduralraum nicht immer ein Unterdruck besteht (besonders bei Schwangeren), ist diese Methode nicht so sicher wie die Widerstandsverlustmethode (höhere Fehlerquote). Der Unterdruck kann durch eine tiefe Inspiration erhöht bzw. erzeugt werden.**

Einführen des Periduralkatheters

Der Periduralkatheter (20 G) wird lumbal etwa 3 cm in den Periduralraum eingeführt. Tieferes Einführen erhöht das Risiko für folgende Gefahren:

- Venenverletzung
- Austreten des Katheters im Bereich der Spinalwurzel
- Duraverletzung durch den Katheter
- Schlingenbildung des Katheters um eine Nervenwurzel

Aspiration und Gabe einer Testdosis

Der Aspirationsversuch über den Katheter (bei »single shot« über die Nadel) soll eine versehentliche intraspinale bzw. intravasale Injektion verhindern. Eine Testdosis von 2–3 ml LA (evtl. mit Adrenalinzusatz, 5 µg/ml) soll eine versehentliche intraspinale oder intravasale Injektion ausschließen. Ein Herzfrequenzanstieg durch den Adrenalinzusatz um mehr als 30/min soll eine intravasale Injektion anzeigen! Therapie mit β-Blockern, Herzfrequenzanstieg durch Wehenschmerz etc. Der Wert der Testdosis ist umstritten. Sie ist aus forensischen Gründen jedoch immer notwendig (zuvor immer Aspirationsversuch!).

> **Trotz Aspirationsversuch und Testdosis sind Katheterfehllagen möglich (subdural, subarachnoidal, intravasal). Eine Testdosis ist auch bei jeder Nachinjektion zu verabreichen.**

Tunneln von Periduralkathetern

- wird empfohlen, wenn eine Liegedauer des Katheters von >48 h vorgesehen ist
- Vorteil des Tunnelns: ggf. Verhinderung bzw. Reduktion der Kathetermigration im Vergleich zu Klebetechniken
- Nachteil des Tunnelns: Beschädigung des PDK durch die Tunnelungstechnik möglich

Probleme bei der Punktion oder beim Vorschieben des Periduralkatheters

- **erfolglose Punktion** – Lagerung überprüfen, Punktionsversuch von lateral oder in anderer Höhe, bei mehrmaligem Knochenkontakt Kanüle wechseln

- **blutige Punktion oder Blut im PDK** – erneute Punktion
- **Probleme beim Vorschieben des PDK**
  - Prophylaxe: nach Punktion des Periduralraums unter Vorspritzen von NaCl Nadel minimal vorschieben
  - Patient tief einatmen lassen (Saug-Druck-Pumpeneffekt der Atmung: tiefe Inspiration
  - negativer intrathorakaler Druck, damit bessere Entleerung der periduralen Venen), dadurch evtl. leichteres Vorschieben des Katheters möglich
  - bei zweitem Versuch evtl. »Single-shot«-Technik und erst anschließend Einlegen des PDK
- Parästhesien beim Vorschieben des PDK
  - kurzfristig
    - Injektion erlaubt (Katheter hat Nervenfaser gestreift)
  - anhaltender Schmerz
    - abbrechen -(Läsion eines Spinalnervs?)

Katheter nie bei liegender Nadel zurückziehen

Komplikationen

- s. oben.

Dosis

- 1,0 ml/Segment bei 1,50 m Körpergröße
- bei >1,50 m 1,0 ml/Segment + 0,1 ml/Segment für alle 5 cm über 1,50 m
- d. h. bei 1,70 m: 1,4 ml/Segment oder 10 ml LA breiten sich ca. 6–8 Segmente aus
- im Alter: weniger (bis 50 %)
- bei Schwangeren: 25–30 % weniger (relativ kleinerer PD-Raum, da stärkere Venenfüllung)

9.3.6 Besonderheiten der thorakalen PDA

- Punktionshöhe abhängig von geplanter Operation (Tab. 9.5)
  - Th6–9: thorakoabdominales Aortenaneurysma, Oberbaucheingriffe
  - Th9–12: abdominales Aortenaneurysma, Unterbaucheingriffe
- paramedianer Zugang besser (steiler Winkel der Dornfortsätze): 1 cm lateral, 10–15° Einwärtsrichtung, 40–60° nach kranial

Dosis

z. B. ~ 0,5 Bupivacain 0,25 % Segment

Vorteile

- verbesserte respiratorische Funktion (funktionelle Residualkapazität erhöht und VT) bei postoperativer Schmerztherapie über PDK
- führt gerade beim kardialen Risikopatienten mit KHK zu einer verbesserten Endokardperfusion sowie zu einer Herzfrequenzabnahme

Die lumbale PDA führt im Gegensatz zur thorakalen zu einer ausgeprägten Sympathikolyse der unteren Körperhälfte mit reaktiver Steigerung der Sympathikusaktivität in den nicht blockierten thorakalen Segmenten (Herzfrequenzsteigerung und paradoxe koronare Vasokonstriktion!). Zusätzlich kommt es bei der lumbalen PDA beim Erreichen einer Anästhesie in den thorakalen Segmenten zu einem ausgeprägteren venösen Pooling im Vergleich zur thorakalen PDA und zu einer arteriellen Hypotension. Eine lumbale PDA für thorakale oder Oberbaucheingriffe erfordert eine höhere LA-Dosis (Sympathikusblockade), und die Rückbildung erfolgt in den oberen Segmenten zuerst.

Nachteile

- Hauptgefahr: traumatische Punktion des Rückenmarks, akzidentelle Duraperforation
- passagere Parästhesien

Punktionsorte sowie notwendige Anästhesieausbreitungen ◘ Tab. 9.5

◘ Tab. 9.5 Punktionsort und notwendige Anästhesieausbreitung in Abhängigkeit von dem operativen Eingriff

Region/Indikation	Anästhesieausbreitung	Punktionshöhe
Thorakotomie	Th2–8	Th6–7
Thorako-abdominal	Th4–12	Th7–9
Oberbauch	Th6–12	Th8–10
Abdominelle Aorta	Th 8–12	Th10–L2
Untere Extremität	Th12–L1	L3–L4

9.3.7 Kombinierte Spinal- und Epiduralanästhesie

- kombiniert den Vorteil des schnellen Wirkbeginns der SPA mit der späteren Nachinjektionsmöglichkeit über den liegenden PDK
- CSE-Sets
  - Kanal für Spinalnadel geht durch Tuohy-Nadel, z. B. Durasafe: spezielle 17-G-Tuohy-Nadel und 110 mm lange 27-G-Whitacre-Spinalnadel oder
  - z. B. 18-G-Tuohy-Nadel und 24-G-Sprotte-Nadel
    - nach Aufspritzen der SPA muss zügig der PDK eingelegt und fixiert werden, damit sich die SPA wie gewünscht ausbreitet und keine zu starken Kreislaufreaktionen eintreten.
  - Kanal für Spinalnadel verläuft parallel zur Tuohy-Nadel
    - der PDK kann über die Tuohy-Nadel eingelegt werden, und erst anschließend erfolgt über den zweiten Kanal die Spinalpunktion

Der PDK darf frühestens nach vollständiger Fixierung der SPA aufgespritzt werden. Hierbei ist besonders auf die Aspiration und eine Testdosis von 2–3 ml zu achten, da der PDK auch subdural bzw. subarachnoidal liegen kann.

9.3.8 PDA in der Geburtshilfe

- s. Gynäkologie und Geburtshilfe

9.3.9 Epidurale Opioide

Vorteile

- Analgesie ohne motorische Blockade und Fehlen einer sympathischen Blockade → keine periphere Vasodilatation
- in Kombination mit LA weniger LA-Verbrauch, verkürzter analgetischer Wirkeintritt und verlängerte Wirkdauer
- weniger instrumentelle Entbindungen in der Geburtshilfe

Nachteile

- frühe und späte Atemdepressionen → auch mehrere Stunden nach Applikation wurden schwere Atemdepressionen beschrieben. Die Atemdepression ist mit Naloxon antagonisierbar, ohne die Analgesiequalität zu beeinträchtigen (lange Überwachung notwendig, besonders bei Morphin und Fentanyl). Bei Sufentanil ist eine späte Atem-

depression sehr selten (s. Opioide). Bei Schlaf-Apnoe-Syndrom oder stark sedierten Patienten sollten keine epiduralen Opioide verabreicht werden
- Übelkeit und Erbrechen (40 %)
- Juckreiz
  - Morphin: 70–100 %
  - Fentanyl: 23–43 % (weniger Histaminfreisetzung als vorwiegend segmentale Exzitation spinaler Neurone)
- Harnretention (15–50 %; bei lipophilen Opioiden geringer ausgeprägt)

Dosis

Verdünnt in 10 ml NaCl 0,9 % oder mit LA gemischt
- Morphin: 1–8 mg (20–100 µg/kg KG)
- Fentanyl: 0,05–0,1 mg (1 µg/kg KG)
- Alfentanil: 0,1–0,5 mg (10 µg/kg KG)
- Sufentanil: 10–25(–30) µg (0,1–0,4 µg/kg KG)
- kein Remifentanil (enthalt exzitatorische Aminosäure Glyzin)

Sufenta epidural (1 Amp. à 2 ml, entsprechend 10 µg Sufentanil) ist bisher in der BRD das einzige zugelassene Opioid für die epidurale Anwendung.

Clonidin (Catapresan) epidural

- nur bei Normovolämie erlaubt
- offiziell zurzeit zur epiduralen Applikation nicht zugelassen

Dosis

- Bolusinjektion: >5 µg/kg KG (etwa 0,3–0,45 mg/70 kg KG)
- Bolusinjektion in Kombination mit Opioid: <5 µg/kg KG
- Bolusinjektion von >5 µg/kg KG und kontinuierliche Zufuhr von 20–40 µg/h

Nebenwirkungen

- RR-Abfall (bei Hypertonikern ausgeprägter)
- Bradykardie
- Sedierung

Nicht bei Patienten applizieren, die auf einen erhöhten Sympathikotonus angewiesen sind

9.4 Kaudalanästhesie und Sakralblock

9.4.1 Indikationen

- anorektale und vaginale Eingriffe (besonders für postoperative Schmerztherapie)
- einfache Durchführung bei Säuglingen und Kleinkindern
- »single shot« oder Kathetertechnik

9.4.2 Leitpunkt/Durchführung

- Punktion des Lig. sacrococcygeum im Hiatus sacralis

Dosis

Erwachsene
- 20–30 ml Bupivacain 0,25 % + Lidocain 2 %
- oder evtl. 20–30 ml Bupivacain 0,25 % + Prilocain 1 %

Kinder
- Oberbaucheingriff (Th4–6): 1,2 ml Bupivacain 0,25 %/kg KG
- Unterbaucheingriff, untere Extremität (Th10): 1 ml Bupivacain 0,25 %/kg KG

perineal (Th12–L1):
- 0,8 ml Bupivacain 0,25 %/kg KG
- oder 0,8–1 ml Bupivacain 0,175 %/kg KG; Herstellung: 7 ml Bupivacain 0,5 % auf 20 ml verdünnen (ergibt 20 ml Bupivacain 0,175 %)
- + Sufentanil (0,1–0,4 µg/kg KG): längere Analgesiedauer
- evtl. + Clonidin (1–2 µg/kg KG): längere Analgesiedauer
- evtl. + Morphin (20–100 µg/kg KG): längste Analgesiedauer

Max. 2,5 mg Bupivacain/kg KG

9.5 Plexus-cervicalis-Blockade

9.5.1 Indikationen

- Karotisthrombendarteriektomie
- Halsbiopsien
- OP am Schlüsselbein

9.5.2 Leitpunkte/Durchführung

- Schnittpunkt zwischen Skalenuslücke und Krikoid (entspricht Höhe C6); Querfortsatz von C6 am leichtesten zu tasten
- Kopf leicht zur Seite gedreht, Verbindungslinie zwischen Mastoid und Querfortsatz von C6 entlang des lateralen Anteils des M. sternocleidomastoideus einzeichnen

Anschließend werden die Querfortsätze von C4, C3 und C2 entlang dieser Linie markiert. Der Querfortsatz von C2 liegt etwa 1,5 cm unter dem Mastoid, die anderen folgen in Abständen von jeweils etwa 1,5 cm kaudal.

9.5.3 Oberflächliche Blockade

- N. occipitalis minor (C2), N. auricularis magnus (C2, C3), N. transversus colli (C2, C3), Nn. supraclaviculares (C3, C4)
- kurze, stumpfe 22-G-Nadel mit Verlängerungsschlauch
- Einstich in Höhe von C5, etwa 0,5–1 cm medial der Verbindungslinie → nach Durchdringen der Muskelfaszie des M. sternocleidomastoideus ist meist ein leichter Klick zu spüren
- nach Aspirationstest Injektion von 2–3 ml Lidocain
- dann Nadel 1–2 cm zurücksetzen und erneuter Aspirationstest
- dann 2–3 ml Lidocain injizieren
- gleiches Vorgehen in kranialer und kaudaler Richtung

9.5.4 Tiefe Blockade (C2–C4)

- spitze, 32 mm lange 23-G-Nadel mit Verlängerungsschlauch (für C2 evtl. Länge von 35 mm)
- Einstich der Nadeln in Höhe von C4 senkrecht zur Haut leicht nach kaudal auf den Querfortsatz zu → es muss immer ein Knochenkontakt gefühlt werden

- anschließend Positionierung der Nadel bei C3 und C2. Die Nadel bei C2 ist schwieriger zu platzieren, und es muss evtl. eine längere Nadel verwendet werden

Alle 3 Nadeln werden in ihrer Position belassen. Nun wird der Verbindungsschlauch auf die Nadel bei C4 aufgesetzt, und es werden langsam 5–7 ml Lidocain infiltriert. Danach folgt die Injektion bei C3, zuletzt diejenige bei C2. Da zwischen den Processus transversi eine Verbindung besteht, kann bei schneller Injektion LA aus den jeweils anderen Kanülen austreten, was ein Zeichen für deren korrekte Lage ist.

9.5.5 Spezielle Komplikationen/Anmerkungen

- **Phrenikusparese** (häufig), daher **nie beidseitige Blockade!**
- Rekurrensparese (Heiserkeit)
- Horner-Syndrom
- intravasale Injektion: intravenös, intraarteriell – sofortiger zerebraler Krampfanfall bei intraarterieller Injektion
- totale SPA, hohe PDA

9.6 Übersicht: periphere Nervenblockaden

9.6.1 Plexus-brachialis-Blockade (C5–Th1)

- Truncus superior (C5/6), Truncus medius (C7), Truncus inferior (C8/Th1)
  - Fasciculus lateralis: vordere Äste des oberen und mittleren Truncus (lateraler Anteil des N. medianus, N. musculocutaneus)
  - Fasciculus medialis: vorderer Ast des unteren Truncus (medialer Anteil des N. medianus, N. ulnaris, N. cutaneus brachii medialis, N. cutaneus antebrachii medialis)
  - Fasciculus posterior: hintere Äste aller 3 Trunci (N. radialis, N. axillaris)

Der Plexus brachialis ist von einer Faszienhülle umgeben (Ausstülpung der tiefen Halsfaszie). Die Faszienhülle zieht mit der A. subclavia als Gefäß-Nerven-Scheide in die Axilla. Sie ist durch Septen unterteilt, die Ursache einer lückenhaften oder unzureichenden Anästhesieausbreitung sein können

Es erfolgt eine Austestung der sensiblen Blockade nach Regionalanästhesie anhand von isolierten sensiblen oder motorischen Innervationsgebieten der entsprechenden Nerven.

Innervationsgebiete und Funktionsprüfung

Sensible Innervationsgebiete

- N. axillaris: laterale Deltoideusregion
- N. cutaneus brachii medialis: Oberarminnenseite
- N. musculocutaneus: Region über dem Muskelbauch des M. brachioradialis am Unterarm
- N. medianus: Palmarseite des Zeige- und Mittelfingers
- N. ulnaris: Haut des kleinen Fingers
- N. radialis: Haut über dem Daumengrundgelenk

Motorische Funktionsprüfung

- N. axillaris: Abduktion im Schultergelenk
- N. musculocutaneus: Beugung im Ellbogengelenk in Supinationsstellung
- N. medianus: Abspreizung des Daumens und Pronation des Unterarms sowie Beugung im Handgelenk
- N. ulnaris: Fingerspreizen und Beugung der ulnaren beiden Finger im Grundgelenk sowie Ulnarflexion der Hand
- N. radialis: Hand- und Fingerstreckung gegen Widerstand

Lokalisation des Plexus brachialis bzw. des Injektionsortes

- elektrische Nervenstimulation oder thermische Parästhesieauslösung mit etwa 2–5 ml kühlschrankkalter Kochsalzlösung (empfiehlt sich bei Positionierung eines Plexuskatheters, sehr unangenehm)
- taktile Wahrnehmung (Perforation der Gefäß-Nerven-Scheide wird bei Verwendung einer kurzen, stumpfen Nadel als »Klick« oder »Plop« empfunden)
- dopplersonographische Identifikation von A. axillaris, Faszien und Nerven

Funktion eines Nervenstimulators

- Stromstärke (Impulsamplitude): 0–1 mA
  - mit Annäherung an den Nerv sinkt die für eine Depolarisation notwendige Stromstärke. Die Stromstärke korreliert mit der Distanz zum Nerv

Stromstärken unter 0,2 mA (Gefahr einer Nervenverletzung)

- Impulsbreite: 0,1, 0,3 und 1 ms – Bei einer Impulsbreite von <0,15 ms werden selektiv motorische Fasern, bei einer Impulsbreite von >0,15 ms sensible Fasern (Parästhesien, Schmerz) stimuliert.
- Impulsfrequenz: 1–2 Hz – Die Impulsfrequenz gibt die Häufigkeit der Impulsabfolge pro Sekunde an. Eine höhere Impulsfrequenz lässt eine genauere Lokalisation zu. Bei traumatisierten Patienten sollte evtl. nur 1 Hz verwendet werden, um schmerzhafte Kontraktionen so gering wie möglich zu halten

Klinisches Vorgehen zum Aufsuchen eines gemischten Nervs

Initial wird mit einer Stromstärke von 1 mA (Impulsbreite: 0,1 ms; Frequenz: 2 Hz) gereizt. Beim Annähern an den Nerv wird die Stromstärke auf 0,2–0,3 mA reduziert. Wird hierdurch eine Kontraktion des Kennmuskels ausgelöst, zeigt dies eine ausreichende Annäherung der Stimulationskanüle an den Nerv an. Zum Aufsuchen eines rein sensiblen Nervs verwendet man eine Impulsbreite von >0,15 ms. Der Patient verspürt dann Parästhesien im Versorgungsgebiet des Nervs.

Kanülentypen

Empfohlen werden »immobile Nadeln«, d. h. Kanülen mit Verlängerungsschlauch, damit die Nadel bei der Injektion ruhiger gehalten werden kann. Elektrostimulationskanülen kommen bei Verwendung eines Nervenstimulators zum Einsatz. Kurzgeschliffene (stumpfe) Kanülen machen die Faszienperforation deutlicher als langgeschliffene (scharfe). Plastikkanülen erlauben eine lückenhafte Anästhesie durch Nachinjektion nach etwa 20 min zur Komplettierung (»Augmentation«).

Kanülengrößen

- interskalenär/supraklavikulär: 22 oder 24 G, 2,5–5 cm lange Kanüle
- supraklavikulär: 22 G, 4 cm lange Kanüle
- axillär: 24 G, 2,5–5 cm lange Kanüle
- 18 G, 4,5 cm lange Kanüle mit Katheter

Sonographiegesteuerte Nervenblockaden

Sonographiegesteuerte Regionalverfahren können die Qualität und die Dauer der Blockaden verbessern. Im Gegensatz zu den Nervenstimulatorgestützten Verfahren ist die Gefahr der direkten Irritation des Nerven durch die Nadel geringer. Der Vorteil der Sonographie liegt in der präzisen Darstellung des Injektionsortes und der visualisierten Ausbreitung des LA.

Dadurch verbessern sich die Erfolgsraten bei verkürzten Anschlagszeiten. Dabei lässt sich die Menge des benötigten LA reduzieren und umliegende Strukturen darstellen. Nachteile der Sonographie sind die Abhängigkeit von der Erfahrung des Durchführenden, regelmäßiges Training und hohe Anschaffungskosten.

Grundvoraussetzungen

- exakte anatomische Kenntnisse
- Kenntnisse der Regionalblockade

Grundkenntnisse von Ultraschalltechnik

- mit steigender Frequenz der Schallwellen nimmt die Detailgenauigkeit zu, gleichzeitig nimmt die Untersuchungstiefe ab
- Schallfeldcharakteristik: Nahfeld (inhomogenes Schallfeld wegen Interferenzen), eine Fokuszone (optimale Zone) und Fernfeld (Schallstrahlen laufen auseinander)

Bilderzeugung durch Eigenschaften der Ultraschallwellen

- Absorption: bei wässrigen Flüssigkeiten niedrig, bei Knochen hoch. Flüssigkeitsräume können als Schallfenster darunter liegender Strukturen dienen
- Reflexion: an Grenzflächen zwischen Medien mit unterschiedlicher Dichte. Luft hat eine sehr niedrige, Knochen dagegen eine hohe Impedanz. Durch eine Totalreflexion kann es zur Schallauslöschung (z. B. hinter Knochen) kommen (Schallschatten). Ebenso führt eine ungenügende Kopplung durch Luft zwischen Sonde und Haut zu Informationsverlusten
- eine Streuung an kleinen Reflektoren wie z. B. Erythrozyten, kann zu einer Echostruktur oder Textur führen. Diese ist nicht mit anatomischen Strukturen gleichzusetzen
- Brechung (z. B. an Zystenwänden)

Artefakte

- laterale Schallverstärkung z. B. an den Wänden von Zysten führt zu einem sog. Zopfmuster.
- Wiederholungsechos (Reverberationsartefakte).

Eindringtiefe

- zur Darstellung der oberflächlichen Nervenblockaden eignen sich hochfrequente Sonden mit wählbaren Frequenzen zwischen 7 und 13 MHz. Für tiefere Blockaden (z. B. Psoaskompartmentblock oder

vorderer Ischiadikusblock) sind niedrigfrequenteSektorsonden (2–5 MHz) besser geeignet
- Darstellungsmerkmale der Nerven: Querschnitt: wabenartige Binnenstruktur; Längsschnitt: Bandstruktur

Identifizierung des Nerven

- erst Querschnitt (kurze Achse), um umliegenden Begleitstrukturen mit zu erfassen und eine gute Übersicht zu erhalten
- Kanülenführung
  - in plane = in der bildgebenden Schallebene
  - out of plane = außerhalb der bildgebenden Schallebene
- Injektion des LA
  - zunächst wenige Milliliter langsam, je nach Ausbreitung ist eine Anpassung der Injektionsposition durch Korrektur der Lage der Kanülenspitze möglich
  - sobald der Nerv von LA ausreichend umspült ist, kann von einem guten Blockadeergebnis ausgegangen und die Menge des LA begrenzt werden

a) Interskalenäre Plexusblockade (Winnie)

Indikationen

- OP an Schlüsselbein, Schultergelenk, Schulter oder Oberarm
- Schulterreposition und Mobilisation

Leitpunkte/Durchführung

- M. sternocleidomastoideus (zur Identifikation ggf. den zur Gegenseite gedrehten Kopf kurz anheben lassen), Schnittpunkt zwischen Skalenuslücke und Krikoid (Höhe C6) – Skalenuslücke in tiefer Inspiration besser identifizierbar
- Kopf leicht zur Seite drehen, in Höhe des Krikoids Punktionsrichtung rechtwinklig zur Haut nach medial, kaudal (30° zur Sagittalebene) und gering dorsal auf Querfortsatz C6 zu (in einer Tiefe von 1,5–2 cm)

Die Unfähigkeit zur Abduktion des Arms nach Setzen der Blockade ist ein frühes Zeichen einer erfolgreichen Punktion (»deltoid sign«).

Spezielle Komplikationen/Anmerkungen

- ggf. inkomplette Anästhesie im Innervationsgebiet des N. ulnaris
- totale SPA, hohe PDA, intravasale Injektion – sofortiger zerebraler Krampfanfall bei intraarterieller Injektion
- Pneumothorax (eher selten)

- ipsilaterale Phrenikusparese (100 %), Rekurrensparese (etwa 6,5 %), ipsilaterales Horner-Syndrom (etwa 13 %), ggf. verzögert auftretende Bradykardie und Blutdruckabfall, v. a. bei halbsitzender Position (Schultergelenkarthroskopie), und zwar aufgrund des Bezold-Jarisch-Reflexes

> **Nie beidseitige Blockade 22- oder 24-G-Kanüle mit einer Länge von 2,5–5 cm verwendenModifikation nach Meier: Dieser Zugang findet zunehmend häufiger Verwendung. Lagerung und Indikation erfolgen wie beim Vorgehen nach Winnie. Die Einstichstelle befindet sich in Höhe der Incisura thyroidea superior am Hinterrand des M. sternocleidomastoideus. Die Stichrichtung verläuft kaudal, allenfalls diskret dorsal in der Körperachse. Nach 3–4 cm erreicht man den Truncus superior bzw. Anteile des Fasciculus lateralis (sichtbar durch Kontraktionen im Bereich des M. biceps brachii – N. musculocutaneus; Kontraktionen des M. trapezius oder des M. deltoideus führen zu keinem Erfolg). Vorteile: geringeres Risiko, die A. vertebralis zu punktieren, sowie bessere Voraussetzungen, einen Katheter einzuführen.**

b) Supraklavikuläre Plexusblockade (Kulenkampff)

Indikationen

- OP an Oberarm, Unterarm oder Hand

Leitpunkte/Durchführung

- Skalenuslücke (M. scalenus anterior, M. scalenus medius), 1. Rippe, Klavikulamitte
- Kulenkampff: in der Skalenuslücke, unmittelbar über der A. subclavia bzw. 1–1,5 cm über Klavikulamitte, rechtwinklig in Richtung auf die 1. Rippe einstechen

Modifikationen

- »Perivaskulärblock«: 1–1,5 cm lateral des M. sternocleidomastoideus, über A. subclavia bzw. 2 cm über Klavikula; kaudal und nach lateral, d. h. parallel zum Verlauf der Skalenusmuskulatur
- paraskalenäre Technik: 1–1,5 cm lateral des M. sternocleidomastoideus, über A. subclavia bzw. 1,5 cm über Klavikula; kaudal und nach medial
- lotrechte (»plumb pob«) Methode nach Brown: Punktion durch den lateralen Muskelansatz des M. sternocleidomastoideus unmittelbar über der Klavikula in streng lotrechter Richtung

Spezielle Komplikationen/Anmerkungen

- Pneumothorax (0,6–6 % klinisch, bis zu 25 % radiologisch)
- Stellatumblockade mit Horner-Syndrom (Miose, Ptose, Enophthalmus)
- Phrenikusparese, Punktion der A. subclavia
  - 22-G-Kanüle mit einer Länge von 4 cm
  - ohne Parästhesie bzw. positiven Nervenstimulationsbefund keine Anästhesie
- Th1-Segment häufig mitblockiert

c) Vertikale infraklavikuläre Plexusblockade (Kilka und Mehrkens)

Indikationen

- OP an Oberarm, Unterarm oder Hand

Leitpunkte/Durchführung

- Mitte der Strecke zwischen Fossa jugularis und vorderer Akromionspitze, direkt infraklavikulär senkrecht zur Unterlage mit Nervenstimulator –Bei kurzem Abstand zwischen Fossa jugularis und Processus ventralis des Akromions Lateralisierung der Punktionsstelle um einige Millimeter nach der Formel von Neuburger et al.: Punktionsort = d/2 + (20-d) × 0,3 [in cm] (d: Strecke zwischen Fossa jugularis und ventraler Akromionspitze)
- Kontakt der Nadel (z. B. 5 cm lange, 22 G dicke, kurzgeschliffene »Pencil-point«-Nadel) mit dem Plexus in einer Tiefe von 2–4,5 cm – Nervenstimulator obligat (0,3–0,5 mA, 0,1 ms); max. Punktionstiefe: 5–6 cm

Zur Steigerung der Erfolgsrate sollte der posteriore Faszikel stimuliert werden (Dorsalflektion der Hand). Falls der laterale Faszikel stimuliert wird (Beugung im Ellbogengelenk und Pronation im Unterarmbereich), erfolgt eine Korrektur der Nadelposition nach lateral. Der laterale Faszikel liegt bei diesem Punktionsort noch medial des posterioren Faszikels.

Spezielle Komplikationen/Anmerkungen

- geringe Pneumothoraxgefahr (etwa 0,4 %): relativer Schutz durch 1. Rippe
- zu etwa 10–30 % Punktion der axillären Gefäße ohne weitere Komplikation
- zu etwa 5 % Versager
- Horner-Syndrom (1–6,9 %)

Vorteile

- im Vergleich zum axillären Block höhere Rate an kompletten Blockaden (etwa 88 % vs. 70 %)
- kürzere Anschlagszeit (14 min vs. 20–30 min)
- schmerzfreie Lagerung bei Frakturen

Kontraindikationen

- disloziert verheilte Klavikulafraktur
- ausgeprägte Thoraxdeformität
- Fremdkörper im Punktionsgebiet (z. B. Schrittmacher, Port)
- ambulante Eingriffe (relativ, wegen Pneumothoraxgefahr)

d) Axilläre Plexusblockade (Hirschel)

Indikationen

- OP an Unterarm und Hand
- postoperative Analgesie
- Sympathikolyse am Arm (Kathetertechnik)

Leitpunkte/Durchführung

- Arm um 90° abduziert und nach außen rotiert
- möglichst proximale Punktion über A. axillaris in der Achselhöhle bzw. in der Lücke zwischen M. coracobrachialis und A. axillaris, in Längsrichtung parallel zur Arterie in einem Winkel von 30° nach kranial; ggf. Verspüren eines »Klick« bei Penetration der Gefäß-Nerven-Scheide

> **Die transarterielle Punktion (d. h. obligates Durchstechen der A. axillaris und Injektion je der halben Dosis vor und hinter die Arterie) führt ebenfalls zu guten Ergebnissen. Es besteht jedoch die Gefahr, dass ein entstehendes Hämatom den Plexus komprimiert und die Qualität des Blocks mindert.**

Spezielle Komplikationen/Anmerkungen

- oft radiale »Lücke« (C5–6) bzw. inkomplette Anästhesie im Bereich des N. musculocutaneus mit noch bestehender Beugefähigkeit im Ellbogengelenk; Th1-Segment und Oberarmaußenseite nie anästhesiert
- intravasale Injektion, Nervenläsion (extrem selten)
- wegen geringerer Nebenwirkungen als die infra- und supraklavikulären Blockaden besonders für den ambulanten Bereich geeignet –24-G-Kanüle mit einer Dicke von 2,5–5 cm oder 18-G-Kanüle mit einer Länge von 4,5 cm mit Katheter verwenden

- Kontrolle der korrekten Punktion mittels Nervenstimulator, leichter Widerstand beim Spritzen des LA
- bessere, gleichmäßigere Ausbreitung des LA nach Adduktion des Armes während des Aufspritzens (Abduktion – Kompression der Gefäß-Nerven-Scheide durch den Humeruskopf) – Auf ein Oberarm-Tourniquet sollte verzichtet werden, da es den Erfolg nicht verbessert und dadurch bedingte Parästhesien fehlgedeutet werden können.
- Technik mit multiplen Injektionen (mehrfache Punktion der Gefäß-Nerven-Scheide): erfordert zwar mehr Zeit, führt aber oft schneller zum gewünschten Erfolg
- mindestens 40–45 ml LA notwendig; abhängig von Alter/Größe ▫ Tab. 9.6

▫ Tab. 9.6 Abhängigkeit der Lokalanästhetikamenge bei der axillären Plexusanästhesie vom Alter bzw. Körpergröße

Alter (Jahre)	Volumen (ml)	Volumen (ml)
0–4	Größe (in cm)/12	(75 + Alter x 6)/12
5–8	Größe (in cm)/10	(75 + Alter x 6)/10
9–16	Größe (in cm)/7	(75 + Alter x 6)/7

Plexusblockaden a–d

Dosis

Gesamtvolumen: 40–60 ml, z. B. 40 ml bei interskalenärer und 40–50 ml bei supraklavikulärer Blockade sowie 40–60 ml bei axillärer Blockade, z. B.

- 40 ml Prilocain 1 %
- Verhältnis von 1 : 1 für Lidocain 2 % und Bupivacain 0,5 % (>3 h)
- Verhältnis von 1 : 1 bis 3 : 1 für Prilocain 1 % und Bupivacain 0,5 % (>3 h)
- Chlorprocain 3 % (<1 h)
- Bupivacain 0,25–0,5 % (>3 h)
- Lidocain 1 % (etwa 2 h)
- Ropivacain 0,2 % (etwa 3–4 h)

Bei Kindern mit einem KG von <40 kg 1%ige Lösungen von mittellang wirksamen LA (0,5–0,75 ml/kg KG) verwenden

> **Die richtige Lage der Punktionsnadel oder des Katheters kann bei der Plexusanästhesie durch die Applikation von kühlschrankkalter 0,9%iger NaCl-Lösung verifiziert werden (zeitlich nur leicht verzögertes Auslösen von thermischen Parästhesien). Der Zeitbedarf für die Ausbildung eines axillären Blocks beträgt 30–45 min. Eine Beschleunigung des Wirkeintritts der Plexusblockade ist möglich durch:**
> - **kontinuierliches Zusammendrückenlassen eines Handballs (z. B. von der Blutdruckmanschette)**
> - **Alkalisierung der LA-Lösung mit 8,4%igem Natriumbikarbonat (Verhältnis meist 1 : 10, z. B. 10 ml Mepivacain oder Prilocain 1 % und 1 ml NaHCO3 8,4 % oder 10 ml Bupivacain 0,25 %/0,5 % und nur 0,024/0,012 ml NaHCO3 8,4 %)**
> - **Erwärmen der LA-Lösung auf Körpertemperatur**

Dauer der Plexusblockade

- Bupivacain: 10–16 h
- Mepivacain und Prilocain: 3–4 h
- Lidocain: 2–3 h

Kontraindikationen für Plexusblockade

- Pyodermie
- nicht kooperativer Patient oder Kleinkind
- für axillären Block: nicht abduzierbarer Arm, hämorrhagische Diathese (bei akzidenteller Arterienpunktion)

Qualität der Plexusblockaden

- etwa 75 %: Eingriff allein in Plexusanästhesie durchführbar
- etwa 15–20 %: Eingriff erfordert Ergänzung durch Analgetikum oder zusätzliche Blockadetechnik
- etwa 5–10 %: kein Erfolg, Allgemeinnarkose erforderlich

9.6.2 Blockaden am Oberarm – Mehrstimulationstechnik (»mid humeral approach« nach Duprè)

Indikationen

- OP am distalen Oberarm, am Ellbogen oder an der Hand

Leitpunkte/Durchführung

- Rückenlage des Patienten mit um etwa 80° abduziertem und im Ellbogen gestrecktem Arm

- 4 Einzelblockaden von einer Punktionsstelle aus
  - Blockade des N. medianus über der A. brachialis am Übergang vom proximalen zum mittleren Drittel des Oberarms, nach LA-Applikation Zurückziehen der Kanüle → senkrecht zur Unterlage medial der Arterie Blockade des N. ulnaris
  - Stichrichtung auf die Unterkante des Humerus bis zur Stimulation des N. radialis
  - horizontales Vorschieben der Kanüle bei angehobenem M. biceps zur Blockade des N. musculocutaneus
- jeweils 10 ml LA injizieren, z. B. Prilocain 1 %, Ropivacain 0,75 % oder Mepivacain 1 %

Spezielle Komplikationen/Anmerkungen

- grundsätzlich nur mit Nervenstimulator durchzuführen,
- erfordert einen relativ hohen Zeitaufwand
- gut geeignet zur selektiven Blockade einzelner Nerven
- nicht geeignet bei benötigter Blutsperre

22 G dicke, 4–6 cm lange Kanüle mit Nervenstimulator verwenden

9.6.3 Plexus-lumbosacralis-Blockade (3-in-1-Block)

Inguinale Blockade des Plexus lumbalis: N. femoralis (L1/2–4), N. cutaneus femoris lateralis (L2–3) und N. obturatorius (L2–4)

Historie

- 1973: Einführung des 3-in-1-Blocks durch Winnie
- 1980: Einführung des kontinuierlichen 3-in-1-Katheters durch Rosenblatt

Indikationen

- Lagerung bei Schenkelhalsfraktur
- in Kombination mit Ischiadikusblockade für Operationen am Bein
- in Kombination mit Allgemeinanästhesie oder PDA bei TUR-B

Leitpunkte/Durchführung

- 2–3 cm unterhalb des Leistenbandes
- 1–1,5 cm lateral der A. femoralis in kranialer Richtung (30° zur Haut)

IVAN: Innen, Vene, Arterie, Nerv

Dosis

- für kurze Eingriffe: 20–30 ml Lidocain 1–1,5 % oder 15 ml Prilocain 2 %
- für längere Eingriffe: 20 ml Bupivacain 0,5 %, Etidocain 1 % oder Ropivacain 0,2 %

Spezielle Komplikationen/Anmerkungen

- versehentliche intravasale Injektion mit Zeichen der systemischen Intoxikation → 22-G-Kanüle mit einer Länge von 5 cm und mit einem Nervenstimulator verwenden (»tanzende Patella«)
- Misserfolgsrate mit Nervenstimulator: 6% – Ob der N. obturatorius mitblockiert wird, bleibt fraglich.

9.6.4 Ischiadikusblockade (proximal)

Historie

- 1923: Erstbeschreibung des posterioren Zugangs durch Härtel und Crill sowie später Labat
- 1944: lateraler Zugang (Molesworth)
- 1963: anteriorer Zugang (Beck)

Indikationen

- OP am Fußrücken oder am lateralen Unterschenkel (L5/S1-Segment) ohne Einsatz einer Oberschenkelmanschette
- in Kombination mit dem 3-in-1-Block oder dem Psoas-Kompartmentblock alle Eingriffe am Bein distal der Hüfte

Leitpunkte/Durchführung

- **posteriorer Zugang in Seitenlage** (transgluteal): Verbindungslinie zwischen Trochanter major und Spina iliaca posterior superior, davon Mittelsenkrechte auf Linie zwischen Trochanter major und Hiatus sacralis
- **posteriorer Zugang in Rückenlage:** 90° Beugung im Hüftgelenk, Streckenhalbierende der Linie zwischen Trochanter major und Tuber ossis ischii
- **anteriorer Zugang in Rückenlage:** Linie zwischen Spina iliaca anterior superior und Tuber os pubis, Senkrechte vom medialen Drittel auf Linie zwischen Trochanter major und Trochanter minor; Punktionstiefe: etwa 18–20 cm

- **lateraler Zugang in Rückenlage:** 3 cm dorsal und 2 cm kaudal der kranialen Begrenzung des Trochanter major

Die exakte Nadelposition wird durch eine Plantarflexion des Fußes signalisiert. Kontraktionen der Glutealmuskulatur sollten nicht gewertet werden.

Dosis

- für kurze Eingriffe: 20–30 ml Lidocain 1–1,5 %
- für längere Eingriffe: 20–40 ml Bupivacain 0,5 % Etidocain 1 % oder Ropivacain 0,2 % oder eine Mischung aus 20–30 ml Prilocain 1 % und 10 ml Naropin 0,5 %

Anmerkung

Nadel: 22-G-Kanüle mit einer Länge von 9 cm bzw. 55 mm oder bei adipösen Patienten 110 mm lange Stimulationsnadel mit Teflonhülse

9.6.5 Psoas-Kompartmentblock

Im Jahre 1976 führte Chayen die Psoas-Blockade mittels Widerstandsverlustmethode ein.

Indikationen

- Schmerztherapie bei Lumbago
- OP am Unterschenkel; bei Blutsperre oder für OP am gesamten Bein zusätzlich Ischiadikusblockade

Leitpunkte/Durchführung

- Seitenlagerung des Patienten mit angezogenen Beinen, zu anästhesierende Seite befindet sich oben
- Punktion in streng sagittaler Ebene in Richtung Psoasloge mit konventionellem PDA-Set oder konventioneller Stimulationsnadel mit/ohne Teflonhülse (Länge: 55 mm bzw. bei adipösen Patienten 110 mm)
- Punktionsort: vom Dornfortsatz des 4. Lendenwirbelkörpers 3 cm interspinal nach kaudal und im rechten Winkel 5 cm nach lateral
- primär Aufsuchen des Kontakts des 5. Lendenwirbelquerfortsatzes, anschließend Nadel zurückziehen und nach kranial über den Querfortsatz vorschieben – Ein Widerstandsverlust nach 6–9 cm (Passage

des M. quadratus lumborum) und Muskelkontraktionen des M. quadriceps nach Stimulation des N. femoralis mit <0,3 mA zeigen die richtige Nadelposition an

Dosis

- 5 ml Testdosis zum Ausschluss einer intraspinalen Lage; anschließend 40–50 ml Lokalanästhetikum (40 ml Prilocain 1% plus 10 ml Bupivacain 0,5% oder Naropin 0,75–1%), ggf. LA-Perfusor mit 8 ml/h nach Kathedereinlage (dabei Tuchy-Nadelöffnung vor Kathederplazierung nach kaudal ausgerichtet)
- zur Schmerztherapie meist 10–15 ml Bupivacain 0,125–0,25 % ausreichend

Spezielle Komplikationen/Anmerkungen

- Punktion der Nieren in Höhe L1–2
- Punktion der V. cava rechtsseitig
- Psoas-Abszess
- inkomplette Ischiadikuswirkung, evtl. für intraoperative Analgesie vorderer Ischiadikusblock
- intrathekale oder epidurale sowie intraarterielle Injektionen

> **Stimulationskanüle: 19,5 G, Länge von 12 cm**

9.6.6 Intravenöse regionale Blockade (Bier-Block)

Indikation

- Betäubung einer Extremität (einfaches und bei Beachtung einiger Besonderheiten sicheres Anästhesieverfahren)

Leitpunkte/Durchführung

- Anlegen einer Blutsperre mit Doppelmanschette (erst proximale, später distale Manschette aufblasen)
- Manschette 50–100 mmHg über systolischen Blutdruck aufblasen

Dosis

- 0,5–1,0 % Prilocain oder 0,5 %Lidocain
- Volumen:
  - obere Extremität: 40–60 ml bzw. 1 ml/kg bei muskulärem Unterarm
  - untere Extremität: 60 ml
  - Kinder (4–12 Jahre): 8–25 ml je nach Alter und Größe der oberen Extremität

Spezielle Komplikationen/Anmerkungen

- max. Dauer der Blutsperre: 1,5–2,0 h
- frühestes Ablassen der Blutdruckmanschette 30 min nach Injektion
- Testablassen: nach 30 s Manschette wieder aufblasen, zyklisches Entlasten

! LA-Intoxikation bei Prilocain: Methämoglobinämie (2%iges Methylenblau, 1–3 mg/kg KG, entsprechend etwa 10 ml)

9.6.7 Blockaden peripherer Nerven

Blockade des N. ulnaris

- im Ellbogenbereich
- im Handwurzelbereich

Indikationen

- Ergänzung von Plexusanästhesien
- OP im Versorgungsgebiet des betreffenden Nervs

Leitpunkte/Durchführung

- Ellbogenbereich
  - Leitpunkte: Epicondylus medialis humeri, Olecranon
  - Punktion: 1–2 cm proximal des im Sulcus nervi ulnaris getasteten N. ulnaris; Kanüle in Richtung Humeruslängsachse 1–2 cm tief einführen
- Handwurzelbereich
- Leitpunkt: Sehne des M. flexor carpi ulnaris
- Punktion: unmittelbar beidseits der Sehne des M. flexor carpi ulnaris, Kanüle senkrecht zur Haut 0,5–1 cm tief einführen, bei Widerstand 2 mm zurückziehen

Dosis

3–5 ml Prilocain 1 %, Bupivacain 0,5 % oder Robivacain 0,2%

Blockade des N. medianus

- im Ellbogenbereich
- im Handwurzelbereich

Indikationen

- Ergänzung von Plexusanästhesien
- OP im Versorgungsgebiet des betreffenden Nervs

Leitpunkte/Durchführung

- Ellbogenbereich: unmittelbar medial der A. brachialis auf der Verbindungslinie zwischen Epicondylus medialis und Epicondylus lateralis die Kanüle 5 mm tief einführen
- Handwurzelbereich: in Höhe des Handgelenks unmittelbar beidseits der Sehne des M. palmaris longus Kanüle senkrecht zur Haut 0,5–1 cm tief einführen, bei Widerstand 2 mm zurückziehen

Dosis

3–5 ml Prilocain 1 %, Bupivacain 0,5 % oder Robivacain 0,2%

Blockade des N. radialis

- im Ellbogenbereich
- im Handwurzelbereich

Indikationen

- Ergänzung von Plexusanästhesien
- OP im Versorgungsgebiet des betreffenden Nervs

Leitpunkte/Durchführung

- Ellbogenbereich: Punktion in die Furche zwischen M. brachioradialis und Bizepssehne in Höhe des Ellbogengelenks, Kanüle in Richtung auf den lateralen Rand des Epicondylus lateralis vorschieben
- Handwurzelbereich: etwa 1 cm radial von der tastbaren A. radialis, Kanülenführung parallel zur Handwurzel über die radiale und ulnare Seite (wegen anatomischer Variation)

Dosis

3–5 ml Prilocain 1 %, Bupivacain 0,5 % oder Ropivacain 0,2 %

Fußblock

Indikationen

- OP im Fußsohlen- und Zehenbereich

Leitpunkte/Durchführung

1. Punktion beidseits der A. tibialis in Höhe des Innenknöchels; Kanüle senkrecht zu Haut einstechen und 0,5–2 cm weit vorschieben
2. Blockade des N. peronaeus profundus durch Injektion von LA um die A. dorsalis pedis in Höhe des oberen Sprunggelenks
3. Blockade der oberflächlichen Nn. saphenus, suralis et peronaeus superficialis durch subkutanen Ringwall etwa 2–3 cm oberhalb des Sprunggelenks

Dosis

- 2–3 ml Prilocain1 % oder Bupivacain 0,5 %
- für Ringwall 10–20 ml Prilocain 1 % oder Bupivacain 0,25–0,5 %

Monitoring

M. Heck, M. Fresenius, C. Busch

M. Heck et al., *Klinikmanual Anästhesie*,
DOI 10.1007/978-3-642-55440-7_10,
© Springer-Verlag Berlin Heidelberg 2015

10.1 Allgemeine klinische Überwachungsmethoden

- Inspektion
- Palpation
- Auskultation
- Perkussion

10.2 Basismonitoring

- Herzfrequenz/Herzrhythmus
- Blutdruck
- Atemfrequenz
- Urinausscheidung
- Temperatur
- Pulsoxymetrie

10.3 EKG-Monitoring

- Standardmonitoring
- Überwachung von Herzfrequenz, Rhythmus und Myokardischämien

Herzfrequenz, -rhythmus

- kontinuierliche Überwachung
- bei herzgesunden Patienten Standardableitungen nach Einthoven (I, II, III)

Myokardischämien (ischämische ST-Strecken-Veränderungen). Ein präkordiales EKG mit der Ableitung II oder V5 reicht aus, um transmurale

Ischämien im anterolateralen oder inferioren Bereich zu erkennen. Eine Überwachung der Hinterwand (Ableitungen II, V5 und V4 oder »poor man's« V5; EKG-Modifikation nach Kaplan: Ableitung I, Elektrode in V5-Position und Elektrode am rechten Manubrium oder unter dem rechten Schulterblatt) kann etwa 96 % der Myokardischämien anhand von ischämischen ST-Strecken-Veränderungen nachweisen.

10.4 Pulsoxymetrie

- Standardmonitoring
- nichtinvasives Messverfahren zur kontinuierlichen Bestimmung der partiellen Sauerstoffsättigung (p_SO_2)

Pulsoxymeter messen die Absorption von Licht mit nur 2 Wellenlängen (Rotlicht: 660 nm; Infrarotlicht: 940 nm). Gemessen wird die Differenz zwischen Absorption während der Diastole (venöses Blut, Gewebe, Knochen, Pigmente) und dem Spitzenwert während der Systole (es wird unterstellt, dass der Absorptionsanstieg während der Systole nur durch arterielles Blut verursacht wird). Das Messprinzip beruht darauf, dass desoxygeniertes Hämoglobin (Hb) im Infrarotbereich (etwa 940 nm) weniger Licht absorbiert als oxygeniertes Hb bzw. dass oxygeniertes Hb im Rotbereich (etwa 660 nm) weniger Licht absorbiert als desoxygeniertes (reduziertes) Hb. Dyshämoglobine und fetales Hb werden nicht berücksichtigt und in der Berechnung der Sättigung vernachlässigt.

10.4.1 Partielle oder funktionelle Sättigung (p_SO_2)

Der prozentuale Anteil des oxygenierten Hämoglobins (HbO_2) zur Summe von Oxy- und Desoxyhämoglobin wird als partielle oder funktionelle Sättigung (p_SO_2) bezeichnet.

$$S_pO_2 = \frac{HbO_2}{Hb + HbO_2}$$

> **Dyshämoglobine und fetales Hb werden nicht berücksichtigt und in der Berechnung der Sättigung vernachlässigt!**

10.5 Blutdruckmessung

Die Blutdruckmessung stellt das Standardmonitoring zur Überwachung des Kreislaufs dar.

10.5.1 Nichtinvasive Blutdruckmessung

Eine automatische Messung findet nach vorgegebenen Intervallen statt.

■ Manuelle Blutdruckmessung

Manschettengröße (-breite): etwa 40 % des Oberarmumfangs (bei Kindern: breiteste Manschette, die die Plazierung des Stethoskops in der Ellenbeuge noch erlaubt). Die Blutdruckmanschette sollte 70 % des Oberarms umschließen (bei Oberarmumfang von >40 cm Messung am Unterarm oder am Unterschenkel). Fehlermöglichkeiten:

- zu kleine Manschette oder zu locker angelegt (falsch-hohe Werte)
- zu große Manschette (keine Falschmessung)
- zu schnelles Ablassen des Manschettendrucks (>3 mmHg/s; falsch-niedrige Werte)

■ Blutdruckautomaten

Meist oszillometrische Messung. Dabei wird die Manschette bis zum Schwinden der Oszillationen bei kompletter Kompression der Arterie aufgepumpt. Üblicherweise werden während der Dekompression Hüllkurven nach Erreichen der maximalen Oszillationen gebildet und der systolische wie auch diastolische Blutdruck berechnet, der Mitteldruck wird direkt gemessen.

10.5.2 Invasive (blutige) Blutdruckmessung (»Arterie«)

■ Indikationen

- abhängig vom Allgemeinzustand des Patienten und meist während invasiver und nichtinvasiver Beatmung:
  - mehrfache arterielle Blutentnahmen
  - kontinuierliche Blutdruckmessung

■ Vorteil

- der Druckkurvenverlauf kann einen zusätzlichen Hinweis auf die Volumensituation des Patienten geben (»cardiac cycling«: systolische RR-Schwankungen bei In- und Exspiration).

■ Kontraindikationen

- Gerinnungsstörungen (relativ)
- Gefäßprothese bei A.-femoralis-Zugang
- pathologischer Allen-Test für A.-radialis-Zugang

 **Bei vitaler Indikation gibt es nur relative Kontraindikationen.**

Allen-Test

- Wert umstritten, aus forensischen Gründen jedoch empfehlenswert
- Kompression von A. radialis und A. ulnaris
  - nach mehrfachem Faustschluss wird die Hand blass; A. radialis weiter komprimieren und A. ulnaris freigeben
  - nach 5 bis max. 15 s wird die Hand rosig (Reperfusion)
  - wird die Hand nicht rosig, besteht eine ungenügende Perfusion der Hand über die A. ulnaris
- pathologischer Allen-Test: relative Kontraindikation für die Radialispunktion

Allgemeine Komplikationen

- Blutung und Hämatome
- Thrombose
- Gefäßläsionen: Dissektion, Aneurysma, arteriovenöse Fistel
- Verletzung umliegender Strukturen (Nervenschäden)
- Infektion
- passagerer Vasospasmus bei Fehlpunktion (sofortige, weitere Punktionsversuche oft erfolglos)
- sekundäre Katheterfehllage/-dislokation/-diskonnektion mit Blutung
- versehentliche intraarterielle Injektion mit Gefahr von Nekrosen

Überprüfung der Konnektionsstellen: Deutliche Kennzeichnung des arteriellen Zugangs!

Praktisches Vorgehen

- aseptisches Vorgehen
- je nach Punktionsort spezielle Lagerung (leicht überstreckte Hand bei A. radialis, leichte Unterpolsterung des Beckens bei A. femoralis)
- Kontrolle der intravasalen (intraarteriellen) Lage
- evtl. Einführen eines Führungsdrahtes nach der Seldinger-Technik
- nach Einlegen der Kanüle Verbindung mit einem Spülsystem (3 ml/h mit 500 ml 0,9%iger NaCl-Lösung und 500 IE Heparin) und einem Drucksensor
- bei Säuglingen und Kleinkindern: Perfusor mit 49 ml NaCl (G5 %) und 1 ml Vetren (100 IE Heparin) füllen; 1,2 ml/h

Zugangswege

- A. radialis, A. brachialis, A. axillaris, A. femoralis, A. dorsalis pedis, A. temporalis superficialis

10.6 Blutgasanalyse (BGA)

- **Messung von**
  - Partialdrücken (pO_2, pCO_2)
  - partieller Sauerstoffsättigung
  - Hb und HbO_2
  - pH-Wert
  - Basenexzess (BE) und Bikarbonat-(HCO^{3-}-)Spiegel
  - Elektrolytwerten
  - BZ
  - Laktatkonzentration
  - Dyshämoglobinkonzentrationen (COHb, MetHb, SulfHb)
  - fraktioneller Sauerstoffsättigung

- **Vorgehen**
  - Blutentnahme in einer mit Heparin benetzten Spritze; diese nach Entnahme luftdicht verschließen und Blut möglichst sofort analysieren
  - Messung bei 37°C

- **Indikationen**
  - Störungen der Ventilation und der Oxygenation
  - Störungen des Säure-Basen- und Elektrolythaushalts
  - Bestimmung des Laktatspiegels als Marker für anaeroben Stoffwechsel
  - Dyshämoglobinämie bei Rauchvergiftung
  - NO-Beatmung

Hb- und Blutzuckerwert sind auch durch getrennte Einzelmessverfahren zu bestimmen.

10.6.1 Mehrwellenlängenoxymeter

- **Fraktionelle Sätigung**
  - die fraktionelle Sättigung (SO_2) gibt den Anteil des oxeginiertem Hämoglobins (HbO_2) am Gesamthämoglobin an

$$SO_2 = \frac{HbO_2}{Hb + HbO_2 + COHb + MetHb + SulfHb}$$

  - normale Konzentration: COHb: 0,5–1,5 % (Raucher: 5 %, max. 10 %); MetHb: 0,2–1,5 %

- **Gemischtvenöse Sättigung (S_VO_2)**

$$(S_{\bar{v}}O_2) = \frac{\dot{Q}}{\dot{V}O_2} \times Hb \times S_aO_2$$

  - $\dot{Q}$ = HZV, $\dot{V}O_2$ = Sauerstoffverbrauch, Hb die Hämoglobinkonzentration und S_aO_2 die arterielle Sauerstoffsättigung)
  - wird aus dem pulmonalarteriellen Blut bestimmt
  - gibt keinen Hinweis bezüglich des HZV und der peripheren Gewebeoxygenierung – So kann die S_vO_2 bei einer hypodynamischen Sepsis trotz Störung der peripheren Oxygenierung infolge verminderter Sauerstoffaufnahme und erhöhter Laktatbildung im Normbereich liegen.
  - Normalwert: 70–80 %
  - Normalwert von p_vO_2: 35–40 mmHg (bei F_iO_2 von 1,0)

- **Zentralvenöse Sättigung**
  - wird aus dem über den ZVK entnommenen Blut bestimmt
  - liegt im Bereich der gemischtvenösen Sättigung bzw. leicht darüber

10.6.2 Arterieller O_2-Partialdruck (p_aO_2)

Der arterielle O_2-Partialdruck (p_aO_2) bestimmt über die sog. O_2-Bindungskurve die zugehörige Sättigung des Hämoglobins (S_aO_2 in %; p_aO_2: 70–95 mmHg bei F_IO_2 von 0,21; p_aO_2: 640 mmHg bei F_IO_2 von 1,0).

Ist eine arterielle Blutentnahme zu schwierig oder nicht möglich, kann aus gut perfundierten Bereichen (Ohrläppchen, Finger, Zehe) Kapillarblut entnommen werden. Dies weist eine enge Korrelation zu den arteriellen Werten auf. Der venöse O_2-Partialdruck (p_vO_2 in mmHg) liefert keine Information über die Qualität des pulmonalen Gasaustausches.

- **Arterieller CO_2-Partialdruck ($paCO_2$)**
  - entstehende Menge in Ruhe: etwa 200 ml/min
  - Transport im Blut größtenteils in
    - chemisch gebundener Form:
    - als Bikarbonat: etwa 50 % in den Erythrozyten (hohe Carboanhydrase-Aktivität; das intraerythrozytär entstandene HCO^{3-} wird gegen extrazelluläres Cl^- ausgetauscht) und etwa 27 % im Plasma
    - als Carbamat (Carbaminohämoglobin): etwa 11 % ($HbNH_2 + CO_2 = HbNHCOO^- + H^+$) –physikalisch gelöster Form (nur zu etwa 12 %)

- **Transkutane pCO_2-Messung ($p_{tc}CO_2$)**

Messverfahren

- mithilfe einer modifizierten CO_2-Elektrode nach Severinghaus mit dünner, nur für CO_2 durchlässigen Teflonmembran, hinter der sich eine dünne Flüssigkeitsschicht mit Bikarbonat befindet, welche mit dem CO_2 zu H_2CO_3 bzw. HCO^{3-} + H^+ reagiert. Die H^+-Ionenkonzentration ist proportional der CO_2-Konzentration
- Erwärmung des Hautbezirks unter der Elektrode auf 44°C → bessere arterielle CO_2-Diffusion, aber $p_{tc}CO_2$ >p_aCO_2 wegen gesteigerter regionaler pCO2-Produktion!

10.6.3 pH-Wert

Messmethoden

- mit einer Glaselektrode aus Spezialglas, welche für H^+-Ionen durchlässig ist und einer Ag/AgCl-Referenzelektrode; dazwischen KCl-Lösung und von außen eine angelegte Spannung, die durch die eindringenden H^+-Ionen verändert wird
- mittels CO_2-Elektrode mit dünner, nur für CO_2 durchlässiger Teflonmembran, hinter der sich eine dünne Flüssigkeitsschicht mit Bikarbonat befindet, welche mit dem CO_2 zu H_2CO_3 bzw. HCO^{3-} + H^+ reagiert
- jedes °C Körpertempertatur <37°C erhöht den pH um 0,015!
- ein pH von 7,40 bei 37°C ergibt bei 27°C einen pH von 7,55 (dieselbe Blutprobe!)
- die Messung erfolgt bei 37°C (Korrektur auf die tatsächliche Patiententemperatur erfolgt bei entsprechender Eingabe automatisch durch das Gerät)

- **Intramukosaler pH-Wert (pHi)**

▶ Gastrointestinum

10.7 In- und exspiratorisches Gasmonitoring

10.7.1 Messung der inspiratorischen O_2-Konzentration (inspiratorische Sauerstofffraktion, F_iO_2)

Messmethoden. elektrochemisch mittels galvanischer Zelle oder polarographischem Sensor

- **Indikationen**
- Detektion eines ungenügenden O_2-Anteils im Inspirationsschenkel
- unverzichtbares Monitoring bei Niedrigflussnarkosen (»low flow«, »minimal flow«)

! Eine Messung der inspiratorischen O_2-Konzentration gewährleistet, dass dem Patienten keine hypoxische O_2-Konzentration zugeführt wird. Sie garantiert jedoch keine ausreichende arterielle Oxygenation.

10.7.2 Kapnometrie ($etCO_2$, $petCO_2$) und Kapnographie

- Messung als Partialdruckeinheit $p_{et}CO_2$ (in mmHg) oder in Konzentrationseinheiten $etCO_2$ (in Vol%)
- kontinuierliche Messung der endexspiratorischen CO_2-Konzentration ($etCO_2$, $p_{et}CO_2$)
- Messung der inspiratorischen CO_2-Konzentration ($itCO_2$)

- **Indikationen**
- die Kapnographie ist ein wünschenswertes Monitoring, insbesondere bei Beatmung von Patienten mit erhöhtem Hirndruck und pulmonalem Hypertonus sowie zur Tubuslagekontrolle nach schwieriger Intubation bei Patienten mit Hyperthermie.

- **Messprinzip**
- Messung der endexspiratorischen CO_2-Konzentration auf der Basis der CO_2-abhängigen Absorption von Infrarotlicht
- Massenspektrometrie
- Raman-Spektrometrie

- **Messverfahren**
- im Hauptstrom (Sensorkopf wird zur Vermeidung von Wasserdampfbildung auf 39°C aufgeheizt) oder
- im Nebenstrom (Absaugen einer tubusnahen Gasprobe von 60 oder 200 ml/min; Anwendung frühestens bei Säuglingen mit einem Gewicht von >5 kg)

- **Normwerte**
- $p_{et}CO_2$: 35–45 mmHg
- $etCO_2$: 4,5–6 Vol. %,
- A_aDCO_2 (alveoloarterielle CO_2-Differenz): 2–5 mmHg

- **Ursachen von $p_{et}CO_2$ Veränderungen (Tab. 10.1)**
  - metabolisch (erhöhte bzw. erniedrigte CO_2-Produktion, z. B. erhöhter O_2-Verbrauch und erhöhte CO_2-Produktion)
  - respiratorisch (verminderte bzw. erhöhte CO_2-Abatmung)
  - zirkulatorisch (pulmonale Hypo- bzw. Hyperperfusion)
  - gerätebedingt
  - Kombination von verschiedenen Ursachen

$p_{et}CO_2$-Veränderungen können plötzlich oder allmählich auftreten, aber auch permanent vorhanden sein.

Tab. 10.1 Ursachen von petCO_2-Veränderungen

	Erhöhtes $p_{et}CO_2$	Erniedrigtes $p_{et}CO_2$
Metabolisch	Inadäquate Analgosedierung, Hyperthermie, Sepsis, postoperatives Shivern, Nabic-Gabe, maligne Hyperthermie	Tiefe Analgosedierung, (Schmerzen, Stress etc.), Hypothermie
Respiratorisch	Hypoventilation (z. B. Leckage, Atemdepression, respiratorische Insuffizienz), obstruktive Lungenerkrankung, Bronchospasmus, Tubusknick	Hyperventilation, Bronchospasmus, Sekret, Schleimpfropf, **Fehlintubation** (primär, sekundär) **Tubusverlegung** (Tubusknick, Cuff-Hernie), PEEP-Beatmung
Zirkulatorisch	Erhöhtes HZV, Sepsis, erhöhte CO_2-Aufnahme (z. B. bei Laparoskopie)	Erniedrigtes HZV (akute Hypotension, Hypovolämie) Lungenembolie, Herzstillstand
Gerätebedingt	Rückatmung (z. B. verbrauchter CO_2-Adsorber, defektes Exspirationsventil), Fehlmessung (N_2OKompensation), Patient presst gegen Beatmungsgerät	Leckage, Diskonnektion, Ausfall des Beatmungsgeräts, Fehlmessung (O_2-Kompensation)

Fettdruck = plötzliche Veränderungen.

- **Kapnographie**
  - diese stellt die graphische Darstellung der gemessenen Werte über den Atemzyklus dar (Beispiele für Kapnographiekurven in Abb. 10.1).

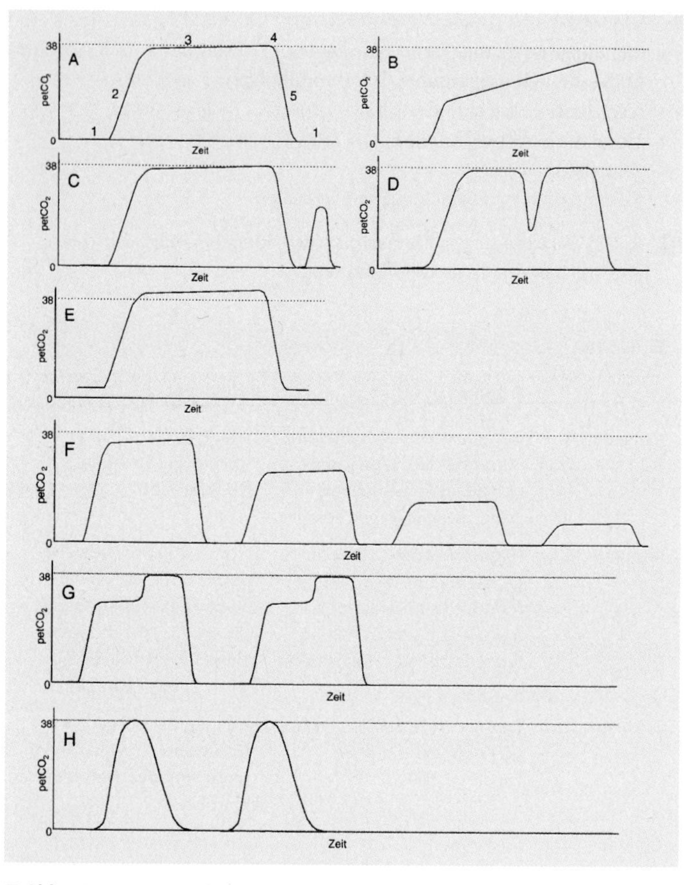

Abb. 10.1 Kapnographiekurven

10.7.3 Anästhesiegasmessung (Lachgas – N_2O – und volatile Anästhetika)

Indikationen

- die Messung der Anästhetikakonzentration ist ein unverzichtbares Monitoring bei allen Inhalationsnarkosen, insbesondere bei Niedrigflussnarkosen. Die Messung kann direkt am Verdampfer erfolgen oder patientennah, was v. a. bei Rückatmungssystemen sinnvoller ist, da auch der Rückatmungsanteil mitgemessen wird. Bei einem Flow von < 1,0 l/min erfolgt eine in- und exspiratorische Messung.

Messprinzip

- die Messung im Haupt- oder Nebenstromverfahren erfolgt auf der Basis der Infrarotlichtabsorption. Dabei werden jedoch für CO_2, N_2O und die verschiedenen Inhalationsanästhetika jeweils unterschiedliche Wellenlängen benutzt.

10.8 Zentraler Venenkatheter (ZVK)

Indikationen

- Messung des zentralen Venendrucks (ZVD) zur Beurteilung des intravasalen Volumenstatus und der rechtsventrikulären Funktion (nur bei guter linksventrikulärer Funktion mit EF von >40 %)
- zentralvenöse Applikation von Medikamenten (Katecholamine)
- Gabe hyperosmolarer Lösungen (>800 mosmol/kg)
- Notfallzugang, wenn peripher kein Zugang möglich ist
- großlumiger ZVK (»Schockkatheter«) bei großem Blutverlust
- Mehrlumenkatheter (2, 3 oder 4 Lumina)
- kontinuierliche ZVD-Messung
- freier Weg zur Applikation von Medikamenten
- parallele Applikation miteinander unverträglicher Medikamente

Kontraindikationen

- relativ (abhängig vom Zugangsweg): erhöhte Blutungsneigung, ausgeprägte Hyperkoagulabilität
- absolut: keine

Allgemeine Komplikationen

- Blutung und Hämatome
- arterielle Punktion (Hämatom; Gefäßläsionen: Dissektion, Aneurysma, arteriovenöse Fistel)
- Luftembolie
- Führungsdrahtembolie
- Verletzung umliegender Strukturen (Nervenschäden)
- Perforation von Venen, besonders der V. subclavia, oder des rechten Ventrikels
- Pneumo-, Hämato-, Infusionsthorax
- Chylothorax bei Punktion der V. subclavia links mit Verletzung des Ductus thoracicus
- katheterassoziierte Infektionen
- Venenthrombose

- Katheterfehllage
- Herzrhythmusstörungen

10.8.1 Praktisches Vorgehen

- aseptisches Vorgehen
- Kopftieflage bei Punktion der zentralen Venen
- Kontrolle der intravasalen (intravenösen) Lage
- Einführen eines Führungsdrahtes nach Seldinger-Technik

Kontrolle der intravenösen Lage

- unsichere Methoden: Blutfarbe, Druck/Fluss an der Punktionskanüle, Blutvergleich zwischen arteriell und venös, BGA
- am sichersten: Druckmessung über Kanüle mit Druckkurve (besonders bei Kindern mit Shunt)

> **Je großlumiger der einzuführende Katheter ist (z. B. »Schockkatheter«), desto wichtiger ist die sichere Lage.**

Kontrolle der Katheterlage

- wichtig: richtige Lage in der V. cava superior (etwa 2 cm vor dem rechten Vorhof)
- intrakardiale Elektrokardiographie (α-Kard-System) oder Thoraxröntgen (Lagekontrolle, Ausschluss von Komplikationen)

> **Bis zur Bestätigung der korrekten Lage ausschließlich isotone Lösungen infundieren**

Zugangswege

V. jugularis interna (Abb. 10.2, Abb. 10.3)

Vorgehen

- Vorpunktion mit kleiner Kanüle (22 G) empfohlen (Abb. 10.2)
- mittlerer Zugang: Punktion in Höhe des Schildknorpels, lateral der A. carotis, dabei Kanüle parallel zur A. carotis nach kaudal vorschieben

Spezifische Vorteile

- es wird eine hohe Erfolgsrate erzielt.

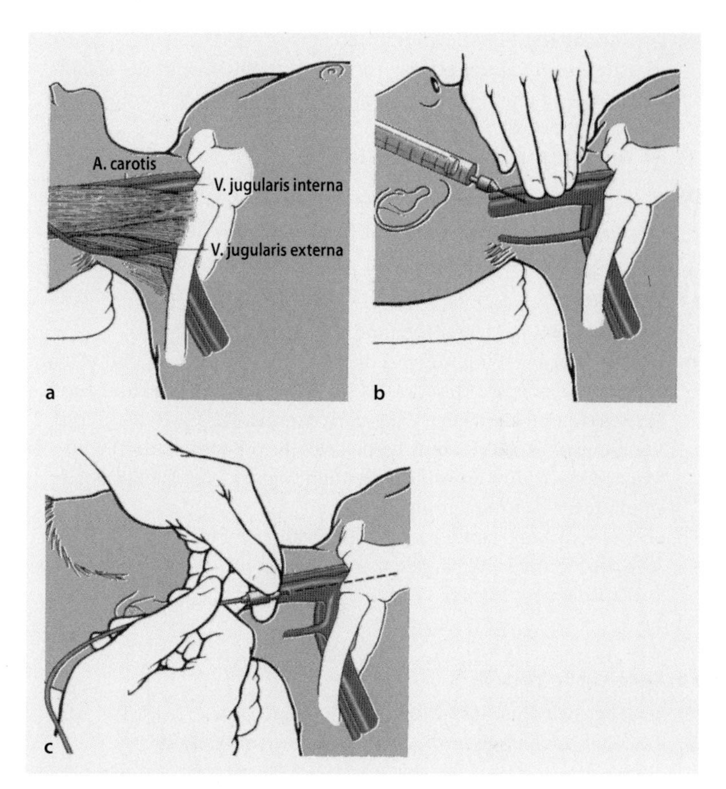

Abb. 10.2a-c Katheterisierung der V. jugularis interna. **a** Verlauf der Vene; **b** Punktion der Vene mit einer Kanüle; **c** Vorschieben des Katheters durch die Kunststoffkanüle in die obere Hohlvene

Spezifische Nachteile

- Punktion der A. carotis mit Gefäßläsion (Hämatom mit Kompression der Atemwege)
- Verletzung des Plexus brachialis
- zervikale Nervenschäden (Horner-Syndrom, Phrenikusparese)
- Vagusläsion
- Pleurakuppenverletzung mit Pneumothorax
- nicht bei Verdacht auf erhöhten Hirndruck anwendbar (Abflussstörung)
- keine beidseitigen Punktionsversuche ohne Thoraxröntgenkontrolle möglich

- bei linksseitiger Punktion zusätzlich:
  - schwierigere Katheterplazierung und erhöhte Gefahr der Gefäßverletzung durch Introducer wegen rechtwinkliger Einmündung der V. subclavia
  - Verletzung des Ductus thoracicus

Die rechte V. jugularis interna sollte im Rahmen einer Herztransplantation zur posttransplantationären Myokardbiopsie geschont werden.

V. anonyma

Vorgehen

Die Vorpunktion mit kleiner Kanüle (22 G) wird empfohlen.

- lateraler Zugang: Punktion ≈2 cm oberhalb der Clavicula und ≈2 cm lateral des medialen Ansatzes des M. sternocleidomastoideus (durch lat. Anteil) und lateral der V. jugularis externa. Kanüle in Richtung Jugulum vorschieben. Nach 1,5 bis max. 4 cm Punktion der V. anonyma, danach zum Einbringen des Führungsdrahtes Kanüle evtl. in einen steileren Winkel bringen
- zentraler Zugang: Notfallzugang für Erfahrene. Punktion ≈1 cm oberhalb des Sternoklavikulargelenkes. Kanüle in 45°-Winkel nach medial und kaudal vorschieben. Punktion der V. anonyma nach 1,5 bis max. 4 cm

Spezifische Vorteile

- Zugang auch ohne spezielle Lagerung möglich
- Punktion auch im hypovolämischen Schock möglich

Spezifische Nachteile

- die Katheterplatzierung ist oft schwieriger

V. subclavia

Vorgehen (infraklavikulärer Zugang)

- Punktion etwa 1–2 cm unterhalb der Klavikula am Übergang des lateralen Drittels zum medialen Drittel oder in der Medioklavikularlinie
- Kanüle direkt unter Klavikula (Knochenkontakt) in Richtung Jugulum vorschieben (◘ Abb. 10.3)

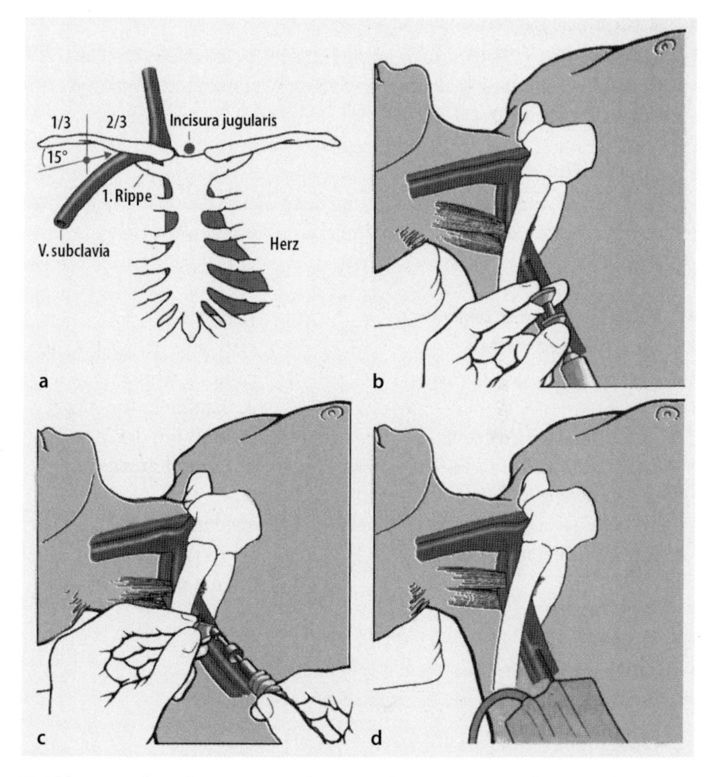

Abb. 10.3a-d Katheterisierung der V. subclavia. **a** Anatomische Fixpunkte zur Punktion; **b** Punktion der Vene mit der Kunststoffkanüle; **c** Vorschieben des Katheters durch die Kunststoffkanüle in die obere Hohlvene; **d** Fixierung des Katheters auf der Haut

Spezifischer Vorteil

- die Punktion ist auch im hypovolämischen Schock möglich.

Spezifische Nachteile

- Punktion der A. subclavia
- Pneumo-, Hämato-, Infusionsthorax
- keine beidseitigen Punktionsversuche ohne Thoraxröntgenkontrolle möglich
- bei ausgeprägtem Emphysemthorax nur als Ultima Ratio einsetzbar
- bei Thoraxtrauma ipsilaterale Punktion
- links zusätzlich: Verletzung des Ductus thoracicus mit Chylothorax

V. jugularis externa

Spezifischer Vorteil

- es handelt sich um eine leichte und komplikationsarme Punktion (wenn die Vene gut gefüllt ist).

Spezifische Nachteile

- oft schwierigere Katheterplatzierung über Einmündung in V. subclavia
- erhöhte Gefahr der Gefäßverletzung durch Introducer
- häufig Fehllagen (ipsilateraler Arm)

V. basilica und V. cephalica

Spezifischer Vorteil

- die Punktion ist gefahrlos.

Spezifische Nachteile

- höhere Infektions- und Thrombosegefahr (Thrombophlebitis)
- starke Beweglichkeit des Katheters
- V. cephalica: zusätzlich hohe Versagerquote wegen rechtwinkliger Einmündung in V. axillaris

V. femoralis

Vorgehen

- evtl. leichte Unterpolsterung des Beckens
- Punktion unterhalb des Leistenbandes

IVAN: Innen, Vene, Arterie, Nerv

Spezifische Vorteile

- leichte Punktion
- hohe Erfolgsrate

Spezifische Nachteile

- hohe Thromboserate
- Infektionsgefahr
- arterielle Fehlpunktion
- retro-/intraperitoneale Hämatome oder Darmperforation bei zu hoher Punktion

10.8.2 ZVD-Messung

- bezogen auf das Niveau des rechten Vorhofs, der sich in Höhe des Schnittpunkts von vorderer Axillarlinie (3/5 des anterior-posterioren Thoraxdurchmessers) und der Senkrechten durch die Mamille befindet –Es wird empfohlen, bei der ZVD-Messung über einen Druckdom diesen etwa 5 cm unter der Höhe des linken Sternumrandes zu platzieren.
- Normwerte: 5 (0–10) mmHg (1 mmHg = 1,36 cm H_2O)
- Verlaufskontrolle wichtiger als Messung von Absolutwerten
- Beurteilung des intravasalen Volumenstatus und der rechtsventrikulären Funktion (nur bei guter linksventrikulärer Funktion mit EF von >40 %)

ZVD erhöht

- z. B. bei Hypervolämie, Rechtsherzversagen, Globalherzversagen, niedrigem HZV, Perikarderguss, Spannungspneumothorax und PEEP

ZVD erniedrigt

- z. B. bei Hypovolämie, Schock und hohem HZV

ZVD-Wellen

- a-Welle: rechtsatriale Kontraktion (Verlust der a-Welle und Prominenz der c-Welle bei Vorhofflimmern)
  - hohe a-Welle bei pulmonalem Hypertonus, Trikuspidalklappenstenose, Pulmonalklappenstenose, ↓ rechtsventrikuläre Compliance und AV-Block Grad III
  - Fusion von a- und c-Welle bei verkürzter PQ-Zeit
  - Kanonen-a-Welle bei AV-Dissoziation oder junktionalem Rhythmus
- c-Welle: durch Kontraktion der rechten Kammer kommt es zur Trikuspidalklappenvorwölbung und zum kurzfristigen Druckanstieg
- x-Welle: Vorhofdiastole (-erschlaffung) und Abwärtsbewegung der Klappenebene
- v-Welle: rechtsatriale Füllung über die Hohlvenen und ventrikuläre Systole
  - hohe v-Welle bei Trikuspidalklappeninsuffizienz, Rechtsherzversagen, Pericarditis constrictiva, Herztamponade
- v-Maximum nach dem II. Herzton (Schluss der Aorten- und Pulmonalklappe)
- y-Welle: Öffnung der Trikuspidalklappe, Relaxation des rechten Ventrikels und Ansaugen des Blutes aus den Vorhöfen mit konsekutivem Abfall des Vorhofdruckes

- → W- oder M-Form der ZVD-Kurve (a-v: neuer Plateaupunkt) bei Pericarditis constrictiva

10.9 Pulmonalarterienkatheter (PAK)

5-Charr-Doppellumenkatheter

- distales Messlumen oder Chandler-Sonde zur Schrittmacherstimulation (Paceport-PAK)
- Lumen mit Latexballon (kurz oberhalb des distalen Lumens)

7-Charr-Katheter: 4-lumig

- distales Lumen
  - Druckmesslumen (PAP und PCWP)
  - Entnahme von gemischtvenösem Blut
- Ballonlumen
- Thermistorelektrode (etwa 5–6 cm proximal der Katheterspitze): Messung des HZV
- Lumen mit Öffnung 25–30 cm proximal der Spitze (etwa in Höhe des rechten Vorhofs bzw. der V. cava superior): Messung des ZVD

7,5-Charr-Katheter: 5-lumig

- wie 7-Charr-Katheter, jedoch zusätzliches Lumen
- Lumen mit Öffnung 20–25 cm proximal der Spitze (Öffnung im rechten Ventrikel):
  - Messung des RVP
  - Infusionsweg (z. B. Katecholamine, Kalium)
- oder Glasfiberoptik zur distalen Spitze (Oxy-Cath): kontinuierliche Registrierung der gemischtvenösen Sättigung

Bei Kindern

- <5 kg: 4-F-Thermodilutionskatheter (Fa. Arrow)
- >5 kg: 5,5-F-Thermodilutionskatheter mit Fiberoptik (Fa. Abbott), femoral eingeführt und radiologisch kontrolliert

Indikationen

- strenge Indikationen gibt es nicht. Es können lediglich Empfehlungen ausgesprochen bzw. Erfahrungen weitergegeben werden. Bislang konnte noch in keiner kontrollierten Studie eine Verbesserung des Patienten Outcome durch den Einsatz des PAK belegt werden

Empfehlungen

- Routinemäßige PAK-Anlage nur noch bei folgenden Patienten bzw. Eingriffen:
  - Patienten mit deutlich eingeschränkter LV-Funktion: LVEF ≤ 40 % und/oder LVEDP ≥ 20 mmHg – Cave Aortenstenose!
  - Patienten mit pulmonaler Hypertonie (MPAP > 25 mmHg) bzw. pulmonaler Widerstandserhöhung (auch HTX-Patienten), insbesondere wenn eine Therapie mit pulmonalen Vasodilatatoren wahrscheinlich ist
  - Patienten mit akutem Koronarsyndrom (Myokardinfarkt mit kardiogenem Schock, therapierefraktäre Ruheangina unter i. v.-Nitrotherapie), Einschwemmen hier nicht erzwingen, wenn dadurch zeitliche Verzögerung auftritt oder der Patient mit VES reagiert
  - OPCAB (mit CCO-Katheter)
  - Implantation von LVAD (z. B. Heartmate II, Berlin Heart Incor)
  - bei Patienten mit Aortenstenose, die einen PAK benötigen, PAK nur in ZVD-Position vorschieben und erst nach der HLM einschwemmen
  - ggf. beim TAAA

Diagnostik

- routinemäßige Herzkatheteruntersuchung vor Herzoperationen und in der Pädiatrie
- PAK als Ischämiediagnostikum

Kontraindikationen

- relativ
  - Blutungsneigung (z. B. Marcumartherapie, Thrombozytenzahl von <20.000)
  - ausgeprägte Hyperkoagulabilität
  - gefährliche, medikamentös nicht kontrollierbare ventrikuläre Herzrhythmusstörungen
  - Überleitungsstörungen
  - Aortenvitium
- Vorsicht innerhalb der ersten Wochen nach Anlage eines transvenösen Schrittmachers (Dislokationsgefahr)
- absolut
  - Latexallergie
  - Trikuspidal- oder Pulmonalstenose
  - Tumor oder Thromben im rechten Atrium oder im rechten Ventrikel
  - verschiedene Herzfehler (»single ventricle«)

■ Legen des PAK

■■ Legen des Introducers (8,5–9,0 French) nach Seldinger-Technik

- der Introducer wird wie ein ZVK nach der Methode nach Seldinger eingeführt. Hierzu gelten die gleichen Kautelen der Asepsis wie bei jedem anderen zentralen Weg. Ebenso können dieselben Komplikationen wie bei jeder ZVK-Anlage auftreten (s. o. ► Abschn. 10.8)

■■ Kontrolle der intravenösen Lage

- Überprüfung der richtigen intravenösen Lage besonders wichtig, da großlumiger Introducer eingeführt wird
- Methoden: s. ZVK (s. o., ► Abschn. 10.8)

■■ Einführen des PAK

- kontinuierliches EKG-Monitoring
- Kontrolle des Ballons (1,5 ml Luft), nachdem der Katheter durch die sterile Schutzhülle geschoben wurde, und Spülung sämtlicher Lumina mit NaCl 0,9 %
- Verbindung des distalen Lumens mit dem Druckdom und Nullabgleich
- Einführen des Katheters in den Introducer, bis Blut aspirierbar ist (etwa 15–20 cm bei zentralen Wegen, 50 cm bei peripheren Wegen)
- Luftblasen aspirieren und erneut durchspülen, danach den Ballon blocken
- langsames Einführen des Katheters mit geblocktem Ballon unter Kontrolle des Drucks (etwa 40–60 cm bei zentralen Wegen, 80–85 cm bei peripheren Wegen)
- erneuter Nullabgleich und Messung
- Lagekontrolle durch Thoraxröntgen (Hämato-/Pneumothorax, Schlingen-/Knotenbildung)

! Zurückziehen des Katheters nur mit entblocktem Ballon (sonst Gefahr der Verletzung intrakardialer Strukturen)

› Die Möglichkeit der kardiopulmonalen Reanimation (Defibrillation!) muss gegeben sein.

■ Risiken und Komplikationen

■■ Positionierungsschwierigkeiten

- Introducer liegt zu tief bzw. im falschen Gefäß oder wird durch Klavikula eingeengt
- geringer Blutfluss zum Herz (Katheter schwer einschwemmbar) – erhöhter venöser Rückstrom zum rechten Herz durch Diskonnektion des Patienten von der Beatmung oder Anheben der Beine und Kopf-

tieflagerung oder Steigerung der rechtsventrikulären Kontraktilität durch Injektion von 10%iger Kalziumlösung durch die distale Öffnung
- pulmonaler Hypertonus
- Vitien

> **- Mitralstenose: Gefahr der Pulmonalarterienruptur, da durch pulmonale Hypertonie starre Gefäße vorliegen**
> **- Mitralinsuffizienz: Gefahr der Perforation, da durch offene Mitralklappe Wedge-Kurve erschwert zu erkennen ist und Katheter evtl. zu weit vorgeschoben wird**
> **- Aortenstenose: Gefahr schwerwiegender Rhythmusstörungen bis hin zum Kammerflimmern, da der hypertrophierte Ventrikel besonders sensibel ist (die Reanimation ist wegen der schlechten Koronarperfusion besonders schwierig und häufig erfolglos)**

Komplikationen bei Punktionen. s. ZVK (s. o., ► Abschn. 10.8)

Komplikationen durch PAK

- Arrhythmien durch Katheter: Vorhofflimmern, SVES, VES, Blockbilder, gefährliche Arrhythmien
- Lungeninfarkt durch Dauer-Wedge
- Thrombeneinschwemmung
- Thrombenbildung am Katheter
- Thrombophlebitis
- Verschlingung und Knotenbildung
- Katheterannaht bei kardiochirurgischen Eingriffen
- Pulmonalarterienruptur (Ursache: Ballonruptur, Spontanperforation in Hypothermie; Klinik: Husten, Dyspnoe, Hämoptysen, Schock; Diagnostik: Thoraxröntgen mit Kontrastmittel in Katheter; Therapie: Kreislaufstabilisierung und sofortige operative Versorgung)
- Endokardläsionen, besonders der Pulmonalklappe
- Endokarditis
- Infektionen (zeitabhängig): bis zum 3. Tage geringe Inzidenz (etwa 3–5 %), ab dem 4. Tag deutlich ansteigend
  - 24- bis 36- stündige Pause bis zum erneuten Legen eines PAK
  - max. Liegezeit: 5 Tage, in Ausnahmefällen 7 Tage

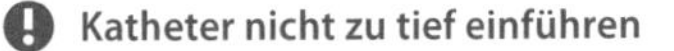

> **! Katheter nicht zu tief einführen**

> **Ein liegender PAK muss immer mit einer Druckkurve überwacht werden (Gefahr des Spontan-Wedge). Ist eine Überwachung mittels Druckmonitor nicht möglich (z. B. Transport), sollte der Katheter um 1–2 cm zurückgezogen werden: 1,5 ml Luft im Ballon: Entfaltungsdruck von 475–1050 mmHg, Plateaudruck von 220–500 mmHg**

Grundlage der Wedge-Druck-Messung

Nach dem Prinzip der miteinander kommunizierenden Röhren entspricht der Verschlussdruck (PCWP) dem pulmonalen Kapillardruck bzw. dem Druck im linken Vorhof und in der Diastole, d. h. bei offener Mitralklappe dem Druck im linken Ventrikel (LVEDP). Zweck der Registrierung des Verschlussdrucks ist die Erfassung des LVEDP und damit der Funktion des linken Ventrikels sowie die Beurteilung des LVEDV und somit der Vorlast. Eine Korrelation zwischen Füllungsdruck und Füllungsvolumen besteht jedoch gerade bei »kritisch kranken« Patienten nicht immer (nur wenn die Compliance des linken Ventrikels normal ist).

Fehlinterpretationen des gemessenen PCWP bezüglich des LVEDP

PCWP > LVEDP

- Mitralstenose (aufgrund des Gradienten über der Stenose)
- ausgeprägte mitrale Regurgitation
- PEEP-Beatmung (ab etwa 10 cmH_2O)
- intrinsischer PEEP (z. B. umgekehrtes Atemzeitverhältnis) bzw. erhöhter intrathorakaler Druck
- COPD
- deutliche Tachykardie
- Lage außerhalb der West-Zone III
- ausgeprägte respiratorische Störung (Konstriktion der kleinen Venen in hypoxischen Lungenarealen)

PCWP < LVEDP

- Aorteninsuffizienz (vorzeitiger Schluss der Mitralklappe)
- verminderte pulmonale Gefäßstrombahn (Embolie, Pneumonektomie)
- verminderte Ventrikel-Compliance (Aorteninsuffizienz, Myokardischämie, Vasodilatoren, Kardiomyopathie)

Besonders die Erfassung von Veränderungen (PCWP, HZV, SVR, PVR) unter entsprechenden therapeutischen Maßnahmen (Volumengabe, Vasodilatoren, Katecholamine) steigert den Wert des PCWP als Überwachungsgröße der linksventrikulären Vorlast.

Aussagen des PAK

Detektion von Myokardischämien

- ein akuter Anstieg des PCWP bzw. die Veränderungen der PCWP-Wellen können ein Frühzeichen von Ischämien oder einer drohenden Ischämiegefahr sein. Diese Veränderungen gehen EKG-Veränderungen voraus (ST-Strecken-Senkung in Ableitung V5 tritt erst verzögert auf) oder sind oft nicht im EKG zu erkennen (Ableitung II). Das Fehlen von Änderungen des PCWP schließt eine Myokardischämie jedoch nicht aus

Bestimmung des HZV

- »Goldstandard« in der klinischen Praxis: modifizierte Thermodilutionstechniken mit PAK auf der Grundlage von Kälte- oder intermittierenden elektrischen Wärmeboli (Berechnung nach der Stewart-Hamilton-Gleichung)
- Prinzip: Injektion einer Indikatorsubstanz in den Blutstrom – Blutflussrate an einem stromabwärts gelegenen Punkt ist der mittleren Indikatorkonzentration indirekt proportional
- kontinuierliches HZV-Monitoring (CCO-Monitoring) durch intermittierende elektrische Wärmeboli

Die Fläche unter der Thermodilutionskurve ist umgekehrt proportional zum Herzminutenvolumen (große Fläche: kleines HZV).

Probleme der HZV-Messung (Thermodilutionsmethode)

- Injektionsort (rechter Vorhof)
- zu langsame Injektatgeschwindigkeit (Bolus sollte innerhalb von 2–4 s appliziert werden; Injektionspumpe)
- zu kleines Injektatvolumen und gleichzeitig niedriges HZV (Unterschätzung des HZV um bis zu 30 %)
- zu hohe Temperatur des Injektats (>20°C)
- Injektionszeitpunkt (endexspiratorisch)
- Anzahl der Messungen (Mittelwert von 3 HZV-Messungen)
- klinische Störgrößen
- Trikuspidalklappeninsuffizienz (HZV wird infolge der Regurgitation in den rechten Vorhof fälschlicherweise zu niedrig gemessen – Temperaturkurve mit flacher Amplitude und verlängerter Zeit)
- intrakardiale Shunts (HZV wird fälschlicherweise zu hoch gemessen, unabhängig von der Shunt-Richtung)
- Rhythmusstörungen (Sinustachykardie von >140/min, Tachycardia absoluta, Katheterthrombus, inkorrekte Lage des Katheters)

Die Gefäßwiderstände werden nicht in mmHg pro ml/s, sondern als dyn × s × cm−5 angegeben (Umrechnung: 1 dyn × s × cm−5 = 1333 mmHg pro ml/s). Mit dem PAK können 10 verschiedene Parameter des kardiovaskulären Systems und 4 verschiedene Parameter des systemischen Sauerstofftransports (Sauerstoffangebot, -aufnahme und -extraktionsrate, gemischtvenöse Sättigung) ermittelt werden.

- Normwerte der Hämodynamik und DD-Diagnostik des »Low-Output«-Syndroms Tab. 10.2, Tab. 10.3

Tab. 10.2 Normalwerte Hämodynamik

Parameter	Abkürzung	Mittelwert (mmHg)	Durchschnitts-wert (mmHg)
Zentraler Venendruck	ZVD	5	0–10
Rechter Vorhof, Mitteldruck	RAP	5	1–10
Rechter Ventrikeldruck, systolisch/diastolisch	RVP	25/4	17–32/0–8
Pulmonalarteriendruck, systolisch/diastolisch	PAP	23/9	15–32/4–15
Pulmonalarterienmitteldruck	MPAP	15	10–20
Pulmonalkapillardruck =	PCWP	9	5–12 Wedge-Mitteldruck
Linker Vorhof, Mitteldruck	LAP	9	5–12
Linker Ventrikeldruck, systolisch/diastolisch	LVP	120/9	90–140/5–12
Arterieller Systemdruck, systolisch/diastolisch	AP	120/75	90–140/60–90
Arterieller Mitteldruck	MAP	85	70–105

Tab. 10.3 Differenzialdiagnostik des »Low-output«-Syndroms

Ursache des »Low-output«	ZVD	PCWP	Diastolischer PAP
Hypovolämie	Erniedrigt	Erniedrigt	Erniedrigt
Linksherzinsuffizienz	Normal oder erhöht	Erhöht	Erhöht
Rechtsherzinsuffizienz	Erhöht	Normal	Normal
Pulmonale Hypertonie	Erhöht	Normal	Erhöht (>PCWP)
Lungenembolie	Erhöht	Normal	Erhöht (>PCWP)
Globalherzinsuffizienz (Herztamponade)	Erhöht	Erhöht	Erhöht

10.10 PiCCO-System (Pulse Contour Cardiac Output) auf der Grundlage der transpulmonalen Doppelindikatorverfahren

Indikationen

- Patienten unter intensivmedizinischer Therapie und mit den Zeichen eines »capillary leakage« im Rahmen einer Sepsis
- Steuerung einer Katecholamintherapie bei kardialer Instabilität, allerdings keine Druck- und Widerstandsmessung im pulmonalen Stromgebiet möglich
- Einsatz auch bei Kleinkindern ab 2 Jahren möglich (1,3-F-Sonde)

Vorteile

- geringere Invasivität im Vergleich zum PAK: nur ZVK und arterieller Katheter (4- oder 5-F-Femoralarterienkatheter) notwendig
- kontinuierliches, atemunabhängiges HZV-Monitoring
- Liegezeit des Systems: bis zu 10 Tage
- Vorlastmonitoring in Kombination mit einen arteriellen Katheter (zusätzlicher Arterienkatheter entfällt)

Nachteile

- relativ hohe Katheterkosten
- Fehlmessung bei Zustand nach Pneumektomie (ITBV überschätzt, EVLW unterschätzt) und bei aortalem Aneurysma (ITBV und GEDV überschätzt)

Messwerte

- Bestimmung des HZV mittels transpulmonaler Thermodilutionsmethode
- Bestimmung des arteriellen Blutdrucks (invasiv; systolisch, diastolisch, MAP)
- Bestimmung des intrathorakalen Blutvolumens (ITBV) als Maß der kardialen Vorlast (korreliert besser als der ZVD mit dem aktuellen Volumenstatus)
- Bestimmung des extravaskulären Lungenwassers (EVLW, entspricht ITBV – GEDBV) als Maß für die »Feuchtigkeit« der Lunge
- Berechnung des Systemwiderstandes (SVR)
- Berechnung des kardialen Funktionsindex (CFI) als Maß der kardialen Kontraktilität in Abhängigkeit von der Nachlast (CFI = CI/GEDVI)
- Berechnung der globalen Auswurffraktion: GEF = 4 × SV/GEDV

10.11 LiMON-System von Pulsion

- **Indikationen**
- Patienten unter intensivmedizinischer Therapie und mit den Zeichen einer Störung der Leberperfusion bzw. Funktion z. B. im Rahmen der Sepsis (Mortalitätsvorhersage)
- Patienten mit Leberzirrhose vor Leberteilresektion (Einschätzung der Operationsfähigkeit)
- Differenzierung der verschiedenen Child-Stadien
- Beurteilung der Transplantatfunktion vor Organentnahme
- Applikation einer bestimmten Menge an Indozyaningrün, das an Albumin sowie α_1-Lipoprotein gebunden wird und nach hepatischer Aufnahme nichtmetabolisiert mit der Galle bei fehlendem enterohepatischen Kreislauf ausgeschieden wird. Die Aufnahme der Indikatorsubstanz Indozyaningrün ist von dem Blutfluss, der zellulären Aufnahme und Exkretion abhängig!

- **Vorteile**
- geringere Invasivität (benötigt wird nur ein peripherer oder zentralvenöser Zugang
- keine Limitierung der Messdaueranwendung
- frühzeitige Detektion von Leberfunktionsstörungen z. B. bei Sepsis und guter Prognoseparameter bzgl. Outcome (höhere Mortalität bei geringen PDR-Werten bzw. bei therapeutischem Versagen den PDR-Wert innerhalb von 120 h in den Normbereich an zu heben)

- **Nachteile**
- relativ hohe Kosten der Indikatorlösung (ca. 25 € bis 50 €, je nach Menge des Indozyaningrüns 0,25–0,5 mg/kg)
- allergische Reaktionen (1:40.000; insbesondere bei vorbestehender Jodallergie) und Hyperthyreose

10.12 Transösophageale Dopplersonde zur HZV-Messung

- Bestimmung der Blutflussgeschwindigkeit in der thorakalen Aorta descendens mit einem transösophageal platzierten Transducer
- Liegedauer bis zu einigen Tagen
- zur Bestimmung des Schlagvolumens müssen folgende Daten erfasst werden:

  - Beat-to-beat-Analyse des maximalen Fluss-Zeit-Integrals (»stroke distance«)
  - Querschnittsfläche der Aorta descendens (online mittels integriertem 2-D-Schallkopf)
  - Korrekturfaktor, der den Blutfluss in der Aorta descendens in das totale Herzzeitvolumen umrechnet, da das Blutflussvolumen zu den supraaortalen Gefäßen und Koronararterien nicht gleichzeitig erfasst wird(minus ca. 30 % des HZV)

Indikationen

- nichtinvasive HZV-Messung

Vorteile

- gute Korrelation zwischen Thermodilutions-HZV und HZV-Messung mittels transösophagealer Dopplermessung

Nachteile

- die Verteilung des Blutflusses zum Kopf und den distalen Körperabschnitten ist variabel und von vielen Faktoren abhängig

Kontraindikationen

- bei Ösophaguserkrankungen sollte das System nicht angewandt werden

10.13 HZV-Messung mittels Bioimpedanz/ Impedanzkardiographie

- Messung von Veränderungen des intrathorakalen Volumens durch thorakale elektrische Bioimpedanz
- nichtinvasive Methode zur Bestimmung des HZV z. B. mit Hilfe des Gerätes AESCULON (Fa. Osypka)
- der Thorax stellt hierbei einen Zylinder dar, dessen basale Zirkumferenz in Höhe des Xiphoid liegt. Der Zylinder hat eine elektrische Länge, die der Distanz zwischen Hals- und Xiphoidbasis entspricht. Ein konstanter hochfrequenter Strom (20–100 kHz) mit einer niedrigen mplitude (1–5 mA) wird über 2 außerhalb des Zylinders liegende Elektroden appliziert. Über 2 weitere Elektroden wird dann der Spannungsabfall abgegriffen. Anschließend erfolgt die Berechnung der auf der spezifischen Widerstandsgröße des Thorax beruhenden Impedanz (nach Bloch 1998)

10.14 Transösophageale Echokardiographie (TEE)

Die transösophageale, 2-dimensionale Echokardiographie (TEE) ist eine nichtinvasive Methode zur Beurteilung der Ventrikelfunktion und der Herzklappen. Sie ist auch zur **Früherfassung myokardialer Ischämien** der EKG-Diagnostik überlegen. Regionale Wandbewegungsstörungen treten bei Ischämie früher auf als EKG-Veränderungen oder wenn diese z. B. bei einem Schenkelblock gar nicht nachweisbar sind. Die TEE erfordert jedoch ein kostenintensives technisches Equipment, speziell ausgebildetes Personal mit großer klinischer Erfahrung und einen standardisierten Untersuchungsablauf, der bei Intensiv- und Notfallpatienten nicht immer eingehalten werden kann (zur schnellen Orientierung wird eine apikale Schnittebene empfohlen).

▪ Indikationen

- Beurteilung von ventrikulären Wandbewegungsstörungen, z. B. im Rahmen von kardialen Ischämien oder nach Myokardinfarkten
- Endokarditisausschluss/-diagnose (Nachweis von Vegetationen)
- Nachweis eines Perikardergusses sowie von ventrikulären oder atrialen Thromben
- Nachweis/Ausschluss einer Lungenembolie oder eines pulmonalen Hypertonus
- Beurteilung des Volumenstatus bei eingeschränkter Ventrikel-Compliance
- Beurteilung der Effekte von pharmakologischen Interventionen (Therapiekontrolle)
- Klappenfunktionsbeurteilung: Nachweis von Stenosen/Insuffizienzen, z. B. akutes Aortensyndrom
- Diagnostik von traumatischen Herzverletzungen

▪ Nachteile

- Methode stark untersucherabhängig
- kein kontinuierliches Überwachungsverfahren
- Notwendigkeit der Sedierung/Relaxierung des Patienten
- tödliche Komplikationen (Ösophagusperforation): etwa 1 Fall auf 10.000 Untersuchungen

▪ Komplikationen

- Aspiration
- Aryknorpelluxation
- Perforation
- Drucknekrose

- Auftreten von Scherkräften
- Blutung

Kontraindikationen

- abhängig vom Zustand nach Eingriffen am Ösophagus oder am oberen Magenbereich sowie bei Hinweisen auf eine Ösophaguserkrankung (Varizen, Striktur, Tumor, Divertikel)

10.15 Körpertemperatur

Indikationen

- Patienten mit erhöhtem Risiko für eine Hypothermie (Säuglinge, Neugeborene, Verbrennungspatienten, ältere Patienten, Patienten mit Rückenmarktrauma)
- Infektionsmonitoring
- kontrollierte Hypothermie
- Verdacht auf maligne Hyperthermie

Messorte

- rektal (entspricht nicht exakt der Kerntemperatur, ist abhängig von Wärmebedingungen im Darm und reagiert sehr träge) –Bei kontrollierter Hypothermie gleicht die dort gemessene Temperatur eher der peripheren Temperatur
- nasopharyngeal (Messwerte etwas unter der Kerntemperatur)
- Blut (über PKA, entspricht der zentralen Kerntemperatur; Beachte: Zufuhr kalter Infusionslösungen)
- ösophageal (unteres Viertel; korreliert gut mit der Kerntemperatur, außer bei Thorakotomie)
- tympanisch (stimmt am besten mit der zerebralen Kerntemperatur überein; Gefahr der Trommelfellperforation, daher kontaktfreie Messung)
- Blase (über Temperatursonde eines speziellen Blasenkatheters)

10.16 Urinausscheidung (Blasenkatheter)

Indikationen für einen Blasenkatheter

- Überwachung der Nierenfunktion
- notwendige Bilanzierung, z. B. bei Herzinsuffizienz

Strenge Indikationsstellung aufgrund der Gefahr von Harnröhrenstrikturen und nosokomialen Harnwegsinfektionen

10.16.1 Transurethraler Blasenkatheter

- Einmalkatheterisierung (postoperativ bei Blasenentleerungsstörungen)
- Dauerkatheter

Kontraindikationen

- bestehende Infektionen (Urethritis, Prostatitis, Epididymitis), bestehende Via falsa
- relativ: bestehende Enge (Striktur, Prostatavergrößerung)

Komplikationen

- Via falsa
- Harnröhreneinriss
- Infektion
- Strikturbildung

Beim traumatisierten Patienten oder anamnestischen Problemen Einführung des Dauerkatheters durch den Urologen, ggf. Cystofix-Anlage Messung des intraabdominellen Drucks über spezielle transurethrale Blasen-katheter möglich

10.16.2 Suprapubischer Blasenkatheter (Cystofix)

Komplikationen

- Blutung
- Verletzung von Darmanteilen
- Infektion (lokal, Peritonitis)

10.17 Neuromonitoring

10.17.1 ICP-Messung

Normalwert des ICP. Dieser beträgt 5–15 mmHg. Kurzfristig kann der ICP bei Husten, Pressen etc. auf Spitzenwerte von 50–80 mmHg ansteigen. Die normale ICP-Kurve zeigt langsame respiratorische und schnelle kardiale Schwankungen.

Indikationen

Zur ICP-Messung gibt es keine verbindlichen Indikationen. Häufige Indikationen sind:

- Schädel-Hirn-Trauma mit Glasgow Coma Scale von <8 und pathologischem CCT-Befund (z. B. Einengung der basalen Zisternen) oder mit normalem CCT-Befund, wenn mindestens 2 der 3 folgenden Kriterien zutreffen:
  - arterielle Hypotonie (RRsyst <90 mmHg)
  - posttraumatischer Krampfanfall
  - Alter von >40 Jahren
- alle Patienten, bei denen ein erhöhtes Risiko für einen ICP-Anstieg besteht

> **Bei sedierten und beatmeten Patienten ist die Indikation eher großzügig zu stellen, da die klinische Beurteilung des neurologischen Status erschwert ist.**

10.17.2 Messung der jugularvenösen O_2-Sättigung ($S_{vj}O_2$)

- anhand der Messung der jugularvenösen O_2-Sättigung ($S_{vj}O_2$) können indirekt der intrakranielle O_2-Verbrauch ($CMRO_2$) und der zerebrale Blutfluss (CBF) bestimmt werden
- nach dem Fickschen Prinzip ist der $CMRO_2 = CBF \times {}_{avj}DO_2$
- normale ${}_{avj}DO_2$ = 5–9 ml/100 ml
- Normwert der $S_{vj}O_2$: 55–75 %
- bei Werten <50% und länger als 10–15 min spricht man von Desaturation oder Desaturationsepisode. Diese korreliert mit einem schlechteren neurologischen Outcome → frühzeitiger Einsatz dieses Monitoring gerade nach Schädel-Hirn-Verletzung, da die meisten Patienten in den ersten Stunden nach Trauma zu Episoden zerebraler Ischämien neigen!
- hohe $S_{vj}O_2$ >75 % können bei starker Kontamination von extrazerebralen Blutzuflüssen, bei erhöhtem zerebralen Blutfluss nach Trauma oder bei einer globalen Infarzierung (massivem Verlust von aktivem Hirngewebe) auftreten

> **Etwa 3% des jugular-venösen Blutes kommen aus dem extrakraniellen Kreislauf (0–6,6%) und verfälschen den Messwert. Weitere Beeinflussung der Messung durch hohe Einmündung der V. facialis in die V. jugularis → der Messkatheter sollte sehr hoch platziert werden, am besten radiologische Kontrolle (Spitze in Höhe des 2. Halswirbels)**

- **Messtechnik**
- gegenwärtiger Einsatz von zwei verschiedenen 4-F-fiberoptischen Doppellumenkathetern. Insertion nach retrograder Gefäßpunktion über 5-F- oder 6-F-Schleuse mit 10 cm Länge. Geräte: Oximetrix von Abbott (3-Wellenlängen-Gerät: 660, 750, 810 nm) und Edslab II von Baxter Critical Care (2-Wellenlängen-Gerät: 660 und 810 nm)
- → kontinuierliche Heparinisierung über das Katheterlumen mit 2 IE/h 44Insertion von polarographischen Messsonden (Paratrend-7-Sonde), Messwertunterschiede zwischen Sonde und aspirierter Blutgasanalyse infolge der Distanz von ca. 4 cm und den damit anatomisch bedingten kaudalen venösen Gefäßzuflüssen

10.17.3 Intraparenchymatöser Gewebssauerstoffpartialdruck ($p_{ti}O_2$)

- regional und nicht global messendes invasives Verfahren, bei dem Clark-Miniaturelektrodenin das Hirngewebe eingebracht werden
- Normalwert: 25–30 mmHg
- Werte <10 mmHg sprechen für eine ausgeprägte zerebrale Minderperfusion oder eine schwere Hypoxie
- gute Korrelation zur Bulbusoxymetrie
- bis jetzt keine Infektionen oder Blutungen bekannt

10.17.4 Transkranielle Dopplersonographie

- Messung der zerebralen Blutflussgeschwindigkeit in der A. cerebri media oder in den basalen Hirnarterien
- Normalwert für A. cerebri media: Vmean = 38–86 cm/s (aufgrund der großen Streubreite kann die transkranielle Dopplersonographie keine Absolutwerte liefern, sondern nur als Verlaufskontrolle erfolgen)
- grobes Maß für den zerebralen Gefäßwiderstand: Pulsatilitätsindex (PI):

Die Blutflussgeschwindigkeitsmessung in der A. cerebri media kann bei der Karotischirurgie eingesetzt werden. Ein Abfall von Vmean auf 0–15 % des Ausgangswertes zeigt eine schwere Ischämie, ein Abfall auf 16–40 % eine mäßige Ischämie an, und bei Werten von >40 % ist nicht mit einer Minderperfusion zu rechnen. Des Weiteren kann eine zerebrale Hyperperfusion nach Öffnen der Klemmen (Vmean-Zunahme auf >200 %) mit der Gefahr einer intrakraniellen Einblutung erkannt werden. Mit der transkraniellen

Dopplersonographie lassen sich außerdem embolisierte Partikel (artheromatöse Plaques, Thromben etc.) und Luft nachweisen. Das Abschätzen (nicht Messen!) des zerebralen Perfusionsdruckes muss bisher noch sehr kritisch betrachtet werden.

10.17.5 Infrarotnahe Spektroskopie

Die Infrarotspektroskopie misst nahe dem Infrarotbereich bei 700–1000 nm (mit 4 verschiedenen Wellenlängen) die Konzentrationen von oxygeniertem oder desoxygeniertem Hämoglobin und von oxidiertem Zytochrom in dem unmittelbar unter der Haut und der Kalotte liegenden Hirngewebe. Die dadurch ermittelte regionale O_2-Sättigung des Hirngewebes soll Auskunft über das zerebrale O_2-Angebot und den zerebralen Blutfluss geben. Es können jedoch nur relative regionale Veränderungen gemessen werden (Normalwert: 50 %; Sättigung von <35 %: ischämische Gewebeschädigung; jedoch fehlende absolute Quantifizierung der Messwerte).

10.17.6 EEG-Registrierung

Das EEG erfasst die Summe elektrischer Aktivitäten kortikaler Schichten. Die abgeleitete EEG-Aktivität stellt die durch subkortikale Anteile (Thalamuskerne, Formatio reticularis) beeinflusste Summe exzitatorischer und inhibitorischer synaptischer Potenziale der Pyramidenzellen und somit die zerebrale Gesamtaktivität dar.

Indikationen

- Überwachung der Narkosetiefe
- Analgosedierung bzw. Überwachung eines Barbituratkomas zur Hirnprotektion (Burst-Supressions-EEG)
- Hirntoddiagnostik (isoelektrisches 8-Kanal-Rohr-EEG über mindestens 30 min, auch bei max. Verstärkung)
- zerebrale Minderperfusion unter EKZ
- Überwachung bei Karotisthrombendarteriektomie in Verbindung mit SSEP (s. u.)
- Überwachung bei OP im Kleinhirnbrückenwinkel in Verbindung mit BAEP
- kontrollierte Hypotension bei geriatrischen Patienten

Evozierte Potenziale

- somatosensorisch evozierte Potenziale messen die funktionelle Integrität afferenter sensorischer Leitungsbahnen. Sie haben sich als Kriterium der Shunt-Einlage in der Karotischirurgie inzwischen allgemein durchgesetzt (Sensitivität: 60 %; Spezifität: 100 %). Dabei werden nach Stimulation des kontralateralen N. medianus das Halsmarkpotenzial (C2) und das operationsseitige Kortexpotenzial abgeleitet

10.17.7 Neuronenspezifische Enolase (NSE)

- zytoplasmatisches Enzym der Glykolyse, das in Neuronen und Zellen neuroektodermalen Ursprungs vorhanden ist
- Cut-off-Wert: >33 ng/ml bis zum 3. Tag nach dem Ereignis (z. B. nach Reanimation) gilt als prädiktiver Wert für persistierendes Koma mit einer Spezifität von 100 %
- Werte von <33 ng/ml können jedoch infolge einer Sensitivität von nur 80% eine Restitutio ad integrum nicht absolut vorhersagen!
- erhöhte Werte bei:
  - neuronalem Zelluntergang infolge Hypoxie
  - kleinzelligem Bronchialkarzinom und Medulloblastom

! Hämolytische Seren, da Erythrozyten enolasereich sind!

Anästhesie in der Allgemein- und Abdominalchirurgie

M. Heck, M. Fresenius, C. Busch

M. Heck et al., *Klinikmanual Anästhesie*,
DOI 10.1007/978-3-642-55440-7_11,
© Springer-Verlag Berlin Heidelberg 2015

11.1 Vorbemerkungen und Grundsätze

- Abschätzung des Aspirationrisikos durch Magen-/Darmentleerungsstörungen (akutes Abdomen, Ileus, obere gastrointestinale Blutung, Magenatonie, Pylorusstenose, Hiatushernie, Refluxösophagitis, Ösophagusdivertikel, Ösophagusatresie, erhöhter intraabdominaler Druck) – »rapid sequence induction« (Ileuseinleitung)

Bei Notfalleingriffen ist das Aspirationsrisiko deutlich erhöht!

- häufig Störungen im Wasser-Elektrolyt-Haushalt aufgrund der zugrunde liegenden Darmerkrankung oder einer präoperativen Darmspülung
- **Monitoring und Ausstattung** (bei intraabdominellen Eingriffen):
- nasale Magensonde bei geplanter postoperativer Liegedauer, ansonsten orale Magensonde
  - ZVK bei Eingriffen mit erhöhtem Volumenumsatz und absehbarer Katecholaminpflichtigkeit oder für postoperative parenterale Ernährung
  - transurethraler Blasenkatheter bei länger andauernden Eingriffen, ggf. Cystofix durch Chirurgen legen lassen
  - großlumige venöse Zugänge bei zu erwartendem großen Blutverlust oder hohem Volumenbedarf
- grundsätzlich **alle Narkosetechniken** möglich:
  - balancierte Anästhesie
  - TIVA mit Propofol- und Remifentanil-Perfusor
  - evtl. in Kombination mit PDK (besonders bei großen Eingriffen) zur postoperativen Schmerztherapie oder zur Darmstimulation

- Relaxierung: richtet sich nach der OP-Dauer und dem geplanten Eingriff

Eventerationssyndrom

Bei Exploration des Abdomens kommt es häufig zum sog. Eventerationssyndrom mit Flush, Blutdruckabfall durch periphere Vasodilatation und Abfall der O_2-Sättigung. Ausgelöst wird dies durch die Freisetzung von Prostazyklin (Prostaglandin I_2). Die prophylaktische Gabe von Prostaglandinsynthesehemmern (Ibuprofen, Indometacin, Diclofenac) kann das Syndrom abschwächen oder verhindern. Ggf. ist die Gabe von Volumen oder Vasopressoren notwendig.

11.2 Besonderheiten bei speziellen Eingriffen

11.2.1 »Große« intraabdominelle Eingriffe

- Eingriffe wie z. B. abdominothorakale Ösophagusresektion, Magen-OP (Gastrektomie, Magenteilresektion, Ulkusübernähung etc.), Leberteil- oder -segmentresektion, Pankreaseingriffe (partielle oder totale Pankreatektomie), OP nach Whipple, Dünn- und Dickdarm-OP (Hemikolektomie, Kolektomie etc.)
  - z. T. lange OP-Dauer und größere Blutverluste möglich
  - Monitoring und Ausstattung abhängig vom Eingriff und vom Zustand des Patienten; obligat: ZVK, Magensonde, Blasenkatheter, Temperatursonde, mindestens ein großlumiger venöser Zugang
- Bei abdominothorakaler Ösophagusresektion:
  - s. a. Anästhesie in der Thoraxchirurgie
  - meist Doppellumenintubation erforderlich
  - bei Doppellumenintubation am Ende der OP Umintubation auf Einlumentubus (erschwerte Intubation durch ödematöse Weichteilschwellungen)
- Operationen an Leber/bei Leberzirrhose
  - bei akuter Hepatitis Eingriffe möglichst verschieben
  - präoperative Evaluation der Gerinnung und Lebersyntheseleistung
  - Pathophysiologische Veränderungen Herz-Kreislauf, Gehirn etc.
  - zurückhaltende Infusionstherapie
  - großer Volumenumsatz möglich
  - Gefahr der Luftembolie

- Operationen am Pankreas
  - großer Volumenumsatz möglich
  - Blutdruckabfälle durch Freisetzung von Mediatoren möglich
  - nach totaler Pankreatektomie Insulinsubstitution
- Operationen an Magen-Darm-Trakt
  - Adipositaschirugie (bariatrische Chirurgie)
  - Besonderheiten bei Ileuspatienten (Hypovolämie, Elektrolytverschiebungen, metabolische Azidose, Aspiration, septisches Krankheitsbild, Rapid-Sequence-Induction)
  - chronisch entzündliche Darmerkrankungen(Anämie, Elektrolyte, Koagulationsstörungen) (Vorsicht bei Arthritis Kiefergelenk, Kortisonsubstitution)
  - Fast-track-Konzept in der Kolonchirurgie:
    - multimodales interdisziplinäres Konzept
    - verkürzte prä- und postoperative Nahrungskarenz
    - optimierte Schmerztherapie
    - reduzierte parenterale Flüssigkeitsapplikation
    - forcierte Mobilisation, Atemtherapie mit Triflow

11.2.2 »Kleinere« intraabdominelle Eingriffe

- Eingriffe wie z. B. Cholezystektomie (konventionell), Appendektomie, Herniotomie, Ileostomarückverlagerung, analchirurgische OP
- mögliche Narkosetechniken
  - balancierte Anästhesie
  - TIVA
  - zum Teil auch Regionalanästhesie möglich

11.2.3 Laparoskopische Eingriffe (Cholezystektomie, Appendektomie, Herniotomie)

▶ Kap. 24

11.2.4 Allgemeinchirurgische Eingriffe

- Eingriffe wie z. B. Schilddrüsen- und Nebenschilddrüsen-OP
- möglichst euthyreote Stoffwechsellage zur Vermeidung einer thyreotoxischen Krise/Myxödemkoma (Ausnahme: jodinduzierte Hyper-

thyreose, Schwangerschaftsthyreotoxikose, medikamentös nicht beherrschbare thyreotoxische Krise)

Intubationsschwierigkeiten durch Trachealverlagerung!

- Extubation unter Reintubationsbereitschaft (Verletzung der Nn. recurrentes)

Bei Nebenschilddrüsen-OP postoperative Ca^{2+}-Spiegel-Kontrollen!

Anästhesie in der Gefäßchirurgie

M. Heck, M. Fresenius, C. Busch

M. Heck et al., *Klinikmanual Anästhesie*,
DOI 10.1007/978-3-642-55440-7_12,
© Springer-Verlag Berlin Heidelberg 2015

12.1 Vorbemerkung

Sehr häufig ältere Patienten (>60 Jahre) mit Begleiterkrankungen:
- arterieller Hypertonus (50–80 %)
- Diabetes mellitus (30–40 %)
- chronisch-obstruktive Lungenerkrankung (30–40 %)
- Zustand nach Myokardinfarkt (20–30 %)
- Herzinsuffizienz (20–30 %)
- zerebrovaskuläre Insuffizienz (20–30 %)
- KHK mit Angina pectoris (10–30 %)
- Niereninsuffizienz (10–30 %)
- Hypercholesterinämie (10–20 %)

12.2 Besonderheiten bei der Prämedikationsvisite

12.2.1 Anamnese

- instabile Angina pectoris, Orthopnoe, körperliche Belastbarkeit, Belastbarkeit (NYHA-Klassifikation), arterielle Hypo- oder Hypertonie
- zerebrale Durchblutungsstörungen (besonders bei Karotischirurgie; asymptomatisch, transitorische ischämische Attacken (TIA, Rückbildung innerhalb von 24h), prolongierte reversible Ischämien (PRIND, Rückbildung innerhalb von 7 Tagen), progredienter Hirninfarkt innerhalb von 48 h, partieller oder kompletter Hirninfarkt – akut auftretend oder im Endstadium)
- periphere AVK
- Nierenerkrankungen (Kreatinin- und Harnstoffkonzentration, Restausscheidung), Diabetes mellitus, Lebererkrankungen (Bilirubinspie-

gel, GOT- und GPT-Aktivität), Gerinnungsstörungen, ASS-Einnahme, allergische Diathese
- Medikamentenanamnese (β-Blocker, letzte ASS-Einnahme etc.)
- Elektrolytstörungen (Hypokaliämie, Hypomagnesiämie → Rhythmusstörungen)

Infolge der chronischen Diuretikaeinnahme und des verminderten Plasmavolumens bestehen bei vielen dieser Patienten eine relative Hypovolämie und eine Hypokaliämie.

12.2.2 Körperliche Untersuchung

- Anzeichen kardialer Dekompensation
- Radialis-/Ulnaris-Pulse, Allen-Test (zumindest aus forensischen Gründen), ggf. Femoralispulse

12.2.3 Aktenstudium

- Ruhe- und evtl. Belastungs-EKG,
- Thoraxröntgenaufnahme,
- Routinelaborbefunde, evtl. BGA,
- Lungenfunktion

In Einzelfällen ist eine Koronarangiographie angezeigt, um u. U. bei einer erheblichen KHK, z. B. bei einer Hauptstammstenose, eine PTCA oder eine Koronar-Bypass-Operation vor der Gefäß-OP durchzuführen. In Einzelfällen kann die Koronar-Bypass-Operation mit einer Karotis-TEA zusammen durchgeführt werden.
- ggf. Echokardiographiebefund: linksventrikuläre Funktion, (systolisch: Akinesien, Hypokinesien; diastolisch: LVEDP)
- Karotisbefund
- evtl. Erythrozytenkonzentrate und/oder Eigenblut bereitstellen

12.2.4 Prämedikation

Fortführung der oralen Medikation am OP-Tag:
- insbesondere β-Blocker und Antihypertensiva, beim schlecht eingestellten Hypertoniker auch ACE-Hemmer
- Digitalis bei Tachyarrhythmia absoluta, ebenso Kalziumantagonisten

- i. v. Nitrate und i. v. Antikoagulation mit Heparin
- α_2-Agonisten sind insbesondere bei Eingriffen in zervikaler Plexusblockade eine Alternative. Perioperativ weniger hypertensive Phasen, postoperativ vermehrt Hypotensionen beschrieben. Ob die Myokardinfarktrate durch α_2-Agonisten gesenkt werden kann, ist nicht abschließend geklärt. → z. B. Clonidin (Catapresan) 1 Tbl. à 300 µg p. o. (2–5 µg/kg p.o.) → ↓ Anästhetikabedarf um ≈40%, ↓ postoperatives Shivering, stabilere Hämodynamik, ↓ perioperative Myokardischämien

12.2.5 Fremdblutsparende Maßnahmen

- je nach geplantem Eingriff und zu erwartendem Blutverlust (s. Blut und Blutprodukte)

12.3 Karotischirurgie (Karotis-TEA): Narkoseführung

12.3.1 Monitoring, Ausstattung

- EKG (Ableitungen II und V_5)
- Pulsoxymetrie
- direkte arterielle Blutdruckmessung in Lokalanästhesie vor Einleitung (»Arterie« mit Verlängerung, da beide Arme angelegt werden)
- oraler Tubus (Tubus auf nicht zu operierender Seite platzieren)
- endexspiratorische CO_2-Messung
- evtl. TEE zur Volumensteuerung und Detektion von Myokardischamien → bei Patienten mit schwerer Linksherzinsuffizienz (LVEF <40 %, LVEDP>20 mmHg), Hauptstammstenose, Infarktanamnese, <6 Monate, KHK und Klappenvitium, pulmonalem Hypertonus, IHSS, Mitralklappenvitium
- Neuromonitoring

12.3.2 Ziele

- Prävention von Hirn- und Myokardischämien
- größtmögliche hämodynamische Stabilität bei gleichzeitiger Ausschaltung zirkulatorischer Gegenregulationsmechanismen

Blutdruck und Herzfrequenz sollten bei ±30 %, besser vielleicht noch innerhalb von ±20 % des Ausgangswertes (Mittelwerte der vorangegangenen

Tage) gehalten werden. Abweichungen hiervon sollten rasch therapiert werden. Besonders bei Patienten mit zerebrovaskulärer Insuffizienz sind Blutdruckabfälle zu vermeiden, da die Hirndurchblutung (bei verschobener Autoregulation zu höheren Werten) sehr stark vom systemischen Blutdruck abhängig ist. Unmittelbar postoperativ erfolgt die Extubation zur neurologischen Beurteilung des Patienten.

12.3.3 Prinzip

Titration der Anästhetika nach Wirkung, nicht nach Gewicht

12.3.4 Mögliche Narkosetechniken

- balancierte Anästhesie mit Opioiden und Inhalationsanästhetika (Sevofluran, Desfluran) oder
- TIVA
- vor Laryngoskopie evtl. Oberflächenanästhesie mit Lidocain-Spray
- Blutdrucksenkungen möglichst mit Inhalationsanästhetikum oder Nitroglyzerin (1 : 10 verdünnt)
- die Karotis-TEA wird zunehmend auch in Regionalanästhesie (zervikale Plexusblockade) durchgeführt (oberflächliche häufiger als die tiefe Zervikalblockade), was jedoch einen kooperativen Patienten voraussetzt. Zuvor kontralaterale Phrenikusparese ausschließen! Vorteile: Beurteilung der neurologischen Situation, größere Kreislaufstabilität. Nachteile: Fehlende medikamentöse Hirnprotektion und z.T. schwieriges Management bei auftretenden Problemen wie Bewusstseinsverlust oder respiratorischer Insuffizienz

Clamping der Karotis

Die Inzidenz eines perioperativen Schlaganfalls beträgt derzeit 5 % – vor Abklemmen 3000 IE (50–100 IE/kg KG) Heparin i. v. (Ziel: Hemochrom 180–300 s), bei Abklemmen leichte Hypertension anstreben (systolischer RR: >150 mmHg). Ein routinemäßiges Einlegen eines intravasalen Shunts ist nicht risikofrei (artheromatöse Mikroembolisation, Luftembolie, Intimaverletzung mit postoperativer Re-Stenosierung) und wird daher nicht überall durchgeführt. Ein Shunt ist jedoch bei präoperativen neurologischen Störungen infolge eines verminderten Blutflusses sinnvoll. Ein kombiniertes neurologisches Monitoring hat sich durchgesetzt.

Neurologisches Monitoring

Häufig wird die Kombination verschiedener Verfahren angewendet.
Die Stumpfdruckmessung besitzt eine geringe Spezifität und wird daher nicht mehr ausschließlich als Kriterium für eine Shunt-Einlage verwendet (Stumpfdrücke von 60 mmHg schließen eine zerebrale Ischämie nahezu aus). Somatosensorisch evozierte Potenziale haben sich als Kriterium der Shunt-Einlage inzwischen allgemein durchgesetzt. Außerdem kommen die transkranielle Dopplersonographie der A. cerebri media und die infrarotnahe Spektroskopie infrage (NIRS, als alleiniges Monitoringverfahren kritisch zu betrachten, als Zusatzinformation hilfreich).

12.3.5 Postoperative Komplikationen

- neurologische Ausfälle (einseitige Fazialisparese, Sensibilitätstörungen oder Lähmung)
- perioperative neurologische Defizite (etwa 3 %)
- hämodynamische Instabilität
- Hyperperfusionssyndrom (evtl. erst nach Tagen) mit ipsilateralen Kopfschmerzen bis hin zum zerebralen Krampfanfall
- Stimmbandparese (N. recurrens) mit respiratorischer Insuffizienz
- Obstruktion der oberen Luftwege durch Hämatom
- Spannungspneumothorax durch Eindringen von Luft über die Operationswunde in das Mediastinum und die Pleura
- Ausfall der Chemorezeptoren
- Arterielle Hypertonie (Ausschluss volle Blase, Hypoxie, Hyperkapnie oder Schmerzen)

12.4 Aortenchirurgie

12.4.1 Abdominelles Aortenaneurysma (AAA)

Operationsletalität beim Elektiveingriff von 2–5 %, beim rupturierten AAA von 50–70 %

Grundsätze

- Druckspitzen und extreme Druckabfälle vermeiden
- vor Einleitung der Anästhesie ausreichende Flüssigkeitszufuhr, da sehr viele dieser Patienten relativ hypovoläm sind
- arterielle Kanülierung in Lokalanästhesie bereits vor Narkoseeinleitung

- Intubation in ausreichender Narkosetiefe und Muskelrelaxierung, ggf. zusätzlich LA, um Husten, Pressen und Blutdruckanstiege zu vermeiden (Rupturgefahr erhöht; zur Einleitung ggf. Etomidat und Fentanyl in Hinblick auf Kreislaufstabilität)

Prämedikation

- durch eine orale perioperative Gabe von 200 µg Clonidin einmal täglich vom Vorabend bis zum 4. postoperativen Tag kann beim Patienten mit BAA die postoperative Letalität gesenkt werden
- Dauermedikation mit Statinen und β-Rezeptorblockern fortführen, ACE-Hemmer oder AT-II-Rezeptor-Antagonisten ggf. absetzen

Monitoring, Ausstattung

- arterielle Druckmessung
- EKG-Monitoring: Ableitung II/V5
- ZVK
- ggf. transösophageale Echokardiographie
- ausreichende (großlumige) venöse Zugänge
- transurethraler Blasenkatheter (bzw. Cystofix durch Chirurgen legen lassen) zur Kontrolle der Urinausscheidung, besonders nach Freigabe der Aorta
- Pulsoxymeter, Kapnometer
- Magensonde
- Temperatursonde, Wärmematte, Blutwärmer
- evtl. Neuromonitoring bei TAAA
- evtl. Cell-Saver
- Perfusoren/Notfallmedikamente bereithalten, und zwar zur Drucksteuerung, besonders während der Abklemmphase (Nitroglyzerin als Perfusor, 1 : 10 verdünnt; evtl. Nifedipin, Urapidil sowie selten Nitroprussidnatrium als Perfusor)

Mögliche Narkosetechniken

- balancierte Anästhesie mit Opioiden und Inhalationsanästhetika (Sevofluran oder Desfluran)

Die Auswahl muss individuell, d. h. insbesondere an den Vorerkrankungen des Patienten orientiert erfolgen. Bei Patienten mit KHK und guter Myokardfunktion kann eine kontrollierte Dämpfung der Herz-Kreislauf-Funktion mit volatilen Inhalationsanästhetika von großem Nutzen sein, während bei Patienten mit eingeschränkter Herzfunktion bzw. Herzinsuffizienz oder schweren Herzrhythmusstörungen balancierte Anästhesieverfahren mit Opioiden indiziert sind.

Oft müssen jedoch balancierte Narkosetechniken mit kardiovaskulär wirksamen Medikamenten ergänzt werden, um unerwünschte Reflexreaktionen wie Blutdruckanstieg oder Tachykardie, wie sie insbesondere beim Clamping und Declamping vorkommen, zu unterbinden. Blutdruck und Herzfrequenz sollten ±30 %, besser vielleicht noch innerhalb von ±20 % des Ausgangswertes gehalten werden. Eventuell ist eine Kombination mit einer Periduralanästhesie (PDK) sinnvoll. Eine Kombination der Allgemeinanästhesie mit einem PDK eignet sich besonders für die postoperative Schmerztherapie, allerdings kann es bei massivem Blutverlust zu erheblichen Volumenbilanzproblemen kommen, die intraoperativ schwierig zu korrigieren sind.

Wenn eine Periduralanästhesie aufsteigt (was in Intubationsnarkose nicht sicher zu beurteilen ist), fehlt dem Herzen die Regulation über sympathische Fasern der Rami cardiaci.

12.4.2 Clamping und hämodynamische Reaktionen nach Abklemmen der Aorta

Anstieg des SVR

Zunahme der Nachlast des linken Ventrikels mit einem zumindest kurzzeitigen Anstieg des systolischen arteriellen Drucks proximal der Klemme, gelegentlich bis zur hypertensiven Krise. Dies wird vom gesunden Herz, das keine Zeichen einer Ischämie oder Insuffizienz zeigt, gut toleriert. Bei insuffizientem linken Ventrikel führt dies zum Abfall des HZV, v. a. durch Abnahme des Schlagvolumens bei gleichzeitigem Anstieg des Pulmonalarteriendrucks und des linksventrikulären enddiastolischen Drucks (LVEDP/PCWP). Dies bedeutet eine erhöhte Wandspannung für den linken Ventrikel (Linksherzbelastung), die bis hin zum Linksherzversagen führen kann. Außerdem steigt durch die Erhöhung des linksventrikulären Füllungsdrucks der O_2-Verbrauch des Myokards an und kann so eine Myokardischämie und Herzrhythmusstörungen auslösen. Es kann auch zu einem Abfall des Blutdrucks kommen, was u. U. von Ischämiezeichen begleitet ist.

Eine Linksherzbelastung muss sofort therapiert werden.

Herzfrequenz und rechter Vorhofdruck bleiben nahezu unverändert; diese Parameter reichen besonders bei kardialen Risikopatienten zur Überwachung nicht aus. Die Nieren sind besonders durch Ischämie gefährdet, wenn die Aortenklemme in der Nähe der Nierenarterien angesetzt wird (Abnahme der Nierendurchblutung, auch wenn die Klemmen infrarenal gesetzt sind; Ursache: Spasmen der Nierenarterien). Während der Abklemmphase sistiert in der Regel die Urinproduktion (Mangeldurchblutung distal der Klemme, dadurch Abnahme des venösen Rückstroms).

Vorgehen beim Clamping

- Narkose durch Erhöhung der Inhalationsanästhetikakonzentration vertiefen
- Gabe von Vasodilatanzien, z. B. Nitroglyzerinperfusor (1,6±0,4 µg/kg KG/min – individuell sehr unterschiedlich –, beginnend mit 0,5 µg/kg KG/min rechtzeitig vor dem Clamping; dabei arteriellen Druck auf etwa 100–120 mmHg senken, um Druckspitzen zu vermeiden)
- sollte Nitroglyzerin nicht in der Lage sein, den Blutdruck genügend zu senken, kann man mit Nitroprussidnatrium meist gute Ergebnisse erreichen
- evtl. Nifedipin- oder Urapidilperfusor
- PCWP-Kontrollen
- evtl. Nierenprophylaxe: Mannitol (Osmofundin 15 %) vor Abklemmen der Aorta sowie Furosemid (5–20 mg) oder ACC 300 mg

Um einer postoperativen Oligurie vorzubeugen, ist es am sinnvollsten, intraoperativ genügend Volumen zuzuführen und die hämodynamischen Parameter wie PCWP, HZV und arteriellen Druck zu optimieren.

Operationstechniken

- Rohrprothese (Tube-Interponat) mit Abklemmzeiten von etwa 45±15 min, v. a. beim rupturierten Bauchaortenaneurysma (sofortige Abklemmung der Aorta zur Blutstillung notwendig) und beim relativ jungen Patienten ohne Risikofaktoren
- Bifurkationsbypass (bifemoraler Bypass) mit Abklemmzeiten von etwa 19±15 min, bevorzugt beim Risikopatienten und bei Mitbeteiligung der iliakalen Gefäße

12.4.3 Declamping und hämodynamische Reaktionen nach Freigabe der Aorta

- Abfall des SVR, Abfall der Nachlast des linken Ventrikels, ausgeprägte Hypotonie
- Hypovolämie und Schock, auch als »declamping shock« bezeichnet

Ein Abfall des koronaren Perfusionsdrucks und eine Verminderung der myokardialen O_2-Spannung können eine Myokardischämie auslösen. Das Ausmaß dieser Reaktionen ist abhängig von:

- relativer Hypovolämie
- unzureichender Kontraktionsfähigkeit des Gefäßsystems infolge Azidose
- Dauer der Abklemmphase
- Höhe der Abklemmung
- Art der Strombahnfreigabe (abrupt oder schrittweise)
- kardialer Kompensationsfähigkeit

Bei ausreichendem venösem Rückstrom (durch ausreichenden Flüssigkeitsersatz und rechtzeitiges Abstellen der Vasodilatanzienzufuhr) nimmt das HZV zu. Bei Hypovolämie ist ein starker Abfall des HZV möglich. Auch ein Abfall des linksventrikulären endiastolischen Drucks (LVEDP/PCWP) ist möglich. Eventuell besteht eine therapiepflichtige metabolische Azidose.

Vorgehen beim Declamping

- Volumenloading unter PCWP-Kontrolle (bereits vor dem Öffnen der Aortenklemme)
  - dazu sind oft über 1 l Ringer-Laktat/h und Blutersatz entsprechend dem Verlust notwendig. Vor Abnahme der Klemme sollte der ZVD zwischen 7 und 11 mmHg (10–15 cm H_2O) liegen
- rechtzeitiges Absetzen der Vasodilatanzien (z. B. Nitroglyzerinperfusor) und Erniedrigen der Inhalationsanästhetikakonzentration sowie langsames, schrittweises Eröffnen der Aortenklemme durch den Chirurgen als weitere wesentliche Voraussetzungen zur Beherrschung dieser Situation
- ggf. Vasokonstriktiva oder positiv-inotrope Substanzen
- Ausgleich einer metabolischen Azidose durch vorsichtige Gabe von Natriumbikarbonat
- Kontrolle der Urinausscheidung: Bei unzureichender Urinproduktion (< 1 ml/kg KG/h) sowie nach Ausschluss einer mechanischen Abflussbehinderung und ausreichender linksventrikulärer Füllung, kann man zuerst einmal zuwarten, da die Urinausscheidung normalerweise innerhalb von 2 h akzeptable Werte erreicht. Ist dies nicht der Fall, kann man die Urinproduktion durch Gabe von 2–5 mg Lasix stimulieren
- postoperativ Nachbeatmung (bei Hypothermie, Hypovoämie), Korrektur der oft noch bestehenden Hypovolämie

12.4.4 Endovaskuläre Versorgung (EVAR)

Monitoring, Ausstattung

Die Versorgung eines abdominellen Aortenaneurysmas mittels EVAR (endovascular aneurysm repair) ist sowohl in lokaler wie auch regionaler und Allgemeinanästhesie möglich. Bei den rückenmarksnahen Verfahren muss dabei die perioperative Heparinisierung beachtet und die Punktion ausreichend zuvor erfolgen. Als Interventionsort eignen sich hierfür Hybridoperation, in dem neben dem Sterilbereich eines üblichen Operationssaals die Ausmaße des Raums für die Katheter ausreichen und eine leistungsfähige Angiographieeinheit zur Verfügung steht.

- arterielle Druckmessung
- EKG-Monitoring: Ableitung II/V5
- ggf. ZVK (z. B. ausgeprägter Herzinsuffizienz, erwarteter Katecholaminpflicht), bei gedeckt rupturierten BAA 12-F-Schleuse
- ausreichende (großlumige) venöse Zugänge
- transurethraler Blasenkatheter (Monitoring Diurese)
- Pulsoxymeter, Kapnometer
- Magensonde
- Temperatursonde, Wärmematte (so früh wie möglich), Blutwärmer
- evtl. TEE
- evtl. Cell-Saver oder steriler Vacufix-Beutel
- die endovaskuläre Versorgung eines thorakalen Aortenaneurysmas (TEVAR = thoracic endovascular aortic repair) mit notwendigem funktionellen Kreislaufstillstand erfolgt in Vollnarkose. Um eine distale Verschiebung der Endoprothese und Pulsationsbewegungen der Aorta zu vermeiden wird ein kurzer funktioneller Kreislaufstillstand induziert. Dies wird durch einen adenosininduzierten Herzstillstand oder durch schnelle Kammerstimulation (overpacing) erreicht

Bei einer Hybridoperation wird eine endovaskuläre Ausschaltung des Aneurysmas mit einem viszerorenalen Debranching kombiniert. Alternativ kann das thorakale Aneurysma total endovaskulär mit gebranchten und fenestrierten Spezialprothesen versorgt werden. Zu den Frühkomplikationen nach Anlage eines TEVAR gehören neurologische Schäden wie z. B. durch gelöste Gefäßplaques und die spinale Ischämie durch Ausschaltung der Interkostalarterien. Zu den Spätfolgen Endoleckagen (weiteres Einströmen von Blut in den Aneurysmasack), Stentgraftmigrationen/-kollaps und Stentgraftfrakturen. Die derzeitigen Prothesen sind für eine Lebensdauer von ca. 10 Jahren ausgerichtet.

12.4.5 Rupturiertes AAA (Notfalloperation)

Es darf keine Zeit mit Vorbereitungsmaßnahmen verlorengehen, der Patient muss so schnell wie möglich in den Operationssaal gebracht werden. Oft ist hier nur die Abklemmung der Aorta lebensrettend.

- sofortige und adäquate Volumensubstitution (mehrere intravenöse Zugänge), am besten mit blutgruppengleichen Erythrozytenkonzentraten (unter Überwachung und Aufrechterhaltung einer suffizienten Atmung sowie der Herz- und Kreislauffunktion)
- nach Möglichkeit Narkose erst im Operationssaal einleiten, und zwar erst dann, wenn der Operateur gewaschen am Tisch steht, da es nach der Narkoseeinleitung durch den Verlust des Muskeltonus zu einer weiteren Zunahme der Blutung kommen kann

Bei der Narkoseeinleitung muss man auch auf eine Aspiration vorbereitet sein.

Infolge des verminderten HZV sollten jedoch die i. v.-Narkotika nur in geringer Dosis und langsam verabreicht werden. Nach Intubation wird der Patient mit 100 % O_2 beatmet. Massivtransfusionssystem bereithalten. Da beim rupturierten Bauchaortenaneurysma die Niereninsuffizienzrate deutlich erhöht ist, wird von einigen Anästhesisten bereits bei Narkoseeinleitung zur Prophylaxe eines postoperativen Nierenversagens die Infusion von Mannitol und/oder Furosemid empfohlen. Es erfolgt ein erweitertes Monitoring, sobald die Aorta abgeklemmt und der Kreislauf einigermaßen stabilisiert ist.

Postoperative Komplikationen

Die wichtigsten postoperativen Frühkomplikationen bzw. Funktionsstörungen sind Ileus, Ischämie der A. mesenterica inferior, Darmischämie, Hypertonie, Herzrhythmusstörungen, Myokardischämie, Myokardinfarkt (die hohe Ko-Inzidenz von atherosklerotischen Herzerkrankungen und AAA erklärt die Häufigkeit postoperativer Arrhythmien sowie von Herzversagen und Herzinfarkt), respiratorische Insuffizienz und akutes Nierenversagen (postoperative Niereninsuffizienz). Letzteres ist besonders dann zu erwarten, wenn intraoperativ die Nierenperfusion gestört war (prophylaktisch ausreichendes Flüssigkeitsangebot, ggf. Diuretika). Bei Patienten mit »funktionellem Nierenversagen«, bei denen größere intravenöse Volumen gewagt erscheinen (Herzinsuffizienz), können osmotische Diuretika wie Mannitol benutzt werden.

Die Abklemmzeit der Aorta erhöht das Risiko schwerwiegender Komplikationen im postoperativen Verlauf erheblich, ebenso eine bestehende KHK.

12.4.6 Thorakoabdominelles Aortenaneurysma (TAAA) und thorakales Aortenaneurysma (TAA)

Einteilung der Aortendissektion nach De Bakey ◘ Tab. 12.1, Einteilung nach Crawford ◘ Abb. 12.1.

◘ **Tab. 12.1** Einteilung der Aortendissektion nach De Bakey

Typ nach De Bakey	Beginn	Mögliche Ausdehnung
I	Aorta ascendens (evtl. mit Aortenklappeninsuffizienz)	Bifurkation (70 %)
II	Aorta ascendens (evtl. mit Aortenklappeninsuffizienz)	Bis proximal der A. subclavia dextra
IIIa	Distal der A. subclavia sinistra	Oberhalb des Zwerchfells
IIIb	Distal der A. subclavia sinistra	Bifurkation bzw. Aa. Iliacae

Je nach Höhe des Aneurysmas/der Dissektion ist auch der Einsatz der HLM notwendig. Die Typen I und II nach De Bakey werden mit HLM, Typ III ohne HLM in linksseitiger Thorakotomie operiert.

Mortalität der Aortendissektion nach OP: 90 % in den folgenden 3 Monaten, davon 20 % in den ersten 24 h und 60% in der ersten Woche (Typ I nach De Bakey: schlechtere Prognose).

Mögliche Komplikationen

- Perikarderguss (5–20 % der Fälle), ggf. mit klinischen Zeichen der Perikardtamponade
- Aortenklappeninsuffizienz (bis zu 75 % bei Typ-I- oder -II-Dissektion und bis zu 10 % bei Typ III)
- Kontraktilitätsstörungen bei Infarzierung bzw. Einbeziehung der Koronarien (1–6 %)
- Nieren-, Leber- und Darmischämien

Präoperatives Management

- hämodynamische Stabilisierung: Blutdrucksenkung mittels NO-Donatoren (z. B. Nitroprussid-Natrium: Nachlastsenkung, schneller Wirkungseintritt, kurze Wirkdauer; s. auch kontrollierte Hypotension)
- keine Gabe von Kalziumantagonisten (reflektorische Erhöhung des Sympathikotonus und der kardialen Auswurfgeschwindigkeit)

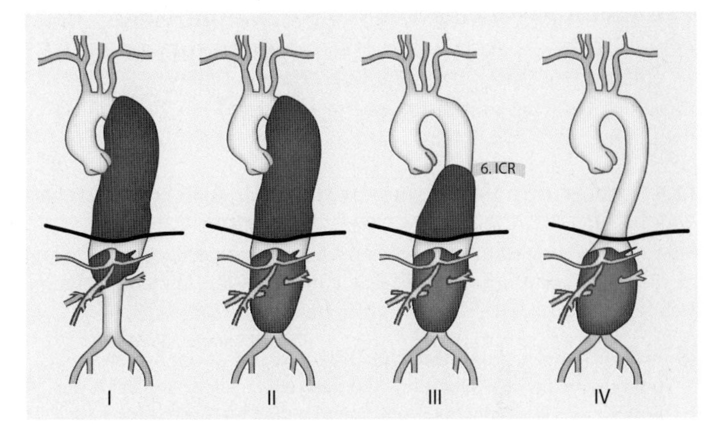

Abb. 12.1 Einteilung der Aortenaneurysmen nach Crawford

- Reduktion des pulsatilen Aortenflusses bzw. der Wandspannung und der Scherkräfte durch Gabe von β-Rezeptoren-Blockern (z. B. Esmolol)
- bei Typen I und II nach De Bakey sofortige chirurgische Versorgung, bei Typ III primäre Stabilisierung und Vorbereitung des Patienten

Mögliche Narkosetechniken

- bei Einsatz der HLM: s. Kardiochirurgie
- bei lateraler Thorakotomie evtl. Doppellumenintubation (s. Thoraxchirurgie) und PDK zur postoperativen Schmerztherapie, ansonsten wie AAA

! Bei thorakaler Abklemmung sind selbstverständlich viel deutlichere Reaktionen zu erwarten als bei infrarenaler, wo immerhin noch 70 % der Strombahn zur Kompensation zur Verfügung stehen, einschließlich der Durchblutung aller großen Organe. Der komplette Perfusionsausfall der unteren Körperhälfte kann neben Ischämien der Leber, der Nieren und des Darms auch zu Ischämien des Rückenmarks (A.-spinalis-anterior Syndrom) führen.

Protektion des Rückenmarks

- SSEP-Monitoring des N. tibialis zur Überwachung der Rückenmarkfunktion
- evtl. Liquordruckmessung und -drainage über einen intraspinalen PDK, um den intraspinalen Druck zu senken und damit die Perfusion zu verbessern (bisher jedoch nicht gesichert)

Postoperative Komplikationen

- wie bei AAA
- erhöhte Gefahr der Darmischämie und Leberinsuffizienz
- spinale Ischämie (A.-spinalis-anterior-Syndrom)

12.4.7 Arterielle Verschlusskrankheit (AVK) der Aorta

Mögliche Narkosetechniken: wie bei AAA; meist ausgebildeter Kollateralkreislauf der gastrointestinalen Gefäße, weshalb die Abklemmreaktion nicht so stark ausfällt wie beim Aneurysma.

Reperfusionsprobleme nach plötzlichem Verschluss der Aortenbifurkation (Leriche-Syndrom) oder nach einem Verschluss der A. mesenterica superior, der innerhalb weniger Stunden zur Darmischämie führen kann, sind bei längerer Ischämiezeit stärker ausgeprägt und erfordern in der Regel eine postoperative Intensivtherapie.

12.5 Arterielle Verschlusskrankheit (AVK) der peripheren Gefäße

Die OP-Dauer ist hier sehr unterschiedlich. Selbst »kurze Eingriffe« können sich zu stundenlangen Sitzungen ausdehnen. Bei einer geplanten Regionalanästhesie (PDK) sind die OP-Dauer und eine evtl. geplante intraoperative Vollheparinisierung zu berücksichtigen (Absprache mit dem Operateur). Kommt es bei Patienten mit beabsichtigter intraoperativer Heparinisierung zu einer blutigen Punktion, so sollte die OP um mindestens 12 h verschoben werden. Um dies zu vermeiden, kann der PDK alternativ am Vortag gelegt werden.

12.5.1 Mögliche Narkosetechniken

- balancierte Anästhesie mit Opioiden und Inhalationsanästhetika
- CSE oder Periduralanästhesie (PDK)
- bei länger andauernden Eingriffen eher Intubationsnarkose – Ein PDK kann – besonders zur postoperativen Sympathikolyse – zur besseren Durchblutung der betroffenen Extremität sinnvoll sein
- PDK postoperativ liegen lassen
- Entfernung des PDK frühestens 2–4 h nach Beenden der Heparingabe und Normalisierung der Gerinnung
- ggf. Kombination von Vollnarkose und PDK

12.6 Venöse Thrombektomie

12.6.1 Monitoring, Ausstattung

- prä- und intraoperativ erhöhte Gefahr einer Lungenembolie (bei Prämedikation daran denken – aktuelles EKG, Dyspnoe, evtl. BGA)
- größere Blutverluste möglich (Erythrozytenkonzentrat bereitstellen, evtl. Cell-Saver)
- großlumige venöse Zugänge
- Pulsoxymeter
- obligatorische Kapnometrie
- ZVK
- arterielle Druckmessung (intraoperative Lungenembolie möglich – BGA)
- **Notfallmedikamente bereithalten**

12.6.2 Mögliche Narkosetechniken

- balancierte Anästhesie
- TIVA
- vor Thrombektomie mit Fogarty-Katheter:
  - Volumen-Loading – ZVD auf 7–11 mmHg anheben
  - Oberkörperhochlagerung von mindestens 20° (Anti-Trendelenburg-Lagerung)
  - unmittelbar vor Thrombektomie hoher PEEP, wenn möglich 10–20 mbar

Anästhesie in der Urologie

M. Heck, M. Fresenius, C. Busch

M. Heck et al., *Klinikmanual Anästhesie*,
DOI 10.1007/978-3-642-55440-7_13,
© Springer-Verlag Berlin Heidelberg 2015

13.1 Vorbemerkungen und Grundsätze

- sehr häufig alte Patienten mit entsprechenden Vor-/Begleiterkrankungen
  - die Patienten sind häufig Hypertoniker und relativ hypovolämisch und haben eine eingeschränkte kardiale Funktion (vermindertes HZV mit entsprechend längerer Kreislaufzeit) – daher vorsichtige Dosierung der Hypnotika, besonders bei der Narkoseeinleitung.
- auch häufig Kinder zu diagnostischen Eingriffen oder OP bei Fehlbildungen im Urogenitaltrakt, aber auch Querschnittgelähmte zu Eingriffen an den ableitenden Harnwegen
- grundsätzlich alle Anästhesietechniken möglich: balancierte Anästhesie, TIVA mit Propofol- und Remifentanilperfusor, Regionalanästhesien (SPA, PDA, Kaudalanästhesie)
- zur Relaxierung gut geeignet: nichtdepolarisierende Muskelrelaxanzien wie Mivacurium, Atracurium, Vecuronium
- besondere Lagerung: (modifizierte) Steinschnittlage, Nierenlagerung

13.2 Besonderheiten bei speziellen Eingriffen

13.2.1 Transurethrale Elektroresektion der Prostata (TUR-Prostata)

- besonderes Monitoring
  - ZVK: kontinuierliche oder engmaschige ZVD-Messung sowie Elektrolytkontrollen
  - zumindest gut rückläufige Braunüle
  - evtl. Atemalkoholmessung, wenn Spüllösung mit Ethanolzusatz verwendet wird

- mögliche Anästhesietechniken
  - balancierte Anästhesie
  - TIVA mit Propofol- und Remifentanilperfusor
  - SPA, PDA
  - beim wachen Patienten Warnsymptome für TUR-Syndrom erkennbar

Größere Blutverluste können durch Spüllösung leicht verkannt werden.

 **TUR-Syndrom (s. dort)**

13.2.2 Transurethrale Elektroresektion der Blase (TUR-Blase)

- selten TUR-Syndrom, da keine größeren Venen eröffnet werden, jedoch Gefahr der Blasenperforation (elektrische Stimulation des N. obturatorius)
- mögliche Anästhesietechniken:
  - balancierte Anästhesie
  - TIVA mit Propofol- und Remifentanilperfusor
  - evtl. zusätzlich Obturatoriusblockade (3-in-1-Block)
  - Vermeidung der Oberschenkeladduktion während der Resektion
  - SPA, PDA

13.2.3 Ureterorenoskopie (URS)

- mögliche Anästhesietechniken:
  - balancierte Anästhesie
  - TIVA mit Propofol- und Remifentanilperfusor
  - SPA, PDA oder CSE bis Th10
  - besonders wenn anschließende ESWL geplant ist: PDK sinnvoll

13.2.4 Perkutane Nephrolitholapaxie

- Bauchlage
- mögliche Anästhesietechniken:
  - balancierte Anästhesie
  - TIVA mit Propofol- und Remifentanilperfusor

! Pleura-, Peritonealverletzung (postoperative Röntgenuntersuchung des Thorax)

13.2.5 Tumorchirurgie (radikale Prostatektomie/Zystektomie, Neoblase, Ileum-Conduit, Tumornephrektomie)

- spezielle Lagerungen (Nierenlagerung, modifizierte Steinschnittlage) und lange OP-Dauer
- erweitertes Monitoring: »Arterie«, ZVK, Dauerkatheter, Magensonde, großlumige venöse Zugänge, Temperatursonde
- mögliche Anästhesietechniken:
  - balancierte Anästhesie, evtl. in Kombination mit PDK
  - CSE (bis Th6/8) theoretisch möglich, jedoch unangenehme Lagerung und lange OP-Dauer

!
- **Einschwemmung von Fibrinolyseaktivatoren aus Prostata (Urokinase), ggf. Gabe von Tranexamsäure (Cyklokapron)**
- **Gefahr der Luftembolie bei Eröffnung großer Prostatavenengeflechte**
- **rasch größere Blutverluste möglich (z. B. Prostatavenen, Nierenpol, Tumorzapfen in V. cava)**
- **Zwerchfelleröffnung bei Nephrektomie möglich – Pneumothorax (postoperative Röntgenuntersuchung des Thorax)**
- **bei allen Blaseneingriffen Urinausscheidung nicht messbar (Volumensteuerung mittels ZVK durch Lagerung ebenso nicht verwertbar)**
- **Behinderung des venösen Rückflusses (V.-cava-Kompressionssyndrom) bei Nierenlagerung durch Ballon möglich**
- **Störung des Ventilations-Perfusions-Verhältnisses mit Ausbildung von Atelektasen der unten liegenden Seite (postoperative Röntgenuntersuchung des Thorax, evtl. Nachbeatmung notwendig)**

13.2.6 Roboter-assistierte laparoskopische Prostatektomie (»DaVinci«)

Die roboterassistierten Operationen in der Urologie finden zunehmend breite Anwendung. Vorteile sind eine verbesserte Sicht durch dreidimensionale Darstellung, bessere Beweglichkeit durch mehr Freiheitsgrade der Roboterarme im Gegensatz zur herkömmlich laparoskopischen Operation, Überlagerung mit radiologischen oder Immunfluoreszenzbildern sowie Schonung von umliegenden Organen und Strukturen. Dadurch wird eine deutlich atraumatischere, blutärmere Operation ermöglicht sowie eine Nerve-sparing-Technik zum Erhalt der sexuellen Funktion erleichtert.

- **Anästhesiologische Besonderheiten**
- Einfluss des Kapnoperitoneums und Kopftieflage
- zur Prostatektomie mit Roboter ist eine noch deutlich extremere Kopftieflage notwendig
- Beachten von patientenassoziierten Kontraindikationen, wie schwere Herzinsuffizienz, höhergradige KHK oder Carotisstenose, höhergradige COPD, bekannte Blutungsneigung etc.
- bei eintretender Reanimationssituation müssen erst alle Roboterarme diskonnektiert werden, bevor eine Entlagerung zur suffizienten Herzdruckmassage möglich ist
  - Zeitverlust
  - Parkplatz des Roboters sollte intraoperativ immer frei sein um eine schnellstmögliche Entkoppelung zu ermöglichen
- Ausstattung großlumige Zugänge, Arterie, DK, MS, Temperatursonde
- zum Teil extreme Kopftieflagerung; Beachte: Lagerungsschäden
- Kontraindikationen: höhergradige KHK oder COPD
- präoperatives Karotisdoppler empfohlen, um Perfusionsstörungen bei Lagerung zu vermeiden
- bei Lagerung z. T. hypertensive Phasen, bei Entlagerung dagegen Hypotension möglich
- lungenprotektive Beatmung z. T. nicht möglich

Extubation bei ödematöser Einlagerung in Kopf-/Halsbereich!

13.2.7 Retroperitoneale Lymphadenektomie

- erweitertes Monitoring: »Arterie«, ZVK, Dauerkatheter, Magensonde, großlumige venöse Zugänge, Temperatursonde
- Kapnometrie bei laparoskopischer Lymphadenektomie wegen CO_2-Insuff-lation besonders wichtig

Wenn bei Hodentumoren präoperativ eine Chemotherapie mit Bleomycin durchgeführt wurde, ist die F_iO_2 so gering wie möglich zu halten (Bildung von Superoxidionen mit membranschädigendem Effekt – Lungenfibrose – bei zu hoher F_iO_2; F_iO_2 von ≤0,3, wenn möglich).

13.2.8 Nierentransplantation (NTPL)

- häufige Begleiterkrankungen: renale Hypertonie und Anämie, Perikarditis
- Hämodialyse vor NTPL, danach evtl. Elektrolytstörungen und Hypovolämie

- mögliche Anästhesietechniken (s. auch Anästhesie bei Niereninsuffizienz): –balancierte Anästhesie mit Etomidat, Fentanyl, Isofluran und N_2O
  - zur Muskelrelaxierung Atracurium oder Vecuronium möglich, kein Succinylcholin (besonders bei Kaliumspiegel von >5,5)
  - Volumentherapie primär mit NaCl 0,9 % (keine K^+-haltigen Infusionslösungen) oder ggf. Erythrozytenkonzentraten
  - hohen ZVD vor Transplantatreperfusion anstreben
  - postoperativ Extubation anstreben
- Monitoring: ZVK (V. jugularis interna oder V. subclavia, nicht peripher), Dauerkatheter, Magensonde, Temperatursonde, großlumiger venöser Zugang (V. jugularis externa)
- spezielle Maßnahmen:
  - Diltiazem- und Furosemidperfusor nach Absprache mit Operateur
  - präoperativ: ATG, Azathioprin (Imurek), Methylprednisolon (Urbason), Immunglobuline gegen Zytomegalie (Cytotect)

!
- **Shunt-Arm in Watte einwickeln und besonders vorsichtig lagern; keine venösen Zugänge; »Arterie« nur, wenn unbedingt notwendig; postoperative Überprüfung des Shunts**
- **auch anderen Arm möglichst schonen, da bei Transplantatabstoßung und Shunt-Insuffizienz erforderlich**

13.2.9 Extrakorporale Stoßwellenlithotripsie (ESWL)

- mögliche Anästhesietechniken:
  - Analgosedierung
  - PDA bis Th6–10 mit PDK, besonders wenn Steinreposition notwendig (DJ-Einlage, URS)

13.2.10 HIFU (»high intensity focused ultrasound«)

- häufig Seitenlage
- mögliche Anästhesietechniken:
  - balancierte Anästhesie
  - TIVA mit Propofol- und Remifentanilperfusor
  - Analgosedierung
  - lumbale PDA oder CSE
- Temperaturmessung; selten Blutungen

13.2.11 Anästhesie bei Querschnittgelähmten

Zur besseren Lagerung (oft bestehende Spastik) und zur Unterdrückung spinaler Reflexe sind Eingriffe am Urogenitalsystem auch unterhalb des Querschnittniveaus unter Anästhesie sinnvoll, da Stimuli unterhalb des Querschnittniveaus (besonders bei S2–4) zu einer autonomen spinalen Hyperreflexie führen können (massive sympathische Stimulation unterhalb der Läsion und parasympatische Stimulation oberhalb der Läsion – exzessiver RR-Anstieg und Bradykardie; je höher der Querschnitt, desto ausgeprägter).

- mögliche Anästhesietechniken:
- balancierte Anästhesie
- Regionalanästhesie (SPA, PDA, CSE) nach Dokumentation des neurologischen Status möglich; Anästhesiehöhe oft schwierig festzustellen

!
- **Muskelrelaxanzien**
- **kein Succinylcholin (Erhöhung des Kaliumspiegels), außer in der Akutphase nach einem Trauma**
- **ndMR prinzipiell möglich, jedoch teilweise Resistenzen**
- **postoperativ je nach Querschnitthöhe vermehrte Atemtherapie notwendig**

13.2.12 Kinderurologische Eingriffe

- mögliche Anästhesietechniken:
  - balancierte Anästhesie
  - je nach OP-Dauer Maskennarkose, Larynxmaske oder ITN möglich, i. d. R. kombiniert mit Sakralblock
  - bei Zirkumzision evtl. Peniswurzelblock

Anästhesie in der Gynäkologie und Geburtshilfe

M. Heck, M. Fresenius, C. Busch

M. Heck et al., *Klinikmanual Anästhesie*,
DOI 10.1007/978-3-642-55440-7_14,
© Springer-Verlag Berlin Heidelberg 2015

14.1 Physiologische Veränderungen in der Schwangerschaft

Respiration

Veränderungen ab der 8.–10. SSW:

- AMV erhöht (etwa 50 %)
- funktionelle Residualkapazität um etwa 20 % vermindert
- Hyperventilation
- Schleimhäute geschwollen und gerötet

! Blutungsgefahr und schwierige Intubation

- Zwerchfellhochstand (etwa 4 cm)
- MAC vermindert (20–40 %), und zwar durch AMV-Erhöhung und Verminderung der funktionellen Residualkapazität (schnelleres An- und Abfluten von Inhalationsanästhetika)

Herz und Kreislauf

- HZV erhöht
- SVR vermindert
- Blutvolumen erhöht – Hämodilution (Hämatokrit vermindert), verbesserte Gewebeperfusion
- aortokavales Kompressionssyndrom (etwa 10 % der Schwangeren) ab der 20. SSW

Gerinnung

- Thrombozytenzahl unverändert
- erhöhte Aktivität der Faktoren VII, VIII und X sowie – weniger ausgeprägt – der Faktoren II und IX

- erhöhter Fibrinogenspiegel (Hyperkoagulabilität)
- fibrinolytische Aktivität vermindert, unter der Geburt jedoch gesteigert (Plasminogenaktivatoren aus dem Uterusgewebe)

■ Plasmaproteine

- Gesamtproteingehalt erhöht, wegen Hämodilution jedoch Plasmakonzentration vermindert

■ Magen-Darm-Trakt

- Regurgitationsgefahr stark erhöht (ab 16. SSW):
  - Magenachse von vertikal nach horizontal verlagert
  - intragastraler Druck erhöht
  - Tonus und Motilität des Magens und des gastroösophagealen Sphinkters vermindert

■ Niere

- renaler Blutfluss und glomeruläre Filtrationsrate: Zunahme um 60 %
- Aldosteronspiegel erhöht – Natrium und Wasserretention

■ Leber

- Serumcholinesteraseaktivität nimmt ab; ! Mivacurium, Succinylcholin, LA vom Estertyp

■ Uteroplazentarer Kreislauf

■■ Uterusdurchblutung (Uterusblutfluss, UBF)

- bei Geburt etwa 500–700 ml/min (10 % des HZV)
- keine autonome Regulationsmöglichkeit
- UBF direkt vom maternalen Blutdruck sowie vom Gefäßwiderstand (α-Rezeptoren, Sympathikotonus) abhängig
- bei RR von <100 mmHg: UBF sinkt drastisch
- Minderversorgung des Fetus führt zu fetaler Hypoxie und Azidose, erkennbar an Veränderungen des kindlichen Herzfrequenzmusters
- erhöhte Uterusaktivität: verminderter UBF

■■ Intervillöser Blutstrom

- am Geburtstermin sind 150 ml Blut im intervillösen Raum
- Abfall des intervillösen Blutstromes durch erhöhten Druck, Uteruskontraktion

■■ Epiduralraum

- kleiner Periduralraum
- aufgelockerte Bänder

- infolge erhöhtem intraabdominellen Druck und V.-cava-Kompression kommt es zur Zunahme des Blutflusses über den inneren vertebralen Venenplexus → Dilatation der Venen mit erhöhter Gefahr der blutigen Punktion und akzidentellen intravasalen Lokalanästhetikainjektion bei der PDA!

14.2 Anästhesie und Uterusaktivität

14.2.1 Inhalationsanästhetika

- dämpfende Wirkung beginnt ab 0,5 MAC
- ab 0,8–0,9 MAC Reaktion auf Oxytocin unterdrückt
- hohe Konzentration: Gefahr der atonischen Uterusblutung
- Lachgas: kein Einfluss auf Uterusaktivität

14.2.2 Intravenöse Anästhetika

- Barbiturate: kein Einfluss
- Opioide (Morphin und Pethidin in klinischen Dosen): kein Einfluss
- Ketamin: bei <1,1 mg/kg KG geringer Einfluss
- Benzodiazepine/Neuroleptika: kein Einfluss auf Uterusaktivität

14.2.3 Lokalanästhetika

- Aminoamide: Lidocain (Xylocain) und Mepivacain (Scandicain, Meaverin) in PDK: können für 10–15 min die Stärke der uterinen Kontraktion vermindern; bei Bupivacain (Carbostesin) geringer ausgeprägt
- Aminoester: Tetracain (Pantocain) und Chlorprocain (Nesacain): wegen schneller CHE-Spaltung kein Einfluss; LA mit Adrenalinzusatz: verminderte Aktivität des Uterus (dosisabhängig)

14.2.4 Vasopressoren

- adrenerge Substanzen bei RR-Abfall unter Regionalanästhesie: verminderte Uterusdurchblutung durch Konstriktion der Uterusgefäße, daher möglichst nicht verwenden
- Ephedrin (α- und β-adrenerg), 5–10 mg: RR-Anstieg, HF unverändert oder erhöht, Uterusdurchblutung nicht oder geringer beeinträchtigt

- Trihydroxyphenylethylaminotheophylin (Cafedrin und Theodrenalin – Akrinor): geringe Beeinträchtigung der Uterusdurchblutung

14.2.5 Weitere Medikamente

Oxytocin (Syntocinon)

1 Amp. à 1 ml (3/10 IE)

Indikationen

- zur Geburtseinleitung
- bei Wehenschwäche
- Kürettage
- Sectio caesarea

Nebenwirkungen

- Tachy- oder Bradykardie, Blutdrucksteigerung, Stenokardien
- plus Ephedrin: starker RR-Anstieg
- plus Halothan: RR-Abfall, Tachykardie, Rhythmusstörungen
- plus Methylergometrin: kann bei Hypertonikern starken RR-Anstieg mit Hirnblutung auslösen

Methylergometrin (Methergin)

1 Amp. à 1 ml (0,2 mg) i. v.

Indikationen

- Uterusblutungen nach Plazentaablösung
- aktive Leitung der Plazentaperiode
- Sectio caesarea
- Kürettage
- Abort
- Wochenbettblutungen

Nebenwirkungen

- Tachy- oder Bradykardie
- Blutdrucksteigerung
- periphere Minderdurchblutung mit Vasospasmen oder Stenokardien

KI: EPH-Gestose, Sepsis

β-Rezeptoren-Stimulatoren (Tokolytika), intravenöse Tokolyse

β_2-Agonist Fenoterol (Partusisten); Dosis: 0,5–3 µg/min (z. B. 2 Amp. Partusisten à 0,5 mg in 500 ml Glukose 5 %, 30 ml/h, entsprechend 1 µg/min); Bolus: 10–20 µg (2 ml, entsprechend 0,1 mg, auf 10 ml NaCl 0,9 %, davon 1–2 ml)

- **Nebenwirkungen**
  - verminderte Uterusaktivität plus β1-adrenerge Nebenwirkungen
  - HF erhöht (etwa 20 %); Fenoterol plus Metoprolol (Beloc): geringer HF-Anstieg
  - arterieller Blutdruck vermindert (durch Abnahme des SVR)
  - HZV erhöht; plus Beloc: weniger ausgeprägte Erhöhung
  - PAP geringfügig erhöht
  - Lungenödem, daher Flüssigkeitsbilanzierung mittels ZVK

- **Für Allgemeinanästhesie und PDA unter Tokolyse gilt:**
  - Patientin besonders gefährdet, wenn Tokolyse erst in vorangegangenen 3 Tagen begonnen wurde
  - vorsichtige Flüssigkeitszufuhr und Bilanzierung, möglichst mit ZVK
  - kein Atropin bei Narkoseeinleitung (starke HF-Erhöhung)
  - β-Sympathomimetika + DHB: Kombination kann RR deutlich absenken, daher kein DHB
  - in ersten 24 h postoperativ negative Bilanz anstreben

14.3 Wirkung von Pharmaka auf den Fetus

Enzymaktivität stark vermindert, Nieren unreif

14.3.1 Barbiturate

- rascher Plazentaübertritt, max. Konz. nach 2–3 min, nach 10 min 50 %, Nachinjektion von 1/3 ½ max. Plasmaspiegel

14.3.2 Ketamin

- rascher Plazentaübertritt
- >1 mg/kg KG: fetale Depression
- <1 mg/kg KG (max. 100 mg): keine fetale Depression (0,2–0,5 mg/kg KG)

- KI bei Präeklampsie/Eklampsie, drohender Uterusruptur, erhöhter Hirndruck

14.3.3 Opioide

- i. v.: rascher Plazentaübertritt, fetale Depression
- i. m.: max. Konzentration nach 2–3 h (<1 h und >4 h nach Gabe: keine Depression)
- Pethidin, <100 mg i. m.: Verhaltensänderungen beim Kind für 3–7 Tage

14.3.4 Benzodiazepine

- 2,5–10 mg Diazepam: kein Nachteil für Fetus
- 5 mg Midazolam i. m.: nach 3 h keine ZNS-Depression, aber Amnesie bei Mutter

»Floppy-infant«-Syndrom: Langzeitbehandlung oder hochdosierte Gabe von Benzodiazepinen (bereits bei >10 mg Diazepam) vor der Geburt: Tonus und Reflex vermindert, Hypothermie, Schläfrigkeit, Fütterungsschwierigkeiten, evtl. Atemstillstand

14.3.5 Neuroleptika

Promethacin/DHB: rascher Plazentaübertritt, in niedriger Dosis kein Einfluss auf Fetus

14.3.6 Inhalationsanästhetika

- alle: rasche Passage und fetale Depression
- Lachgas für >15 min: fetale Depression durch Diffusionshypoxie – 2 min vor Abnabelung 100 % O_2
- geringe bis keine fetale Depression bei: Isofluran < 0,75 Vol.-%, Desfluran < 2,5 Vol.-%, Sevofluran < 1,0 Vol.-%

14.3.7 Muskelrelaxanzien

- gering fettlöslich und stark ionisiert, deshalb geringer Plazentaübertritt
- **depolarisierende MR**
  - Succinylcholin: geringer Plazentaübertritt bei <2–3 mg/kg KG (max. 200 mg)
  - außer bei atypischer CHE keine Relaxation des Feten
- **nichtdepolarisierende MR**
- scheinen alle keine wesentliche Relaxierung des Fetus hervorzurufen
- höhere Dosen: führen zur Relaxierung

14.3.8 Lokalanästhetika

- MG 220–300:
- nichtplasmagebundene Anteile gut und rasch plazentagängig
- wenige Minuten nach epiduraler Applikation Spitzenspiegel bei Mutter und Kind nachweisbar (in hoher fetaler Konzentration führen sie zu Bradykardie, Dämpfung des ZNS und Verhaltensstörung)

Esterartige LA

- rascher Abbau über CHE im Blut der Mutter: nur geringe Mengen erreichen den Fetus (keine Beeinträchtigung des Fetus)
- Chlorprocain (in USA häufig verwendet): schneller Wirkeintritt; Nachteile: kurze Wirkdauer (HWZ bei Mutter: 21 s; HWZ bei Fetus: 43 s), bei subarachnoidaler Injektion neurotoxisch

Amidartige LA

- erscheinen rasch im fetalen Kreislauf
- Konzentration abhängig von Dosis und Injektionsort (erhöht bei Kaudalanästhesie)
- plazentare Diffusionsrate unterschiedlich: Konzentration von Etidocain und Bupivacain im Nabelschnurblut geringer als die von Lidocain und Mepivacain, während die von Prilocain sogar höher als bei der Mutter sein kann –klinisch wichtig: niedrigere Proteinbindung im fetalen Blut (vermindertes α_1-Globulin)

Eine fetale Azidose kann durch »ion trapping« die plazentare Passage zur Mutter zurück behindern und so die fetale LA-Konzentration stark erhöhen; nach intrauteriner Azidosekorrektur reversibel (aufgrund der Eigenschaft der LA, pH-abhängig zu dissoziieren und im dissoziierten Zustand besonders gut wasserlöslich zu sein – schlechte Passage)

14.4 Normaler Geburtsverlauf

- **3 Phasen**

1. Latenzphase: Muttermund 0–3 cm geöffnet, i. d. R. keine Analgesie nötig
2. Eröffnungsphase: Muttermund 3–10 cm (vollständig) geöffnet
3. Austreibungsphase: vollständige Eröffnung des Muttermundes bis zur Entwicklung des Kindes, Presswehen – zwischen Eröffnungs- und Austreibungsphase Rotation des kindlichen Kopfes, sog. Einstellung; bei Einstellungsanomalien Geburtsstillstand – Zangenrotation oder Sectio –während der Wehen zunehmend Hyperventilation, in den Wehenpausen Hypoventilation mit Hypoxämie

- **Blutverlust während der Geburt**

- Blutverlust der normalen Entbindung: 500–600 ml
- Zwillingsschwangerschaften und Sectio caesarea: 900–1000 ml

Ab einem Blutverlust von 2000 ml sollte eine Transfusion überdacht werden. Durch Uteruskontraktionen kommt es zu einer plazentaren Autotransfusion von 300–500 ml.

- **HZV**

- Anstieg des HZV während der Eröffnungsphase um etwa 30 % und während der Austreibungsphase um 45 % im Vergleich zu den Werten vor Wehenbeginn
- höchster Anstieg des HZV unmittelbar nach der Entbindung (60–80 %) infolge des Verlustes der uterusbedingten Kompression der V. cava inferior mit deutlicher Erhöhung des venösen Rückstroms – Gefahr der postpartalen Dekompensation von Patientinnen mit kardialer Vorerkrankung (z. B. Mitralvitium)

14.5 Sectio caesarea

- Häufigkeit zunehmend (derzeit 15–20 % aller Geburten)
- Ursachen: häufigerer Einsatz fetalen Monitorings sowie medikolegale Aspekte
- perioperative Morbidität und Mortalität hat sich in den letzten beiden Jahrzenten reduziert

Die Anästhesie ist nach Lungenembolie und hypertensiven Ereignissen die dritthäufigste Ursache mütterlicher Sterblichkeit in der Geburtshilfe (in Allgemeinanästhesie etwa 10fach häufiger als in Regionalanästhesie).

Alle Notsectiones (bei z. B. HELLP-Syndrom, Plazentalösung etc.) bei meist nicht nüchternen Patientinnen finden in ITN statt, was die Komplikationsrate zusätzlich erhöht.

Häufigste Ursachen

- Aspiration
- Intubationsschwierigkeiten

Seltenere Ursachen

- postoperative Atemdepression (Opioide, Sedativa)
- Ateminsuffizienz (Muskelrelaxanzien)
- Asystolie (Succinylcholin, Vecuronium, Fentanyl)
- allergische Reaktionen mit anaphylaktischem Schock
- Lokalanästhetikaintoxikation (Krämpfe, Asystolie)

Von den primär anästhesiologisch bedingten Todesfällen (4–13 %) – wären 48–100 % vermeidbar gewesen.

Auswahl des Narkoseverfahrens

Hängt in erster Linie von der Dringlichkeit des Eingriffs ab:

- Notsectio: häufig Allgemeinanästhesie mit Intubation, ggf. SPA mit z. B. 60 mg Mepivacain 4 % hyperbar (kurze Anschlagszeit und sichere Anästhesieausbreitung) oder Carbostesin 0,5 % hyperbar 1,6 ml; jeweils mit 5 µg Sufentanil
- geplante Sectio: SPA oder PDA (bei fehlenden Kontraindikationen), evtl. Allgemeinanästhesie

14.6 Sectio in Allgemeinanästhesie

Vorteile

- schnellere Narkoseeinleitung
- bessere Kontrolle der Luftwege
- weniger Hypotensionen

Nachteile

- Aspirationsrisiko
- Fehlintubation
- mütterliche Hypokapnie, die zu einer fetalen Azidose führen kann
- intraoperative Awareness

14.7 Indikationen zur Allgemeinanästhesie

- **Allgemein anerkannt**
  - Notsectio (Notwendigkeit einer schnellen Entbindung bei geburtshilflichen Notfällen wie Blutungen, schwere fetale Depression, Asphyxie und Verdacht auf Plazentalösung)
  - Gerinnungsstörungen
  - neurologische Erkrankungen
  - lumbale Wirbelsäulenfehlbildungen
  - Ablehnung einer Regionalanästhesie durch die Patientin

- **Kontrovers diskutiert**
  - Beckenendlage
  - Mehrlingsschwangerschaft (Dauer)
  - großes Kind
  - Querlage
  - EPH-Gestose
  - Präeklampsie (uterine Vasospasmen)
  - mütterliche Indikationen: mütterlicherseits Entgleisung von pulmonalen, kardiovaskulären und endokrinen Vorerkrankungen unter Stresssituation der Geburt (Einsatz bei Risikoschwangerschaften)

14.7.1 Probleme

- Aspirationsrisiko: häufigste Ursache mütterlicher Morbidität und Mortalität
- Mendelson-Syndrom: Aspirationspneumonie entwickelt sich, wenn >25 ml Magensekret mit einem pH-Wert von <2,5 aspiriert werden; effektivste Präventionsmaßnahme im geburtshilflichen Bereich und bei dringlicher Indikation: 3 Kps. Natriumzitrat 0,3-molar p. o. oder 2,65 g Natriumzitratpulver in 20 ml Wasser lösen und p. o. geben (weniger Volumen); pH-Wert von >2,5 bei einem Magensaftvolumen von <250 ml

> **Durch eine Rapid-Sequence-Induction (RSI) lässt sich die Gefahr einer Regurgitation vermindern.**

- **Erschwerte Intubation**
  - bei etwa 5 % der geburtshilflichen Patientinnen, daher sorgfältige präoperative Untersuchung der Luftwege und Bereithalten zusätzlicher Intubationshilfen (z. B. Larynxmaske, Videolaryngoskopie)

Aufgrund des häufigen Vorliegens eines Ödems der Luftwege sollten i. d. R. kleinere Endotrachealtuben (Innendurchmesser von 7,0–7,5 mm) verwendet werden.

- **bei unmöglicher Intubation und nichtdringlicher Sectioindikation: Patientin wieder aufwachen lassen und Alternativen wie z. B. bronchoskopische Intubation oder Regionalanästhesie erwägen**
- **bei fetaler Notfallsituation mit der Notwendigkeit der sofortigen Entbindung: Allgemeinanästhesie als Maskennarkose (evtl. Larynxmaske mit Magensondenkanal), wenn möglich unter Spontanatmung, fortführen (ein kontinuierlicher Krikoiddruck ist hierbei umstritten). Als Anästhetika eignen sich hierbei sowohl volatile Anästhetika als auch Ketamin.**
- **fortgesetzte frustrane Intubationsversuche sollten unterlassen werden, da dies häufig zu einem deletären Ausgang führt.**

Erhöhter Metabolismus

Präoxygenation ist essenziell (erhöhter O_2-Verbrauch – $\dot{V}O_2$ –), wird jedoch aufgrund der erniedrigten FRC und der schnelleren N_2O-Auswaschzeit schneller erreicht

Erhöhte Sensitivität gegenüber Anästhetika

- erhöhte Vorsicht bei Verwendung volatiler Anästhetika zur Vermeidung einer maternalen kardialen Depression und Hypotension

Fetale Asphyxie

- normale p_aCO_2-Werte von etwa 35 mmHg sollten zur Vermeidung einer mütterlichen Hypokapnie durch Hyperventilation angestrebt werden, da eine Hypokapnie zur Plazentaischämie mit damit verbundener fetaler Hypoxie und Azidose führt. Eine aortokavale Kompression sollte durch Linksseitenlage vermieden werden

Awareness

- eine intraoperative Wachheit kann mit Neuroleptanästhesien ohne Verwendung volatiler Anästhetika assoziiert sein. Die Verwendung von 50 % O_2 und 50 % N_2O, kombiniert mit 0,5–0,75 MAC eines volatilen Anästhetikums, erhöht nicht die Gefahr einer postpartalen Nachblutung (sekundär durch die uterusrelaxierende Wirkung volatiler Anästhetika), verbessert jedoch die mütterliche Oxygenation, vermindert die intraoperative Awareness und verhindert eine fetale Depression

- **Blutung des Uterus**
  - bei Verwendung niedriger Dosen volatiler Inhalationsanästhetika tritt keine verstärkte postpartale Blutung auf

- **Medikamentenwirkung auf den Feten**
  - obwohl Thiopental die Plazentaschranke gut passiert, sind die fetalen Blutspiegel aufgrund der Clearance der fetalen Leber und der Vermischung mit Blut der Extremitäten niedrig. Aufgrund der Ionisation von Muskelrelaxanzien ist der diaplazentare Transfer nur gering. Normalerweise ist die Wirkung von Succinylcholin in normaler Dosierung (1–2 mg/kg KG) trotz der reduzierten mütterlichen CHE nicht verlängert. N_2O verursacht eine fetale Depression. Die Dauer der Anästhesie ist weniger entscheidend als die Dauer zwischen Uterusinzision und Entbindung. Im Vergleich zu Regionalanästhesien ist der 1-min-Apgar-Wert reduziert. Dies reflektiert jedoch wahrscheinlich eher den Effekt der Sedierung als eine Asphyxie. Länger andauernde Narkosen sind mit erheblich erniedrigten Apgar-Werten assoziiert. Die postoperative Schmerztherapie kann mit Opioiden oder peripher wirkenden Analgetika erfolgen

14.7.2 Sectio-Schema in ITN

- **Prämedikation (Aspirationsprophylaxe)**
  - am Vorabend (elektiv): Ranitidin (Zantic), 150 mg p. o. und Repetition mit 150 mg p. o. am OP-Tag (6 Uhr)
  - 45 min präoperativ (bei dringlicher Sectio): Ranitidin, 150 mg (3 Amp. à 50 mg) als Kurzinfusion
  - 5–10 min präoperativ: 3 Kps. Natriumzitrat (0,3-molar; entsprechend 30 ml) oder Natriumzitratpulver in 20 ml Wasser lösen und p. o. geben

- **Im OP-Saal**
  - Links-Halbseitenlage
  - Tokolyse (Fenoterolperfusor) vor Einleitung abstellen (verdünnte Lösung bereithalten; 0,1 mg, entsprechend 2 ml, auf 10 ml NaCl 0,9 %), evtl. Bolusgabe von 10–20 μg (1–2 ml)
  - Kardiotokographie entfernen
  - abwaschen
  - auf Intubationsprobleme vorbereitet sein (Tubus mit Führungsstab und Larynxmaske bereithalten)
  - mindestens 3–5 min präoxygenieren bzw. denitrogenisieren, und zwar mit hohem Flow (O_2-Maske dicht halten)

- **Einleitung**
  - 300–500 mg Thiopental (4–5 mg/kg KG)
  - evtl. plus 0,5 mg Ketamin/kg KG (wenn allein gegeben: 0,75–1,0 mg/kg KG) – KI: EPH-Gestose, drohende Asphyxie, Plazentainsuffizienz
  - 100–120 mg Succinylcholin i. v (1,5 mg/kg KG), nicht über Maske beatmen!
  - Blitzintubation mit Krikoiddruck (Sellick-Handgriff)
  - wenn Tubuslage korrekt ist: Schnitt
  - Beatmung mit F_iO_2 von 0,5 (N_2O/O_2)
  - mäßige Hyperventilation: p_aCO_2 von etwa 33–35 mmHg (exzessive Hyperventilation: Gefahr der Plazentaischämie)
  - wenn Narkose zu flach ist: evtl. max. 1,0 Vol.-% Sevofluran

- **Bei Eröffnung der Fruchtblase**
  - 100 % O_2!

- **Nach Abnabelung**
  - 0,2–0,3 mg Fentanyl
  - 1,0 Vol.-% Sevofluran
  - meist keine Nachrelaxierung nötig, auf verlängerte Wirkung bei Therapie mit Magnesium achten
  - F_iO_2 reduzieren bis 0,3 (nach Pulsoxymetrie)
  - 3 IE Oxytocin i. v.
  - 10 IE Oxytocin in Infusion (nach Absprache mit Operateur, auf Herzrhythmusstörungen achten)
  - ggf. antiemetische Therapie mit 5-HT_3-Antagonisten oder Dexamethason
  - evtl. Antibiotikaprophylaxe, z. B. 2 g Mezlocillin (Baypen; bei Penicillinallergie: 1 g Erythromycin)
  - Fortführung der balancierten Anästhesie, ggf. Fentanyl nachgeben

- **Extubation**
  - nach vollständig zurückgekehrten Schutzreflexen und suffizienter Spontanatmung, Bedenke: Relaxansüberhang

14.8 Regionalanästhesie (▸ Kap. 9)

- **Vorteile**
  - ermöglicht der Mutter »Teilnahme« an der Entbindung
  - verringertes Aspirationsrisiko
  - vermeiden einer fetalen Depression
  - aber erhöhte Inzidenz einer mütterlichen Hypotension

14.8.1 Indikationen (PDA)

- **Allgemein anerkannt**
  - Wunsch der Mutter
  - Sectio caesarea
  - Geburtseinleitung (Oxytocin)
  - Dystokie
  - hypotrophes Kind

- **Kontrovers diskutiert**
  - Beckenendlage (anfangs gute Mitarbeit erforderlich, bei Rotationszange günstig)
  - Mehrlingsschwangerschaft (Dauer)
  - großes Kind
  - EPH-Gestose
  - Präeklampsie (uterine Vasospasmen)
  - mütterliche Indikationen: mütterlicherseits Entgleisung von pulmonalen, kardiovaskulären und endokrinen Vorerkrankungen unter Stresssituation der Geburt (Einsatz bei Risikoschwangerschaften)

14.8.2 Kontraindikationen (SPA/PDA)

- **Absolut**
  - Ablehnung durch die Patientin
  - lokale Infektionen an der Punktionsstelle
  - Allergie gegenüber Lokalanästhetika
  - geburtshilfliche Notfälle (Blutungen, schwere fetale Depression, Asphyxie, Verdacht auf Plazentalösung)

- **Relativ**
  - umstritten: generalisierte Infekte, Sepsis, Amnioninfektionssyndrom, neurologische Vorerkrankungen (Multiple Sklerose keine KI, aber Aufklärung, dass im Wochenbett häufig spontan Schübe auftreten können), Zustand nach Uterotomie (Übersehen der Uterusruptur – Drucksonde)
  - Gerinnungsstörungen; Grenzwerte bei Ausschluss angeborener Gerinnungsstörungen: PTT: >45 s; Quick-Wert <50 %; Thrombozytenzahl: <100.000/µl; Blutungszeit: >10 min –bei HELLP-Syndrom keine PDA (evtl. doch, wenn aktuell Thrombozytenzahlen von >150.000/µl); Antikoagulanziengabe und spinale/peridurale Punktion: s. ► Kap. 9

- Wirbeldeformitäten (erfolgreiche PDA nach Wirbelsäulen-OP möglich, aber häufig höherer Dosisbedarf und fleckförmige Ausbreitung)
- Hypovolämie, Schock (unkorrigiert)
- signifikante Aortenstenose oder Herzfehler mit Rechts-links-Shunt und pulmonalem Hypertonus – Vorsicht bei Senkung des venösen Rückstroms (Füllung des linken Ventrikels) und des systemvaskulären Widerstandes (Zunahme des Rechts-links-Shunts)

14.8.3 Probleme

▪ Aspirationsrisiko

- geringer als bei Allgemeinanästhesie, aber Versagen oder Komplikationen machen bei Regionalanästhesie evtl. Allgemeinanästhesie erforderlich – Aspirationsprophylaxe

▪ Hypotension durch Sympathikusblockade

- häufigste NW: UBF direkt RR-abhängig, keine autonome Regulation
- bei RR von <100 mmHg: UBF sinkt – häufiger fetale Azidose, »ion trapping« der LA

▪▪ Therapie

- Beine hochlagern
- primär Gabe von Kolloiden, z. B. Gelafundin
- O_2-Gabe
- bei Bradykardie: Atropin, 0,25–1 mg i. v., ggf. Vasopressoren, z. B. Cafedrin und Theoadrenalin (Akrinor; 2 : 10 verdünnt), 1–4 ml oder Etilefrin (Effortil) 1–10 mg i. v. (1:10 verdünnt), notfalls Noradrenalin (Arterenol), 5–10 µg i. v. (1 : 100 verdünnt!)

! Alle vasoaktiven Medikamente senken den UBF trotz RR-Anstieg; einzige Ausnahme: Ephedrin (in BRD nicht im Handel). Akrinor hat den geringsten Einfluss auf den UBF.

▪ Lokalanästhetika

- eine Periduralanästhesie erfordert große Volumina, schätzungsweise 1,0–1,4 ml/Segment (insgesamt etwa 15–25 ml). Bupivacain und Ropivacain verursachen eine ausgeprägtere, länger andauernde Blockade als Lidocain, haben jedoch eine geringere therapeutische Breite. Zu Nebenwirkungen und Komplikationen der Regionalanästhesie ► Kap. 9

- **Identifizierung des Periduralraums durch aufgelockerte Bänder in der Schwangerschaft erschwert (erhöhte Gefahr versehentlicher Duraperforation)**
- **Periduralvenen bei Schwangeren stärker gefüllt und erweitert, daher Periduralraum verkleinert, weniger Lokalanästhetikum erforderlich (trifft nicht immer zu)**

14.8.4 Schmerzverhalten

- Latenzphase: etwa Th11–12
- Eröffnungsphase: etwa Th10 bis L1, später auch sakrale Segmente (Muttermund 7–8 cm weit)
- Austreibungsphase: etwa L2–S4
- Schmerzbeginn, wenn intrauteriner Druck 15 mmHg übersteigt

Während der Eröffnungsphase korreliert der Schmerz linear mit der Muttermundweite. Es besteht keine Korrelation mit intrauterinen Drücken. Primär schon erhöhte Schmerzschwelle durch erhöhte β-Endorphinspiegel zur Geburt.

Notwendige Anästhesieausbreitung

- geburtshilfliche PDA: etwa Th10
- Sectio-PDA: mindestens Th6 (7+5+5 = 17 Segmente), in einigen Fällen Th4
- Auswirkung der PDA auf den Geburtsverlauf
- Eröffnungsphase eher verkürzt, v. a. bei uteriner Hyperaktivität
- Dystokie, gute Wehentätigkeit bei primärer Wehenschwäche (Oxytocingabe möglich)
- zu hohe Ausbreitung/Dosierung in Eröffnungsphase: führt häufiger zu Einstellungsanomalien (Muskeltonus wird zur Rotation benötigt)
- Austreibungsphase: kontrovers diskutiert, z. T. kürzer, z. T. länger (bei intensivem Monitoring kein Risiko für das Kind)
- nach Einspritzen vorübergehend schwächere Wehentätigkeit (10–40 min)

Auswirkung der PDA auf Geburt

Diskussion um:

- Risiko erhöhter instrumenteller Geburtenraten
- chronische postpartale Rückenschmerzen (nach MacArthur durchschnittlich 14,2 %; 18,9 % bei PDA vs. 10,5 % ohne PDA)
- erhöhte Sectiofrequenz

- erhöhte Inzidenz von Uterusrupturen während vaginaler Entbindungen unter Epiduralanästhesie bei Zustand nach Sectio (0,86 vs. 0,25 %) → Gabe von niedrig prozentigen LA (0,0625–0,125 % Bupivacain oder 0,1% Ropivacain (8–12 ml/h, kontinuierliche Infusion) mit Sufentanil 0,1–0,2 µg/kg

- **Auswirkung der PDA auf Geburtsverlauf**
- Eröffnungsphase eher verkürzt, v. a. bei uteriner Hyperaktivität, Dystokie, gute Wehentätigkeit bei primärer Wehenschwäche (Oxytocingabe möglich)
- zu hohe Ausbreitung/Dosierung in Eröffnungsphase führt häufiger zu Einstellungsanomalien (Muskeltonus wird zur Rotation benötigt)
- Austreibungsphase kontrovers diskutiert: z. T. kürzer, z. T. länger → bei intensivem Monitoring kein Risiko fürs Kind
- nach Einspritzen vorübergehend schwächere Wehentätigkeit

- **Auswirkung der PDA auf den Fetus**
- PDA unterbindet Kreis aus Schmerz, Angst und Hyperventilation bei der Mutter – seltener maternale und fetale Azidose (Voraussetzung: Normotonie)
- PDA verbessert möglicherweise UBF bei Senkung des peripheren Gefäßwiderstandes (andere Autoren fanden keine Änderungen); nachgewiesen: kein Einfluss auf umbilikalen Blutfluss
- geringe Zunahme pathologischer Veränderungen der fetalen Herzfrequenz (z. B. »saltatory fetal heart rate pattern«, jedoch keine negative Auswirkung auf das Kind)

14.8.5 Methodik der PDA

► Kap. 9

Dosis

- 10 ml LA breiten sich über etwa 6–8 Segmente aus
- 1 ml/Segment bei 1,50 m Körpergröße
- bei >1,50 m 1 ml/Segment + 0,1 ml/Segment für jede 5 cm über 1,50 m, d. h. bei 1,70 m 1,4 ml/Segment
- im Alter weniger (bis 50 %)
- bei Schwangeren 25–30 % weniger (relativ kleiner Periduralraum, da stärkere Venenfullung; Steroide)

Dosis bei PCEA in der Geburtshilfe

- z. B. Bupivacain 0,125% mit Sufentanil 0,75 µg/ml; Herstellung: 25 ml Bupivacain 0,25% (= 62,5 mg) + 37,5 µg; Sufentanil (= 7,5 ml Sufenta epidural) + 17,5 ml NaCl 0,9%
- Initialbolus: z. B. 8–15 ml Bupivacain 0,125% + Sufentanil 0,75 µg/ml
- PCEA-Bolus: 4 ml über 20 min

14.8.6 Epidurale Opioide

Dosis

- Verdünnt in 10 ml NaCl 0,9% oder mit Lokalanästhetikum gemischt:
  - Morphin 1–7 mg (20–100 µg/kg)
  - Fentanyl 0,05–0,1 mg (1 µg/kg)
  - Alfentanil 0,1–0,5 mg (10 µg/kg)
  - Sufentanil 10–25–(30) µg (0,1–0,4 µg/kg)
  - kein Remifentanil (enthält exzitatorische Aminosäure Glycin)

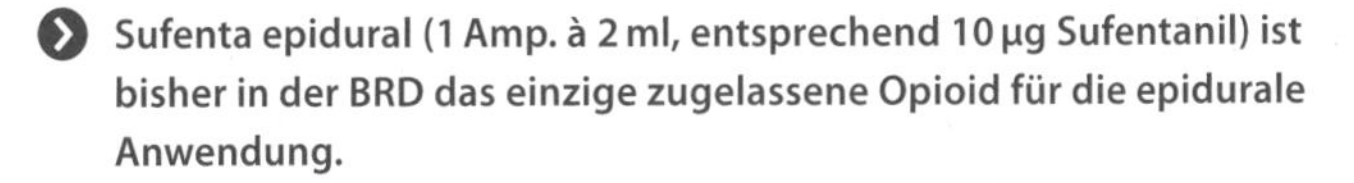

Sufenta epidural (1 Amp. à 2 ml, entsprechend 10 µg Sufentanil) ist bisher in der BRD das einzige zugelassene Opioid für die epidurale Anwendung.

Nebenwirkungen der intrathekalen bzw. rückenmarknahen Opioidapplikation bei Schwangeren

- maternale Atemdepression (einzelne Fälle beschrieben)
- Juckreiz (28–100 %), therapierbar mit kleinen Dosen Propofol (10 mg) oder Naloxon (1–2 µg/kg KG/h) ohne Aufhebung der analgetischen Opioidwirkung
- Übelkeit, Erbrechen (30–100 %)
- Harnretention (15–90 %)
- Hypotonie
- Uterusüberstimulation und fetale Bradykardie
- Aktivierung einer postpartalen Herpes-labialis-Infektion

Anmerkungen zur PDA

Die Katheter-PDA ist das einzige Verfahren, das in den meisten Fällen eine gute Analgesie während des gesamten Geburtsverlaufs ermöglicht. Erweiterung für instrumentelle Geburten und Sectio möglich. Bei korrekt durchgeführter Technik (Preload erhöht, Hypotonie vermeiden/behandeln, Dosierung) niedrige Komplikationsrate. Insgesamt günstige Wirkung auf Mutter und Kind bei schmerzhafter Geburt und speziellen Indikationen (Gestosen, Vitien). Aufwändige, zeitintensive Technik. In der Austreibungsphase i. d. R. nicht mehr indiziert (Anschlagszeit beachten; schmerzhafte Geburt bei zu kurz vorher angelegter PDA gilt immer als »Versager«).

Dosierung/Applikationsmodus kann zu pathologischen Geburtsverläufen führen.

▪ »Walking epidural«

»Walking epidural« bedeutet die Durchführung einer kombinierten Spinal- und Epiduralanalgesie (CSE) mit intrathekaler Gabe von 5–10 µg Sufentanil oder 10–25 µg Fentanyl (ggf. bei fortgeschrittenem Geburtsvorgang zusätzliche Gabe von 2,5 mg Bupivacain – rasche Analgesie ohne motorische Blockade und längere Wirkung als Sufentanil allein). Danach besteht jederzeit die Möglichkeit der Gabe von Lokalanästhetika und/oder Opioiden.

14.8.7 Spinalanästhesie zur Sectio caesarea

- 25- bis 27-Pencil-point-Spinalnadel mit Einführungskanüle
- Bupivacain 0,5 % isobar, 2–2,5 ml (entsprechend 10–12 mg), oder Bupivacain 0,5 % hyperbar, 1,5–2 ml (entsprechend 7,5–10 mg; besser steuerbar, jedoch nur, wenn gute Lagerungsmöglichkeiten gegeben sind, z. B. auf OP-Tisch), oder Mepivacain 4 % hyperbar standardisiert, 1,5 ml (entsprechend 60 mg), plus 2,5–5 µg Sufentanil (entsprechend 0,5–1 ml Sufenta epidural), oder 5–10 µg Fentanyl (entsprechend 0,1–0,2 ml) nach Punktion in Höhe L2/3 oder Bupivacain 0,25 % isobar, 2,5 ml (entsprechend 6,25 mg), plus 7,5 µg Sufentanil nach Punktion in Höhe L3/4

- **Reduzierte Dosis (besonders in Seitenlage)**
- **Erhöhte Gefahr rasch eintretender, starker Blutdruckabfälle**

14.9 Spezielle Anästhesie bei Präeklampsie (früher EPH-Gestose), Eklampsie und HELLP-Syndrom

- 5–10 % aller Schwangerschaften (zu 85 % Erstgebärende)
- prädisponierend: Diabetes mellitus, Nikotinabusus, Mehrlingsschwangerschaften, fetale Fehlbildungen und fortgeschrittenes Alter der Erstgebärenden (>35 Jahre)
- Auftreten nach der 20. Gestationswoche, am häufigsten in der 32. Gestationswoche

Eine schwangerschaftsassoziierte Hypertension ist die häufigste mütterliche Todesursache. Das Letalitätsrisiko ist am höchsten, wenn zusätzlich Grand-mal-Anfälle (Eklampsie) auftreten.

- **E** (Ödeme): haben für die Diagnose keine Bedeutung mehr, da sie bei 80 % aller Schwangeren auch ohne pathologische Bedeutung auftreten (generalisierte Ödeme sind als Risikohinweis zu werten)
- **P** (Proteinurie): 0,3 g/l/24 h –hohe renale Eiweißverluste –Alarmzeichen: >5 g/Tag –Hypoproteinämie (Verschiebung des Albumin-Globulin-Quotienten, Albumin absolut und relativ vermindert) – Gefahr der Medikamentenüberdosierung
- **H** (Hypertonie): RR-Anstieg auf >140/90 mmHg (Leitsymptom) –Ein anhaltender Anstieg des Blutdrucks wird als Schwangerschaftshypertonie bezeichnet

Zu den schweren Komplikationen der Präeklampsie zählen die Eklampsie und das HELLP-Syndrom.

Drohende Eklampsie

- Auftreten von ZNS-Symptomen: starke Kopfschmerzen, Ohrensausen, verschwommenes Sehen oder Doppelbilder, Hyperreflexie, motorische Unruhe, Somnolenz, Übelkeit, Erbrechen

Eklampsie

- tonisch-klonische Krämpfe, Zyanose, Bewusstlosigkeit, Zungenbiss, im Anschluss Koma
- mütterliche Mortalität: 5 % (bei einem Anfall), 38 % (bei >5 Anfällen); Ursache: intrakranielle Blutung, Herzinsuffizienz
- perinatale Mortalität: 8–27 %

HELLP-Syndrom

- Sonderform der EPH-Gestose (»hemolysis«, »elevated liver enzymes«, »low platelets«)

- zu 90 % erstes Zeichen: akuter Oberbauchschmerz (durch Leberschwellung) –In bis zu 15 % der Fälle können die klassischen Zeichen der Präeklampsie fehlen
- in der Regel schnelle Schwangerschaftsbeendigung notwendig (keine PDA bei drohendem HELLP-Syndrom bzw. evtl. doch, wenn Thrombozytenzahlen >150.000 betragen und die Blutungszeit normal ist)
- mütterliche Mortalität: etwa 3,5 %
- perinatale Mortalität: >10 %

Pathophysiologie

Diskutiert wird die Freisetzung eines oder mehrerer humoraler Faktoren aus der pathologisch veränderten Plazenta, was zum Endothelzelldefekt mit erhöhter Gefäßpermeabilität in allen Organen der Mutter führt.

- Imbalance zwischen Prostazyklin PGI2 (vermindert; Vasodilatation) und Thromboxan TXA2 (erhöht; Vasokonstriktion, Thrombozytenaggregation) – generalisierter Arteriolenspasmus, RR-Anstieg (Linksherzinsuffizienz, Lungenödem)
- verminderte uteroplazentare Perfusion – Thrombose, Infarzierung und Insuffizienz der Plazenta und frühzeitige Wehen (verminderte perinatale Überlebensrate und erhöhte Inzidenz des intrauterinen Fruchttodes)
- verminderte Nierenperfusion, Proteinurie (erniedrigter onkotischer Druck)
- pathologische Thrombozytenzahlen und -funktion häufig, selten manifeste disseminierte intravasale Gerinnung
- Leberödem und Leberstauung
- zerebrale Vasospasmen und Hirnödem: Kopfschmerzen, Sehstörungen, Verwirrtheit und Krämpfe; Intrazerebrale Blutungen stellen eine der Todesursachen bei der Präeklampsie dar

Überwachung

- EKG
- Pulsoxymetrie
- invasive arterielle Druckmessung
- ZVK und regelmäßige ZVD-Messung
- stündlich Urinausscheidung
- täglich Flüssigkeitsbilanz
- regelmäßige neurologische Untersuchung
- Thoraxröntgen sorgfältig abwägen, z. B. bei Verdacht auf Lungenödem
- Laborwerte (Kreatinin, Harnstoff, Transaminasen, Bilirubin, Gerinnungsstatus mit Thrombozyten und Antithrombin III, Elektrolyte,

Eiweiß in Serum und Urin, LDH, Haptoglobin, freies Hämoglobin, BGA, Magnesiumspiegel bei Magnesiumtherapie)
- Sonographie oder CT des Abdomen bei Verdacht auf HELLP-Syndrom
- ggf. kraniale CT
- MRT bei schwerer Eklampsie mit Verdacht auf erhöhten Hirndruck

Therapie

- basiert mehr auf Behandlung der Symptome und Prävention von Komplikationen als auf einer spezifischen Therapie
- bei ausreichendem Gestationsalter des Fetus: wenn möglich vaginale Entbindung anstreben –Eine schwere Präeklampsie erfordert jedoch eine dringliche Entbindung mittels Sectio caesarea
- bei geringgradiger Ausprägung nur engmaschige Überwachung und Sedierung mit geringen Dosen von Benzodiazepinen (da Komplikationen auch postpartal auftreten können, ist auch nach der Entbindung eine intensive Überwachung notwendig)

Prophylaxe

bei hohem Risiko Acetylsalicylsäure (max. 1–1,5 mg/kg/Tag oral)

Flüssigkeitsmanagement

- adäquate Volumensubstitution mit Kolloiden und evtl. HA 20 % (3-mal 50 ml/Tag), begleitend zur antihypertensiven Therapie
- Substitution unter ZVD-Kontrolle

! Eine unkritische Volumensubstitution kann aufgrund der Permeabilitätsstörung ein Lungenödem begünstigen.

Blutdrucksenkung

- Ziel: zwischen 130/90 und 170/110 mmHg
- α-Methyldopa Medikament der Wahl für langfristige Behandlung der Hypertonie in der Schwangerschfat, Nifedipin nur zweite Wahl
- Dihydralazin (Nepresol; 1 Amp. à 25 mg) Mittel der ersten Wahl, da keine Beeinträchtigung der uteroplazentaren Perfusion (NW: Tachykardie, Kopfschmerzen, neonatale Thrombozytopenie); Dosis: fraktioniert 5 mg i. v. (Perfusor: 2–20 mg/h, max. 200 mg/24 h)
- Metoprolol (Beloc, Lopresor), max. 200 mg/Tag in Kombination mit Vasodilatator (bei Reflextachykardie)
- Urapidil (Ebrantil): beeinflusst den intrazerebralen Druck ebenfalls günstig
- Diazoxid (Hypertonalum): besonders in Kombination schwere Hypotonien beschrieben

- **Prophylaxe des Nierenversagens**
  - ausreichende Flüssigkeitszufuhr ! Hyperhydratation
  - osmotische Diuretika wie Mannitol: Mittel der Wahl
  - Furosemid (Lasix) nur bei Prälungenödem und Oligo-Anurie
  - bei Anurie frühzeitig kontinuierliche Hämofiltration

- **Therapie von Gerinnungsstörungen**
  - »Low-dose«-Heparinisierung bei nicht ausgeprägter Thrombozytopenie, zudem Hemmung der Aktivierung der plasmatischen Gerinnung
  - rechtzeitige Substitution von »fresh frozen plasma«, Gerinnungsfaktoren, Antithrombin III oder Thrombozytenkonzentraten

- **Krampfprophylaxe und antikonvulsive Therapie**
  - Magnesiuminfusion: Bolus von 4–10 g in 5–20 min. i. v., danach Erhaltungsdosis von 1–3 g/h –angestrebter Magnesiumspiegel: 2–4 mmol/l (Normalwert: 0,7–1,1 mmol/l) –bei >5 mmol/l droht Atemdepression, bei >10 mmol/l drohender Herzstillstand,Vorsicht bei eingeschränkter Nierenfunktion wegen Kumulationsgefahr
  - Magnesiumsulfat: wirkt antikonvulsiv und sedierend und potenziert die Wirkung von Muskelrelaxanzien durch Verhinderung der Acetylcholinfreisetzung
  - klinische Überwachung: Patellarsehnenreflex: soll abgeschwächt, aber noch auslösbar sein (ab 3,5–5 mmol/l nicht mehr auslösbar); Atemfrequenz: soll >10/min betragen
  - bei Überdosierung von Magnesium: Dosisreduktion, bei Atemdepression 1 g Kalziumglukonat 10 % oder 1 g Kalziumchlorid als Antidot
  - Diazepam in niedriger Dosierung kann zur Prophylaxe und Therapie von Krampfanfällen eingesetzt werden, in höheren Dosen besteht Kumulationsgefahr mit Auswirkung auf das Neugeborene (»Floppy-infant«-Syndrom)
  - Phenytoin in therapeutischer Dosierung, jedoch mit reduzierter »loading dose« von 10 mg/kg KG (geringere Proteinbindung bei Präeklampsiepatientinnen) hat keine Auswirkung auf das Neugeborene

- **Therapie eines erhöhten Hirndrucks**
  - allgemeine Richtlinien der Hirndrucksenkung (s. Neurochirurgie)

Bei therapierefraktärer EPH-Gestose evtl. PGI2 (Flolan), 4 ng/kg KG/min, da Imbalance zwischen PGI2-Abnahme (Vasodilatation) und TXA2-Zunahme (Vasokonstriktion)

14.9.1 Anästhesiologisches Management

- bei Präeklampsie Messung des ZVD –Bestehende Gerinnungsstörungen können jedoch zu Komplikationen bei der Kanülierung führen. Eine direkte arterielle Blutdruckmessung sollte erwogen werden.
- präoperativ 4 Erythrozytenkonzentrate bereitstellen
- bei Präeklampsie: bevorzugt Katheter-PDA, vorausgesetzt es bestehen eine normale Blutungszeit (1–7 min) und eine normale Thrombozytenzahl (>100.000/mm3); auch in Hinblick auf eine Senkung des Hypertonus sinnvoll (meist um 20 % gesenkt)
- Hypovolämie und erhöhte Sensibilität gegenüber Vasopressoren können jedoch die Erhaltung einer Normotonie erschweren
- vorsichtige Volumenzufuhr trotz Hypovolämie (Hb und Hk erhöht, da Plasmavolumen deutlich vermindert und kolloidosmotischer Druck vermindert) und fraktionierte LA-Gaben
- bei Eklampsie, HELLP-Syndrom und Kontraindikation für PDA: Allgemeinanästhesie mit Thiopental in reduzierter Dosis; Opioide und Antihypertonika bei oder vor Narkoseeinleitung – Abschwächung der durch die Laryngoskopie induzierten Hypertonie! Ein Larynxödem kann Intubationsschwierigkeiten verursachen
- Gefahr der postoperativen Ateminsuffizienz durch Muskelschwäche; Magnesium und Diazepam potenzieren die Wirkung von Muskelrelaxanzien; evtl. Nachbeatmung und postoperative Überwachung auf der Intensivstation

14.10 Besonderheiten bei speziellen Eingriffen

14.10.1 Atonische Uterusnachblutungen

- Sulproston, PGE_2 (Nalador-500), 1 Amp. à 500 µg auf 50-ml-Perfusor (1 ml entspricht 10 µg); anfangs 120–360 µg/h bis zu 10 h, max. 1000 µg/h, jedoch nur kurzfristig
- evtl. Minprostin $F_{2\alpha}$ (Dinoprost)
- Nebenwirkungen:
  - pulmonale Hypertonie
  - Lungenödem
  - Spasmen im Ober- und Mittelbauch
  - Bronchokonstriktion
  - verminderte Koronardurchblutung
  - Myokardinfarkt
  - Störungen im Wasser- und Elektrolythaushalt

14.10.2 Blutung vor und nach Geburt

Die Blutungen treten oft unerwartet auf und können innerhalb weniger Minuten zum Tod führen (Placenta praevia, vorzeitige Plazentalösung, Uterusruptur, unvollständige Plazentalösung, Uterusatonie, Zervix- und Vaginaeinrisse).

Ausreichend Blutkonserven transfusionsbereit haben, z. B. 4 Erythrozytenkonzentrate der Blutgruppe 0 Rhesus-negativ.

14.10.3 Vorzeitige Plazentalösung

Gefahr der DIC: Thromboplastin aus Plazenta führt zu Thrombinaktivierung, wodurch Fibrinogen zu Fibrin umgewandelt wird. Gleichzeitig wird Plasminogen aktiviert, was zur Fibrinolyse führt.

14.10.4 Zangenextraktion

Zur Zangenextraktion ist oft eine gute Relaxierung des Uterus erforderlich – tiefe ITN mit z. B. Isofluran oder Sevofluran, bis Gesäß und Füße entwickelt sind. Danach wird die Gabe des Inhalationsanästhetikums beendet. Elimination durch mäßige Hyperventilation beschleunigen (Gefahr der atonen Uterusnachblutung).

14.10.5 Fruchtwasserembolie

- **Ursachen**
  - offene Sinusoide an uteroplazentarer Verbindung, z. B. bei vorzeitiger Plazentalösung oder Sectio, aber auch bei Verletzung endozervikaler Venen bei Spontangeburt

- **Symptomatik**
  - Lungenembolie (mechanisch, vasospastisch)
  - DIC
  - Uterusatonie

Diagnose nur gesichert, wenn fetale Anteile (Lanugohaare, squamöse Zellen etc.) im mütterlichen Blut (im ZVK-Aspirat) gefunden werden.

- **Therapie**
- symptomatisch

14.10.6 Porphyrie und Schwangerschaft

- primär PDA, in Notfällen auch SPA (kein Mepivacain [Scandicain], kein Lidocain [Xylocain])
- bei ITN folgende Anästhetika anwendbar: Fentanyl, Ketamin, N_2O, Desfluran, Sevofluran, ggf. Isofluran, Succinylcholin, Vecuronium, Atracurium
- s. auch Porphyrie

14.11 Anästhesie während der Schwangerschaft

Schätzungsweise 1–2 % der schwangeren Frauen benötigen Anästhesien zur Durchführung von Operationen, unabhängig von der Entbindung. Meistens handelt es sich hierbei um Appendektomien, die Entfernung von Ovarialzysten oder Mammatumoren sowie um die Anlage von Zervikalcerclagen.

14.11.1 Probleme

Physiologische Veränderungen in der Schwangerschaft s. dort

- **Teratogenität**

Auslösung teratogener Effekte durch Exposition in ausreichendem Zeitraum, mit ausreichender Dosierung und in spezifischem, hierfür empfindlichem Stadium der Entwicklung:

- erstes Trimenon: Periode der Organogenese (2.–8. SSW), teratogene Effekte am wahrscheinlichsten – in diesem Zeitraum keine unnötigen Medikamente verabreichen
- nach der 16. SSW: keine Fehlbildungen durch Pharmaka mehr zu befürchten
- Myelinisierung des ZNS ab 7. Schwangerschaftsmonat bis erste Lebensmonate –Tierexperimentelle Befunde weisen bei Exposition der Tiere gegenüber einigen Medikamenten zu diesem Zeitpunkt auf die Entwicklung von Lern- und Verhaltensstörungen hin

Fast alle anästhetischen Medikamente haben teratogene Effekte bei einigen Tierspezies gezeigt, jedoch ist die Übertragung dieser Befunde auf den Menschen sehr schwierig. Tranquilizer, Salicylate, Vitamin A und Opioide können im ersten Trimenon Defekte verursachen. Lachgas (Mitosehemmung) inaktiviert die Methioninsynthase. Opioide in nichtatemdepressiver Dosierung scheinen keinen teratogenen -Effekt zu haben. Lokalanästhetika scheinen keine teratogene Potenz zu besitzen.

▪ Fetale Asphyxie (Hypoxie und Azidose)

Durch

- mütterliche Hyperventilation bzw. Hypokapnie
- mütterliche Hypotension aufgrund eines V.-cava-Kompressionssyndrom
- Hypovolämie
- uteriner Hypertonus mit Vasokonstriktion der uterinen Gefäße mit der Folge einer fetalen Azidose kann durch Ketamin (>1,1 mg/kg i. v.), α-adrenerge Vasopressoren (Noradrenalin etc.), toxische Lokalanästhetikakonzentrationen oder durch eine erhöhte sympathomimetische Aktivität aufgrund von Angst, Stress und zu flacher Narkose induziert werden

▪ Vorzeitige Geburtsauslösung

hauptsächlich assoziiert mit gynäkologischen Eingriffen, bei denen es zu Manipulationen am Uterus kommt, z. B. bei der Entfernung von Ovarialzysten oder der Anlage einer Cerclage. Erhöhte Acetylcholinspiegel nach Gabe von Neostigmin können den Uterustonus erhöhen.

14.11.2 Anästhesiologisches Management

Im ersten Trimenon sollten Operationen zur Reduzierung teratogener Effekte vermieden werden. Üblicherweise werden Operationen während der Schwangerschaft nur aus vitaler Indikation seitens der Mutter durchgeführt. Auswirkungen der Anästhetika auf den Fetus sind unter diesen Bedingungen von sekundärer Wichtigkeit; auch wurden nach Hypotension der Mutter, Hypothermie und Operationen mit kardiopulmonalem Bypass gesunde Neugeborene entbunden.

▪ Voruntersuchung und Prämedikation

Die Prämedikation sollte v. a. auf die Reduktion von Stress und Angst der Mutter zielen.

- 1. Trimenon: Bei Verwendung von N_2O kann die Gabe von Folsäure erwogen werden
- 2. Trimenon bis 1 Woche post partum: Geeignete Maßnahmen zur Reduzierung des intragastralen Volumen und der Azidität des Magensaftes sind zu treffen. Ein nichtpartikuläres Antazidum (z. B. 0,3 M Natriumzitratlösung) sollte kurz vor der Narkoseeinleitung verabreicht werden
- auf erhöhte Abortrate aufklären

> **Von den im Rahmen der Prämedikation verwendeten Anticholinergika passiert Glykopyrronium (Robinul) im Gegensatz zu Atropin und Scopolamin nicht die Plazentaschranke.**

Anästhesiedurchführung

- Kardiotokographie ab 16. SSW
- bevorzugt Regionalanästhesien
- Eine Allgemeinanästhesie mit einem hohen F_iO_2, einem volatilen Inhalationsanästhetikum und/oder Fentanyl und einem Muskelrelaxans wird als sicher angesehen. Schwangere sollten gut präoxigeniert werden, und ab der 16. SSW sollte man eine Ileuseinleitung mit Krikoiddruck durchführen. Zur Vermeidung eines V.-cava-Kompressionssyndroms werden die Patientinnen ab der 20. SSW in die Linksseitenlage gebracht
- bei bestehender Tokolyse: kein Atropin, kein DHB (s. Tokolyse)

> **Ketamin**
> **Hyperventilation und Vasokonstriktoren vermindern den uterinen Blutfluss und sollten bei Narkosen während der Schwangerschaft vermieden werden. Bei intraoperativem Auftreten eines fetalen Distress sollte man ein Absetzen volatiler Anästhetika erwägen. Die Applikation von Neostigmin zur Antagonisierung einer neuromuskulären Blockade sollte, wenn überhaupt, langsam und nach vorheriger Atropingabe erfolgen. Eine postoperative kardiotokographische Überwachung erlaubt das frühzeitige Erkennen und die Behandlung einer vorzeitigen Wehentätigkeit; evtl. postoperative Tokolyse (nach Rücksprache mit den Gynäkologen).**

Spezielle Medikamente während der Geburt ▫ Tab. 14.1

▫ Tab. 14.1 Spezielle Medikamente während der Geburt

Medikamentengruppe	Klinische Wirkung
β_2-Agonisten Fenoterol (Partusisten)	Tachykardie, »cardiac index« ↑, myokardialer O_2-Verbrauch ↑, Stimulation des Renin-Angiotensin-Aldosteron-Systems → Wasser und Natriumretention, Lungenödem mit max. Risiko 24–48 h nach Therapiebeginn, Glukose ↑ und K^+ ↓ Vorsicht bei Kombination mit Glukokortikoiden
Magnesium	Arterielle Hypotension, muskelrelaxierende Wirkung: MER ↓
Oxytocin (Syntocinon)	Arterielle Hypertension, »cardiac index« ↑ bei Bolusgabe, Wasserintoxikation bei höherer Dosierung
$PGF_{2\alpha}$	Vasokonstriktion, Anstieg des intrapulmonalen Shunts, cardiac output ↑, Erbrechen
Methylergometrin (Methergin)	Arterielle und venöse Vasokonstriktion, Hypertension, Erbrechen Relative Kontraindikation: Asthma bronchiale Absolute Kontraindikationen: Hypertonus, KHK, Vasopressorentherapie

Erstversorgung und Anästhesie bei Neugeborenen

M. Heck, M. Fresenius, C. Busch

M. Heck et al., *Klinikmanual Anästhesie*,
DOI 10.1007/978-3-642-55440-7_15,
© Springer-Verlag Berlin Heidelberg 2015

15.1 Erstversorgung des Neugeborenen

15.1.1 Umstellung zum Zeitpunkt der Geburt

- **Atmung**
  - erster Atemzug (innerhalb von 30 s) nach Abklemmen der Nabelschnur durch Stimulation des Atemzentrums
  - weitere Stimulation durch taktile, thermische und akustische Reize

- **Kreislauf**
  - Atmung – Entfaltung der Lunge, pH-Wert- und p_aO_2-Anstieg
  - gesteigerte Lungendurchblutung – LAP > RAP, dadurch Verschluss des Foramen ovale
  - durch gesteigerte Lungendurchblutung und erhöhten p_aO_2 funktioneller Verschluss des Ductus Botalli (Strömungsumkehr)

> **Umstellung zurück auf fetalen Kreislauf durch Hypoxie, Azidose oder Unterkühlung jederzeit möglich**

15.1.2 Neonatale Asphyxie

- Hypoxämie
- Hyperkapnie
- respiratorische und metabolische Azidose (pH-Wert <7,0), dadurch Myokardinsuffizienz (HF und HZV vermindert) und irreversible zerebrale Schäden; Reanimation notwendig

- **Ursachen**
  - fetale Asphyxie wegen Plazentainsuffizienz
  - Versagen der Atemfunktion des Neugeborenen

15.1.3 Erstmaßnahmen nach der Geburt

- **Sicherung der Atemwege**
  - Absaugen in Kopftieflage; Reihenfolge: Mund, Rachen, Nase, Ösophagus, Magen

! Stimulation des Hypopharynx mit Bradykardie und/oder Laryngospasmus. Bei unauffälligen Neugeborenen kann daher auf eine Absaugung verzichtet werden.

- **Wärmeschutz**
  - Körpertemperatur soll rektal 37–37,5°C betragen
  - Kind sofort in warmes Tuch legen und vorsichtig trocken reiben
  - kontrollierte Zufuhr von Wärme (Versorgungstisch mit Wärmematte und Heizstrahler, Inkubator)

! Hyperthermie steigert den O_2-Verbrauch.

- **Taktile Stimulation**
  - viele Neugeborene beginnen erst nach taktiler Stimulation ausreichend zu atmen (Abreiben des Körpers, Beklopfen der Fußsohlen)

- **Apgar-Index**

Einschätzung des Neugeborenen nach 1, 5 und 10 Minuten:
- Atmung
- Puls
- Grundtonus
- Aussehen
- Reflexe

15.1.4 Reanimation des Neugeborenen

Reanimationsbemühungen sollten bei Frühgeborenen (<23. Gestationswoche) und/oder einem Geburtsgewicht von <400 g nicht eingeleitet werden (keine realistische Überlebenschance).

- Intubation: oral bzw. nasal (Kopf in Neutral- bzw. Schnüffelposition)
- Beatmung (Frequenz: 40/min; meist Drücke von 20–30 cm H_2O ausreichend); p_aO_2 soll 50–80 mmHg betragen
- Kontrolle: Heben des Brustkorbes, Atemgeräusch beidseits gleich laut, HF steigt, Hautfarbe wird rosig

Kardiale Reanimation

- extrathorakale Herzmassage bei HF von <60/min:
  - Daumen zwischen unterem und mittlerem Sternumdrittel, restliche Finger umschließen Thorax als Widerlager
  - Sternum um etwa 1–2,5 cm eindrücken; Frequenz: etwa 90–100/min
  - Beatmungsfrequenz von etwa 30/min, mit der Herzdruckmassage im Verhältnis 3 : 1
- Medikamentöse Wiederbelebung:
  - Adrenalin, 0,01–0,03 mg/kg KG endotracheal oder i.v.
  - bei Bradykardie Atropin, 0,01–0,03 mg/kg KG –bei niedrigem HZV: 100 mg Kalziumglukonat 10 %/kg KG langsam i. v.
- Defibrillation mit 2 J/kg KG, bei Wiederholung mit 4 J/kg KG

Azidosekorrektur

- evtl. Blindpufferung: 1–2 mmol/kg $NaHCO_3$8,4% (1:1 mit Glukose 5% verdünnt), wenn
  - Apgar nach 2 min 2 oder weniger
  - Apgar nach 5 min 5 oder weniger
- Pufferung nach BGA
- $NaHCO_3$ 8,4% (1 ml = 1 mmol)
- Tris-Puffer (besonders, wenn Na^+ ↑ oder CO_2)

Die Natriumbikarbonatgabe wird kontrovers diskutiert: negativer Effekt auf myokardiale und zerebrale Funktionen aufgrund der Hyperosmolarität und Hyperkapnie.

15.1.5 Spezielle Neugeborenenversorgung

Hypovolämie

- Ursachen: schwere intrauterine Asphyxie führt meist zu Hypovolämie und Schock
- Therapie: Bluttransfusion (evtl. Plazentablut) oder 2–5 ml HA 5 %/kg KG bzw. Biseko (salzarmes HA) oder 5–10 ml NaCl 0,9 %/kg KG, wenn kein Blut vorhanden ist

■ Hypoglykämie

- HZV und RR erniedrigt
- Therapie (5–10 ml Glukose 10 %/kg KG i. v.) ab folgenden BZ-Werten:
  - reife Neugeborene: <30 mg %
  - Frühgeborene: <20 mg % (Norm: 40–110 mg %)

■ Hypokalzämie

- HZV und RR erniedrigt
- Therapie: 100 mg Kalziumglukonat 10 %/kg KG langsam i. v.

■ Mekoniumaspiration

- Absaugen vor Entwicklung des Körpers
- nach Geburt Intubation und endotracheale Absaugung (Tubus dient als Absaugkatheter)
- Lavage mit NaCl 0,9 %, bis Aspirat klar ist, anschließend Magen absaugen

Bei Mekoniumaspiration gehäuft Pneumothorax und Pneumomediastinum

■ Unterkühlung

- langsame Aufwärmung im Inkubator: pro Stunde etwa 1,5°C (Temperatur 2–3°C über Rektaltemperatur)
- meist gleichzeitig Azidose- und Hypoglykämiekorrektur erforderlich

■ Depression durch Opioide

- Naloxon (Narcanti), 0,01 mg/kg KG, bei Atemdepression durch Opioidgabe an die Mutter

KI bei opioidabhängigen Müttern – akutes Entzugssyndrom beim Neugeborenen

■ Magnesiumintoxikation

- durch Magnesiumgabe bei Eklampsie
- Zeichen: schlaffer Muskeltonus, rosige Haut bei peripherer Vasodilatation, niedriger Blutdruck
- Antidot: Kalziumchlorid (10 mg/kg KG)

■ Lokalanästhetikaintoxikation

- durch zu hohe maternale Blutspiegel (Überdosierung, intravasale Injektion)
- Symptome: Bradykardie, Hypotonie, Apnoe, schlaffer Muskeltonus, Krämpfe
- Therapie: Reanimation, Magenspülung, Austauschtransfusion

- **Pneumothorax**
  - durch Überdruckbeatmung und Spontanpneumothorax sowie bei Mekoniumaspiration, Zwerchfellhernie und Lungenhypoplasie
  - flache Atmung, Thorax in Inspirationsstellung, Zyanose, abgeschwächtes Atemgeräusch, hypersonorer Klopfschall, bei Spannungspneumothorax RR-Abfall, Bradykardie und Vorwölbung des Abdomens
  - Diagnosestellung: Aufleuchten unter Kaltlichtlampe, Thoraxröntgen
  - Therapie: Punktion im 2. ICR (Medioklavikularlinie) und Aspiration, danach Thoraxdrainage

15.2 Anästhesie bei Neugeborenen

▶ Kap. 16

15.2.1 Besonderheiten bei speziellen Eingriffen

- **Ösophagusatresie**
  - 5 Formen der Ösophagusatresie und der ösophagotrachealen Fistel (Vogt I, II, IIIa, IIIb, IIIc)
  - vorwiegend Typ IIIb (mit unterer ösophagotrachealer Fistel und blind endendem oberen Ösophagusstumpf; anamnestisch: Polyhydramnion)

Wenn möglich sollte eine Frühkorrektur erfolgen. Bei schwerer Dehydratation oder Aspirationspneumonie wird primär nur eine Gastrostomie angelegt.

!
- **Gefahr der Magenüberblähung bei Intubation, deshalb möglichst erst kurz vor OP intubieren und Maskenbeatmung möglichst vermeiden (Tubusspitze distal der Fistelmündung, aber proximal der Carina positionieren); keine N_2O-Gabe**
- **manuelle Beatmung der maschinellen vorzuziehen, um plötzliche, operationsbedingte Änderungen der Compliance zu bemerken**

- **Kongenitale Zwerchfellhernie**
  - etwa 20 % der Kinder mit kongenitaler Zwerchfellhernie haben zusätzlich kardiovaskuläre Defekte. Die Zwerchfellhernie ist häufig mit einer homolateralen Lungenhypoplasie vergesellschaftet. Das Ausmaß der Lungenhypoplasie ist für die Prognose entscheidend

!
- **keine Maskenbeatmung (nasogastrale Sonde zur Entlastung)**
- **bei schlechtem Zustand des Neugeborenen umgehend Intubation (ggf. im Wachzustand)**
- **Beatmung mit Risiko eines Barotraumas, daher Beatmungsdrücke unter 25 cm H_2O halten und manuelle Ventilation der maschinellen vorziehen; keine N2O-Gabe**
- **verdickte A. pulmonalis (Muskularis) mit pulmonaler Hypertonie (Gefahr der Wiederherstellung fetaler Kreislaufverhältnisse mit lebensbedrohlichem Rechts-links-Shunt)**
- **Therapie: Morphin zur PAP-Absenkung, leichte Hyperventilation**
- **postoperative Nachbeatmung häufig notwendig**
- **Monitoring: invasive Blutdruckmessung, falls möglich; bei dringlicher OP-Indikation nichtinvasives Blutdruckmonitoring ausreichend**
- **endexspiratorische CO_2-Messung und Pulsoxymetrie obligat**

Omphalozele/Gastroschisis

- eine **Omphalozele** ist ein embryonaler Defekt, bei dem ein Teil des Abdominalinhalts in die Nabelschnur herniert und außerhalb der Abdominalhöhle liegt. Die Omphalozele ist meistens von einer dünnen Membran, die aus Amnion und Peritoneum besteht, umhüllt
- die **Gastroschisis** wird durch die intrauterine Okklusion der A. omphalomesenterica mit ischämischem Defekt in der vorderen Bauchwand verursacht. Der Darm ist nicht durch parietales Peritoneum bedeckt, und eine Gastroschisis ist – anders als eine Omphalozele – nicht mit anderen kongenitalen Abnormitäten assoziiert

!
- **Rapid-Sequence-Induction (RSI) ohne Maskenbeatmung**
- **möglichst keine N_2O-Gabe (Darmerweiterung)**
- **hoher Flüssigkeits- und Wärmeverlust**
- **hohe intraabdominale Drücke nach Rückverlagerung des Abdominalinhalts (können zu einem Abfall des Herzzeitvolumens sowie zu respiratorischen Störungen, Darmischämien und Anurie führen)**
- **postoperativ häufig Nachbeatmung notwendig**

Anästhesie bei Kindern

M. Heck, M. Fresenius, C. Busch

M. Heck et al., *Klinikmanual Anästhesie*,
DOI 10.1007/978-3-642-55440-7_16,
© Springer-Verlag Berlin Heidelberg 2015

16.1 Anatomische und physiologische Besonderheiten

16.1.1 Anatomische Besonderheiten (◘ Tab. 16.1, ◘ Tab. 16.2)

16.1.2 Physiologische Besonderheiten

Thermoregulation

- hohe Wärmeverluste infolge relativ großer Körperoberfläche im Vergleich zum Körpervolumen und geringer Hautdicke mit geringem subkutanen Fettanteil
- ausgeprägte Verdunstungskälte, Wärmeleitung und Wärmestrahlung

◘ **Tab. 16.1** Altersstufen

Entwicklung	Alter
Extrem früh geborenes Kind	= Gestationsalter <28. + 0 SSW
Sehr früh geborenes Kind	= Gestationsalter <32. + 0 SSW
Frühgeborenes	= Gestationsalter <37. + 0 SSW
Neugeborenes (NG)	= 1.–28. Lebenstag
Zum Termin Geborenes (reifes NG)	= Gestationsalter >37. + 0 und < 42. + 0 SSW
Übertragenes NG	= Gestationsalter >42. + 0 SSW
Säugling	= 2.–12. Lebensmonat
Kleinkind	= 2.–5. Lebensjahr
Schulkind	= 6.–14. Lebensjahr
Jugendlicher	= >14. Lebensjahr

Tab. 16.2 Gewicht und Körperoberfläche

Alter	Gewicht (kg)	Länge (cm)	Oberfläche (m^2)
NG	3	50	0,20
2 J	12	85	0,50
5 J	18	110	0,70
9 J	30	135	1,00
Erwachsener	70	175	1,73

Auch nach Beendigung der Kälteexposition kann die Kerntemperatur noch weiter sinken (»after drop«).

Die Wärmeproduktion beim NG erfolgt durch Metabolismus des braunen Fettgewebes (»non-shivering thermogenesis«). Shivering wird erst nach dem 6. Lebensjahr beobachtet.

Respiration

- FRC klein (30 ml/kg KG) mit Gefahr der Atelektasenbildung
- VT = 7–8 ml/kg KG in allen Altersklassen
- Totraum: 2 ml/kg KG (in allen Altersstufen gleich), schnelleres An- und Abfluten von volatilen Anästhetika

Das Verhältnis von alveolärer Ventilation zu funktioneller Residualkapazität beträgt beim Erwachsenen 1,5 : 1; beim NG und beim Säugling 5 : 1 (geringer intrapulmonaler Speicher und geringe Hypoxietoleranz)

Der Atemwegsdruck sowie der erforderliche PEEP entsprechen bei mechanischer Ventilation den Werten von Erwachsenen. Der O_2-Verbrauch des Kindes (etwa 6–7 ml/kg KG/min) ist etwa 2- bis 3-mal höher als bei Erwachsenen.

Gefahr der retrolentalen Fibroplasie bei hohen inspiratorischen O_2-Konzentrationen: Gefährdung für NG mit einem errechneten Gestationsalter (intra- und extrauterin) von <44 Wochen und einem pO_2 von >80 mmHg für mehr als 3 h oder von >150 mmHg für mehr als 2 h

- hoher Anteil von HbF, wodurch es in den ersten Lebenswochen (bis etwa 70 Tage) zu einer Linksverschiebung der O_2-Bindungskurve mit verzögerter O_2-Abgabe kommt
- schwierigere Atemwege: schwierige Maskenbeatmung aufgrund großer Zunge und länglicher Kopfform

Tab. 16.3 Blutvolumen und Blutersatz

Parameter	Frühgeborene	NG	Säuglinge und Kleinkinder	Erwachsene
Blutvolumen (ml/kg KG)	95	85	80	70
Hb-Wert (g/dl)	18–25	15–25	10–15	12–16

- schwierige Intubation: Kehlkopf des Kindes mit seiner großen, U-förmigen Epiglottis steht in Höhe des 3.–4. Halswirbels und im Vergleich zum Erwachsenen deutlich ventraler
- empfindliche Schleimhaut, leichte Ödemneigung, besonders nach Manipulationen, dadurch erhöhter Strömungswiderstand
- Trachealänge des NG: 4 cm; mit 1 Jahr: 4,5 cm; mit 6 Jahren: 6 cm; mit 12 Jahren: 6,5 cm
- Ringknorpel bis zur Pubertät engste Larynxstelle

Herz und Kreislauf

Das kindliche Myokard enthält weniger kontraktile Elemente (30 % vs. 60 % beim Erwachsenen), die Herz-Compliance entspricht der von Erwachsenen. Das Schlagvolumen kann im Bedarfsfall kaum gesteigert werden (stark frequenzabhängig). Bradykardien werden schlecht, Tachykardien hingegen gut toleriert. Es besteht eine geringe Neigung zu Kammerflimmern!

- Herzfrequenz des NG: 120–160/min, des Säuglings: 100–120/min

Blutdruckwerte

- Frühgeborene: 50/30 mmHg
- NG: 70/50 mmHg
- 1 Jahr: 95/65 mmHg

Blutersatz (Tab. 16.3)

- Blutersatz bei NG nur mit Erythrozytenkonzentraten, die nicht älter als 4 Tage sind
- Blutbestellung mit dem Neonatologen abklären – Nicht immer ist die kindliche Blutgruppe auch die geeignete (Antikörper der Mutter im kindlichen Blut!). Die Lagerungszeit des Erythrozytenkonzentrats sollte gering sein (Hyperkaliämie). Das Erythrozyten-

konzentrat sollte frei von Zytomegalieviren sein. Gegebenenfalls sind bestrahlte Erythrozytenkonzentrate zu verwenden
- Blutersatz bei geringen Blutverlusten mit Ringer-Lösung und Kolloiden (meist HA 5 %)
- Einsatz von künstlichen Kolloiden erst bei Kindern ab dem 2. Lebensjahr: Gelatine (keine Beschränkung) oder HES (max. 20 ml/kg KG)
- notfallmäßige Volumentherapie bei Kindern im Schock: 10–20 ml Humanalbumin 5 %/kg KG, bis Defizit abgeschätzt werden kann (sekundäre Gabe von Erythrozytenkonzentraten nach Hk und Hb-Wert)
- Gerinnungsfaktoren: nicht plazentagängig –NG haben daher physiologischerweise geringere Konzentrationen an Gerinnungsfaktoren als Erwachsene (30–60 % weniger). Die Gabe von Vitamin K (Konakion) postpartal ist obligat
- ggf. Gabe von FFP bei PTT-Verlängerung auf >150 % der Norm, Quick-Wert von <40 % und/oder Fibrinogenspiegel von <0,75 g/l bzw. spätestens bei 1- bis 1,5fachem Verlust des geschätzten Blutvolumens; Gabe von 15–20 ml FFP/kg KG
- ggf. Gabe von Thrombozytenkonzentraten bei Thrombozytenzahlen unter 30.000/µl; 10 ml/kg KG (bewirkt einen Thrombozytenzahlenanstieg von etwa 20.000–50.000/µl)

3–4 ml Erythrozytenkonzentrat/kg KG heben den Hb-Wert um etwa 1 g/dl an.

Infusionstherapie

Es gibt verschiedene, im klinischen Alltag angewandte Infusionsregimes (Tab. 16.4).

Mischperfusor für Neugeborene und Säuglinge <10 kg

- ab 10 kg Infusionsregime mit balancierten, plasmaadaptierten Vollelektrolytlösungen
- eine Flüssigkeitstherapie bei Säuglingen sollte mit Vollelektrolytlösungen mittels Spritzenpumpe erfolgen, um eine Überinfusion zu verhindern. Die früher verwendeten Drittel- und Halbelektrolytinfusionen sind durch Vollelektrolytlösungen mit einem reduzierten Glukosegehalt von 1 % ersetzt worden
- elektrolytarme oder elektrolytfreie Lösungen sind zu vermeiden, da dies zur Wasserintoxikation mit nachfolgendem Hirnödem und Krampfanfällen führen kann
- als Basisinfusion kann z. B. Ringer 47,5 ml + 2,5 ml G20% (ergibt 1% Glukoselösung) verwendet werden

Tab. 16.4 Erhaltungsbedarf für kleineren Eingriff (Korrektur nach arteriellem Blutdruck, Diurese und eventuell ZVD)

Gewicht	Pro Stunde	Pro Tag
Neugeborene	≈ 2–3 ml (1. Tag)	50–70 ml (1. Tag)
Kinder	4–6 ml/kg KG (ab 5. Tag)	100–150 ml/kg KG (ab 5. Tag)
<10 kg	4 ml/kg KG	100 ml/kg KG
10–20 kg	40 ml + 2 ml/kg KG (pro kg >10 kg)	1000 ml+50 ml/kg KG (pro kg >10 kg)
>20 kg	60 ml + 1 ml/kg KG (pro kg >20 kg)	1500 ml + 20 ml/kg KG (pro kg >20 kg)
+ Defizitausgleich für präoperative Nahrungskarenz: Anzahl Stunden mal 4 ml/kg/h		

- bei Korrekturbedarf immer glukosefreie Vollelektrolytlösung applizieren

Nieren

- intrauterin »ruhendes Organ«, daher bei Geburt nicht voll entwickelt – Post partum steigt die Nierenperfusion rasch an (SVR-Abfall).
- GFR des NG mit 20 ml/min/1,73 m^2 gering
- ausgeprägte tubuläre Unreife, daher eingeschränkte Fähigkeit zur Harnkonzentrierung – Intraoperativ ist eine minimale Diurese von 1 ml/kg KG/h anzustreben

Leber

- Lebergewicht: beim NG 4 % des Körpergewichts (beim Erwachsenen 2 %)
- verschiedene Stoffwechselschritte noch unausgereift
- beim NG in gewissem Umfang noch Hämatopoese in der Leber

> - **verlängerte HWZ von Diazepam bei Frühgeborenen und NG im Vergleich zum älteren Säugling**
> - **Theophyllin wird beim Neugeborenen zu Koffein abgebaut!**
> - **reduzierte Esteraseaktivität in den ersten Lebensmonaten (Remifentanil- und Mivacuriumverstoffwechselung eingeschränkt)**

Nervensystem

- Nervenleitgeschwindigkeit nimmt mit dem Ausmaß der Myelinisierung zu (bis ≥10. LJ)
- unvollständig ausgebildete Blut-Hirn-Schranke
- beim FG nur eingeschränkter Baroreflex vorhanden, daher keine Tachykardie bei Hypovolämie, sondern eher Blutdruckabfall – Orientierung der Flüssigkeitstherapie nach dem systemischen Blutdruck
- periodische Atmung beim FG infolge Unreife des Atemzentrums (30–95 %); häufigste Todesursache im 1. Lebensjahr mit einem Maximum um den 2.–4. Monat (»sudden infant death syndrome«)
- ehemalige FG: zeigen gehäuft ausgeprägte Apnoephasen nach Allgemeinanästhesie (besonders hohes Risiko bis zur 44. Woche post conceptionem) – obligates Apnoemonitoring für 24 h postoperativ

Die Apnoeinzidenz von bis dato unauffälligen Neugeborenen ist vom Hämatokrit abhängig: Ein Hk unter 30 % führt bei bis zu 80 % der NG zur postoperativen Apnoe (Hk >30 %: 21 %).

16.2 Anästhesiologisches Management

16.2.1 Präoperative Vorbereitung

Anamnese

- perinatale Besonderheiten
- spezielle anästhesierelevante Vorerkrankungen (Herzvitien, Gerinnungsstörungen, Muskelerkrankungen, Gesichtsdysmorphien, Allergien)
- Infektzeichen (Fieber über 38,5°C oder subfebrile Temperaturen, rhinitische Zeichen, Leukozytose, ggf. CRP-Konzentrationserhöhung)
- körperliche »Belastbarkeit«
- Körpermaße
- Medikamente und Impfungen –Bei elektiven Eingriffen sollte der Abstand zu Lebendimpfungen >14 Tage, zu Totimpfungen >3 Tage betragen

Untersuchungen

- Inspektion der oberen Luftwege und der Ohren
- Auskultation der Lungen
- Auskultation des Herzens (Herzgeräusche?)
- Blutdruck, Puls, Körpertemperatur, Hydratationszustand

Labordiagnostik

- nach Anamnese, Alter, geplanter OP und Untersuchungsergebnis

Empfohlene Labordiagnostik und apparative Untersuchungen
- Säuglinge unter 6 Monaten: Blutbild, ggf. Elektrolyte
  - gesunde Kinder, kleinere Eingriffe: keine Diagnostik notwendig
  - gesunde Kinder, größere Eingriffe: BZ, Elektrolyte, Blutbild, Gerinnung, Blutgruppe (ggf. Erythrozytenkonzentrate kreuzen lassen)
  - kranke Kinder: gezielt nach Anamnese und Befund, bei »Herzkindern« beispielsweise EKG und Thoraxröntgen

Bei pädiatrischen Notfallpatienten ist die Zeitspanne zwischen letzter Nahrungsaufnahme und Trauma maßgeblich (Nüchternheit erst nach 8–10 h, wenn Abstand zwischen Trauma und letzter Mahlzeit <2 h beträgt!). Bei Notfalleingriffen von nichtnüchternen Kindern, falls möglich, 4 h abwarten (Tab. 16.5).

Tab. 16.5 Empfohlene Nüchternheit vor Narkoseinduktion

Alter	Feste Nahrung, Milch	Klare Flüssigkeit, Tee, Apfelsaft
<1 Jahr	4 h	2 h
>1 Jahr	6 h	2 h

> **Muttermilchersatz weist gegenüber der Muttermilch eine deutlich verlängerte Passagezeit auf.**

16.2.2 Pharmakologische Prämedikation

- 20–30 min vor Narkoseinduktion:
  - Säuglinge unter 6 Monaten: allgemein keine Prämedikation – orale Prämedikation mit Midazolamsaft (0,5 mg/kg KG)
  - ab 25–30 kg orale Prämedikation mit Midazolamtablette (3,75–7,5 mg)
- nasal: Midazolam, 0,2–0,4 mg/kg KG (NW: bitterer Geschmack, ggf. Husten bei Kontakt mit Rachenschleimhaut)
- ggf. rektale Prämedikation mit Midazolam, 0,5–0,75 mg/kg KG

Säuglinge im 2.–6. Lebensmonat benötigen höhere Dosen an Thiopental (6–8 mg/kg KG), Neugeborene (1.–28. Tag) hingegen weniger als 3–5 mg Thiopental/kg KG i. v.

16.2.3 Intravenöse Einleitung

- bei allen Kindern mit erhöhtem Aspirationsrisiko
- i. v.-Zugang legen
- ggf. Atropin (0,05 mg/ml); 0,01 mg/kg i. v.
- Injektionsanästhetika
  - Thiopental: <1 Monat: 3–4 mg/kg; 1 Monat – 1 Jahr: 6–8 mg/kg; >1 Jahr: 5 mg/kg
  - Methohexital 1,5–2 mg/kg (<1 J: 3 mg/kg)
  - Propofol: 3–5 mg/kg
- Muskelrelaxanzien
  - Atracurium: 0,3–0,5 mg/kg Bolus oder Dauerinfusion Atracurium 0,3–0,5 mg/kg/h (auch nach langer Operation rasche Erholung)
  - Cis-Atracurium: 0,1–0,15 mg/kg Bolus, Repetition mit 0,02 mg/kg nach 20–30 min (ab dem 1. Lebensmonat zugelassen, auch nach langer Operation rasche Erholung)
  - Rocuronium: 0,6 mg/kg Bolus, Repetition mit 0,2–0,3 mg/kg nach 20–30 min
  - Mivacurium: 0,2 mg/kg Bolus, Repetition mit 0,1 mg/kg nach 10–15 min
  - oder anderes nichtdepolarisierendes Muskelrelaxans (je nach geplanter Operationsdauer)
  - ggf. Succinylcholin (4 mg/ml): Neugeborene und Säuglinge 2,0 mg/kg i.v., Kinder >1 Jahr: 1,5 mg/kg i.v.
  - Intubation

16.2.4 Inhalationseinleitung

- bei Anwesenheit eines zweiten, erfahrenen Anästhesisten
- schrittweise Konzentrationserhöhung des volatilenAnästhetikums (Sevofluran) mit 50 % N_2O (N_2O induziert Hyposmie und Second-gas-Effekt) oder »Single Breath« or »Vital Capacity Inhalational« Induction: das Einatmen von 5 Vol.-% Sevofluran führt zum schnellen Bewusstseinsverlust
- i.v.-Zugang legen nach Erreichen eines tiefen Anästhesiestadiums

16.2.5 Rapid-Sequence-Induction bei Kindern

- die Empfehlung zur Rapid-Sequence-Induction (RSI) und zum Vorgehen nach Aspiration von Mageninhalt bei Neugeborenen, Säuglingen und Kleinkindern wurde vom wissenschaftlichen Arbeitskreis Kinderanästhesie der DGAI erarbeitet. Die Evidenz einzelner Maßnahmen ist nicht immer nachgewiesen und lässt sich in Form randomisierter Studien vermutlich niemals belegen. Die Empfehlungen sollen in regelmäßigen Zeitabständen überprüft und bei Bedarf aktualisiert werden

Indikationen

- unzureichende Nahrungskarenz, dringliche Operationsindikation
- Kinder mit Übelkeit und/oder aktivem Erbrechen
- Ileus, Peritonitis, massiver Aszites, akutes Abdomen
- erhöhter intraabdomineller Druck
- Blutungen im HNO-Bereich oder aus dem Gastrointestinaltrakt
- eingeschränkte Schutzreflexe bei somnolenten oder komatösen Kindern, nach Intoxikationen und bei neurologischen Erkrankungen
- Unfälle aller Art, Polytrauma

Aspirationsprophylaxe

- klare Flüssigkeiten sind bis 2 h vor Narkoseeinleitung erlaubt, Neugeborene und Säuglinge dürfen bis 4 h vor Einleitung gestillt werden oder Flaschennahrung erhalten und Klein- und Schulkinder bis 6 h vor Einleitung feste Nahrung
- eine medikamentöse Prophylaxe bei aspirationsgefährdeten Kindern vor elektiven Eingriffen kann individuell erwogen werden (z. B. Ranitidin, Omeprazol am Vorabend der Operation)
- für eine generelle medikamentöse Prophylaxe unmittelbar vor einer Notoperation gibt es derzeit keine ausreichende wissenschaftliche Evidenz. Natriumcitrat kann bei bereits liegender Magensonde in Betracht gezogen werden, eine orale Applikation ist i. d. R. wegen des unangenehmen Geschmacks der Substanz nicht möglich und kann sogar Übelkeit und Erbrechen provozieren

Technische Ausstattung, Voraussetzungen und Lagerung zur Narkoseeinleitung

- sorgfältig vorbereiteter Arbeitsplatz mit Intubationsinstrumentarium in doppelter Ausfertigung (zwei Spatelblätter), passende Endotrachealtuben mit Cuff, Intubations- und Atemwegshilfen (Führungsstab, Guedeltubus, Wendeltubus), Hilfsmittel zur Atemwegssicherung

für den schwierigen Atemweg liegen bereit (passende Larynxmasken, Larynxtuben), sowie funktionsbereite und greifbare großlumige Absaugung
- Umintubationen sollten im Rahmen der RSI vermieden werden
- es gibt keinen Beweis, dass eine bestimmte Lagerung des Kindes eine Aspiration verhindern kann

Narkoseeinleitung

- im Kindesalter steht nicht die rasche endotracheale Intubation, sondern die sichere Narkoseeinleitung des nicht nüchternen Kindes durch eine rasche Induktion einer tiefen Anästhesie, eine optimale Oxygenierung bis zur suffizienten Muskelrelaxierung und schließlich die atraumatische Atemwegssicherung (ohne jegliche Gegenwehr) im Vordergrund. Time is not the matter!
- die **Einleitung** der Anästhesie erfolgt, nach möglichst guter Präoxygenierung, **immer i.v.**!
- eine Maskeneinleitung ist bei erhöhtem Aspirationsrisiko absolut kontraindiziert
- geeignete Hypnotika sind Thiopental und Propofol, die jedoch mit einer höheren Dosis als bei einer »normalen Narkoseeinleitung« appliziert werden sollten. Das Auslösen pharyngealer Reflexe (also eine zu flache Narkose) ist eine häufige Ursache für Erbrechen während der Narkoseeinleitung. Blutdruck-Abfälle, wie sie nach höheren Induktionsdosen bei Erwachsenen beobachtet werden, sind bei ansonsten gesunden Kindern nicht zu befürchten. Hypnotikum und Relaxans werden zügig nacheinander injiziert
- Würgen und Husten während der Intubation muss vermieden werden
- nichtdepolarisierenden Muskelrelaxanzien (NDMR) sollte der Vorzug vor Succinylcholin gegeben werden. Die schnellere Anschlagszeit von Rocuronium spielt in den meisten Fällen keine Rolle (außer bei akuten Blutungen im HNO-Bereich, z. B. Nachblutung nach Tonsillektomie), da ohnehin zwischen beatmet wird
- der Krikoiddruck wird heute nicht mehr empfohlen

Zwischenbeatmung

- **die Oxygenierung des Kindes zu jedem Zeitpunkt der Narkose hat oberste Priorität – das gilt sogar für den Fall einer Aspiration!**
- eine sanfte Zwischenbeatmung nach Narkoseeinleitung mit einem Druck von höchstens 10–12 cm H_2O führt zu keiner Luftinsufflation in den Magen, stellt eine optimale Oxygenierung sicher und garantiert damit optimale Intubationsbedingungen (eine maschinelle

druckkontrollierte Beatmung durch den Respirator von Vorteil kann vorteilhaft sein, weil auf diese Weise gleichbleibende Tidalvolumina bei geringen Atemwegsspitzendrücken möglich sind
- die pulmonalen O_2-Reserven (FRC) können durch die kontinuierliche Beatmung während der Einleitung aufgefüllt werden
- Komplikationen ergeben sich nicht aus der nicht möglichen Intubation, sondern aus der unterlassenen Beatmung

Narkoseaufrechterhaltung, -ausleitung

- nach erfolgter endotrachealer Intubation erhält das Kind eine ausreichend dicke Magensonde
- die Narkose kann mittels TIVA oder balancierter Anästhesie wie gewohnt aufrechterhalten werden
- die Muskelrelaxation muss, besonders nach der Anwendung höherer Dosen von mittellang wirksamen MR, vollständig abgeklungen sein, eine Restrelaxierung birgt ein vierfach höheres Risiko an postoperativen pulmonalen Komplikation und sollte vermieden werden (Relaxometrie)

16.2.6 Inhalationsanästhesie

- ggf. in Kombination mit Regionalverfahren (z. B. Kaudalblock)
- oder Gabe eines Nichtopioidanalgetikums nach der Narkoseinduktion (z. B. Paracetamol-Supp., 10–20 mg/kg KG)

16.2.7 Totale intravenöse Anästhesie (TIVA)

Unter einer TIVA wird eine nur mit i. v. applizierten Substanzen durchgeführte Allgemeinanästhesie verstanden (auch ohne Lachgas). Bevorzugt wird die Kombination von Opioiden (meist Remifentanil) und Propofol.

Medikamente

- Remifentanil: 0,5–1 µg/kg KG als Bolus über 1 min, anschließend Perfusor mit 0,3–0,5 µg/kg KG/min (15–30 µg/kg KG/h)
- Propofol: 3–5 mg/kg KG zur Induktion, anschließend 10–15 mg/kg KG/h für etwa 15 min, anschließend 5–10 mg/kg KG/h
- Luft-Sauerstoff-Gemisch nach gewünschter F_iO_2 bzw. Pulsoxymetrie
- ggf. ndMR

> **Nach TIVA sind Übelkeit und Erbrechen seltener als nach einer Narkose mit volatilen Substanzen. Die TIVA findet in der Kinderanästhesie zunehmende Verbreitung (keine Verwirrtheits- oder Agitationsprobleme im Aufwachraum im Vergleich zu Sevofluran, ggf. kostengünstiger als Inhalationsanästhesie). Die Gabe eines ndMR zur Intubation ist meist nicht notwendig.**

16.2.8 Balancierte Anästhesie

- Kombination von volatilen Anästhetika, Lachgas, Opioiden und ggf. ndMR
- Medikamente:
  - Fentanyl: 1–2 µg/kg KG initial, Repetition mit 0,5 µg/kg KG
  - Sevofluran, Desfluran
  - Lachgas-Sauerstoff-Gemisch (1 : 1 oder 2 : 1)
  - ggf. ndMR

16.2.9 Tubuswahl (mit/ohne Cuff)

Die Verwendung von endotrachealen Tuben mit Cuff bei Säuglingen und Kleinkindern wird kontrovers diskutiert. Einerseits haben sich Tuben ohne Cuff in der Kinderanästhesie (Verwendung von ungeblockten Tubus bis zum 8. Lebensjahr) historisch bewährt, andererseits haben in den letzten Jahren verschiedene Autoren den Einsatz von gecufften Tuben auch bei kleinen Kindern und Säuglingen befürwortet.

■ Vorteile von Tuben mit Cuff gegenüber Tuben ohne Cuff

- dichtes Beatmungssystem mit konstantem Atemminutenvolumen (somit auch geringere Kontamination für Personal und Umwelt)
- besserer Aspirationsschutz
- Einsatz von niedrigem Frischgas-Flow mit Einsparung von Narkosegasen
- genauere Messung von endtidalem CO_2 und Narkosegasen
- weniger häufiges Wechseln inadäquat großer Tuben –Wird eine Tubus ohne Cuff verwendet, muss in etwa 25 % der Fälle ein Tubuswechsel durchgeführt werden, um die »ideale« Tubusgröße zu erhalten (Materialkosten von Tuben mit Cuff gegenüber Tuben ohne Cuff)

■ Nachteile von Tuben mit Cuff gegenüber Tuben ohne Cuff

- potenzielle Schäden durch einen zu hoch im Larynx liegenden oder zu stark aufgeblasenen Cuff

- potenziell zu hoher Cuff-Druck wegen Lachgasdiffusion –Cuff-Druck muss überwacht und reguliert werden.
- Tubusinnendurchmesser meist kleiner, Atemarbeit bei Spontanatmung deshalb größer

Die erhöhten Atemwiderstände stellen bei der maschinellen Beatmung für moderne Anästhesierespiratoren kein Problem dar. Die korrekte Platzierung des Tubus ist schwieriger. Die zuverlässige Positionierung des Cuffs unterhalb des Larynx erhöht das Risiko einer zu tiefen Intubation.

16.2.10 Berechnung der Tubusgröße

Das zuverlässigste Maß für die Tubusgröße ist das Lebensalter des Kindes. Dies gilt weitgehend auch bei schwerbehinderten und bei im Gewichts- und Längenwachstum zurückgebliebenen Kindern. Das Maßnehmen am Kleinfinger wird zwar von vielen Kollegen verwendet, diese Methode hält aber einer wissenschaftlichen Überprüfung nicht stand und ist dem Alter als Prädiktor klar unterlegen.

Die Unterschiede der in verschiedenen Lehrbüchern genannten Formeln liegen größtenteils an dem zugrunde liegenden Tubusmaterial. Bei Verwendung von roten Gummituben, die eine rund 0,25 mm dickere Wand haben, führt die Formel 4 + Alter/4 eher zur richtigen Tubusgröße. Die heute verwendeten dünnwandigeren Tuben weisen aber für denselben Außendurchmesser einen größeren Innendurchmesser auf, wie er mit der Formel 4,5 + Alter/4 beschrieben wird.

- **Umrechnung Ch in Innendurchmesser (ID)**

$$ID\,(mm) = \frac{Ch - 2}{4}$$

- **Umrechnung Innendurchmesser (ID) in Ch**

$$CH\,(mm) = (ID \times 4) + 2$$

Bei jeder Anästhesie sollten die nächstkleinere und die nächstgrößere Tubusgröße bereitliegen. Bei Verwendung von gecufften Tuben wird die Tubusgröße um 0,5 mm oder gar um 1 mm kleiner gewählt als bei ungecufften Tuben. Bei der Platzierung des Tubus muss darauf geachtet werden, dass der Cuff unterhalb des Krikoids im dehnbaren Bereich der Trachea, die Tubusspitze jedoch oberhalb der Bifurkation der Trachea zu liegen kommt. Die Tubusauswahl

sollte so erfolgen, dass im ungeblockten Zustand ab einem Beatmungsdruck von 20 cm H_2O eine hörbare Luftleckage auftritt. Beim Verwenden von Tuben mit Cuff sollte eine kontinuierliche Überwachung des Cuff-Drucks durchgeführt werden. Die Trachea sollte bei normalen Atemwegsdrücken (Spitzendruck: 20 cm H_2O) mit einem Cuff-Druck von 5 bis max. 20 cm H_2O abgedichtet sein

- **Tubuslänge (▫ Tab. 16.6, ▫ Tab. 16.7)**
  - Neugeborene: Fixierung am Nasenloch: 6 cm + 1 cm pro kg KG (z. B. 10 cm bei 4 kg)
  - Kinder: Fixierung an der Zahnreihe: oral (cm) = 12 cm + ½ cm pro Jahr (ab 2 Jahren)

▫ Tab. 16.6 Näherungsformeln ab 2 Jahren

Alter	Innendurchmesser des Tubus (mm)	
	Ohne Cuff	Mit Cuff
Neugeborene	3,5	3,0
6–12 Monate	4,0	3,5
>18 Monate	(4 oder) 4,5 + Alter (Jahre)/4	3 oder 3,5 + Alter (Jahre)/4
	Ch = (18 oder) 20 + Alter (Jahre)	Ch = 14 oder 16 + Alter (Jahre)

16.2.11 Gefäßzugänge

- je nach Alter 20- bis 24-G-Nadel (Neoflon)
- ggf. 30–45 min vorab EMLA-Salbe auf beide Handrücken geben
- notfalls intraossäre Infusion bei Säuglingen und Kleinkinder: Punktion des Markraums etwa 2 cm unterhalb der Tuberositas tibiae mit Spezialset (»pencil-point intraosseus needle«), notfalls 16-G-Venenkanüle in distaler Richtung; ! Verletzung der Epiphysenfuge

16.2.12 Monitoring in der Kinderanästhesie

Pulsoxymetrie (obligat)

- universelles Monitoring zur Bestimmung der O_2-Sättigung, des Herzrhythmus und der peripheren Pulswelle

Tab. 16.7 Orientierung Tubusgröße, -länge

Alter	Körpergewicht (kg)	Innendurchmesser ID (mm) Tubus ohne Cuff	Innendurchmesser ID (mm) Tubus mit Cuff	Tubuslänge vom Mundwinkel (cm)	Tubuslänge von Nasenöffnung (cm)
Neugeborene (< 28 Gestationswoche)	< 1	2,5	–	6,5–7	8
Neugeborene (28.–34. Gestationswoche)	1–2,5	3,0	–	7–8	9–10
Neugeborene (34.–38. Gestationswoche)	> 2,5	3,5	3.0	9–10	11–12
1–6 Monate	5–8	3,5	3,0	11	13
1 Jahr	10	4,0	3,5	12	14
2 Jahre	13	4,5	4,0	13	15
4 Jahre	17	5,0	4,5	14	17
7 Jahre	25	6,0	5,0	17	20
10 Jahre	30	–	5,5–6,0	19	23
12 Jahre	40	–	6,5	21	25

- frühzeitiger Nachweis eines Kreislaufstillstandes bei »weak action« trotz Sinusrhythmus im EKG

Kapnometrie/-graphie bei ITN

- Normoventilation anstreben (pCO_2: 36–40 mmHg, 5 Vol %)
- ggf. transkutane pCO_2-Messung; jedoch intraoperativ sehr störanfälliges Messverfahren, aber auf NG-Intensivstation Monitoring der ersten Wahl

Temperaturmessung (obligat)

Überwachung der nasalen oder rektalen Körpertemperatur (Auskühlung, Wärmestau, Hinweise auf eine maligne Hyperthermie – Spätzeichen!)

Blutdruckmessung (obligat)

- nichtinvasiv mittels Dinamap
- invasiv nach Punktion der Radial- oder Femoralarterie

EKG-Monitoring

obligat

Cuff-Druck-Messung

obligat bei Verwendung eines geblockten Tubus

Präkordiales Stethoskop

- akustische Beurteilung von Herzrhythmus, Atmung/Beatmung und Volumenstatus
- bei kleinen Kindern gute Korrelation zwischen Lautstärke des ersten Herztons und Blutdruck

Relaxometrie

Im Gegensatz zu Erwachsenen sind bei Kindern höhere Stromstärken zur supramaximalen Stimulation erforderlich.

- Nachweis der Relaxationstiefe zur Intubation: Twitch von 1 Hz
- Nachweis der Relaxationstiefe intraoperativ: »post-tetanic count« oder »train of four«
- bei Spontanisierung: »double burst stimulation« (ausreichende Erholung bei 2 gleich großen Zuckungen)

16.2.13 Wichtige Medikamente in der Kinderanästhesie ▫ Tab. 16.8

▫ **Tab. 16.8** Auswahl an Medikamenten in der Kinderanästhesie

»generic name«	Präparat	Dosierung i. v. (mg/kg KG)	Bemerkungen
Adrenalin	Suprarenin	0,1–1 μg/kg KG (1:1000 verdünnt: 1 ml = 1 μg) 1–10 μg/kg KG (1:100 verdünnt: 1 ml = 10 μg) 10–100 μg/kg KG (1:10 verdünnt: 1 ml = 100 μg)	leichte bis kräftige Stimulation für schwere anaphylaktische Reaktionen Reanimation (1 ml/10 kg)
Alfentanil	Rapifen	20 μg/kg KG ED bei balancierter Anästhesie, 40–80 μg/kg KG bei Mononarkose	Beachte: Thoraxrigidität, bei Säugling wegen veränderter Verteilungsvolumina längere HWZ als Fentanyl!
Atracurium	Tracrium	0,3 (<3. Monat) 0,5 (>3. Monat)	Repetitionsdosis: 0,1–0,15 mg/kg KG kontinuierliche Infusion: 5–10 μg/kg KG/min
Atropin	Atropin	0,01–0,02	Mindestdosis: 0,1 mg NW: Hyperthermie, Tachykardie, Sekreteindickung
Chloralhydrat	Chloraldurat	30–50 rektal	Zur Sedierung
Chlorprotixen	Truxal	2 p. o.	Truxalsuspension: 1 ml = 20 mg, zur Sedierung bei diagnostischen Eingriffen
Cis-Atracurium	Nimbex	0,1–0,15	Repetition mit 0,02 mg/kg KG nach 20–30 min, ab dem 1. Lebensmonat zugelassen
Clemastin	Tavegil	0,02	

Tab. 16.8 (Fortsetzung)

»generic name«	Präparat	Dosierung i. v. (mg/kg KG)	Bemerkungen
Clonazepam	Rivotril	Anfall: 0,1	Speichelfluss bei Dauertherapie
Desmopressin	Minirin	0,4–1 µg i. v. 1 x tgl. oder 5–15 µg intra-nasal 1–2 x tgl.	Bei Säuglingen Beginn mit 0,1 µg i. v. oder 1 µg nasal
Diazepam	Valium	0,2–0,5 rektal 0,5 i. v. zur Krampfanfalls-Coupierung	Zur Sedierung, zur Anfalls-Coupierung
Diclofenac	Voltaren	1–2 p. o./rektal; max. 3 mg/kg KG/Tag	
Esmolol	Brevibloc	0,2, evtl. Wiederholung	Kurz wirksamer kardioselektiver β-Blocker
Etomidat	Hypnomidate, Etomidat-Lipuro	0,2–0,3	Seltene Verwendung bei Kindern, Myoklonien, Erbrechen, Hemmung der Kortisolsynthese
Furosemid	Lasix	0,5–1	Hypokaliämie, langsame Injektion
Heparin	Heparin-Natrium	Prophylaxe: 100 IE/kg KG/Tag Therapie: Bolus von 50 IE/kg KG, dann 10–25 IE/kg KG/h	Thromboseprophylaxe meist erst ab der Pubertät notwendig
Ketamin	Ketanest	i. v. 1–2, i. m. 3–5, rektal 10–15	Mononarkose: Dosis × 1,5 Analgesie: 0,5 mg/kg KG, halbstündlich
Lidocain	Xylocain	1,5	

Mannitol	Osmofundin 20 %	0,2–0,4(–1,0) = 1–2 ml/kg KG	
Metamizol	Novalgin (2-ml-Amp. = 1 g; oder 5-ml-Amp. = 2,5 g)	15–20 oder kontinuierlich 30–75 mg/kg KG/24 h	Kreislaufkollaps (Schocksymptomatik) bei schneller Injektion, selten Agranulozytose
Methohexital	Brevimytal	< 1 Jahr: 3 > 1 Jahr: 1,5–2	Injektionsschmerz, Exzitation, sehr kurze HWZ
Metoclopramid	Paspertin	0,15–0,25	Bei extrapyramidalen NW: Akineton, 0,1mg/kg KG
Midazolam	Dormicum	0,2 + Analgetikum zur Einleitung Analgosedierung: 0,1–0,3 mg/kg KG/h + Opioid	HWZ bei Kindern: 1–3 h
Mivacurium	Mivacron	0,15–0,2	Repetitionsdosis: 0,1 mg/kg KG
Morphin		0,05–0,1 als ED Dauerinfusion: Initialbolus von 0,1–0,15; anschließend 0,01–0,06 mg/kg KG/h	Zur Analgesie bei schweren Schmerzzuständen und zur Analgosedierung von intubierten Kindern; Säuglinge von > 6 Monaten: Kombination mit Benzodiazepinen FG und NG nicht mehr als 0,03 mg/kg KG → Auftreten von Krampfanfällen!
Morphin für PCA		15–20 μg/kg KG als Bolus	»lock-out-time«: 10 min 4-h-Limit: 0,25 mg/kg KG ggf. für die ersten 24 h Hintergrundinfusion: bis 10 μg/kg KG/h (nach Jöhr)

Tab. 16.8 (Fortsetzung)

»generic name«	Präparat	Dosierung i. v. (mg/kg KG)	Bemerkungen
Naloxon	Narcanti neonatal, 1 Amp. = 0,04 mg/2 ml	0,01–0,02	
Neostigmin	Neostigmin	0,05(–0,07)	Immer Kombination mit Atropin (0,02 mg/kg KG) oder 0,01 mg Glykopyrrolat (Robinul/kg), Antagonisierung erst ab der 2. Antwort bei TOF-Stimulation
Noradrenalin	Arterenol	0,1–1 µg/kg KG	Leichte bis kräftige Erhöhung des SVR
Pancuronium	Pancuronium	0,1	Repetitionsdosis: 0,015 mg/kg KG
Paracetamol	Ben-u-ron Talvosilen (+Codein)	Ladedosis: 35–45	Max. 100 mg/kg KG/Tag für Säuglinge von > 3 Monaten, 60 mg/kg KG/Tag für Säuglinge von < 3 Monaten, zur kurzfristigen Applikation schon bei NG zugelassen, Peak erst 2–3 h nach Supp.-Gabe, ↑ Risiko für Asthma, Rhinokonjunktivitiden und Ekzemen bei 6 bis 7-Jährigen
		Repetition: 15–20 rektal oder 10–20 oral	Bei Intoxikation/Überdosierung (> 150 mg/kg): Lebernekrosen und Leberversagen! Gabe von N-Acetylcystein ▶ Kap. 25, Schmerztherapie
Pethidin	Dolantin	0,2–0,5 bei Spontanatmung, 0,5–1 i. m.0,25 i. v.	Mittel der ersten Wahl nach Kolon- und Gallenchirurgie

Phenobarbital	Luminal; Luminaletten; Lepinaletten: 1 Tbl. = 15 mg	Tagesdosis: 5–10 Loading-Dosis: 20 am 1. Tag; dann alle 12 h: 5	Phenobarbitalspiegel: 30–50 ng/ml Enzyminduktion
Physostigmin	Anticholium	0,04	Bradykardien, Bronchospasmus
Piritramid	Dipidolor	0,03–0,1(–0,2) i. v. 0,2–0,3 i. m.	Wirkdauer: 4–6 h
Propacetamol	Pro-Dafalgam	30–40 i. v.	Als Kurzinfusion (Cave: anaphylaktische Reaktionen bei Bolusgabe)
Propranolol	Dociton	0,01, evtl. Wdh	
Propofol*	Disoprivan	3–5	Ab 1. Lebensmonat zugelassen
Remifentanil	Ultiva	0,4–1 µg/kg KG als Intubationsbolus; Narkoseaufrechterhaltung: 10–30 µg/kg KG/h; Spontanatmung über Larynxmaske: 2–4 µg/kg KG/h	Beachte: Bolusapplikation wegen der Gefahr der respiratorischen Insuffizienz; Skelettmuskelrigidität bei Kindern geringer ausgeprägt als bei Erwachsenen; KI: Kinder von <2 Jahren
Rocuronium	Esmeron	0,6	Repetition mit 0,2–0,3 mg/kg KG nach 20–30 min
Succinylcholin	Lysthenon	1–2 bzw. (3–)4–5 mg i. m.	Bradykardien, MH-Induktion bei Prädisposition, K+-Anstieg
Theophyllin	Euphylong	6–8 mg/kg KG	Tachykardie; bei regelmäßiger Anwendung halbe Dosis
Thiopental	Trapanal	3–4 bei NG 4–5 (> 1 Jahr) 6–8 (1 Monat bis 1 Jahr) rektal: 30	Verdünnung: <10 kg: 10 mg/ml >10 kg: 25 mg/ml

Tab. 16.8 (Fortsetzung)

»generic name«	Präparat	Dosierung i. v. (mg/kg KG)	Bemerkungen
Tolazolin	Priscol	Initial 1,0 in obere Hohlvene, dann 1–2 mg/kg KG/h	α-Adrenorezeptoren-Blocker
Tramadol	Tramal	0,5–1,0 i. v./p. o. 20 Trpf. = 0,5 ml = 50 mg	Häufig Emesis
Tranexamsäure	Cyclokapron	3 x 25 mg/kg KG p. o. oder 3 x 10 mg/kg KG i. v.	
Vecuronium	Norcuron	0,1	Repetitionsdosis 0,02 mg/kg KG
Verapamil	Isoptin	0,1 (–0,25)	Unter EKG-Kontrolle bei SVT
Vomex A	Dimenhydrinat	1–3 tgl. 0,5 (ab 6 kg)	Nebenwirkung: Müdigkeit

* Propofol ist für die kontinuierliche pädiatrische Analgosedierung (< 16 Jahre) in Europa offiziell nicht zugelassen → plötzliche Todesfälle beschrieben: 2-jähriger Junge mit Croup und Propofolsedierung (10 mg/kg KG/h für 4 Tage) → Hypotension, Hepatomegalie und Multiorganversagen; 5 Kinder mit Infektionen des oberen Respirationstrakts → Lipidämie, metabolische Azidose, Hepatomegalie und Multiorganversagen, 7 Kinder mit Rhabdomyolyse und pulmonaler Hypertonie; seit 2001 Zulassung von Propofol-Lipuro zur Narkose nach dem 1. Lebensmonat

ED: Einzeldosis; FG: Frühgeborene; MH: maligne Hyperthermie; NG: Neugeborene; PCA: patientenkontrollierte Analgesie; SVT: supraventrikuläre Tachykardie

Klinisches Zeichen einer ausreichenden Erholung nach Muskelrelaxation ist beim Säugling das kräftige Beineanziehen (entspricht Kopfheben beim Erwachsenen). Keine Gabe von Acetylsalicylsäure bei Kindern, und zwar wegen möglichem Reye-Syndrom (akute Enzephalopathie infolge Hirnödem und Leberverfettung mit hepatischer Funktionsstörung bzw. akutem Leberversagen).

16.2.14 Besonderheiten von Anästhetika in der Kinderanästhesie

Inhalationsanästhetika

- rasche Anflutung von volatilen Anästhetika infolge hoher alveolärer Ventilation und niedriger FRC
- Sevofluran: derzeit das am weitesten verbreitete volatile Anästhetikum in der Kinderanästhesie; geeignet zur Maskeneinleitung (bei angenehmen Geruch) und schnelles Anfluten bei guter Anästhesiesteuerbarkeit

Nebenwirkungen

- postnarkotische Verwirrtheitszustände

Die vorherige Lachgasapplikation führt bei Kindern zu einer Hyposmie.

Muskelrelaxanzien

- Unreife der neuromuskulären Übertragung bei NG und Säuglingen
- erhöhte Empfindlichkeit gegenüber ndMR
- niedrigere Plasmaspiegel von ndMR infolge des größeren Verteilungsvolumens dieser Substanzen bei Anwendung der Erwachsenendosierung, daher Dosierung der ndMR in mg/kg KG wie bei Erwachsenen
- langsamere renale und hepatische Elimination (außer Succinylcholin und Atracurium)

Eine Restrelaxierung ist fatal, da die Atmung beim NG ohnehin erschwert ist.

Opioide

- im 1. Lebensjahr mit Vorsicht verwenden
- Thoraxrigidität bei Säuglingen nach Opioidgabe
- schwierige Beurteilung eines postoperativen Opioidüberhangs, daher obligates postoperatives Respirationsmonitoring und Pulsoxymetrie

- veränderte Pharmakokinetik bei NG: Clearance vermindert, HWZ erhöht (wird durch intraabdominelle OP sowie Erhöhung des intraabdominellen Drucks noch verstärkt)
- gestörte Blut-Hirn-Schranke bei Säuglingen unter 3 Monaten, die infolge eines unreifen Atemzentrums zu einer erhöhten Apnoeinzidenz führt (bei Säuglingen über 3 Monaten: Stoffwechselwege voll entwickelt, Plasmaspiegel fallen schnell ab)

Auftreten einer Entzugssymptomatik im Rahmen der Analgosedierung bei Kindern, z. B. 2(–10) µg Fentanyl/kg KG/h nach initialen Bolus von 5–10 µg/kg KG:
- **bei Gesamtdosis von >1,5 mg/kg KG oder kontinuierlicher Infusion über 5 Tagen ist mit 50%iger Wahrscheinlichkeit mit einer Entzugssymptomatik zu rechnen**
- **bei einer Gesamtdosis von >2,5 mg/kg KG oder kontinuierlicher Infusion über 9 Tage lag die Wahrscheinlichkeit bei 100 %**

Injektionsanästhetika

- Unreife von Zielrezeptoren (GABA-Rezeptor bei Benzodiazepinen)
- altersspezifische Unterschiede bezüglich der Reaktion/Dosierung
- verzögerte Elimination

16.2.15 Spezielle Situationen bei Kindern

Behandlung von Hypo-/Hyperglykämien

- symptomatische Hypoglykämie:
  - Minibolus: 200 mg/kg KG (1 ml G 20 %/kg KG)
  - Dauerinfusion: 10 mg/kg KG/min (1,5 ml G 40 %/kg KG/h)
- asymptomatische Hypoglykämie: Dauerinfusion von 5–10 mg/kg KG/min (0,75–1,5 ml G 40 %/kg KG/h)
- regelmäßige BZ-Kontrollen

Behandlung von Hyperkaliämien

- 10%iges Kalziumglukonat, 10–25 mg/kg KG i. v. (Wirkdauer: 30–60 min), oder Kalziumchlorid, 5 mg/kg KG
- Natriumbikarbonat, 1–2 mmol/kg KG (Wirkdauer: etwa 120 min)
- Insulin, 1 IE/kg KG (1 IE Altinsulin und 3 g Glukose verschieben 1 mmol Kalium von extra- nach intrazellulär)

Behandlung von Hypokaliämien

- Kaliuminfusion, 0,5 mval/kg KG über 60 min

Behandlung von postoperativer Übelkeit und Erbrechen (PONV)

- s. ► Kap. 37

Schwerer Stridor post extubationem

- Anfeuchtung der Inspirationsluft
- ggf. Vernebelung von Epinephrin (MicroNefrin 2 %, 0,4 ml auf 3,6 ml NaCl 0,9 %)
- ggf. Prednisolon (Solu-Decortin), 3 mg/kg KG i. v. oder Dexamethason 0,15–0,3 mg/kg KG
- ggf. Indometacin bei Kinder ab 2 Jahren (Amuno supp. 50/100), 1–3 mg/kg KG/Tag, verteilt auf 2–3 Gaben

Laryngospasmus

■ Ätiologie

- Irritationsstimulus, v. a. bei simultaner flacher Narkose
- In- und Extubation
- Einsetzen des Guedel-Tubus, der Magensonde oder des Laryngoskops
- retiniertes Blut/Sekret
- schmerzhafte periphere und vagale Stimuli

■ Klinik (je nach Verschlussgrad)

Stridor und diaphragmale forcierte Atmung bis paradoxe Atembewegungen mit apikalen Thoraxeinziehungen

■ Therapie

- 100 % O_2 über Maske, Freihalten der Atemwege, ggf. leichte Kopfreklination oder Esmarch-Handgriff
- vorsichtige Maskenbeatmung ! Magenaufblähung – FRC und Oxygenierung vermindert
- Beseitigung des mutmaßlich auslösenden Stimulus
- Vermeidung schmerzhafter bzw. jeglicher chirurgischer Stimuli
- Vertiefung der Anästhesie mit Hilfe von kurz wirksamen i. v. Anästhetika (Propofol, Etomidat)
- ggf. erneute Muskelrelaxation (Succinylcholin, etwa 0,2 mg/kg KG i. v.), ggf. Re-Intubation

■ **Kortisonsubstitution bei Kindern**

- Indikation: nach längerer Glukokortikoideinnahme (>10 Tage innerhalb der vorangegangenen 6 Monate) oder beim adrenogenitalen Syndrom (Enzymdefekt der Kortisolsynthese mit stark gesteigerter ACTH- und Androgenproduktion)
- normaler täglicher Kortisolbedarf: 12–15 mg/m2 KOF (25 mg beim Erwachsenen)
- perioperative Substitution:
  - für kleinere Eingriffe: 2 mg Hydrokortison/kg KG i. v.
  - für größere Eingriffe: 1–2 mg/kg KG alle 6 h bis zum 3. Tag, dann ggf. orale Substitution

16.3 Regionalanästhesie bei Kindern

16.3.1 Indikationen

- Verdacht auf maligne Hyperthermie
- Neugeborene und Frühgeborene mit Apnoe-Bradykardie-Syndrom
- obstruktive Veränderungen der oberen Luftwege (kraniofaziale Dysmorphien oder laryngeale Veränderungen)
- ggf. neurologische Erkrankungen
- postoperative Analgesie

16.3.2 Vorteile

- gute postoperative Analgesie und dadurch hohe Patienten- bzw. Elternzufriedenheit
- keine notwendige Applikation von atemdepressiven Opioiden, daher vor allem bei ehemaligen Frühgeborenen bis zur 60. Woche post conceptionem gut geeignet
- Reduktion des Anästhetikabedarfs bei Kombination der Allgemeinanästhesie mit Regionalverfahren
- geringere Inzidenz von Laryngo- und Bronchospasmen
- geringere Inzidenz von postoperativer Übelkeit und Erbrechen

16.3.3 Kontraindikationen

- Ablehnung durch die Eltern
- unkooperatives Kind oder eingeschränkte geistige und psychische Reife
- Volumenmangel
- Gerinnungsstörungen
- allergische Reaktionen auf Lokalanästhetika oder Konservierungsstoffe (Paraben)
- Icterus neonatorum
- Einnahme bestimmter Medikamente mit hoher Eiweißbindung mit der Gefahr der Verdrängung der Amidlokalanästhetika aus deren Proteinbindung (zu diesen Medikamenten zählen Diazepam, Phenytoin, Cimetidin und Kalziumantagonisten)
- Bakteriämie oder Sepsis und Infektionen im Bereich der Einstichstelle
- schwere anatomische Fehlbildungen (z.B. Meningomyelozele)
- floride, nicht abgeklärte neurologische Erkrankungen oder drohende Gefahr der Verschlechterung des Patientenzustandes (ICP-Erhöhung) unter/durch die Regionalanästhesie

16.3.4 Lokalanästhetika im Kindesalter

- Bupivacain: aufgrund langer Wirkdauer Mittel der Wahl
- Vorsicht bei Neugeborenen unter 3 Monaten: aufgrund einer geringeren Proteinbindung als beim Erwachsenen Gefahr der Lokalanästhetikaintoxikation
- bei Säuglingen über 3 Monaten großes Verteilungsvolumen und längere Halbwertszeit der Lokalanästhetika
- empfohlene Höchstdosen von Lokalanästhetika im Kindesalter:
  - Bupivacain: 2 mg/kg KG
  - Lidocain: 7 mg/kg KG
  - Mepivacain: 7 mg/kg KG
  - Prilocain: 8 mg/kg KG
  - Ropivacain: 3 mg/kg KG

! Prilocain nicht beim Neugeborenen anwenden (Methämoglobinbildung)

16.3.5 Anatomische Besonderheiten bei Neugeborenem und Kleinkind

- Rückenmarkausdehnung: Ende des Rückenmarks beim NG in Höhe des 3. Lumbalwirbels, im 1. Lebensjahr in Höhe von L2 (beim Erwachsenen in Höhe von L1)
- Periduralraum: beim Säugling von gelatinöser Konsistenz – Periduralkatheter kann von kaudal bis thorakal vorgeschoben werden – Der Periduralraum verläuft beim NG bis zum 4. Sakralwirbel, beim einjährigen Kind bis zum 3. Sakralwirbel.

> **Die Verbindungslinie der beiden Beckenkämme schneidet die Wirbelsäule beim Erwachsenen in Höhe des 4./5. Lendenwirbels, beim Neugeborenen in Höhe der Oberkante des Os sacrum.**

16.3.6 Pharmakokinetische Besonderheiten bei Neugeborenem und Kleinkind

- großes Verteilungsvolumen
- eingeschränkte Clearance des Lokalanästhetikums bis zum 2. Lebensjahr
- Sequestration von Lokalanästhetika durch die Lunge und das epidurale Fett (protektiver Effekt bezüglich einer Lokalanästhetikaintoxikation)

16.3.7 Technik der Regionalanästhesie

Spinalanästhesie

Indikationen

- kurz andauernde Eingriffe (<40 min) bis zu einem Anästhesieniveau von Th10
- besonders bei ehemaligen Frühgeborenen

Methodik

- EMLA-Creme 45–60 min vorher auftragen
- Volumentherapie vor Punktion: 20 ml kristalloide Lösung i. v.
- Punktion im »Sitzen« (Helfer notwendig)
- Punktionsort: L5/S1 (nicht höher als L4/5)
- 22- oder 25-G-Spinalnadel
- keine Liquoraspiration, sonst fraglicher Anästhesieeffekt infolge Verdünnung der Lokalanästhetikakonzentration

- optimale Injektionsdauer: etwa 20 s (dann maximale Wirkdauer)
- Entfernung der Spinalnadel 5 s nach Injektion (geringere Leckage)

Dosis

- isobares Bupivacain 0,5 %:
  - < 5 kg KG: 0,2 ml/kg KG, entsprechend 1 mg/kg KG (ggf. plus 0,1 ml für Konus und Spritze, je nach Set-Typ)
  - Kleinkinder: 0,1 ml/kg KG
  - größere Kinder: 0,05 ml/kg KG
- Isobares Tetracain 1 %:
  - <5 kg KG: 0,05–0,1 ml/kg KG, entsprechend 0,5–1 mg/kg KG (ggf. plus 0,1 ml für Konus und Spritze, je nach Set-Typ)

Lumbale Periduralanästhesie

Risiko neurologischer Schädigung nicht größer als bei Kaudalanästhesie!

Punktion

- Punktionsort: L5/S1 mit 45°-Winkel nach kranial; nie höher als L4/5 punktieren
- 19-G-Tuohy-Nadel bei Alter unter 6 Jahren, 18-G-Tuohy-Nadel bei Alter über 6 Jahren
- »Loss-of-resistance«-Technik mit 0,9%iger NaCl-Lösung

! Bei Injektion von größeren Luftmengen in den Periduralraum sind neurologische Schäden beschrieben worden.

Dosis

Intraoperativ:
- Bupivacain 0,25 % isobar mit Adrenalin (0,5–0,75 ml/kg KG)

Postoperativ:
- Bupivacain 0,125 % isobar: 1 ml/Lebensjahr/h als Dauerinfusion oder
- Bupivacain 0,25 % isobar: 0,1–0,2 ml/kg KG/h, max. 0,5 mg Bupivacain 0,25 %/kg KG/h

Thorakal:
- Bupivacain 0,125 % isobar mit Adrenalin (0,2 ml/kg KG)
- ggf. plus epidurale Opioid- oder Clonidingabe (dann obligate 24-h-Überwachung der Respiration)

- **kein postpunktioneller Kopfschmerz bis zum Pubertätsalter**
- **keine Hypotension bei SPA oder PDA bis zum 8. Lebensjahr**

Kaudalanästhesie/Sakralblock

Indikationen

- Eingriffe unterhalb des Nabels (<Th10) bei Kindern unter 8 Jahren bzw. mit einem Körpergewicht von 6–25(–30) kg (Katheter bei urogenitalen, anorektalen sowie orthopädischen Eingriffen an der unteren Extremität ggf. bis zum 3. postoperativen Tag belassen)

Dosis

- zur Supplementierung einer Allgemeinanästhesie:
  - Bupivacain 0,125 %–0,175 %–0,25 % oder Ropivacain 0,2 %
  - je nach Anästhesieausbreitung:
    - bis L1: 0,8 ml/kg KG
    - bis Th10: 1 ml/kg KG (z. B. für Leistenhernienoperation)
    - bis Th4–6: 1,2 ml/kg KG
- Injektionsgeschwindigkeit: 1 ml LA-Lösung/s, »single shot« oder Kathetertechnik
  - durch Zugabe von Clonidin (2 µg/ml) bzw. Adrenalin (2,5–5 µg/ml) kann die Anästhesiedauer verlängert werden (Clonidin ist nicht für die peridurale Applikation zugelassen).
  - Testdosis mit 1 µg/kg Suprarenin zeigt Fehllage (Zunahme der T-Welle)
- Wirkdauer: dosis- und altersabhängig (je jünger das Kind, umso kürzer die Wirkung; bei Neugeborenen max. 2 h)

Durchführung

- steriles Lochtuch, sterile Handschuhe und ausgiebige Hautdesinfektion
- stumpfe Kaudalnadel (22–20 G)
- Punktion des Periduralraums über den Hiatus sacralis nach Passage des Lig. sacrococcygeum (Klick-Phänomen)

- **aufgrund des lockeren Gewebes im Periduralraum kann von einer guten Ausbreitung bis zu thorakalen Segmenten ausgegangen werden**
- **höher konzentrierte LA-Lösungen (z. B. 0,25%iges Bupivacain) führen häufiger zu motorischen Blockaden, die von Kindern als beängstigend empfunden werden**

- **Komplikationen**
  - Rate insgesamt sehr gering
  - hohe Spinalanästhesie bei versehentlicher Duraperforation
  - intraossäre Applikation des LA bei Nadelposition unter dem Periost mit schnellem Anfluten des LA m Blut – Krampfanfall!
  - Perforation des Rektums
  - weitere Komplikationen wie bei der Periduralanästhesie (intraossäre und intravasale Resorption mit Beeinflussung der Motorik und des Wasserlassens)
  - Hautnekrosen bei versehentlicher subkutaner Applikation von LA mit Adrenalin – Applikation von 2–3 mg Nitropflaster

Peniswurzelblock

- **Indikationen**
  - Phimosen- und Hypospadieoperatioen

Dosis

- 0,2 ml Bupivacain 0,5–0,75 %/kg KG (etwa 1 mg/kg KG) ohne Adrenalin je paramediane Seite in den subpubischen Raum:
  - 6–12 Monate: 2-mal 1 ml
  - 3–5 Jahre: max. 2-mal 3 ml
  - 6–12 Jahre: max. 2-mal 4 ml
- Neugeborene: 0,8–1 ml Lidocain 1 %
- Wirkdauer: 12(–24) h

- **Durchführung**
  - Punktionsort: direkt an der Penisumschlagfalte in der Medianlinie
  - Stichrichtung: senkrecht zur Körperoberfläche, jeweils 30° nach links bzw. rechts

> **Wichtig ist die subfasziale Injektion, d. h. es darf keine Hautquaddel sichtbar werden.**

- **Komplikationen**
  - Hämatome
  - Urethralverletzungen

Tab. 16.9 Abhängigkeit der Lokalanästhetikamenge bei der axillären Plexusanästhesie vom Alter bzw. von der Körpergröße

Alter (Jahre)	Volumen (ml)	Volumen (ml)
0–4	Größe (cm) / 12	75 + Alter x 6 / 12
5–8	Größe (cm) / 10	75 + Alter x 6 / 10
9–16	Größe (cm) / 7	75 + Alter x 6 / 7

Lokale Wundinfiltration

- **Indikationen**
  - für alle operativen Eingriffe bei Beachtung der Kontraindikationen geeignet
- **Methodik**
  - Infiltration der Wundränder vor Verschluss der Wunde mit 0,2–0,4 ml Bupivacain 0,25–0,5 %/kg KG, entsprechend 1 mg/kg KG (zusätzlicher bakteriozider Effekt von Bupivacain)

Axilläre Plexusblockade (Tab. 16.9)

- **Punktion**
  - Aufsuchen des Plexus axillaris mit Hilfe der Nervenstimulation und positiver Reizantwort bei einer Stromstärke von 0,3–0,5 mA
- **Dosis**
  - Abhängig von Alter und Körpergröße (Tab. 16.9)

N.-ilioinguinalis- und N.-iliohypogastricus-Blockade

- **Indikation**
  - postoperativer oder posttraumatischer segmentaler Leistenschmerz, z. B. nach Herniotomien oder Orchidolysen

Dosis

- 0,1–0,5 ml Bupivacain 0,25–0,5 % isobar/kg KG ! rasche Resorption des LA aus der Abdominalwand, ggf. nur einseitige Blockade unter Beachtung einer Höchstdosis von 2 mg/kg KG
- Wirkdauer: 4–6 h

- **Durchführung**
  - Infiltration des LA mittels 22- bis 24-G-Nadel medial (0,5–2 cm) und etwas kranial von der Spina iliaca anterior superior
  - Gabe von 2/3 des Volumens subfaszial unter die Externusaponeurose und 1/3 subkutan

Gerade bei Herniotomien im Kindesalter kann der Ilioinguinalisblock zu einer ersten schmerzfreien postoperativen Phase führen.

- **Komplikationen**
  - vorübergehende Lähmung des N. femoralis
  - Kolonperforation

Interkostalblockade

- **Indikationen**
  - Thoraxdrainagenschmerz
  - Blockade über mehrere Dermatome ober- und unterhalb des Hauptschmerzes

Dosis

2–3 ml Bupivacain 0,25 % (pro Interkostalnerv) im Bereich des Angulus costae oder der Axillarlinie um die Interkostalnerven herum

- **Wirkdauer**
  - 8–12 h

- **Durchführung**
  - Punktionsort: Angulus costae oder hintere/mittlere Axillarlinie
  - Blockade über mehrere Dermatome ober- und unterhalb des Hauptschmerzes

Intrapleurale Katheter

- **Indikationen**
  - Thoraxeingriffe bzw. Thorakotomien, unilaterale Rippenfrakturen

Dosis

20–30 ml Bupivacain 0,25–0,5 % oder 1,5 ml/kg KG Bupivacain in den Pleuraspalt nach intraoperativer Katheteranlage oder »blinder« postoperativer Punktion des Pleuraraums und Einlage eines Katheters

Wirkdauer

- 4–6 h

Intravenöse Regionalanästhesie (Bier-Block)

Dosis

- Prilocain 0,5 % + 1 ml Natriumbikarbonat 8,5 % pro 10 ml: 0,75 ml/kg (≈3–4 mg/kg
- Prilocain-Kontraindikationen beachten!

Anästhesie in der Hals-Nasen-Ohrenheilkunde

M. Heck, M. Fresenius, C. Busch

M. Heck et al., *Klinikmanual Anästhesie*,
DOI 10.1007/978-3-642-55440-7_17,
© Springer-Verlag Berlin Heidelberg 2015

17.1 Vorbemerkungen und Grundsätze

- bei Patienten mit Gefährdung der Atemwege (z. B. Tumoren, Schlaf-Apnoe-Syndrom) keine oder nur leichte Sedierung
- grundsätzlich alle Narkosetechniken möglich:
  - balancierte Anästhesie
  - TIVA mit Propofol- und Remifentanilperfusor
- Relaxierung: v. a. kürzer wirkende ndMR (z. B. Mivacurium, Atracurium) geeignet
- häufig schwierige Intubationen (Tumoren, Vorbestrahlung, Abszesse, Weichteilschwellungen etc.)
- HNO-Spiegelbefund in Krankenakte ansehen, ggf. Rücksprache mit Operateur, evtl. bronchoskopische Wachintubation oder Intubation in Tracheotomiebereitschaft
- besonders gute Tubusfixierung, da später nicht mehr zugänglich
- nach Umlagerungen Tubuslage durch Auskultation immer überprüfen
- bei allen Eingriffen in Nase, Rachen, Larynx und Trachea Extubation erst dann, wenn Schutzreflexe vorhanden sind (Entfernung der Rachentamponade nicht vergessen), anschließend stabile Seitenlagerung

17.2 Besonderheiten bei speziellen Eingriffen

17.2.1 Ohroperationen (Tympanoplastik, Stapesplastik, Cholesteatom)

Mögliche Narkosetechniken

- TIVA mit Propofol- und Remifentanilperfusor
- selten balancierte Anästhesie

!
- **Lachgas bei Trommelfellverschluss/Tympanoplastik: Lachgas mindestens 15–20 min vor Trommelfellverschluss abstellen, da es schneller in das Mittelohr diffundiert als Stickstoff herausströmt**
- **eventuell kontrollierte Hypotension, da blutarmes OP-Gebiet erwünscht ist**
- **Kopfverband am OP-Ende (bei Narkoseführung berücksichtigen)**
- **Antiemese**

17.2.2 »Kleine« Ohroperationen (Parazentese, Paukenröhrchen)

- sehr kurzer Eingriff, auch in Maskennarkose oder mit Larynxmaske möglich
- häufig jedoch Kinder mit chronischem Infekt und oft nicht im infektfreien Intervall zu operieren
- im Zweifelsfall immer Intubationsnarkose
- mögliche Narkosetechniken:
  - balancierte Anästhesie mit kleinen Dosen von Opioiden (z. B. Alfentanil)
  - TIVA mit Propofol- und Remifentanilperfusor
- zur Relaxierung kurz wirkendes ndMR wie Mivacurium (Mivacron) besonders gut geeignet

17.2.3 Adenotomie (AT), Tonsillektomie (TE)

- RAE- oder Woodbridge-Tubus (Tubusfixierung an Unterkiefermitte); ! Abknicken oder Dislokation des Tubus durch Operateur (einseitige Intubation, akzidentelle Extubation) möglich
- mögliche Narkosetechniken:
  - balancierte Anästhesie mit kleinen Dosen von Opioiden (z. B. Alfentanil)
  - TIVA mit Propofol- und Remifentanilperfusor

- zur Relaxierung kurz wirkendes ndMR wie Mivacurium (Mivacron) besonders gut geeignet
- Nachblutung und Verlegung der Atemwege häufigste postoperative Komplikation in den ersten Stunden

17.2.4 Tonsillen-, Pharynxabszess (»heiße TE«)

- Atemwegsverlegung durch Abszess (schwierige Intubation möglich; HNO-Spiegelbefund ansehen, ggf. Rücksprache mit Operateur)
- Aufbrechen des Abszesses bei Intubation und Eiteraspiration vermeiden (bei großen Abszessen ggf. vor Narkoseeinleitung Nadelaspiration des Abszesses)
- Weiteres: s. AT und TE

17.2.5 Nasenbluten (Epistaxis), Nachblutung nach AT und TE

- Patienten nicht nüchtern (durch verschlucktes Blut) – Magensonde, »rapid sequence induction«
- evtl. erschwerte Intubation durch Blutkoagel oder frische Blutung, evtl. erhebliche Hypovolämie
- Absaugung bereithalten
- Antiemese

17.2.6 Kieferhöhlen-, Siebbein-, Stirnhöhlenausräumung (Pansinusoperation), Nasenoperationen (Septumplastik, funktionelle Rhinoplastik)

- Rachentamponade bei allen endonasalen Eingriffen
- mögliche Narkosetechniken:
  - balancierte Anästhesie
  - TIVA mit Propofol- und Remifentanilperfusor
- evtl. kontrollierte Hypotension, um den Blutverlust zu reduzieren
- wegen Nasentamponade Atmung nur über den Mund möglich, daher postoperativ erhöhte Aufmerksamkeit bei Überwachung der Atmung
- bei Siebbeinausräumung keine Augensalbe (Okulomotoriusüberprüfung intraoperativ)
- bei kosmetischen Nasenoperationen (funktionelle Rhinoplastik) evtl. RAE-Tubus verwenden und über Unterkiefermitte ausleiten, damit die Nase nicht verzogen wird

17.2.7 Uvulopalatopharyngoplastik

- habituelle Schnarcher häufige Patienten mit Schlaf-Apnoe-Syndrom, daher nur leichte oder keine präoperative Sedierung
- häufig schwierige Intubation (kurzer Hals, Adipositas etc.)
- RAE- oder Woodbridge-Tubus (Innendurchmesser: 7,0 mm)
- mögliche Narkosetechniken:
  - balancierte Anästhesie
  - TIVA mit Propofol- und Remifentanilperfusor

17.2.8 Parotidektomie (Entfernung der Glandula parotis)

- mögliche Narkosetechniken:
  - balancierte Anästhesie
  - TIVA mit Propofol- und Remifentanilperfusor
- nur kurz anhaltende Relaxierung zur Intubation, daher intraoperativ Überprüfung des N. facialis

17.2.9 Direkte Laryngoskopie, Ösophagoskopie

- häufig schwierige Intubationen (Tumoren, Vorbestrahlung, Abszesse, Weichteilschwellungen etc.) – HNO-Spiegelbefund in Krankenakte ansehen, ggf. Rücksprache mit Operateur, evtl. bronchoskopische Wachintubation oder Intubation in Tracheotomiebereitschaft
- kleiner Woodbridge-Tubus (Innendurchmesser: 6,5 mm); Beachte: Abknicken oder Dislokation des Tubus durch Operateur möglich
- mögliche Narkosetechniken
  - balancierte Anästhesie
  - TIVA mit Propofol- und Remifentanilperfusor
- kardiovaskuläre Reaktionen durch Manipulation am Larynx (RR-Anstieg, Tachykardie, Herzrhythmusstörungen), begünstigt durch flache Narkose und Hyperkapnie (Hypoxämie)
- Ödemprophylaxe, z. B. mit Dexamethason (Fortecortin 8 mg)

17.2.10 Fremdkörperentfernung

- sorgfältige Oberflächenanästhesie des Larynx z. B. mit Oxybuprocain oder Lidocain (Xylocainpumpspray)

- mehrere Tubusgrößen vorhalten
- mögliche Narkosetechniken:
  - balancierte Anästhesie
  - TIVA mit Propofol- und Remifentanilperfusor
- kardiovaskuläre Reaktionen durch Manipulation am Larynx (RR-Anstieg, Tachykardie, Herzrhythmusstörungen), begünstigt durch flache Narkose und Hyperkapnie (Hypoxämie)
- evtl. Ödemprophylaxe, z. B. mit Dexamethason (Fortecortin 8 mg)

17.2.11 Laryngektomie

- häufig schwierige Intubationen (Tumoren, Vorbestrahlung, Abszesse, Weichteilschwellungen etc.) – HNO-Spiegelbefund in Krankenakte ansehen, ggf. Rücksprache mit Operateur, evtl. bronchoskopische Wachintubation oder Intubation in Tracheotomiebereitschaft
- lange OP-Dauer und größere Blutverluste möglich, deshalb erweitertes Monitoring (»Arterie«, ZVK, Dauerkatheter, Magensonde, großlumiger venöser Zugang, Temperatursonde)
- mögliche Narkosetechnik: balancierte Anästhesie, ggf. TIVA
- auf Umintubation nach Tracheotomie vorbereiten
- bei Pectoralis- oder Forearm-Flap auf Durchblutungsstörungen achten
- zur Prophylaxe von Weichteilschwellungen häufig Gabe von Kortikosteroiden notwendig (wegen der Immunsuppression bei onkologischen Patienten kontrovers diskutiert)

17.2.12 Laryngeale Laserchirurgie

- evtl. Atropin oder Glykopyrronium zur Prämedikation
- Laser-Tubus oder Jet-Laser
- tiefe Intubation und sorgfältige Cuff-Blockung
- Augensalbe
- Augen des Patienten abkleben und mit feuchtem Tuch abdecken (Schutzbrille für Personal)
- Ödemprophylaxe, z. B. mit Dexamethason (Fortecortin, 4–8 mg)
- bei Tubusbrand Gefahr des Inhalationstraumas
- mögliche Narkosetechniken (möglichst ohne Lachgas):
  - balancierte Anästhesie
  - TIVA mit Propofol- und Remifentanilperfusor

 **O_2-Konzentration so gering wie möglich halten (Brandgefahr); Wasser zum Löschen bereithalten.**

17.2.13 Tracheotomie

Cuff-Beschädigung durch Operateur möglich (Cuff über Schnittstelle schieben, denitrogeniesieren, manuelle Beatmung, ggf. während Schnitt Cuff entblocken, um ihn zu schonen).

- auf Umintubation nach Tracheotomie vorbereiten (Schläuche, Spiraltubus bzw. Trachealkanüle)
- Weiteres: s. Beatmung

Anästhesie in der Mund-Kiefer-Gesicht-Chirurgie

M. Heck, M. Fresenius, C. Busch

M. Heck et al., *Klinikmanual Anästhesie*,
DOI 10.1007/978-3-642-55440-7_18,
© Springer-Verlag Berlin Heidelberg 2015

18.1 Vorbemerkungen und Grundsätze

- häufig **schwierige Intubation** (Tumoren, Vorbestrahlung, Abszesse, Weichteilschwellungen, Fehlbildungen etc.) –Untersuchungsbefund in der Krankenakte ansehen, ggf. Rücksprache mit Operateur, evtl. bronchoskopische Wachintubation oder Intubation in Tracheotomiebereitschaft
- Kieferklemme
  - reflektorisch bei schmerzhaften Abszessen (nach Analgesie und Relaxierung wird diese meist gelöst)
  - mechanisch nach Entzündungen, bei Tumoren und nach Radiatio (normale Intubation u. U. unmöglich → bronchoskopische Wachintubation, bei ausreichender Mundöffnung ggf. auch mit Videolaryngoskopie möglich)
- häufig nasale Intubation notwendig mit Ausleitung über die Stirn (RAE-Tubus), wobei auf eine sorgfältige Fixierung zu achten ist (Abknicken und Druckstellen vermeiden)

Keine nasale Intubation bei schwerem Mittelgesichtstrauma (Liquorfistel)!

- grundsätzlich alle Narkosetechniken möglich
  - bei kurzen Eingriffen meist balancierte Anästhesie oder TIVA sinnvoll
  - kleine Eingriffe häufig in Lokalanästhesie mit »stand by« oder Analgosedierung
- evtl. Infiltration von Lokalanästhetika mit Adrenalinzusatz
- zur Relaxierung sind kürzer wirkende Muskelrelaxanzien besonders gut geeignet

- besonders gute Tubusfixierung, da Tubus später nicht mehr zugängig
- nach Umlagerungen Tubuslage durch Auskultation immer überprüfen
- bei allen enoralen Eingriffen und bei intermaxillärer Verdrahtung Extubation erst wenn Schutzreflexe vorhanden sind. Drahtschere muss immer beim Patienten griffbereit sein (Entfernung der Rachentamponade nicht vergessen). In einigen Zentren ist die Verdrahtung durch eine Fixierung mit Gummizügeln ersetzt worden (auch hier Schere immer am Bett)

18.2 Besonderheiten bei speziellen Eingriffen

18.2.1 Zahnsanierung

- oft ambulante Eingriffe und geistig behinderte Kinder – entsprechende Narkosevorbereitung und -führung; postoperative Überwachung und Betreuung müssen gewährleistet sein
- mögliche Narkosetechniken:
  - balancierte Anästhesie
  - TIVA mit Propofol- und Remifentanilperfusor
- Rachentamponade
- Extubation erst dann, wenn Schutzreflexe vorhanden sind (Entfernung der Rachentamponade nicht vergessen)

18.2.2 Zystektomie (Ober- oder Unterkiefer)

- mögliche Narkosetechniken:
  - balancierte Anästhesie
  - TIVA mit Propofol- und Remifentanilperfusor

18.2.3 Abszess/Phlegmone im Mundboden-, Kiefer-, Wangen- oder Halsbereich

- schwierige Intubation möglich –Untersuchungsbefund ansehen, ggf. Rücksprache mit Operateur
- Aufbrechen des Abszesses bei Intubation und Eiteraspiration vermeiden
- Kieferklemme (s. o., 18.1)
- mögliche Narkosetechniken:

- balancierte Anästhesie
- TIVA mit Propofol- und Remifentanilperfusor
- OP kleinerer Abszesse auch in Lokalanästhesie und Analgosedierung möglich

18.2.4 Kieferorthopädische Eingriffe

- Dysgnathien (Progenie, Retrogenie, Mikrogenie, Prognathie) mit sagittaler Unterkieferspaltung, Segmentosteotomie oder Le-Fort-I- bis -III-Osteotomie und Plattenosteosynthese oder Knochenspantransplantation
- Intubation nach Absprache mit Operateur (nasal, oral)
- mögliche Narkosetechniken:
  - balancierte Anästhesie
  - TIVA mit Propofol- und Remifentanilperfusor
- erweitertes Monitoring (Dauerkatheter, Magensonde, Temperatursonde, großlumiger venöser Zugang)
- lange OP-Dauer und größere Blutverluste möglich, postoperative Überwachung IMC
- **Craniosynostosen** beim Säugling oder Kleinkind (kommen auch beim Apert-Syndrom, Crouzon-Syndrom und Saethre-Chotzen-Syndrom vor) balancierte Anästhesie oder TIVA, Ausstattung mit Arterie, großlumigem Zugang, Magen- und Temperatursonde, EK bereithalten, ggf. Tranexamsäure, postoperativ Intensivüberwachung
- zur Prophylaxe von Weichteilschwellungen ggf. Kortikoidgabe

18.2.5 Mittelgesichts- und Kieferfrakturen

- bei Kieferfrakturen evtl. erschwerte Intubation und Maskenbeatmung (bronchoskopische Intubation vorbereiten, ggf. Intubation in Tracheotomiebereitschaft)
- nasale Intubation, besonders wenn intermaxilläre Verdrahtung notwendig ist

Bei Verdacht auf frontobasale Schädelfraktur keine nasale Intubation! Bei Schädelbasisfraktur und notwendiger intermaxillärer Drahtfixation ist eine Tracheotomie erforderlich! Ebenso keine nasale Magen- oder Temperatursonde anlegen!

- mögliche Narkosetechniken:
  - balancierte Anästhesie
  - TIVA mit Propofol- und Remifentanilperfusor
- bei allen enoralen Eingriffen und bei intermaxillärer Verdrahtung Extubation erst dann, wenn Schutzreflexe vorhanden sind; Drahtschere muss immer beim Patienten griffbereit sein (Entfernung der Rachentamponade nicht vergessen)

18.2.6 Kraniofaziale Operation (Lippen-Kiefer-Gaumen-Spalte, Pierre-Robin-Syndrom)

- bei Pierre-Robin-Syndrom häufig schwierige Intubation (Mikrogenie, Glossoptose, mandibuläre Hypoplasie)
- ein- oder mehrzeitiger plastischer Verschluss
  - Abguss für Trinkplatte im Säuglingsalter (Stand by)
  - einseitiger Spaltenverschluss mit 4–6 Monaten
  - harter und weicher Gaumen mit 2–3 Jahren
  - Velopharyngoplastik mit 5–6 Jahren
- Woodbridge-Tubus (Tubusfixierung an Unterkiefermitte)
- mögliche Narkosetechniken:
  - balancierte Anästhesie oder TIVA
- erweitertes Monitoring (DK, MS, großlumiger venöser Zugang, Temperatursonde)
- weitere kraniofaziale Dysmorphien mit schwierigem Atemweg sind das Franceschetti-Syndrom (Fehlbildungen im Gesicht und an Ohren und Augen, Hypoplasie der Mandibula, fliehendes Kinn, schmaler und hoher Gaumen) und seltener das de-Lange-Syndrom sowie der Goldenhar-Symptomenkomplex (hier kann vor allem die Intubation sehr schwierig sein!)
- postoperative Überwachung über Nacht um eine Verlegung der Atemwege nicht zu übersehen (nach Sanierung der LKG kann es zu Anpassungsstörungen der oberen Atemwege kommen)

18.2.7 Tumoren im Kiefer- und Gesichtsbereich

- häufig schwierige Intubationen (Tumoren, Vorbestrahlung, Abszesse, Weichteilschwellungen, Missbildungen etc.) → Untersuchungsbefund in Krankenakte ansehen, ggf. Rücksprache mit Operateur, evtl. bronchoskopische Wachintubation oder in Tracheotomiebereitschaft
- Kieferklemme

  - reflektorisch bei schmerzhaften Abszessen (nach Analgesie und Relaxierung wird diese meist gelöst)
  - mechanisch nach Entzündungen, bei Tumoren und nach Radiatio (normale Intubation u. U. unmöglich → bronchoskopische Wachintubation)
- häufig nasale Intubation notwendig und Ausleitung über Stirn (RAE-Tubus oder Magill mit »Krümmer«), dabei ist auf eine sorgfältige Fixierung zu achten (Abknicken, Druckstellen vermeiden)
- besonders gute Tubusfixierung, da hinterher nicht mehr zugängig
- nach Umlagerungen Tubuslage durch Auskultation immer erneut überprüfen
- mögliche Narkosetechniken:
  - balancierte Anästhesie oder TIVA mit postoperativer Überwachung auf Intensivstation und ggf. Nachbeatmung
- erweitertes Monitoring (Arterie, ZVK, DK, MS, großlumiger venöser Zugang, Temperatursonde)
- lange Operationsdauer und größere Blutverluste möglich
- beim Transplantat eines freien Lappens auf Durchblutungsstörungen achten
- zur Prophylaxe von Weichteilschwellungen ggf. Kortikoidgabe
- ggf. auf Tracheotomie am Ende der OP vorbereiten

Anästhesie in der Augenheilkunde

M. Heck, M. Fresenius, C. Busch

M. Heck et al., *Klinikmanual Anästhesie*,
DOI 10.1007/978-3-642-55440-7_19,
© Springer-Verlag Berlin Heidelberg 2015

19.1 Vorbemerkungen und Grundsätze

- sehr häufig alte Patienten mit entsprechenden Vor- und Begleiterkrankungen – Die Patienten sind häufig Hypertoniker, relativ hypovoläm und haben eine eingeschränkte kardiale Funktion (vermindertes HZV mit entsprechend längerer Kreislaufzeit), daher vorsichtige Dosierung der Hypnotika, besonders bei der Narkoseeinleitung
- auch häufig Kinder zu diagnostischen Eingriffen oder Schieloperationen
- oft kurze Eingriffe, auch mit der Larynxmaske möglich; in jedem Fall auf eine gute Fixierung achten. Im Zweifelsfall (z. B. Operation am offenen Auge, schlechte Lungencompliance, extreme Adipositas, zu viel Leckage) Intubationsnarkose durchführen, da i. d. R. intraoperativ die Atemwege nicht mehr zugängig sind
- mögliche Narkosetechniken
  - balancierte Anästhesie mit kleinen Dosen von Opioiden (z. B. Alfentanil)
  - TIVA mit Propofol- und Remifentanilperfusor
  - häufig auch Eingriffe in Lokalanästhesie mit »stand by«
- zur Relaxierung besonders kürzer wirkende ndMR (z. B. Mivacurium, Atracurium) geeignet
- Bei Operationen am offenen Auge bevorzugen einige Zentren eine Vollrelaxierung (kein Succinylcholin bei Glaukom oder perforierender Augenverletzung)
- beachte die Beeinflussung des intraokularen Drucks
- mit Auftreten des okulokardialen Reflexes rechnen

- Atropingabe in niedriger Dosierung auch bei Glaukom durchaus möglich, sobald das Glaukom lokal gut eingestellt ist
- schonende Extubation unter Vermeiden von Husten und Pressen

19.1.1 Narkoseführung

Eine besondere Herausforderung an den Anästhesisten stellt die Narkoseführung dar. Einerseits ist eine tiefe Narkose erwünscht, da sich der Patient – gerade bei Operationen am offenen Auge – nicht bewegen darf, andererseits handelt es sich um meist schmerzarme Eingriffe. Dies erschwert die Narkosesteuerung, besonders bei alten Patienten mit Hypovolämie. Die Opioidgabe sollte niedrig dosiert erfolgen, um eine postoperative Atemdepression zu vermeiden. Intraperative Blutdruckabfälle werden primär mit Vasopressoren und nicht mit Volumen therapiert.

19.1.2 Okulokardialer Reflex

- Auslösung durch Zug an Augenmuskeln oder Druck auf das Auge (besonders häufig bei Schiel-OP)
- trigemino-(ophthalmiko-)vagaler Reflex mit bradykarden Herzrhythmusstörungen, dadurch AV-Block und Asystolie möglich
- Therapie: Unterbrechung des chirurgischen Reizes, evtl. Atropingabe

19.2 Besonderheiten bei speziellen Eingriffen

19.2.1 Katarakt, Vitrektomie

- extra-/intrakapsuläre Kataraktextraktion oder Phakoemulsifikation
- OP am teilweise offenen Auge
- mögliche Narkosetechniken:
  - balancierte Anästhesie mit kleinen Dosen von Opioiden (z. B. Alfentanil)
  - TIVA mit Propofol- und Remifentanilperfusor

19.2.2 Keratoplastik

- OP am offenen Auge – Gerade bei Operationen am offenen Auge darf sich der Patient nicht bewegen. Intraoperative Augeninnendruckanstiege sind unbedingt zu vermeiden, ebenso intraoperative Blutdruckanstiege, da eine Protusion von Augeninhalt zum Verlust des Auges führen kann
- mögliche Narkosetechniken
  - balancierte Anästhesie mit kleinen Dosen von Opioiden (z. B. Alfentanil)
  - TIVA mit Propofol- und Remifentanilperfusor
- zur Relaxierung kürzer wirkende ndMR besonders gut geeignet –Bei Operationen am offenen Auge bevorzugen einige Zentren eine Vollrelaxierung bis zur Bindehautnaht

19.2.3 Glaukomoperation

- Augeninnendruckanstiege unbedingt vermeiden

19.2.4 Amotio-Operation, Cerclage, Plombe

- oft länger andauernde Eingriffe, daher eher Intubationsnarkose

! Achtung bei Lachgasgabe, wenn Gasblase in den Glaskörper eingebracht wird

19.2.5 Tränengangsspülung, Dakryozystorhinostomie

- kurzer Eingriff bei kleinen Kindern (Sondierung des Tränen-Nasen-Gangs, aber auch Spülung oder Rekonstruktion)
- Larynxmaske stellt einen Kompromiss zwischen möglicher Maskennarkose und Intubationsnarkose dar, bietet jedoch keinen sicheren Aspirationsschutz (im Zweifelsfall immer intubieren)

19.2.6 Perforierende Augenverletzung

- Augeninnendruckanstiege unbedingt zu vermeiden (Gefahr von Glaskörperaustritt und damit Visusverlust)
- mögliche Narkosetechniken

  - balancierte Anästhesie mit kleinen Dosen von Opioiden (z. B. Alfentanil)
  - TIVA mit Propofol- und Remifentanilperfusor
- zur Relaxierung kurz wirkendes ndMR wie Mivacurium (Mivacron) besonders gut geeignet; kein Succinylcholin

19.2.7 Strabismus

- meist Kinder
- mögliche Narkosetechniken
  - balancierte Anästhesie mit kleinen Dosen von Opioiden (z. B. Alfentanil)
  - TIVA mit Propofol- und Remifentanilperfusor
- oft kurze Eingriffe an den Augenmuskeln, die sehr gut mit einer Larynxmaske möglich sind – Da jedoch i. d. R. intraoperativ die Atemwege nicht mehr zugängig sind, ist in jedem Fall auf eine gute Larynxmaskenfixierung zu achten

Möglichst keine Gabe von Succinylcholin:
- **gehäuftes Auftreten von Bradykardien**
- **gehäuftes Vorkommen einer malignen Hyperthermie bei Schielkindern**

- Monitoring: Kapnometrie; Temperatursonde ist obligat
- häufig Auftreten des okulokardialen Reflexes
- PONV-Prophylaxe

19.2.8 Diagnostische Augenuntersuchung in Narkose

- meist kleine oder behinderte Kinder
- Larynxmaske oder Intubationsnarkose; Maskennarkose nur bei kurzen Eingriffen, falls jederzeit der Zugang zu den Atemwegen möglich ist (Absprache mit dem Operateur)

Bei Untersuchung des Tränen-Nasen-Gangs auch Spülung möglich

- mögliche Narkosetechniken
  - balancierte Anästhesie mit kleinen Dosen von Opioiden (z. B. Alfentanil)
  - TIVA mit Propofol- und Remifentanilperfusor
- wegen Augeninnendruckmessung kein Succinylcholin oder Ketamin

Anästhesie in Traumatologie und Orthopädie

M. Heck, M. Fresenius, C. Busch

M. Heck et al., *Klinikmanual Anästhesie*,
DOI 10.1007/978-3-642-55440-7_20,
© Springer-Verlag Berlin Heidelberg 2015

20.1 Vorbemerkungen und Grundsätze

20.1.1 Patientenkollektiv

- meist ältere Patienten mit zusätzlichen Begleiterkrankungen, daher großzügiger Einsatz des erweiterten intraoperativen hämodynamischen Monitorings (insbesondere invasive Druckmessung)

20.1.2 Anästhesieverfahren

Grundsätzlich sind alle Narkosetechniken möglich

- balancierte Anästhesie mit Opioiden, volatilen Anästhetika und kurz wirksamen ndMR
- TIVA mit Propofol und Remifentanil-Perfusor
- bei Eingriffen an der unteren Extremität auch häufig Regionalanästhesien möglich (SPA > PDA) → gute Muskelrelaxation, die bei vielen Eingriffen erwünscht ist
- im Bereich der Handchirurgie Plexusanästhesien (▶ Kap. 9)
- Kombinationsanästhesien (balancierte Anästhesie und PDA, z. B. bei sehr schmerzhaften Kniegelenkeingriffen)

20.1.3 Operationsverfahren

- Operationen, die mit einem erhöhten Blutverlust in kurzer Zeit einhergehen (z. B. Prothesenwechsel, Skolioseoperationen, Patienten mit Osteitis)

- Operationen mit der Gefahr der hämodynamischen Dekompensation infolge Palacosreaktion (s. u.)
- Operationen, die mit der Gefahr von neurologischen Komplikationen einhergehen (Skolioseoperationen und andere Operationen an der Wirbelsäule)
- daher großlumige periphere Gefäßzugänge, Anwendung perioperativer fremdblutsparender Maßnahmen, einschließlich Eigenblutspende, erweitertes invasives Monitoring, ggf. Überwachung der Rückenmarkbahnen mittels SSEP

20.2 Besonderheiten bei speziellen Eingriffen

20.2.1 Totale Endoprothese (TEP)

Palacosreaktion

- Einbringen von Knochenzement aus Polymethylacrylat mit der Gefahr von massivem Blutdruckabfall, Tachykardie und Abfall der O_2-Sättigung

Als **Ursachen** werden angenommen:

- allergoid-toxische Reaktion auf eingeschwemmte Monomerpartikel des Knochenzements
- Mikroembolien in der Lunge durch Knochenmarkreste mit Fettpartikeln
- pulmonale (Mikro-)Luftembolien (TEE-Monitoring)

> **Die Palacosreaktion kann sich auch erst später (z. B. im Aufwachraum) manifestieren. Es wird eine O_2-Gabe über 24 h empfohlen.**

Prophylaxe der Palacosreaktion

Da größtenteils die Knochenzementmonomere für die Palacosreaktion verantwortlich gemacht werden, sollte der Knochenzement erst nach Polymerisierung in die Knochenmarkhöhle eingebracht werden (frühestens 2–3 min nach Durchmischung der Teilkomponenten). Die Knochenhöhle sollte durch eine Drainage oder ein distales Bohrloch entlüftet werden (evtl. Markraumspülung). Eine ausgeglichene Volumenbilanz sowie respiratorische und hämodynamische Stabilität vor Einbringen des Knochenzements sollten vorliegen (Beatmung mit 100 % Sauerstoff während der Zementeinbringung empfohlen).

Therapie der Palacosreaktion

- primär assistierte Beatmung mit Maske unter Regionalanästhesie oder kontrollierte mechanische Ventilation mit 100 % Sauerstoff, je nach Ausprägung der Palacosreaktion
- angepasste fraktionierte Vasopressoren- und Volumengabe
- ggf. Adrenalinbolusgaben (z. B. jeweils 10–50 µg)

Blutverlust

Infolge der Eröffnung großer Markhöhlen kann es zu hämodynamisch bedeutsamen Blutverlusten kommen, daher Monitoring von ZVD, Diurese und invasiv gemessenem systemischen Blutdruck zur Vermeidung einer Hypovolämie.

Vorsicht bei Patienten mit kardialem Risikoprofil oder reduziertem Allgemeinzustand!

Embolien

Bei der Implantation von Hüftprothesen kann es zur Embolisation von Markrauminhalt (Fett, Knochenmarkzellen, Koagel) oder Luft kommen, daher bei ITN Registrierung des endexspiratorischen pCO_2 und immer pulsoxymetrisches Monitoring.

Anästhesieverfahren

- SPA, CSE oder Allgemeinanästhesie, bei TEP-Wechsel: Bevorzugung der Allgemeinanästhesie
- Bereitstellung von Infusionswärmern, Wärmematte, Cell-Saver und 4–6 Erythrozytenkonzentraten

20.2.2 Knie-TEP

Neben den bei der TEP erwähnten Komplikationen ist hier besonders der postoperative Blutverlust im Aufwachraum (ausreichende Vorräte an Erythrozytenkonzentraten) hervorzuheben. Intraoperativ ist der Blutverlust infolge der angelegten Blutsperre meist gut kompensierbar. Bei Wiedereröffnung der Blutsperre kommt es zu einer Zunahme des Blutverlusts, einer hämodynamischen Instabilität und der Gefahr der Knochenzementreaktion. Postoperativ ist eine gute Analgesie notwendig (patientenkontrollierte Analgesie, PDK oder besser kontinuierliche N.-femoralis-Blockade).

Anästhesieverfahren

- SPA, CSE oder Allgemeinanästhesie
- Kombinationsanästhesie (ITN und PDK bzw. CSE oder kontinuierliche N.-femoralis-Blockade)

20.2.3 Wirbelsäulenoperationen

Überprüfung der Rückenmarkfunktion

Da es bei Skolioseoperationen zu operativ bedingten Rückenmarkschäden kommen kann (Perfusionsstörung der A. spinalis anterior), wird von einigen Operateuren eine intraoperative Überprüfung der Rückenmarkfunktion gewünscht (SSEP). Mit dieser elektrophysiologischen Methode ist jedoch nur eine Beurteilung des spinalen Hinterstrangs möglich. Außerdem besteht eine eingeschränkte Beurteilbarkeit bei Hypothermie, Hypotonie und Anwendung von volatilen Anästhetika.

Blutverlust

Bei Wirbelsäuleneingriffen muss infolge der starken ossären Vaskularisation mit erhöhten intraoperativen Blutverlusten gerechnet werden (Cell-Saver-Einsatz).

Hypothermie

- bei langen Operationszeiten Infusionswärmer, Heizmatten und Heißluftgebläse einsetzen

Pulmonale Traumatisierung bei Eingriffen an der Brustwirbelsäule

Bei Eingriffen an der ventralen Brustwirbelsäule kommt es teilweise zur Traumatisierung der Lunge mit konsekutiven Oxygenierungsproblemen. Zur Verbesserung der Operationsbedingungen wird vom Operateur der Einsatz des Doppellumentubus mit Ein-Lungen-Ventilation erwünscht. Zu den daraus resultierenden Besonderheiten ▶ Kap. 22.

Eingriffe an der Halswirbelsäule

- schwierige Intubation bzw. primäre fiberbronchoskopische Intubation zur Vermeidung von sekundären Rückenmarkschäden

Anästhesieverfahren

- bevorzugt balancierte Allgemeinanästhesie
- ggf. Ein-Lungen-Ventilation bei Eingriffen an der Brustwirbelsäule

20.2.4 Eingriffe im Beckenbereich

Blutverlust

Der präoperative sowie der intraoperative Blutverlust bei Beckenfrakturen können von größerem Ausmaß sein, daher Bereitstellung von Infusionswärmern, Wärmematte, Cell-Saver und einer ausreichenden Anzahl von Erythrozytenkonzentraten sowie ggf. von FFP.

Anästhesieverfahren

- Allgemeinanästhesie, meist balancierte Anästhesie
- ggf. RSI-Einleitung bei retroperitonealem Hämatom (CT-Befund) und Ileusssymptomatik
- auf vaskuläre intraoperative Komplikationen an der unteren Extremität vorbereitet sein, ggf. pulsoxymetrische Sensoren an den Zehen beider Beine anbringen

Anästhesie in der Neurochirurgie

M. Heck, M. Fresenius, C. Busch

M. Heck et al., *Klinikmanual Anästhesie*,
DOI 10.1007/978-3-642-55440-7_21,
© Springer-Verlag Berlin Heidelberg 2015

21.1 Hirndruck (ICP) und Hirndurchblutung (CBF)

Viele Erkrankungen des ZNS führen letztlich über einen erhöhten ICP zu schweren Hirnschäden oder zum Hirntod. Daher kommt der Überwachung und der Therapie des Hirndrucks eine besondere Bedeutung zu.

▪ Ursachen eines erhöhten ICP

- Trauma/Blutung
- Tumor/Metastase
- Infekt/Abszess
- Ischämie/Infarkt
- Post-Hypoxie-Zustand
- Hydrozephalus
- hypertensive/metabolische Enzephalopathie

▪ Komponenten des intrakraniellen Volumens

- Hirnparenchym (etwa 84 %)
- zerebrales Blutvolumen (CBV; 100–150 ml, etwa 12 %)
- Liquor cerebrospinalis (130–150 ml, davon die Hälfte intrakraniell; etwa 8 %)
  - Abfluss über Subarachnoidalraum (im III. und IV. Ventrikel sowie im Rückenmark) und Resorption in den Pacchioni-Granulationen

▪▪ Intrakranielle Compliance

- die intrakranielle Compliance beschreibt die intrakranielle Druck-Volumen-Beziehung. Bei intrakraniellen Raumforderungen (Blutung, Tumor, Ödem) steigt der ICP nach Ausschöpfung der Kompensationsmechanismen rasch an. Diese bestehen in einer Verschiebung von Liquor aus dem Schädel in den spinalen Subarachnoidalraum und einer erhöhten Liquorresorption. Da das Gehirn wenig kompressibel ist, wird dieser Kompensationsmechanismus schnell erschöpft; die intrakranielle Compliance nimmt dann rasch ab, und jede weitere Volumenzunahme führt zu exzessiven Anstiegen des intrazerebralen Drucks

21.1.1 Hirndurchblutung (CBF) und zerebraler Perfusionsdruck (CPP)

Das intrakranielle zerebrale Blutvolumen (CBV) wird im Wesentlichen durch die zerebrale Durchblutung (CBF) bestimmt.

Hirndurchblutung (CBF)

Die Hirndurchblutung beträgt normalerweise 45–50–65 ml/min/100 g Gehirn (etwa 700 ml/min, etwa 15–20 % des HZV; kritischer Wert: 18 ml/min/100 g). Sie ist abhängig von:
- zerebraler Autoregulation (MAP von 50–150 mmHg)
- Metabolismus (»cerebral metabolic rate for oxygen«; $CMRO_2$)
- p_aCO_2 und p_aO_2
- chemischer Steuerung
- neurogener Kontrolle

Bei nur 2 % des Körpergewichts und 15 % des HZV spiegeln diese Werte den hohen Metabolismus des Gehirns wider. Der regionale CBF ist eng mit der metabolischen Lage gekoppelt und steigt bei steigendem $CMRO_2$ dramatisch an. Der CBF steht auch in direktem Verhältnis zum p_aCO_2 (ein p_aCO_2-Anstieg von 40 auf 80 mmHg verdoppelt den CBF, ein p_aCO_2-Abfall von 40 auf 20 mmHg halbiert ihn). Außerhalb des Autoregulationsbereichs oder bei gestörter Autoregulation ist der CBF direkt druckabhängig.

Eine erhöhte Hirndurchblutung sollte vermieden werden, da
- **ein Anstieg des CBF zu einem Anstieg von CBV und ICP führt;**
- **eine Vasodilatation im gesunden Hirngewebe einen Steal-Effekt zu Ungunsten von pathologischen Hirnregionen bewirken kann;**
- **ein hoher CBF bei defekter Blut-Hirn-Schranke ein Ödem begünstigt.**

Zerebraler Perfusionsdruck (CPP)

Der CPP entspricht dem mittleren arteriellen Druck (MAP) minus der Summe von ICP und ZVD:

$$CPP = MAP - (ICP + ZVD)$$

Da der zerebralvenöse Druck im Bulbus der V. jugularis normalerweise Null ist, gilt als guter Näherungswert:

$$CPP = MAP - ICP$$

Beeinträchtigung der Autoregulation unter folgenden Bedingungen
- **Hypotension, Hypertension**
- **Hypoxie, Hyperkapnie**
- **zerebrale Ischämie einschließlich fokaler Ischämie (zerebraler Vasospasmus, Trauma, Krampfaktivität, volatile Anästhetika)**

Häufig beeinträchtigen Prozesse, die zu einem ICP-Anstieg führen, gleichzeitig auch die zerebralen Autoregulationsmechanismen.

21.2 Neuromonitoring

- Pupillenreaktionen
- intrakranieller Druck (ICP-Messung)
- transkranielle Dopplersonographie
- Infrarotspektroskopie
- EEG-Registrierung
- evozierte Potenziale (SSEP, MEP, AEP)
- neuronenspezifische Enolase ▶ Kap. 10

21.3 Therapie bei erhöhtem ICP

21.3.1 Grundsatz: Verhinderung ICP-bedingter Sekundärschäden

- intrakraniell: epi-/subdurale Hämatome, posttraumatische Hirnschädigung, Hirnödem, Meningitis, Abszess
- extrakraniell: Hypoxie, Hyperkapnie, Hypotension, Anämie

Beim SHT sind es neben der Blutung meist vaskuläre Faktoren, die über eine Zunahme des CBF den ICP erhöhen. Bei der Subarachnoidalblutung hingegen ist es meist eine CSF-Abflussbehinderung,

die zum ICP-Anstieg führt. Die Therapie erfolgt, wenn möglich, kausal, rasch und aggressiv. Bei bestehender Hirndruckerhöhung soll man den ICP nicht zu rasch senken (Gefahr der Zerreißung von Hirnbrückenvenen und der Einklemmung).

21.3.2 Angestrebte Ziele

- S_aO_2: >95 %
- MAP: >90 mmHg
- Normovolämie
- Normoglykämie (100–150 mg/dl)
- Normothermie
- unter Beatmung p_aO_2 von >100 mmHg und p_aCO_2 von 30–35 mmHg
- frühe enterale Ernährung

21.3.3 Unspezifische Maßnahmen

Lagerung

- Oberkörperhochlagerung (etwa 30°)
- keine starke Flexion oder Rotation des Kopfes (Abflussbehinderung)

! Lagerungsbedingter starken MAP-Abfall, ggf. medikamentös anheben

Normothermie

Der zerebrale O_2-Metabolismus – damit gekoppelt der CBF und das CBV – ist bei febrilen Patienten erhöht. Daher ist eine Normothermie oder gar eine milde Hypothermie (34–36°C) anzustreben. Die Hypothermietherapie wird nach europäischen Richtlinien als experimentell angesehen, da ihre positiven Effekte gegenwärtig noch nicht nachgewiesen sind.

Adäquate Analgesie und Sedation

Schmerz, Unruhe und Angst sowie Pressen und Husten können den ICP erhöhen, daher Analgosedierung mit Benzodiazepinen, Opioiden und α_2-Agonisten (führen auch zur Reduktion des CBF um bis zu 40 %). Im Gegensatz zu den Hypnotika (Barbiturate, Etomidat, Propofol) kommt es unter den α_2-Agonisten (Clonidin, Dexmedetomidin) zu einer Entkoppelung von CBF und $CMRO_2$; die $CMRO_2$ bleibt dabei unverändert.

! Epilepsiebedingter ICP-Anstieg beim sedierten, beatmeten Patienten (Pupillenerweiterung mit MAP- und ICP-Anstieg).

Suffiziente Respiration

Hypoxie und Hypoxämie erhöhen über CBF- und CBV-Zunahme den ICP (p_aO_2 von <50 mmHg: CBF-Anstieg). Der PAW sollte so niedrig wie möglich gehalten werden. Ein ICP-Anstieg unter PEEP-Beatmung ist meist hämodynamisch und nicht respiratorisch bedingt und somit zur Verbesserung einer ungenügenden Oxygenation auch bei erhöhtem ICP nicht falsch; dies muss für jeden Patienten individuell ermittelt werden.

Moderate kontrollierte Hyperventilation

- optimaler p_aCO_2 von 32–35 mmHg
- Regulation des CBF über p_aCO_2 (bei p_aCO_2-Erniedrigung CBF-Abnahme); über Hyperventilation bzw. Reduktion des p_aCO_2 innerhalb von Minuten effektive ICP-Senkung möglich

! Bei einem p_aCO_2 von <25(–30) mmHg muss aufgrund einer massiven zerebralen Vasokonstriktion mit zerebralen Ischämien gerechnet werden. Die Wirkung ist nur von vorübergehender Dauer.

Suffiziente Herz-Kreislauf-Situation

Eine Hypovolämie ist mittels Volumengabe und falls indiziert mit vasoaktiven Substanzen zu therapieren, um einen kritischen Abfall des MAP und somit des CBF zu verhindern

Steroide

Diese haben sich zur Reduktion eines perifokalen und chronischen Ödems und zur Senkung des ICP bei Tumoren als erfolgreich erwiesen, z. B. 6-stündlich 4 mg Dexamethason (Fortecortin). Steroide sind aber ohne Wirkung auf das akute und diffuse Hirnödem beim SHT und werden daher in diesem Fall nicht empfohlen.

Hypnotika

Barbiturate senken den zerebralen Metabolismus ($CMRO_2$) und somit den CBF und auch den ICP. Sie können auch durch zerebrale Vasokonstriktion den ICP direkt beeinflussen. Sie stellen jedoch keine allgemein anwendbare Therapie dar und sind wenigen Einzelfällen vorbehalten. Heutzutage wird auch vermehrt Propofol zur Therapie des erhöhten ICP eingesetzt (EEG-Veränderungen nach Propofolgabe gleichen denen nach Verabreichung von Thiopental).

Vermeidung von

- Hyperglykämie (>150 mg/dl)
- Gabe von Ringer-Laktat-Lösung (Hypoosmolarität von 285–295 mosm/l)

21.3.4 Spezifische Maßnahmen

Osmodiuretika

Gabe von Mannitol als Bolusinfusion (3- bis 6-mal 100–125 ml Osmofundin 15 % über 15 min i. v., Dabei soll die Serumosmolarität einen Wert von 315–330 mosmol/l nicht überschreiten.

Liquordrainage

Durch Einlage einer spinalen Drainage kann das Liquorvolumen und damit der ICP vermindert werden.

Es muss jedoch bei schon bestehendem erhöhten ICP das Risiko einer hierdurch verursachten Einklemmung in Erwägung gezogen werden. Bei liegendem intraventrikulären Katheter führt das Ablassen von CSF zum sofortigen ICP-Abfall. Dieser Effekt ist nur kurzfristig, die Maßnahme kann aber intermittierend oder kontinuierlich erfolgen, besonders bei Liquorabflussstörungen (Shunt-Einlage).

Tris-Hydroxymethyl-Aminomethan-Puffer

Dieser beeinflusst sowohl die Liquorazidose als auch ein Hirnödem günstig.

Lidocain

Ein ICP-Anstieg bei der Intubation kann durch Lidocain verhindert werden. Lidocain (1,5 mg/kg KG i. v.) führt zudem zur Senkung eines erhöhten ICP, vermutlich durch $CMRO_2$-Reduktion.

Dihydroergotamin (Dihydergot)

Dies hat sich über eine Verminderung des CBV durch Konstriktion der venösen Kapazitätsgefäße zur ICP-Senkung als wirksam erwiesen. Der Effekt kann über die Wirkdauer von Dihydroergotamin hinaus beobachtet werden, was auf eine gleichzeitige Abnahme des Hirnödems schließen lässt.

■ Hypertone NaCl-Lösung

Hat in experimentellen Untersuchungen zur ICP-Senkung geführt, der durch Mannitol nicht oder nicht mehr entsprechend gesenkt werden konnte

■ Kalziumantagonisten

Bei der aneurysmatischen oder traumatischen Subarachnoidalblutung kommt es zu zerebralen Vasospasmen (distal der Blutung, evtl. durch Ischämie dilatierter Gefäße). Nimodipin (1 Amp. à 10 mg auf 50 ml NaCl 0,9 %; Dosis: 2 mg/h oder 15–30 μg/kg KG/h) erweitert die nichtbetroffenen Gefäße und senkt den CPP.

N-Methyl-D-Aspartat(NMDA)-Rezeptorantagonisten

Wie z. B. Ketamin führen experimentell zur Reduktion der Infarktgröße nach fokaler Ischämie und Neurotrauma

■ Vorgehen bei nicht beherrschbarem Hirndruckanstieg

- forcierte Hyperventilation unter Kontrolle der Oxygenierung (Bulbuskatheter)
- ggf. neurochirurgische Dekompression

> **Eine ICP-senkende Therapie sollte nur dann durchgeführt werden, wenn**
> - **ein erhöhter Hirndruck über eine Druckmessung nachgewiesen wurde (>20–25 mmHg, mittels Ventrikel- oder intraparenchymaler Sonde gemessen; der ICP ist unter Spontanatmung inspiratorisch am geringsten bzw. unter Beatmung endexspiratorisch!)**
> - **eine durchgeführte CT-Untersuchung die Zeichen eines erhöhten Hirndrucks zeigt**
> - **klinische Zeichen eines sich entwickelnden erhöhten Hirndrucks bestehen (Kopfschmerz, Übelkeit, Erbrechen, Anisokorie bei tentorieller Einklemmung, Atemstillstand bei Foramen-magnum-Einklemmung)**

■ Neuroprotektion durch Hypothermie

Senkung des zerebralen O_2-Verbrauchs ($CMRO_2$) durch Erniedrigung der Körperkerntemperatur: Milde (36–34°C), moderate (33–29°C) und tiefe (28–17°C) Hypothermie führen zur Reduktion des Hirnstoffwechsels durch Reduktion des Funktions- (60 %) und des Strukturstoffwechsels (40 %). Bei fokalen Insulten nach zerebralen Ischämien verbessern die milde und die moderate Hypothermie das neurologische Outcome, wobei erstere etwas effektiver sein soll. Die tiefe Hypothermie verschlechtert nach fokalen ischämischen Insulten die Prognose. Bei globalen Ischämien wird durch die Hypothermie das Auftreten von strukturellen zerebralen Veränderungen lediglich verzögert. Ein ICP-Anstieg erfolgt durch Anstieg des CBF durch alle Inhalationsanästhetika und N_2O dosisabhängig und in unterschiedlichem Ausmaß (hochdosiert heben sie die Autoregulation der Hirndurchblutung auf, unter 1 MAC beeinträchtigen sie diese; am geringsten ausgeprägt bei Isofluran bis 0,8 Vol %). Bei akut erhöhtem Hirndruck mit Gefahr der Einklemmung (dekompensierter Hirndruck) kein N_2O oder andere Inhalationsanästhetika geben. Bei kompensiertem erhöhten Hirndruck (z. B. wache, unauffällige Hirntumorpatienten oder nach Entlastung) können N_2O und Isofluran bis 0,8 Vol % verwendet werden.

21.4 Durchführung der Anästhesie bei Kraniotomie

■ Voruntersuchung und Prämedikation

- bei bewusstseinsgestörten Patienten keine sedierenden Medikamente zur Prämedikation
- bei Patienten mit erhöhtem Hirndruck: Prämedikation mit Opioiden kontraindiziert
- neurologischen Status unmittelbar vor Einleitung erheben und dokumentieren

■ Monitoring, Ausstattung

- EKG-Monitoring
- Pulsoxymeter
- Kapnometer
- arterielle Blutdruckmessung, insbesondere bei zerebralen Gefäßoperationen, bei denen es zu plötzlichen und ausgedehnten Blutverlusten kommen kann
- ZVK
- Blasenkatheter
- Magensonde
- Temperatursonde
- Wärmematte
- Blutwärmer

■ Narkoseeinleitung

- mit Thiopental, evtl. Propofol oder Etomidat
- Intubation des voll relaxierten Patienten: erfolgt so vorsichtig wie möglich, um Anstiege des MAP (und damit auch des ICP) zu vermeiden (Patient darf weder husten noch pressen, da dies hohe Anstiege des ICP oder eine Einklemmung verursachen kann)

- besonders gute Tubusfixierung, da der Tubus später nicht mehr zugängig ist
- auf venösen Rückfluss achten

■ Mögliche Narkosetechniken

- bei dekompensiertem erhöhten Hirndruck: kein Lachgas, keine Inhalationsanästhetika
- bei kompensiertem erhöhten Hirndruck (z. B. wache, unauffällige Patienten mit Hirntumor): balancierte Anästhesie, N_2O und Isofluran bis 0,8 Vol % verwendbar –Isofluran scheint das beste Fluss-Metabolismus-Verhältnis aufzuweisen und wird aus diesem Grund als das volatile Inhalationsanästhetikum der Wahl bei Kraniotomien angesehen
- TIVA mit Propofolperfusor und Opioid als Bolusgabe oder über Perfusor
- ggf. kontinuierliche Muskelrelaxierung und neuromuskuläres Monitoring

■ Beatmung

- kontrollierte Hyperventilation auf einen p_aCO_2 von 30–35 mmHg: führt über eine zerebrale Vasokonstriktion zu einer Reduktion des zerebralen Blutvolumens
- Anwendung von PEEP: zu vermeiden, da hierdurch der ZVD erhöht und somit der CPP erniedrigt wird

■ Sonstiges

Die intravenöse Volumenzufuhr wird restriktiv gehandhabt (2 ml/kg KG/h). Isotone Elektrolytlösung werden als Volumenersatzmittel bevorzugt. Glukoselösungen sollten vermieden werden, da die Blut-Hirn-Schranke für freies Wasser völlig durchlässig ist und eine Hyperglykämie den einer zerebralen Minderperfusion folgenden Reperfusionsschaden verschlimmert. Zur Reduzierung des ICP können Schleifendiuretika (z. B. Furosemid, 0,3–1 mg/kg KG) oder osmotisch wirksame Substanzen (z. B. Mannitol, 0,5–1,5 g/kg KG/Tag) gegeben werden. Damit Mannitol seine volle Wirksamkeit entfaltet und Flüssigkeit aus dem Interstitium eliminiert, ist jedoch eine intakte Blut-Hirn-Schranke erforderlich.

■ Postoperativ

Am Ende der Operation sollte man, um eine vollständige neurologische Untersuchung durchführen zu können, anstreben, den Patienten wach werden zu lassen. Patienten ohne vollständige Schutzreflexe sollten jedoch nicht extubiert werden.

Bei jeder postoperativ auftretenden neurologischen Verschlechterung besteht der Verdacht auf eine intrakranielle Blutung oder ein intrakranielles Ödem, weshalb eine CCT zum Ausschluss behandelbarer Ursachen sofort indiziert ist.

21.5 Besonderheiten bei speziellen Eingriffen

21.5.1 Hirntumor

- ► Abschn. 21.4
- vor Duraeröffnung: 20 mg Dexamethason (Fortecortin) sowie 1 ml Mannitol (Osmofundin 15 %)/kg KG

Meningeome sind meist stark vaskularisiert.

21.5.2 Aneurysma der Hirngefäße

- ► **Abschn. 21.4**
- Subarachnoidalblutung mit zerebralen Vasospasmen (distal der Blutung durch Ischämie, evtl. dilatierte Gefäße): Gabe von Nimodipin (Nimotop), 15–30 µg/kg KG/h (erweitert die nichtbetroffenen Gefäße und senkt den CPP)
- Vermeiden von starken Blutdruckanstiegen (Gefahr erneuter Blutung)
- vor Duraeröffnung: kontrollierte Hyperventilation und Osmotherapie
- kurz vor Clipping kontrollierte Hypotension (MAP bei Normotonikern auf 65, max. 50 mmHg senken)
- bei bestehendem Hirndruck ICP nicht zu rasch senken (Gefahr der Zerreißung von Brückenvenen)

Kontrollierte Hypotension

Hypertoniker, KHK, hohes Alter

- MAP nicht tiefer als 50–60 mmHg, CPP nicht unter 35 mmHg
- einschleichend beginnen, so kurz wie möglich und ausschleichend beenden
- mindestens 50%iger O_2-Anteil
- arterielle BGA, Säure-Basen-Haushalt überwachen

Geeignete Maßnahmen

- Narkose vertiefen: Opioid, Barbiturat, Benzodiazepin
- Urapidil, 25–50 mg i. v.

- Nifedipinperfusor (5 mg/50 ml), beginnend mit 6 ml/h; Beachte: Gefäßdilatation
- unterstützend: Lagerungsmaßnahmen

Nitroglyzerin: Gefäßdilatation, besonders venös (CBF- und ICP-Anstieg); bei intrakraniellen Aneurysmen daher kein Nitroglyzerin geben

21.5.3 Hypophysentumor

- mögliche Symptome: Gesichtsfeldausfälle (Chiasma opticum), Akromegalie, Cushing-Syndrom
- Intubationsprobleme bei Akromegalie möglich (evtl. überlanger Spatel notwendig)
- 150 mg Hydrokortison in Glukose 5 % über 24 h
- mögliche Narkosetechniken:
  - balancierte Anästhesie
  - TIVA (Sufenta/Dormicum)
- erweitertes Monitoring (»Arterie«, ZVK, Dauerkatheter, Magensonde, Temperatursonde, großlumiger venöser Zugang)
- bei transsphenoidalem Zugang: Rachentamponade (mit Operateur absprechen), postoperativ Nasentamponade
- wenn möglich postoperative Extubation
- postoperative Komplikationen:
  - Diabetes insipidus
  - unzureichende Substitution mit Kortikosteroiden (Schwächegefühl, Tachykardie, RR-Abfall, Temperaturanstieg)

21.5.4 Shunt-Operation

- meist Patienten mit erhöhtem Hirndruck (subdurale oder epidurale Hämatome, Hydrozephalus, Shunt-Insuffizienz etc.)
- bei ventrikuloatrialem Shunt intra-operative Überprüfung der Shunt-Lage mittels α-Kard
- bei ventrikuloperitonealem Shunt Æ Eröffnung des Peritoneums
- mögliche Narkosetechniken (ohne N_2O!):
  - TIVA mit Propofol- und Remifentanilperfusor
  - balancierte Anästhesie
- postoperative Extubation zur neurologischen Beurteilung angestreben

21.5.5 Rückenmark-/Wirbelsäulenoperation

- **Bandscheibenoperation (Laminektomie)**
  - spezielle Lagerungen (Bauchlage/Häschenstellung, Concorde, sitzende Position)
  - mögliche Narkosetechniken:
    - balancierte Anästhesie
    - TIVA mit Propofol- und Remifentanilperfusor

- **Ventrale Fusion (Cloward-Operation)**
  - bei mechanisch bedingten medullären Syndromen der Wirbelsäule
  - ventrale fixierende »Verblockung« der Halswirbelsäule durch Knochenspan (meist aus dem Beckenkamm)
  - mögliche Narkosetechniken:
    - balancierte Anästhesie
    - TIVA mit Propofol- und Remifentanilperfusor

- **Spaltbildungen der Wirbelsäule**
  - meist Neugeborene innerhalb der ersten 24 h
  - kombinierte Fehlbildung der Wirbelsäule und des spinalen Nervensystems in unterschiedlicher Ausprägung:
    - Spina bifida: offener Wirbelbogen, Rückenmark und Rückenmarkhäute unauffällig
    - Meningozele: Ausstülpung der Rückenmarkhäute bei offenem Wirbelbogen, Rückenmark und Wurzel normal
    - Meningomyelozele: sackartige Ausstülpung der Rückenmarkhäute, pathologische Rückenmarkanteile und Wurzeln im Bereich der offenen Wirbelbögen mit unvollständiger Überhäutung
    - Myelozele: wie Meningomyelozele ohne Überhäutung, häufig mit Hydrozephalus
  - balancierte Anästhesie
  - TIVA mit Propofol- und Remifentanilperfusor

- **Akute traumatische Wirbelsäulenverletzung mit Querschnittsymptomatik (Rückenmarktrauma)**

! Instabile Wirbelsäulenfraktur (besonders Halswirbelsäule)

  - bei Fraktur der Halswirbelsäule: geringe bis keine Beugung im Halswirbelsäulenbereich (Kopf darf nur sehr wenig gebeugt oder gestreckt werden), ggf. bronchoskopische Intubation! keine Gabe von Succinylcholin ab 1. Woche bis 6 Monate postoperativ (Hyperkaliämie)

- Störungen der Atem- und Kreislauffunktion
- bei akutem hohen Querschnitt: Gefahr von Bradykardien und starkem RR-Abfall durch Sympathikolyse
- positiver Effekt nur von Methylprednisolon nachgewiesen (keine anderen Glukokortikoide)

21.5.6 Janetta-Operation

- bei Trigeminusneuralgie (Tic douloureux)
- vaskuläre Dekompression der A. cerebelli superior
- mögliche Narkosetechniken:
  - balancierte Anästhesie
  - TIVA mit Propofol- und Remifentanilperfusor

21.5.7 Eingriffe in sitzender Position

- für Eingriffe bei infratentoriellen Läsionen (z. B. am Kleinhirn) und posteriorer Zugang zum Zervikalmark
- Gefahr der Luftembolie

Symptome der Luftembolie

- $p_{et}CO_2$ stark vermindert
- Tachykardie, Arrhythmien
- RR-Abfall
- arterielle Hypoxämie
- HZV-Verminderung
- PAP-Anstieg

Monitoring

- präkordialer Doppler (rechter Vorhof, 3.–4. ICR rechts)
- $p_{et}CO_2$-Messung (plötzlicher Abfall bei Luftembolie, ab 0,5–1 ml Luft/kg)
- TEE
- deutliche ZVD-Zunahme bei kontinuierlicher Messung
- EKG: evtl. rechtsventrikuläre Belastung und Arrhythmien
- typisches Mühlradgeräusch mittels ösophagealem oder präkordialem Stethoskop hörbar (erst ab 1,5–4 ml Luft/kg)

Prophylaxe

- ZVD: 8 mmHg anstreben
- PEEP: etwa 2–6 mbar; Beachte: bei offenem Foramen ovale (etwa 10–30 % der Erwachsenen) arterielle Luftembolie möglich
- ZVK in Vorhof (α-Kard) legen (mit Perfusorspritze zum Luftabsaugen), bei Patienten mit absoluter Arrhythmie ZVK wegen Röntgenkontrolle früh genug präoperativ legen
- evtl. N_2O-freie Narkose (Lachgas kann Volumen bei einer Luftembolie vergrößern)

Therapie

- Verschluss der offenen Venen (OP-Gebiet evtl. mit Kochsalzlösung auffüllen)
- Zufuhr von Lachgas beenden und F_IO_2 auf 1,0 erhöhen
- beidseitige Jugulariskompression: behindert den venösen Abfluss und vermeidet somit eine weitere intravasale Luftaufnahme
- Luft häufig über einen liegenden ZVK aspirierbar
- Medikamente zur Stützung des kardiovaskulären Systems, falls notwendig
- ggf. kardiopulmonale Reanimation

> **Präoperativer Ausschluss eines offenen Foramen ovale (Gefahr einer paradoxen Embolie)**

21.5.8 Schädel-Hirn-Trauma (SHT)

Definition

- Störung der funktionellen und strukturellen Integrität des Gehirns durch äußere Gewalteinwirkung

Einteilungen

- offenes SHT (alle Verletzungen mit Duraeröffnung)
- geschlossenes SHT (Dura unverletzt)

oder

- leichtes SHT: Bewusstlosigkeit und Bewusstseinseintrübung bis zu 1 h, völlige Wiederherstellung (GCS: >12 Punkte, ◘ Tab. 21.1)
- mittelschweres SHT: Bewusstlosigkeit und Bewusstseinseintrübung bis zu 24 h (GCS: 9–12 Punkte, ◘ Tab. 21.1)
- schweres SHT: Bewusstlosigkeit und Bewusstseinseintrübung für >24 h oder >6 h mit Hirnstammläsion (GCS: <8 Punkte, ◘ Tab. 21.1)

Tab. 21.1 Glasgow Coma Scale (GCS)

Augen öffnen	**Punkte**
Spontan	4
Auf Ansprache	3
Auf Schmerzreiz	2
Nicht	1
Beste motorische Antwort	**Punkte (Extremitäten der besseren Seite)**
Befolgt Aufforderungen	6
Gezielte Abwehr	5
Wegziehen	4
Pathologische Beugung	3
Strecken	2
Keine	1
Beste verbale Antwort	**Punkte (beim Intubierten schätzen)**
Orientiert	5
Verwirrt	4
Wortsalat	3
Unverständliche Laute	2
Keine	1
Summe (maximal 15 Punkte, minimal 3 Punkte)	

oder

- Grad I (Commotio cerebri): keine Substanzschäden des Gehirns, kurze Bewusstlosigkeit; neurologische Ausfälle können vorhanden sein, klingen jedoch innerhalb von 4 Tagen ab
- Grad II (leichte Contusio cerebri): Substanzschäden des Gehirns, Bewusstlosigkeit bis zu 1 Stunde; neurologische Ausfälle können für bis zu 3 Wochen nachweisbar sein
- Grad III (schwere Contusio cerebri): Substanzschäden des Gehirns, Bewusstlosigkeit meist für Tage bis Wochen, neurologische Ausfälle für länger als 3 Wochen (bilden sich nur langsam, teilweise oder nicht zurück)

oder Komaeinteilung nach der World Foundation of Neurosurgery:
- Koma I:Bewusstlosigkeit ohne weitere zentrale neurologische Störungen
- Koma II: plus Anisokorie und/oder Paresen
- Koma III: plus Strecksynergismen
- Koma IV: Pupillen weit und reaktionslos, Extremitäten schlaff, Spontanatmung kann vorhanden sein

▪ Mortalität

In den vergangenen 20 Jahren deutlich fallende Mortalität bei gleichzeitig geringeren neurologischen Residuen (verbessertes präklinisches Management):
- 1977: 52%
- 1987: 44 %
- 1997: 23 %
- 2006: 17 %

Wichtig für die Prognose des Patienten ist eine effektive präklinische und frühe intrahospitale Therapie (»golden hour«). Patienten mit weiten, lichtstarren und auch nach Therapie refraktären Pupillen (für >30–60 min) mit einem Wert auf der Glasgow Coma Scale von <5 haben eine ungünstige Prognose, ebenso Patienten mit mittels CCT nachgewiesener Mittellinienverlagerung von >2 cm und Kompression der basalen Zisternen.

▪ Pathophysiologie

- ICP-Erhöhung, dadurch CBF-Abfall
- weitere Abnahme des CBF durch die traumatisch-hämorrhagische Hypotension sowie durch eine zentralnervöse Blutdruckregulationsstörung (neurogener Schock) möglich –Hypotensive Phasen verschlechtern die Prognose des SHT-Patienten
- kritischer Wert für die zerebrale Perfusion: 18 ml/min/100 g Gewebe –Unterhalb dieses Wertes ist der ATP-Gehalt des Gehirn nahezu gleich Null (Abfall der O_2-Ausschöpfung bzw. der O_2-Aufnahme; Messung der jugularvenösen O_2-Sättigung)
- zerebrale Oxygenierungsstörung infolge Hypoventilation mit sekundärer Hypoxämie (Störung des Atemzentrums bei Hirnstammschädigung) oder infolge eines neurogenen Lungenödems (selten, nur etwa 1 % der SHT; wahrscheinlich über Stimulation von α-Rezeptoren der Lungenvenen vermittelt)

- **Symptome**
  - ggf. Frakturen der Schädelkalotte (Impressionen, Blutaustritt aus dem äußeren Gehörgang, Liquoraustritt aus der Nase)
  - Symptome durch erhöhten Hirndruck: Kopfschmerzen, Übelkeit und Erbrechen im Schwall, zunehmende Vigilanzstörung, Hypertension und Bradykardie (Cushing Reflex), Pupillenanomalie (Dilation auf der Läsionsseite)
  - Symptome durch Hirnstammkompression: Hypotension, tiefes Koma, Bewusstlosigkeit, Streckstellung der Extremitäten, max. Pupillenverengung oder träge Lichtreaktion; später Atemstörung (Maschinenatmung, Cheyne-Stokes-Atmung), zunehmende Pupillenerweiterung, Aufhebung der Schmerzreaktion, Versagen von Atmung und Kreislauf (durch Einklemmung)

- **Therapieziel**
  - Verhinderung von Sekundärschäden aufgrund eines erhöhten zerebralen Sauerstoffbedarfs oder eines reduzierten Sauerstoffangebots

- **Therapiekonzepte**
  - Lund-Konzept mit dem Ziel, das posttraumatische vasogene Hirnödem durch eine Reduktion des mittleren arteriellen Blutdrucks als treibende Kraft zu limitieren (Gabe von β_1-Antagonisten und α_2-Agonisten); in Mitteleuropa umstritten!
  - CPP-Konzept nach Rosner mit Erhöhung des MAP, ggf. mittels Katecholamin- (Noradrenalin und ggf. Dobutamin) oder Flüssigkeitstherapie (am besten mittels HES) mit dem Ziel eines CPP von >70 mmHg
  - Bei intakter Autoregulation kommt es zu einem Abfall des ICP und somit zur weiteren Verbesserung des CPP.

- **Präklinische Maßnahmen**
  - frühzeitige Intubation und Beatmung aller Patienten mit einem Wert auf der GCS von <8 bzw. von Patienten, bei denen eine rasche respiratorische Verschlechterung befürchtet werden muss (schwere Mittelgesichtsverletzung, hoher Querschnitt)
    - bei der Intubation nur diskrete Reklination! 10 % aller Patienten mit SHT haben begleitende Halswirbelsäulenverletzungen
    - Normoventilation (AMV: 100–120 ml/kg KG; p_aCO_2: 35–38 mmHg)
    - Hyperventilation mit p_aCO_2 von 30–35 mmHg in Sinne einer Hirndruckprophylaxe: sollte nicht mehr durchgeführt werden, allenfalls milde kontrollierte Hyperventilation

  - Atemwegsdruck so niedrig wie möglich halten ! Intubationsprobleme bei Gesichtsverletzungen und Halswirbelsäulenfraktur
- Schockbekämpfung (ausreichend venöse Zugänge legen, adäquate Volumen- und ggf. Katecholamintherapie); angestrebter systolischer Blutdruckwert: etwa 140 mmHg (bzw. MAP von >90–100 mmHg für Outcome entscheidend)

! Überwässerung mit ICP-Anstieg bei Anisokorie, ggf. Kurzinfusion von Mannit (s. unten)

Maßnahmen zur Hirndrucksenkung in der Klinik

- Sedierung des beatmeten Patienten und notfalls Muskelrelaxierung ($CMRO_2$-Abfall, dadurch CBF-Abnahme)
- Oberkörperhochlagerung um etwa 30° mit Kopf in Mittellage
- Normoventilation (Hyperventilation nur bei drohender Einklemmung)
- Mannitol (1–1,5 g/kg KG über 10–15 min, 3- bis 4-mal täglich); kurzzeitiger ICP-Anstieg
- ggf. Liquordrainage über intraventrikuläre Drucksonde bei registriertem erhöhten Hirndruck (ICP >20–25 mmHg)

ICP-Werte von >20 mmHg, die länger als 5 min anhalten, führen zu einer Verschlechterung des neurologischen Outcome.

Bei Ineffektivität der o. g. Maßnahmen

- forcierte Hyperventilation (p_aCO_2: 30–35 mmHg)
  - Änderungen des p_aCO_2 um 1 mmHg führen zu Veränderungen des CBF um 2–4 %. ! Vermeidung von p_aCO_2-Werten von <28 mmHg (Gefahr der zerebralen Ischämie bzw. der Verbreiterung der Penumbrazone)
- Anheben des arteriellen Blutdrucks (MAP von >90–100 mmHg bzw. CPP von >70 mmHg)
  - Gabe von Noradrenalin und/oder Dobutrex
  - Gabe von isotonen Kristalloiden oder 2–4 ml hypertoner, 7,5%iger Kochsalzlösung/kg KG bei sehr niedrigem ZVD, z. B. 6%iges HES 200/0,60–0,66 in 7,5%iger Kochsalzlösung (Hyperhes der Fa. Fresenius-Kabi Austria; zurzeit zur Therapie des erhöhten Hirndrucks nicht offiziell zugelassen)
- hochdosierte Barbituratgabe (initialer Bolus von 1,5 g Thiopental oder 10 g Pentobarbital)
- neurochirurgische dekompressive Kraniotomie

- milde Hypothermie (34–36°C) durch Oberflächenkühlung (zerebraler O_2-Verbrauch und Freisetzung von toxischen Neurotransmittern nehmen an) –Nach neueren Erkenntnissen profitieren nur Patienten mit einem Wert auf der GCS von 5–8 von der milden Hypothermie.Gabe von Tris-Hydroxymethyl-Aminomethan-Puffer (1 mval/kg KG)
- Kortikosteroide obsolet (Wirkung beim Tumorödem gesichert)

Vermeide:

- **Hypoventilation mit Hyperkapnie**
- **Hyperventilation mit p_aCO_2 von <30 mmHg –zerebrale Vasokonstriktion (1 mmHg p_aCO_2-Erniedrigung führt zur Abnahme der CBF um 2–4 %)**
- **Pressen und Husten**
- **Hyperglykämie (>200 mg/dl)**
- **Hyperthermie und Kältezittern (am besten milde Hypothermie von 34–36°C)**
- **Gabe von Ringer-Laktat-Lösung (Hypoosmolarität von 285–295 mosm/l)**

Anästhesie in der Thoraxchirurgie

M. Heck, M. Fresenius, C. Busch

M. Heck et al., *Klinikmanual Anästhesie*,
DOI 10.1007/978-3-642-55440-7_22,
© Springer-Verlag Berlin Heidelberg 2015

22.1 Prämedikationsvisite

Ziel der präoperativen Visite sollte insbesondere die Beurteilung des Ausmaßes und des Schweregrades vorbestehender kardiopulmonaler Erkrankungen sein.

■ Anamnese

Dabei sind v. a. Fragen nach folgenden Symptomen zu stellen:
- Dyspnoe (bei welcher Belastung?)
- Husten (wie sieht das Sputum aus?, liegt eine Sputumkultur vor?)
- Rauchen (tägliche Menge?)

■ Körperliche Untersuchung

- **respiratorisches System:** Zyanose, Atemfrequenz und -muster, Rasselgeräusche (feucht, trocken)
- **kardiovaskuläres System:** Zeichen einer pulmonalvaskulären Hypertension

■ Standarduntersuchungen

- EKG (Zeichen der Rechtsherzbelastung)
- Thoraxröntgen (Trachea- und Hauptbronchusverlauf, Atelektasen, Ergüsse)
- arterielle BGA (»blue bloater«, »pink puffer«)
- Lungenfunktionstest (Aussage über die Resektabilität)
- Ventilations-Perfusions-Szintigraphie

Grenzwerte der Lungenfunktion für allgemeinchirurgische Eingriffe, die auf erhöhte Morbiditäts- und Mortalitätsrisiken hinweisen:

- **Vitalkapazität (VC):** <50 % des Sollwertes oder <2 l – Für einen effektiven Hustenstoß sollte die VC mindestens 3-mal so groß sein wie das Tidalvolumen VT.
- **Forcierte Einsekundenkapazität (FEV_1):** <50 % bzw. <2 l –Die relative Einsekundenkapazität (FEV_1/FVC in %) ist bei restriktiven Lungenerkrankungen normal (beide Werte sind niedriger) und bei obstruktiven Lungenerkrankungen kleiner (FEV_1 ist geringer).
- **Atemgrenzwert (AGW)** <50 % des Sollwertes
- **Diffusionskapazität der Lunge für CO (DLCO):** <50 % des Sollwertes
- **p_aCO_2:** >46 mmHg
- **p_aO_2:** <50 mmHg

Präoperative Funktionsdiagnostik bei thoraxchirurgischen Eingriffen. Der Standard der präoperativen pulmonalen Funktionsdiagnostik besteht im Wesentlichen in der Spirometrie mit den Parametern VC, FVC, FEV_1 und FEV_1/VC. Bei pulmonalen Eingriffen ist das in der folgenden Übersicht dargestellte Flussdiagramm allgemein anerkannt.

Beurteilung der Operabilität bei pulmonalen Eingriffen

- werden die angegebenen Grenzwerte für die absolute FEV_1 eingehalten, liegt die postoperative 30-Tages-Mortalität bei <5 %, und es ist funktionelle Operabilität gegeben
- werden diese Grenzwerte unterschritten, muss mittels Perfusionsszintigraphie die prognostische FEV_1 bestimmt werden. Diese gilt als der Parameter mit der höchsten prädiktiven Aussagekraft
- je nach zugrunde liegendem Untersuchungsverfahren fallen die Werte für die prognostische FEV_1 zu hoch (Ventilationsszintigraphie) oder zu niedrig (Perfusionsszintigraphie) aus. Auch kann die Untergrenze von 0,8–1 l nicht mehr als absolut angesehen werden. Deshalb sind bei Risikopatienten zusätzliche Untersuchungen notwendig
- statt der absoluten FEV_1-Werte sollten besser die körpergewichtsbezogenen Relativwerte verwendet werden

Präoperative Xenon-Szintigraphie vor Pneumonektomie/Lobektomie zum Ausschluss der Entfernung von brauchbarem oder benötigtem Lungengewebe!

22.1.1 Zusätzliche Untersuchungsverfahren bei Risikopatienten

- Untersuchung des pulmonalen Gasaustausches: ▪ Tab. 22.1
- 3 Kriterien zur weiteren Differenzierung der Operabilität bei Patienten mit vorbestehender Partialinsuffizienz: körperliche Belastung, pulmonaler Shunt (Qs/Qt), Diffusionskapazität

▪ **Tab. 22.1** Operabilität bei Risikopatienten

			Operabilität
Globalinsuffizienz (arterielle Hypoxämie und Hyperkapnie)			inoperabel
Partialinsuffizienz in Ruhe	**$p_aO_2 < 55$ mmHg**		inoperabel
	p_aO_2 = 56–65 mmHg	p_aO_2-Anstieg bei Belastung (geringe V_A/Q-Inhomogenität)	operabel
		p_aO_2-Abfall bei Belastung	
		– hoher Q_s/Q_t-Anteil in Operationsregion	operabel
		– niedriger p_vO_2 in Ruhe und bei Belastung	inoperabel (bei Besserung der kardialen Funktion: bedingt operabel)
		– hohe V_A/Q-Inhomogenität	inoperabel
		– niedrige DL_{CO}	inoperabel
	$p_aO_2 \geq 66$ mmHg, jedoch unter der Altersnorm		operabel (auch bei mäßigem Abfall unter Belastung)
Partialinsuffizienz in Ruhe, »**Übergang**« **in Globalinsuffizienz** (pCO_2-Anstieg) **unter Belastung**			inoperabel Cave: Fehlinterpretation: pCO_2-Messung nur im Steady state der Belastung

V_A/Q = Ventilations-Perfusions-Verhältnis, Q_s/Q_t = pulmonaler Shunt, DL_{CO} = Diffusionskapazität der Lunge für CO

Die absoluten Werte der hämodynamischen Parameter liefern keine geeignete Aussage, erst das Verhalten unter Belastung ermöglicht verwertbare Aufschlüsse. Eine Pumpinsuffizienz des Herzens und nichteinstellbare höhergradige Rhythmusstörungen bedeuten Inoperabilität. Einfluss der

KHK, arterielle Hypertonie, erhöhter PAP, Verminderung der links- und rechtsventrikulären Ejektionsfraktion sowie Erhöhung der enddiastolischen Volumina auf den perioperativen Verlauf sind bisher nur qualitativ erarbeitet. Die Messung der maximalen oder der symptomlimitierten submaximalen O_2-Aufnahme (VO_2 max.) besitzt vielleicht noch einen höheren prädiktiven Wert bezüglich postoperativer Komplikationen und der 30-Tages-Mortalität.

22.2 Präoperative Vorbereitung

Folgende Risikofaktoren sollten präoperativ verbessert werden:

- Rauchen – Rauchverbot: Carboxyhämoglobinspiegel fällt innerhalb von 48 h ab (Verbesserung der Ziliarfunktion und Verminderung der Sputumproduktion erfordern 8- bis 12-wöchige Abstinenz)
- bronchiale Sekretion
- Atemwegsinfektionen
- Lungenfunktion (Verbesserung nach Gabe von Bronchodilatatoren um >15 %: Indikation für eine kontinuierliche präoperative Bronchospasmolyse)

22.3 Intraoperatives Monitoring

- Pulsoxymetrie
- Kapnometrie
- arterielle Druckmessung (Ausgangs-BGA nicht vergessen)
- ZVK auf der zur Thorakotomie ipsilateralen Seite (reicht bei guter Ventrikelfunktion)
- evtl. PAK
- evtl. TEE
- Magensonde
- Blasenkatheter
- Temperatursonde

Doppellumenintubation

> **Wesentlicher Nachteil der Doppellumentubi: Durch einzelne Lumina können nur Fiberoptikbronchoskope mit einem Außendurchmesser von max. 4,0 mm eingeführt werden. Somit können kaum zähes Sekret und Blutkoagel abgesaugt werden.**

Durchführung

- ggf. 1 Amp. Glykopyrronium (Robinul) oder Atropin vorab i. v.
- arterielle Kanülierung in Lokalanästhesie und Ausgangs-BGA
- Präoxigenierung
- normale Einleitung
- Intubation:
  - erst blaues (endobronchiales) Ende nach oben
  - beim Passieren der Zähne Cuff nicht beschädigen
  - nach Passage der Stimmbänder mit der Tubusspitze:
    - Entfernung des Führungstabes und Drehung um 90° nach der Seite des zu intubierenden Hauptbronchus
    - Vorschieben bis zum Auftreten eines mäßigen Widerstandes, entsprechend einer intrabronchialen Lage des distalen Tubusendes
  - nach Blocken des trachealen Cuffs und Anschluss des Y-Konnektors Auskultation

Ein linksseitiger Doppellumentubus ist leichter zu plazieren als ein rechtsseitiger (Länge des Hauptbronchus: links etwa 4–4,5 cm, rechts etwa 1–2,5 cm) und weniger anfällig für Dislokationen. Durch bronchoskopische Intubation ist jedoch auch ein rechtsseitiger Tubus sicher zu platzieren, daher immer bronchialen Teil weg von OP-Seite führen, außer bei Empyem. Aufgrund der zunehmenden Verfügbarkeit von Bronchoskopen mit geringem Durchmesser (<5 mm) sollte die Platzierung eines Doppellumentubus zur Vermeidung von Komplikationen (z. B. Bronchusruptur, Fehlplatzierung) heutzutage nur unter bronchoskopischer Führung bzw. Kontrolle erfolgen. Hierdurch kann weiterhin ein verkürzter (<1 cm langer) Hauptbronchus (bei einem von 6 Patienten) oder ein Abgang des rechten Oberlappens aus der Trachea (Bronchus trachealis bei einem von 250 Patienten), was eine Kontraindikation für den Einsatz eines rechtsseitigen Doppellumentubus darstellt, frühzeitig erkannt werden.

Auskultationsmanöver zur Verifikation der korrekten Tubuslage

- Blocken des trachealen Cuffs – Ventilation seitengleich?
- Blocken des bronchialen Cuffs (etwa 2 ml) – bei weiterhin seitengleicher Ventilation Anzeichen, dass der bronchiale Cuff nicht die gegenüberliegende Seite verlegt
- selektives Abklemmen beider Seiten nacheinander – nur eine Seite ventiliert: korrekte endobronchiale Seitenlokalisation
- Fixierung des Tubus

- bronchoskopische Lagekontrolle –Spätestens nach der Lagerung auf dem OP-Tisch muss die Tubuslage noch einmal bronchoskopisch überprüft werden!

▪ ▪ Bronchoskopie zur Sicherung der korrekten Tubuslage

Linksseitiger Doppellumentubus: Über das tracheale Lumen muss die Carina und gerade darunter der obere Anteil des blauen endobronchialen Cuffs sichtbar sein. Über das bronchiale Lumen muss der linke Oberlappenbronchus (etwa 5 cm ab der Karina) identifiziert werden. Rechtsseitiger Doppellumentubus: Über das tracheale Lumen muss die Carina gesehen werden. Über das bronchiale Lumen muss der rechte Oberlappenbronchus, der 1–1,5 cm nach der Carina beginnt, identifiziert werden.

> - **erneute mehrfache Auskultation, besonders nach Seitlagerung im OP-Saal**
> - **ebenso erneute bronchoskopische Lagekontrolle nach Lagerung**
> - **Bronchoskop sollte während der gesamten OP zur Verfügung stehen**
> - **BGA nach Seitlagerung – spätestens nach Kollaps der oben liegenden Lunge**

22.4 Besonderheiten der Seitlagerung

Die Lagerung erfolgt abhängig vom operativen Zugang:

- anteriorer Zugang in Rückenlage
- anterolateraler Zugang in Halbseitenlage
- posterolateraler Zugang in Seitenlage

Die Lungenperfusion ist lageabhängig, d. h. die nichtabhängige Lunge erhält durchschnittlich etwa 40 %, die abhängige Lunge durchschnittlich etwa 60 % der Gesamtperfusion. Bei Seitenlagerung wird die Perfusion der unten liegenden Lunge um etwa 10 % gesteigert. Die abhängige Lunge ist überperfundiert und minderventiliert (die oben liegende Lunge wird bei IPPV stärker gebläht), was eine Atelektasenbildung in der unteren Lunge begünstigt.

22.5 Ein-Lungen-Ventilation

22.5.1 Pathophysiologie

- Ein-Lungen-Ventilation führt unweigerlich zu erhöhtem intrapulmonalen Rechts-links-Shunt (das gesamte Blut der nichtbeatmeten Lunge fließt unaufgesättigt zum linken Herz) – Abnahme des p_aO_2, Hypoxie (sehr variabel); CO_2-Elimination meist ungestört
- Halbierung der Alveolarfläche mit konsekutiven p_aO_2-Abfall, der wiederum abhängig ist von:
  - venöser Beimischung aus perfundierter, aber nicht ventilierter Lunge
  - Effizienz des Gasaustausches der ventilierten Lunge
  - HZV

Die hypoxische pulmonale Vasokonstriktion (s. unten) ist in der Lage, den Blutfluss nichtventilierter Areale um 50 % und damit den Shunt (Qs/Qt) auf etwa 20–30 % zu senken und somit den p_aO_2 zu erhöhen.

22.5.2 Hypoxische pulmonale Vasokonstriktion (HPV)

Die hypoxische pulmonale Vasokonstriktion (Euler-Liljestrand-Reflex) ist ein Mechanismus, der durch eine lokale Erhöhung des pulmonalvaskulären Widerstandes den Blutfluss von minderventilierten Lungenbezirken zu besser ventilierten Lungenarealen umleitet. Dadurch verkleinert sich der funktionelle Rechts-links-Shunt, und die arterielle Oxygenierung verbessert sich. Der pulmonale Gefäßwiderstand nimmt zu. Die HPV setzt innerhalb von Sekunden ein und erreicht nach etwa 15 min ihr Maximum.

Vier Hauptwirkungen der HPV

- größere Homogenität des Ventilations-Perfusions-Verhältnisses (VA/Q > 0, VA/Q <)
- verringerte alveoloarterielle O_2-Partialdruckdifferenz (A_aDO_2)
- verringerte venöse Beimischung aus perfundierter, aber nicht ventilierter Lunge (pulmonaler Shunt)
- erhöhter p_aO_2

Beeinflussung der HPV

Inhalationsanästhetika scheinen dosisabhängig mit der HPV zu interferieren. Injektionsanästhetika (Barbiturate, Benzodiazepine) und Opioide beeinflussen die HPV nicht. Vasodilatanzien (Nitroglyzerin, Nitroprussidnatrium, Prostaglandin und Prostazyklin) und Kalziumantagonisten (Verapamil, Nifedipin etc.) schwächen die HPV ab. Eine Hypokapnie führt zur Vasodilatation. Eine Hyperkapnie führt zur Vasokonstriktion in der ventilierten Lunge und damit zur partiellen Umverteilung des Blutflusses in die nichtventilierte Lunge. Eine deutlich erniedrigte F_iO_2 (z. B. Verminderung von von 1,0 auf 0,3) verringert den HPV-Effekt durch den resultierenden erhöhten Gefäßwiderstand in der ventilierten Lunge und reduziert so den von der nichtventilierten in die ventilierte Lunge umgeleiteten Blutfluss. Ein PEEP in der ventilierten Lunge erhöht den intraalveolären Druck und damit den Gefäßwiderstand und vermindert so die HPV.

Der Effekt der HPV soll unter den Bedingungen eines normalen Pulmonalarteriendrucks, eines normalen p_vO_2, eines normalen p_aCO_2 (>30 mmHg), einer F_iO_2 von 1,0 und einer Beatmung ohne PEEP maximal ausgeprägt sein.

22.5.3 Wahl des Anästhesieverfahrens

- mögliche Narkosetechniken:
  - TIVA mit Propofolperfusor
  - balancierte Anästhesie mit Opioiden (Fentanyl, Sufentanil, Alfentanil)
  - evtl. Kombination mit thorakaler PDA
- bei erhöhter Pneumothoraxgefahr (Lungenzyste, Emphysem) sowie pulmonaler Hypertension Verzicht auf N_2O

Erhöhte Wahrscheinlichkeit einer bronchialen Hyperreaktivität (Raucher, Patienten mit chronischer Bronchitis oder chronisch-obstruktiver Lungenerkrankung)
- **evtl. Lidocainspray oder Lidocain i. v. (0,5–1 mg/kg KG) vor Manipulation an den Atemwegen, um die Gefahr eines Bronchospasmus zu vermindern**
- **ganz besonders vor Atemwegsmanipulationen bei Patienten mit einer Hyperreagibilität der Atemwege auf eine ausreichende Narkosetiefe achten**

22.5.4 Beatmung unter Einlungenventilation

- größtmöglicher Doppellumentubus
- exakte Tubusplatzierung
- TIVA
- V_T: 8–12 ml/kg KG (5–7 ml/kg KG bei erhöhtem Beatmungsdruck)

Ein hohes Tidalvolumen kann zu einer Blutflussumverteilung in die nicht-abhängige Lungenhälfte führen.

- F_iO_2: 0,8–1,0

Gefahr von Resorptionsatelektasen

- Atemfrequenz richtet sich nach dem p_aCO_2 (Normokapnie bei etwa 35 mmHg)
- O_2-Insufflation von 1–6 l/min tief endobronchial in nichtventilierte Lunge, danach Stufenplan nach Benumof

Stufenplan nach Benumof

- CPAP von 5 cm H_2O auf die nichtventilierte Lunge nach primärer, kurzer Blähung
- zusätzlich PEEP von 5 cm H_2O auf die ventilierte Lunge
- CPAP von 10 cm H_2O
- PEEP von 10 cm H_2O

So lange wie möglich werden beide Lungen ventiliert.

- **nach Beginn der Ein-Lungen-Ventilation kann der p_aO_2 für bis zu 45 min abfallen**
- **bei Auftreten einer Hypoxie muss eine Tubusfehllage ausgeschlossen werden (ein plötzlicher Anstieg des Atemwegsdrucks kann eine Tubusdislokation anzeigen)**
- **eine kontinuierliche Auskultation der unten liegenden Lunge kann nützlich sein**
- **nicht zögern, auf die 2-Lungen-Ventilation überzugehen, bis der Patient wieder stabilisiert oder die Ursache für die Instabilität (Hypoxämie, Hypotension, Arrhythmie) behoben werden kann**
- **notfalls (bei nicht zu beeinflussender Hypoxie) Pulmonalisdrosselung oder Abklemmen der A. pulmonalis durch den Chirurgen. Dies führt zur Verminderung des Shunts (z. B. bei geplanter Lobektomie oder Pneumonektomie). Auch eine inhalative Applikation von NO in die ventilierte Lunge und/oder die i. v. Almitringabe in niedriger Dosierung sind möglich**
- **vor Verschluss des Thorax sollte man beide Lungen manuell mit dem Atembeutel blähen, um Atelektasen wieder zu eröffnen**
- **am Ende der OP, falls eine postoperative Nachbeatmung erforderlich ist, erfolgt die Umintubation auf einen Single-Lumen-Tubus erschwerte Intubation durch ödematöse Weichteilschwellungen**

22.6 Anästhesie für spezielle Situationen

- bei bronchopleuralen oder tracheoösophagealen Fisteln
- bei Tracheobronchialchirurgie
- intraoperativ bei z. B. Trachearesektionen oder Tracheomalazien
- bei Bestrahlung von Lungentumoren zur Lungenruhigstellung

In diesen Fällen eignet sich die Hochfrequenz-Jet-Ventilation (▶ Kap. 8).

22.7 Postoperatives Management und Komplikationen

▪ Komplikationen

- bei 40–60 % der Patienten postoperative respiratorische Störungen (meist Atelektasen, Pneumonie)
- massive Blutung (Nahtinsuffizienz)
- Ausriss des Bronchusstumpfes (bronchopleurale Fistel, Spannungspneumothorax bei unzureichender Drainage)
- Herniation des Herzens (nach Perikarderöffnung und Pneumonektomie); begünstigend: zu starker Sog über die Drainage, hoher Beatmungsdruck, Lagerung)

▪ Postoperative Nachsorge

- postoperative Nachbeatmung im Aufwachraum oder auf der Intensivstation
- BGA und Thoraxröntgen bei Aufnahme

▪ Postoperative Schmerztherapie

Eine programmierte Schmerztherapie nach Thorakotomie (besonders nach lateraler Thorakotomie) ist zur Vermeidung von Atelektasen und einer sekundären Pneumonie äußerst wichtig. Möglich sind:

- thorakale PDA mit LA und Opioiden
- patientenkontrollierte Analgesie mit Opioiden
- Interkostalnervenblockade (hohe Resorptionsrate der LA)
- interkostale oder paravertebrale Nervenblockade (2–3 Zwischenräume ober- und unterhalb der Inzision)
- intrapleurale Blockaden (meist über zweckentfremdeten PDK)

▪ Postoperative Atemtherapie

- Physiotherapie
- Atemübungen
- Lagerungsdrainagen
- Broncho- und Sekretolyse

Anästhesie in der Kardiochirurgie

M. Heck, M. Fresenius, C. Busch

M. Heck et al., *Klinikmanual Anästhesie*,
DOI 10.1007/978-3-642-55440-7_23,
© Springer-Verlag Berlin Heidelberg 2015

23.1 Besonderheiten bei der Prämedikationsvisite

23.1.1 Anamnese

Besonders ist zu achten auf:

- instabile Angina pectoris, Orthopnoe, körperliche Belastbarkeit (NYHA-Klassifikation)
- arterielle Hypo-, Hypertonie
- zerebrale Durchblutungsstörungen, periphere AVK
- Nierenerkrankungen (Kreatinin- und Harnstoffkonzentration, Restausscheidung)
- Diabetes mellitus
- Lebererkrankungen (Bilirubinspiegel, GOT- und GPT-Aktivität)
- Gerinnungsstörungen, ASS-Einnahme, AT-III-Spiegel (besonders bei i. v. Antikoagulation mit Heparin)
- allergische Diathese
- Medikamentenanamnese (β-Blocker, letzte ASS-Einnahme, Clopidogrel etc.)
- Elektrolytstörungen (Hypokaliämie, Hypomagnesiämie – Rhythmusstörungen)

Infolge der chronischen Diuretikaeinnahme und des verminderten Plasmavolumens besteht bei vielen dieser Patienten eine relative Hypovolämie sowie eine Hypokaliämie.

23.1.2 Körperliche Untersuchung

- Zeichen kardialer Dekompensation
- Radialis- und Ulnarispulse, Allen-Test, ggf. Femoralispulse
- Hinweise auf zu erwartende Intubationsschwierigkeiten

23.1.3 Aktenstudium

- Ruhe-, Belastungs-EKG
- Herzkatheterbefund: pulmonale Hypertonie (PAP_{diast} > PCWP oder LVEDP als Hinweis auf erhöhten pulmonalvaskulären Widerstand), Art und Lokalisation der Koronarstenosen, Schweregrad des Klappenvitiums, Druckgradient
- Echokardiographie: linksventrikuläre Funktion, (systolisch: Akinesien, Hypokinesien; diastolisch: LVEDP)
- Thoraxröntgen, Routinelabordiagnostik
- Lungenfunktionstest, BGA
- Karotisbefund (bei einseitiger Karotisstenose venöse Gefäßpunktion kontralateral, bei beidseitiger Stenose ggf. Punktion der V. subclavia).
- urologischer Befund (Anlage eines Dauerkatheters problemlos möglich?)
- Erythrozyten- und evtl. Thrombozytenkonzentratbereitstellung

23.1.4 Prämedikation

- Fortführung der oralen Medikation am OP-Tag: insbesondere β-Blocker und Antihypertensiva, beim schlecht eingestellten Hypertoniker auch ACE-Hemmer; Digitalis bei Tachyarrhythmia absoluta, ebenso Kalziumantagonisten; i. v. Nitrate und i. v. Antikoagulation mit Heparin
- Prämedikation vorzugsweise mit Benzodiazepinen
- starke Prämedikation beim aufgeregten, hypertonen Koronarpatienten, z. B. Flunitrazepam (Rohypnol, 1–2 mg p. o.)
- zurückhaltende Prämedikation bei Patienten mit kardialer Kachexie, die an der Schwelle zur Dekompensation stehen, z. B. 10 mg Dikaliumchlorazepat (Tranxilium) p. o.
- keine orale Prämedikation bei dekompensierten Patienten
- zusätzliche morgendliche Anxiolyse bei Patienten, die erst später am Tag auf dem OP-Programm stehen, z. B. 10–40 mg Dikaliumchlorazepat (Tranxilium) p. o.; auf Abruf dann weitere übliche Prämedikation,

z. B. Flunitrazepam (Rohypnol, 1–2 mg p. o.), bei hämodynamisch stabilen Patienten alternativ Clonidin (Catapresan) 1 Tbl. a 300 μg p. o.

23.1.5 Prämedikation von Kindern

- zur Nacht evtl. 3–4 mg Phenobarbital (Luminal)/kg KG p. o.
- präoperativ Flunitrazepam (Rohypnol) 0,05–0,1 mg/kg oder Midazolamsaft, 0,5 mg/kg KG p. o., oder 0,2 mg Midazolam/kg KG rektal

23.2 Narkoseführung

23.2.1 Monitoring, Ausstattung

- EKG (Ableitungen II und V5)
- Pulsoxymetrie
- direkte arterielle Blutdruckmessung in LA vor Einleitung (»Arterie« mit Verlängerung, da beide Arme angelegt werden)
- oraler Tubus
- endexspiratorische CO_2-Messung
- Magensonde (oral, da Gefahr des Nasenblutens unter Antikoagulation bei nasaler Einführung)
- transurethraler Blasenkatheter (Urinausscheidung, Hämolyse)
- Temperatursonde (rektal, nasopharyngeal)
- ZVK
- evtl. Pulmonaliskatheter zur Volumensteuerung und Detektion von Myokardischämien (jedoch weniger sensitiv als TEE)
  - z. B. bei Patienten mit schlechter Ventrikelfunktion, schwerer Linksherzinsuffizienz (LVEF < 40%, LVEDP > 20 mmHg), Hauptstammstenose, Infarktanamnese (Infarkt vor <6 Monaten), KHK und Klappenvitium, pulmonaler Hypertonie, IHSS oder Mitralklappenvitium
  - alternativ bei Operationen an den Herzklappen und bei kongenitalen Vitien: vom Chirurgen einen linksatrialen Katheter (LAP) anlegen lassen
- evtl. TEE (regionale Wandbewegungsstörungen als sensitiver Indikator einer Myokardischämie)
- großlumige venöse Zugänge (mit Verlängerung)
- evtl. Neuromonitoring (Pupillenkontrolle, SSEP, EEG)
- Wärmematte

- Labordiagnostik (BGA, Hb, Elektrolyte, HC bzw. ACT, ggf. weitere Gerinnungsparameter)

Ziele

- Prävention von Myokardischämien
- größtmögliche kardiale Stabilität bei gleichzeitiger Ausschaltung zirkulatorischer Gegenregulationsmechanismen

Blutdruck und Herzfrequenz sollten bei ±30 %, besser noch bei ±20 % des Ausgangswertes gehalten werden.

Prinzip

- Titration der Anästhetika nach Wirkung, nicht nach Gewicht
- Notfallmedikamente (z. B. Adrenalin, Noradrenalin, Lidocain, Atropin) müssen immer bereitliegen

23.2.2 Einleitung

- mit Opioid, Etomidat oder Propofol, ggf. Midazolam
- vor Laryngoskopie Oberflächenanästhesie mit Lidocainspray
- Relaxation mit Pancuronium (sympathomimetische Eigenschaften der Substanz kupieren die vagomimetische Opioidwirkung) oder einem anderen ndMR

23.2.3 Mögliche Narkosetechniken

- »Fast-track«-Anästhesie (frühe Extubation innerhalb von 1–8 h postoperativ) bei ausgewählten Patienten (abhängig von Alter, Myokardfunktion, geplantem Eingriff), z. B. mit balancierter Anästhesie und niedrigdosierten Opioiden oder TIVA mit Remifentanil und Propofol über Perfusor bei Patienten mit guter LVF
- »High-opiat«-Technik (Monoanästhesie) mit Fentanyl (etwa 50–100 µg/kg KG) oder Sufentanil (etwa 10–20 µg/kg KG), besonders bei Patienten mit deutlich eingeschränkter linksventrikulärer Funktion, da Opioide kaum kardiodepressiv sind (bei Patienten mit guter linksventrikulärer Funktion ist es sinnvoll, die Opioide mit Benzodiazepinen und/oder Inhalationsanästhetika zu kombinieren, um eine Amnesie und eine bessere Unterdrückung der Sympathikusaktivität zu erzielen)
- evtl. Kombination mit thorakalem PDK einen Tag präoperativ (postoperative Schmerztherapie) bei COPD-Patienten

Lachgas hat besonders bei Patienten mit bereits eingeschränkter linksventrikulärer Funktion einen direkten negativ-inotropen Effekt. Bei Gesunden ist dies gering ausgeprägt, und Lachgas kann daher bei Patienten mit guter linksventrikulärer Funktion eingesetzt werden (wenn, dann jedoch nur vor der EKZ, da N_2O eine evtl. bestehende Luftembolie in den Koronarien verstärken kann). Inhalationsanästhetika wirken dosisabhängig negativ-inotrop, dämpfen die Sympathikusaktivität und bewirken eine Amnesie. In Kombination mit Opioiden können alle Inhalationsanästhetika niedrigdosiert problemlos eingesetzt werden. Desfluran bewirkt bei schneller Konzentrationserhöhung eine Sympathikusstimulation.

23.2.4 Zwischen Einleitung und Hautschnitt

Die stärksten Reize mit der Gefahr von Blutdruckanstieg, Tachykardie und konsekutiver Myokardischämie sind Laryngoskopie, Hautinzision, Sternotomie und Kanülierung der großen Gefäße. Umgekehrt sinkt mit Abschluss der Einleitung und der fehlenden Stimulation der Narkotikabedarf, und es besteht die Gefahr der Hypotension.

Behandlung einer Hypotension

- primär Volumengabe, sekundär Katecholamine (s. u.)
- ZVD-Messung bereits vor Narkoseeinleitung über einen peripheren zentralen Venenkatheter hilfreich, nach Einschwemmen des PAK Volumensteuerung nach PCWP oder TEE-Befund

Behandlung einer Hypertension

- ausreichende Narkosetiefe
- Antihypertensiva (Nitroglyzerin Mittel der ersten Wahl)

Behandlung einer Myokardischämie

- Medikament der ersten Wahl: Nitroglyzerin (1 : 10 verdünnt); 100-μg-weise fraktioniert i. v., anschließend evtl. Perfusor (0,3–5 μg/kg KG/min; bei RR von >100–120 mmHg)
- positiv-inotrope Substanzen (bei RR von <90–100 mmHg):
  - Dobutamin (Dobutrex), 1–10 μg/kg KG/min, und/oder
  - Adrenalin (Suprarenin), 0,01–0,4 μg/kg KG/min, und/oder
  - Milrinon (Corotrop), 0,2–0,75 μg/kg KG/min
- Kalziumantagonisten: Verapamil (Isoptin) oder Diltiazem (Dilzem) bei supraventrikulärer Tachykardie und Tachyarrhythmie bei Vorhofflimmern/-flattern; Beachte: negativ-inotroper Effekt

- Nifedipin (Adalat) evtl. zur koronaren Vasodilatation
- evtl. β-Blocker, soweit keine Kontraindikationen bestehen

23.2.5 Fremdblutsparende Maßnahmen

- präoperative Eigenblutspende bei kardiochirurgische Patienten wegen Kontraindikationen meist nicht durchführbar
- präoperative Eigenplasmapherese auch bei Anämie und sehr alten Patienten durchführbar
- isovolämische Hämodilution vor EKZ; auch hier Limitierung durch Kontraindikationen: Koronar- und Herzinsuffizienz (Herzinfarkt vor <3 Monaten, Herzklappenfehler), schwere restriktive und obstruktive Lungenerkrankungen, Anämie von <11 g/dl
- maschinelle Autotransfusion
- medikamentöse Beeinflussung des Blutverlustes (▶ Kap. 46):
  - rechtzeitiges Absetzen von Thrombozytenaggregationshemmern und Umstellen auf Heparinperfusor
  - Antifibrinolytika: Tranexamsäure hemmt die Bildung von Plasminogen zu Plasmin, z. B. 2(–4) g perioperativ (0,5 g vor, 0,5 g während und 1 g nach Einsatz der HLM)
  - Desmopressin (Minirin): führt zu einer gesteigerten Thrombozytenausschwemmung aus dem Knochenmark; Dosis: 0,3–0,4 μg/kg KG i. v. oder s. c.

23.3 Operationsablauf mit Herz-Lungen-Maschine (HLM)

23.3.1 Extrakorporale Zirkulation (EKZ), extrakorporaler Kreislauf (EKK)

Der kardiopulmonale Bypass oder die extrakorporale Zirkulation wird für Operationen am flimmernden bzw. nichtschlagenden Herz eingesetzt.

Füllung der EKZ (Priming)

- etwa 2(–4) l bei Erwachsenen (plasmaisotone Lösungen, oft mit Zusatz von Mannitol, Glukose, Kolloiden) – Hämodilution
- Blut nur bei deutlich anämischen Patienten oder Kleinkindern
- etwa 2500 IE Heparin pro Liter Priming-Volumen (etwa 5000 IE Heparin)

Oxygenatortypen

- Bubbleoxygenator (kaum verwendet)
- Membranoxygenator

Blut- und Gasphase sind durch eine gaspermeable Membran getrennt, dadurch geringe Hämolyse und schlechtere CO_2-Elimination (Verbesserung der CO_2-Elimination durch Erhöhung der Durchflussrate des Gases und/oder gesteigerte Blutflussrate)

Pumpen

Das venöse Blut fließt entsprechend dem Druckgefälle passiv in die HLM. Das arterielle Blut wird mit einer Pumpe in die Aorta bzw. die A. femoralis zurückgepumpt. Dazu werden Multiflow-Rollerpumpen verwendet, mit denen sowohl ein pulsatiler als auch ein nichtpulsatiler Blutfluss erzeugt werden kann. Mit einer Rollerpumpe kann auch ein Sog erzeugt werden, sodass während -einer OP mehrere Rollerpumpen eingesetzt werden, die auch Blut aus dem Operationsgebiet oder aus speziellen Kanülen absaugen. Bei vorwärts arbeitenden Pumpen wird das Blut nur wenig traumatisiert, bei Sog besteht hingegen eine erhöhte Gefahr der Erythrozyten- oder Thrombozytenschädigung. Daher sollte die Saugung mit möglichst niedriger und konstanter Rollengeschwindigkeit laufen.

Kreislauf der EKZ

Das venöse Blut fließt über Kanülen aus den beiden Hohlvenen (2 getrennte Kanülen) oder aus dem rechten Vorhof und der unteren Hohlvene (Stufen- oder »Two-stage«-Kanüle) in die HLM. In der HLM wird es mit O_2 angereichert, von CO_2 befreit und wie gewünscht temperiert. Es gelangt über die Aorta oder die A. femoralis in den arteriellen Kreislauf zurück.

Arterielle Kanülierung

- Kanülierung der Aorta ascendens
- selten Kanülierung der A. femoralis, wenn die Aorta ascendens selbst betroffen ist (z. B. Aortenaneurysma) oder eine Kanülierung aus anderen Gründen nicht möglich ist

Bei Re-Eingriffen sollte die Leiste immer zum Kanülieren der A. femoralis vorbereitet werden, da mit starken Verwachsungen zu rechnen ist und u. U. die Aorta verletzt werden kann.

Venöse Kanülierung

2 Kanülen oder »Two-stage«-Kanülentechnik:

- 2 Kanülen:
  - Kanülierung der V. cava superior über das rechte Herzohr und der V. cava inferior ebenfalls über das Herzohr oder über die Vorhofswand durch jeweils eine Kanüle
  - bei totalem Bypass Abdichtung beider Hohlvenen durch ein Tourniquet oder eine Cava-Klemme, sodass das gesamte venöse Blut in die HLM fließt
  - bei partiellem Bypass Lockerung der Tourniquets bzw. Entfernung der Cava-Klemmen, sodass ein Teil des venösen Blutes weiterhin durch die Lunge fließt und ein Teil durch die HLM gepumpt wird
- Stufenkanüle (»Two-stage«-Kanüle):
  - Kanülierung über das rechte Herzohr (die Stufenkanüle wird mit der Spitze in die V. cava inferior vorgeschoben, sodass die weiteren Öffnungen der Stufenkanüle im rechten Vorhof zu liegen kommen)
  - Zufluss zum rechten Herz dabei nicht vollständig zu unterbrechen

Kardioplegiekanülierung

Bei intakter Aortenklappe erfolgt die Applikation der kardioplegischen Lösung unmittelbar nach Abklemmen der Aorta über eine Kardiolplegiekanüle in die Aortenwurzel. Bei Aortenklappeninsuffizienz wird eine Kanüle direkt in die Koronarostien eingeführt.

Entlastungs-/Entlüftungskanülen (Vent)

Um eine Überdehnung durch Überfüllung des linken Ventrikels während des Herzstillstandes zu vermeiden, wird eine Entlastungskanüle (»LV-Vent«) eingelegt. Über einen »Koronarsauger« kann Blut aus dem Operationsgebiet in das Reservoir der HLM abgesaugt werden. Um eine arterielle Luftembolie zu vermeiden, werden je nach OP (v. a. bei Eröffnung der linken Herzhöhlen) am Ende des kardioplegisches Herzstillstandes Entlüftungskanülen in die Aorta ascendens bzw. in die linke Herzspitze eingestochen.

23.3.2 Vorgehen vor EKK

Antikoagulation

- vor Anschluss an die HLM Gabe von Heparin (300 IE/kg KG) i. v.
- Kontrolle des Gerinnungsstatus während der EKZ mittels aktivierter Gerinnungszeit (ACT); Ziel: ACT von >500 s, HC >400 s

- bei ungenügender Heparinwirkung präoperative Antithrombin-III-Werte nachsehen, ggf. Antithrombin-III-Gabe, besonders bei Dauerantikoagulation (Heparinperfusor)
- ACT- bzw. HC-Kontrollen etwa alle 30 min, weitere Heparingaben entsprechend der ACT bzw. des HC

Vor Aortenkanülierung

- Beatmung mit 100 % O_2
- PAK etwas zurückziehen, bei Herztransplantation und Trikuspidalklappenrekonstruktion bis in die obere Hohlvene
- ausreichende Narkosetiefe und Relaxierung überprüfen, um Blutdruckanstiege zu vermeiden
- ggf. Blutdrucksenkung mit Propofol oder Nitroglyzerin

Nach venöser Kanülierung. kontinuierliche ZVD-Messung; auf ZVD-Anstieg und obere Einflussstauung achten (Behinderung des venösen Rückflusses vom Gehirn)

23.3.3 Vorgehen mit EKK

Beginn des partiellen Bypasses

Nach Abschluss der arteriellen und venösen Kanülierung kann der Beginn des partiellen Bypasses erfolgen. Während dieser Zeit wird mit 100 % O_2 weiterbeatmet.

Kühlung

- Kühlung mittels Wärmeaustauscher der HLM (meist 28–32°C)
- mit Beginn des EKK Wärmematte auf Kühlung einstellen
- Oberflächenkühlung: Herz mit Eiswasser oder Eisbrei übergießen

Beginn des totalen Bypasses

Mit dem Umleiten des gesamten Blutes über die HLM beginnt der totale Bypass. Die Beatmung und die Infusionslösungen werden abgestellt.

Aortenabklemmung

- nach externer Kühlung des Herzens und Eintreten von Asystolie oder Kammerflimmern Abklemmen der Aorta, i. d. R. 2 cm oberhalb der Klappenebene. Beachte: artherosklerotische Trombembolien
- Beginn der Ischämiezeit des Herzens

Kardioplegie

Die kardioplegische Lösung soll den Herzstillstand bewirken und den Energieverbrauch des Myokards auf ein Minimum reduzieren. Es gibt verschiedene kardioplegische Lösungen. Am häufigsten wird die kardioplegische Lösung nach Bretschneider verwendet.

Myokardialer O_2-Verbrauch

Der O_2-Verbrauch des Myokards sinkt bei Hypothermie pro 7–8°C Temperaturerniedrigung um 50 % (■ Tab. 23.1). Die Blutviskosität steigt pro Grad Temperaturabfall um 2 %. Die Applikation der etwa 4°C kalten Kardioplegielösung erfolgt i. d. R. über die Aortenwurzel. Bei getrennter Kanülierung kann die Kardioplegielösung über einen OP-Sauger abgesaugt werden, bei der Stufenkanüle gelangt sie direkt in die HLM (passagerer Blutdruckabfall).

■ **Tab. 23.1** Myokardialer O-Verbrauch

Temperatur (°C)	**% vom Ausgangs-O_2-Verbrauch**
37	100
30	50
28	40
25	25–30
20	20
10	10
Myokardialer O_2-Verbrauch (ml/min/100 g)	
Herz bei Normothermie (in Ruhe)	8–10
Herz bei Normothermie (unter Belastung)	Bis 40–50
Flimmerndes Herz	4–7
Leer schlagendes Herz	3
Kardioplegisch stillgelegtes Herz bei Normothermie	1,5
Kardioplegisch stillgelegtes Herz bei 28–30°C	0,6–1,0
Kardioplegisch stillgelegtes Herz bei 17°C	0,1–0,2

Bei der Stufenkanüle (»Two-stage«-Kanüle) gelangt die gesamte Kardioplegielösung (1–2 l) in die HLM (ausgeprägter Blutdruckabfall; Verdünnung des Blutes mit Verringerung der Hämoglobinkonzentration; Volumenüberladung; Elektrolytverschiebugen: Na^+-Spiegel vermindert, K^+-Spiegel erhöht; auf ausreichende Diurese achten, ggf. Stimulation). Vor der Koronarperfusion mit Kardioplegielösung wird z. T. auch eine Oberflächenkühlung mit Eiswasser oder Eisbrei durchgeführt. Besonders bei Verwendung von Eisbrei zur zusätzlichen Oberflächenkühlung besteht die Gefahr, dass die im rechts- und linkslateralen Perikard verlaufenden Nn. phrenici Kälteschäden erleiden können (»frost bitten phrenicus« mit postoperativer Zwerchfelllähmung).

Perfusionsdruck und Flussrate

Über die Höhe des anzustrebenden Perfusionsdrucks (MAP) während der EKZ gibt es unterschiedliche Ansichten. So erachten einige Zentren einen MAP von 30–50 mmHg (Kinder: 20–40 mmHg) als ausreichend, andere fordern einen MAP von 60–100 mmHg (Kinder: 40–60 mmHg). Die Höhe des MAP während der EKZ sollte in jedem Fall in Abhängigkeit vom Gefäßzustand des Patienten (periphere AVK, Karotis- oder Nierenarterienstenosen), der Flussrate und der gewählten Körpertemperatur erfolgen. Kurzfristige Druckabfälle unter 30 mmHg werden bei vollem Fluss i. d. R. problemlos toleriert. In den ersten Minuten der EKZ kommt es durch periphere Vasodilatation und Hämodilution (Priming-Volumen, Kardioplegielösung) häufig zu einem niedrigen MAP. Ein niedriger MAP aufgrund niedriger Flussraten ist häufig durch einen schlechten venösen Rückfluss durch Fehllage der venösen Kanüle oder durch eine Hypovolämie des Patienten bedingt. Kann trotz voller Flussrate kein ausreichender Perfusionsdruck gehalten werden, ist die Gabe von Vasokonstriktoren notwendig (z. B. Noradrenalin, 5–50 µg). Bei einem zu hohem MAP ist in erster Linie eine ausreichende Narkosetiefe zu überprüfen (z. B. Opioide, Benzodiazepine, Propofol oder Inhalationsanästhetika über Gasmischer der HLM). In seltenen Fällen ist die Gabe von Vasodilatanzien (z. B. Nitroglyzerin) notwendig. Die Höhe der anzustrebenden Flussrate der HLM ist vom Gefäßzustand des Patienten (periphere AVK, Karotis- oder Nierenarterienstenosen), dem Perfusionsdruck und der gewählten Körpertemperatur abhängig.

Bei einem MAP unter 50 mmHg ist der CBF reduziert. Leichte Symptome einer zerebralen Ischämie können bereits bei einem CPP von >40 mmHg auftreten. Die untere kritische Grenze des MAP bei Normothermie liegt bei 50–60 mmHg, die des CPP bei 35 mmHg.

Störungen während des EKK

- zu geringer venöser Rückfluss (z. B. Schläuche knicken oder liegen an, Fehllage der venösen Kanüle, Reservoir hängt zu hoch, Hypovolämie, venöses Pooling)
- zu geringer arterieller Einstrom (z. B. Fehllage der Aortenkanüle, Schläuche knicken oder liegen an, Koagelbildung in HLM, defekte Rollerpumpe)

Monitoring während des EKK

- arterieller Druck (MAP), ZVD (um Stauung zu erkennen)
- Urinausscheidung
- Temperatur
- Pupillen
- Laborkontrollen (arterielle und venöse BGA, Hb-Wert, Elektrolyte, ACT, BZ bei Diabetikern)

Narkose während des EKK

Bei zunehmender Hypothermie sinkt auch der Narkotikabedarf (jedoch erst beim totalen Kreislaufstillstand in tiefer Hypothermie sind wahrscheinlich keine Medikamente mehr erforderlich), bei zunehmender Erwärmung steigt er wieder an. Blutdruckanstiege oder Schwitzen unter der EKK sind klinische Zeichen eines zusätzlichen Narkotikabedarfs. Die Narkose unter EKK kann über einen sicheren intravenösen Zugang z. B. mittels Propofol oder über einen Verdampfer an der HLM erfolgen.

Totaler Herz-Kreislauf-Stillstand

Einige Operationen wie z. B. Aneurysma-Operationen können nur nach Abstellen der EKZ im sog. totalen Kreislaufstillstand durchgeführt werden. Die tolerable Zeit ist vom Ausmaß der Hypothermie abhängig (bei 18°C Körperkerntemperatur bis max. 60 min). Eine Hirnprotektion erfolgt vor Induktion des Kreislaufstillstandes in manchen Zentren durch (Benefit nur bei Kopfkühlung erwiesen):

- Thiopental 10 mg/kg oder Phenobarbital 10 mg/kg → Reduktion zerebralen Stoffwechsels
- antiödematöse Prophylaxe: Dexamethason (1 mg Fortecortin/kg KG i. v.)
- Vertiefung der Narkose (Opioide und Benzodiazepine)
- äußere Kühlung des Kopfes mit einem Eiswickel
- Optimierung des kolloidosmotischen Drucks (KOD-Zielwert: mind. 13–15 mmHg)

Die Pupillen werden nach Wiederaufnahme der EKZ erst verzögert wieder eng.

23.3.4 Vorgehen beim Beenden des EKK

Aufwärmen

Das Aufwärmen erfolgt nach Anweisung des Operateurs (Erwärmung mittels Wärmeaustauscher der HLM, gleichzeitig Wärmematte auf Wärmen einstellen, Narkosetiefe überprüfen).

Beendigung der Aortenabklemmung

Durch Öffnen der Aortenklemme kommt es zur Reperfusion des Myokards und zum »Auswaschen« der kardioplegischen Lösung aus dem Myokard (Re-Perfusion).

Partieller Bypass

Beim partiellen Bypass wird mit einem niedrigen Tidalvolumen (F_iO_2 von 1,0) mitbeatmet. Die ZVD-Messung wird wieder auf die PAP-Messung umgestellt. Es erfolgt ein erneutes Abeichen der Messkammern auf Herzhöhe.

Nach langer myokardialer Ischämie (Aortenklemmzeit) oder bei schwer vorgeschädigtem Myokard benötigt das Myokard zur Erholung eine längere Re-Perfusionszeit. Beginnt das Herz nicht spontan zu schlagen, wird es mit 10–60 J defibrilliert. In dieser Situation sollte man das Herz beobachten (Kontraktilität, Größe, Herzrhythmus) und ggf. rechtzeitig zum Abgehen von der EKZ medikamentös unterstützen (Vasodilatanzien, positiv-inotrope Medikamente). Routinemäßig werden temporäre atriale und ventrikuläre Schrittmacherelektroden angelegt. Bei bradykarden Rhythmusstörungen wird über die myokardialen Elektroden ein Schrittmacher angeschlossen.

Voraussetzungen zum Beenden des EKK

- Temperatur: rektal >36°C
- ausgeglichener Säure-Basen- und Elektrolythaushalt
- ausreichende Kontraktilität des Herzens
- ggf. kardiovaskuläre Medikamente als Perfusor bereitstellen
- Protamingabe vorbereiten
- ggf. Hämodilutionsblut sowie Eigenblut, Erythrozytenkonzentrate, FFP und Thrombozytenkonzentrate bereitstellen

Vorgehen beim Beenden des EKK

Vor dem Beenden des EKK sollten die Lungen manuell gebläht werden, um evtl. noch bestehende atelektatische Bezirke zu öffnen. Eine langsame Protamingabe über eine periphere Vene erfolgt nach Rücksprache mit dem Operateur (s. u.).

Vorgehen bei möglichen Problemen beim Beenden des EKK

Störungen im Säure-Basen- und Elektrolythaushalt

- Korrektur mit Natriumbikarbonat nach BGA
- bei K^+-Spiegel-Erhöhung: forcierte Diurese durch Furosemid, Kalziumgabe, ggf. Glukose-Insulin-Infusion (evtl. schon Hämofiltration an HLM)
- bei K^+-Spiegel-Erniedrigung: Kaliumgabe
- bei Ca^{++}-Spiegel-Erniedrigung: Kalziumgabe, evtl. wiederholt beim Abgehen vom EKK

Hypovolämie

- Volumengabe aus der HLM (dabei ist es sinnvoll, die HLM so weit wie möglich »leerzufahren«, um das darin enthaltene Plasma zu erhalten)
- rechtzeitiges Bereitstellen von Hämodilutionsblut, Eigenblut und Erythrozytenkonzentraten

Arrhythmien supraventrikuläre Tachykardie oder Tachyarrhythmia absoluta

- Korrektur von Elektrolyt- und Säure-Basen-Störungen
- ggf. Kardioversion oder Überstimulation
- Amiodaron (150–300 mg), ggf. Verapamil (Isoptin, 2,5–5 mg i. v.); Beachte: negativ-inotroper Effekt
- ggf. Digitalisierung

Rezidivierendes Kammerflimmern oder ventrikuläre Tachykardie

- Korrektur von Elektrolyt- und Säure-Basen-Störungen (evtl. zusätzlich Magnesiumgabe)
- Defibrillation
- bei Erfolglosigkeit ggf. Lidocain (Xylocain): initial 1–1,5 mg/kg KG i. v. (50–100 mg), dann 1–4 mg/kg KG/h über Perfusor; Amiodaron (Cordarex): initial 5 mg/kg KG (300–450 mg) über mindestens 3 min i. v., dann etwa 1 g/Tag über Perfusor

Totaler AV-Block oder Asystolie

- Korrektur von Elektrolyt- und Säure-Basen-Störungen (Kalziumgabe)
- myokardialer Schrittmacher
- evtl. Stimulation mit positiv-inotropen Medikamenten (Dobutamin, Adrenalin)

Kontraktilitätsstörungen bei bereits präoperativ schlechter linksventrikulärer Funktion

- zum Abgehen von der EKZ positiv-inotrope Substanzen zur Kontraktilitätsunterstützung verwenden, z. B. Dobutamin (Dobutrex), Adrenalin (Suprarenin), Milrinon (Corotrop), ggf. Levosimendan (Simdax) als ultima ratio
- bei erhöhter Nachlast Vasodilatanzien, z. B. Nitroglyzerin (Nitrolingual)
- bei pulmonaler Hypertonie oder Rechtsherzinsuffizienz evtl. zusätzlich Iloprost (Ilomedin) 20 μg inhalativ oder inhalatives NO (10–30 ppm)

Ist hierdurch keine Verbesserung der Herzfunktion zu erzielen, sollte rechtzeitig die Möglichkeit einer intraaortalen Ballongegenpulsation zur Verbesserung der Koronarperfusion oder ein erneuter partieller Bypass zur Erholung des Myokards und zur Beseitigung bestehender Probleme in Erwägung gezogen werden.

Kontraktilitätsstörungen nach EKK

- z. B. durch ungenügenden Fluss im Bypass (zu kleine periphere Gefäße, Vasospasmus, Luft in Koronarien, abgeknickter Bypass etc.) oder perioperativen Myokardinfarkt
- primär Behandlung der zugrunde liegenden Störung (falls erkennbar)

- **exaktes (und wiederholtes) Abeichen der Messkammer auf Herzhöhe**
- **immer mehrere Parameter im Zusammenhang und im Verlauf betrachten**

Intraaortale Ballonpumpe (IABP)

- Wirkung: Erhöhung der Koronarperfusion in der Diastole, ausgeprägte Reduktion der linksventrikulären Nachlast (MAP und enddiastolischer Druck fallen leicht ab)
- kardiale Restfunktion von >1,2–1,4 l/min/m² KOF notwendig
- Einführung eines etwa 15 cm langen Ballons, meist über eine Leistenschleuse (A. femoralis)
- Entfaltung des Ballons durch Heliuminsufflation in der Diastole im Verhältnis 1 : 1 bis 1 : 3 (Triggerung über Oberflächen-EKG oder arterielle Druckmessung)
- Lagekontrolle obligat (die Spitze des Ballons sollte am Übergang des Aortenbogens zur Aorta ascendens liegen, und zwar unterhalb des Abgangs der linken A. subclavia); Laktatkontrolle → Anstieg des Lak-

tats bei zu tiefer Lage des Ballons mit konsekutiver Verlegung des Abgangs des Truncus coeliacus

Gerinnung

Bei Beendigung des kardiopulmonalen Bypasses wird Protamin eingesetzt (1 ml Protamin 1000 antagonisiert 1000 IE Heparin), um die Gerinnung wiederherzustellen. Die Protamingabe sollte möglichst langsam und über einen peripheren Zugang erfolgen, da dadurch die hämodynamischen Auswirkungen geringer sind. Bei rascher Gabe kommt es häufig zu Blutdruckabfall durch Vasodilatation und pulmonaler Hypertonie. Nachdem die Hälfte der errechneten Menge gegeben wurde, sollten der Chirurg und der Kardiotechniker informiert werden, da danach die Absaugung von Blut nicht mehr in die EKZ erfolgen sollte. Es erfolgt eine ACT-Kontrolle nach Protamingabe (ggf. Thrombelastogramm). Gegebenenfalls sind zusätzlich Gerinnungspräparate wie Thrombozytenkonzentrate, FFP oder Gerinnungsfaktoren erforderlich.

Flowmessung der Koronarien

Diese Methode dient der Überprüfung bzw. Dokumentation des Operationserfolges.

Thoraxverschluss

Gelegentlich kommt es beim Thoraxverschluss zu einem passageren Blutdruckabfall. Bleibt der Druckabfall trotz Volumengabe bestehen, sollte u. U. eine Blutung oder ein Abknicken eines Bypasses ausgeschlossen werden.

23.3.5 Probleme und Komplikationen nach EKK

- Probleme durch operatives Ergebnis (z. B. ungenügende Revaskularisation beim Koronarbypass), veränderte Hämodynamik nach Klappenoperation oder korrigierte Vitien
- Auswirkungen der EKZ: Gefäß- und Temperaturdysregulation, Nachwirkungen der Kardioplegie, Störungen der Blutgerinnung (Thrombozytopenie/-pathie, Verdünnungskoagulopathie), Elektrolyt-Imbalancen (Hyperkaliämie, Hyponatriämie, Hypokalzämie), Nieren-/Leberfunktionsstörungen, gastrointestinale und zerebrale Störungen, arterielle Embolien (auch durch versprengte artheromatöse Mikroembolisationen der Aorta oder der Herzklappen)
- Nachblutung
- Perikardtamponade
- »Low-output«-Syndrom

23.4 Besonderheiten bei speziellen Eingriffen

23.4.1 Koronarer Bypass (MCB oder IMA, ACVB)

Patienten, die zu einer koronaren Bypassoperation anstehen, sind insbesondere durch Myokardischämien gefährdet. Blutdruckschwankungen sowie tachykarde und bradykarde Rhythmusstörungen sollten vermieden werden, um die meist eingeschränkte Koronarperfusion nicht noch weiter zu gefährden.

23.4.2 Herzklappenerkrankungen

Aortenstenose

Bei der Aortenstenose ist der Druckgradient zwischen Aorta und linkem Ventrikel erhöht. Es kommt zur Steigerung des LVEDP und zur konzentrischen Linksherzhypertrophie. Das Herz ist anfällig für Myokardischämien, auch ohne KHK. Bei Patienten mit schwerer Aortenstenose können bereits geringe Anästhetikadosen eine Kreislaufdepression hervorrufen. Es gilt:

- Tachykardie und RR-Abfall vermeiden (beides verschlechtert die ohnehin schon gefährdete Koronardurchblutung durch Verkürzung der Diastole bzw. Verminderung des diastolischen Drucks)
- Behandlung der Hypotension primär mit Volumengabe; Mittel der 2. Wahl α-Stimulation mit Noradrenalin, um einen kurzfristigen MAP-Abfall zu therapieren
- ggf. PAK, um eine Überinfusion und damit LVEDP- bzw. PCWP-Anstieg zu vermeiden
- Behandlung einer Tachykardie: zu flache Narkose ausschließen, Volumenmangel behandeln, O_2-Mangel ausschließen
- ein perioperatives TEE kann bei Herzklappenerkrankungen hilfreiche Informationen geben

! Die Indikation für einen PAK sollte jedoch streng gestellt werden (bestehende pulmonale Hypertonie oder deutlich eingeschränkte linksventrikuläre Funktion), da beim Legen eines PAK bei Patienten mit Aortenstenose die Gefahr schwerwiegender Rhythmusstörungen bis hin zum Kammerflimmern besteht, weil der hypertrophe Ventrikel besonders sensibel ist (die Reanimation ist wegen der schlechten Koronarperfusion besonders schwierig und häufig erfolglos).

- **Sonderfall: idiopathische hypertrophe Subaortenstenose (IHSS)**
  - β-Mimetika kontraindiziert (aggravieren die Obstruktion)
  - endogene Katecholaminfreisetzung durch ausreichend tiefe Narkose verhindern
  - bei Tachykardie: β-Blockade
  - Füllungsdrücke (PCWP) im oberen Normbereich halten (Hypovolämie aggraviert die Obstruktion)

Aorteninsuffizienz

Bei der Aortenklappeninsuffizienz kommt es durch das Regurgitationsvolumen zwischen Aorta und linkem Ventrikel zur Ventrikeldilatation und zur exzentrischen Hypertrophie. Bei chronischem Verlauf erhöht sich der LVEDP, und der Vorhofdruck steigt an. Zu achten ist auf Folgendes:

- Herzfrequenzabfall vermeiden (je länger die Diastole, desto größer das Regurgitationsvolumen)
- Anstieg des peripheren Widerstandes vermeiden (erhöht ebenfalls das Regurgitationsvolumen)
- Hypovolämie vermeiden bzw. vor Narkoseeinleitung ausgleichen
- Katecholamin der Wahl: Dobutamin (Inotropie und periphere Vasodilatation)
- PCWP < LVEDP (aufgrund vorzeitigem Schluss der Mitralklappe)

Mitralstenose

Die Mitralstenose zeichnet sich durch eine Verengung der Klappenöffnungsfläche und einen erhöhten Druckgradienten zwischen Vorhof und Ventrikel aus. Mit zunehmendem Schweregrad kann es zum pulmonalen Hypertonus und zur Rechtsherzinsuffizienz kommen. Häufig liegt eine absolute Arrhythmie bei Vorhofflimmern vor. Es gilt:

- Tachykardie vermeiden und therapieren (längere Diastolendauer, dadurch bessere Ventrikelfüllung)
- Knotenrhythmen sehr ungünstig (aktive Vorhofkontraktion fällt weg)
- Hypovolämie vermeiden, Volumentherapie aber sehr vorsichtig

! Überinfusion mit der Gefahr eines Lungenödems

- PCWP > LVEDP (aufgrund des Gradienten über der Stenose)
- bei schwerer Hypotension: α-Stimulation

› Indikation für PAK streng stellen, da Gefahr der Pulmonalarterienruptur besteht (durch pulmonale Hypertonie starre Gefäße)

Mitralinsuffizienz

Die Mitralinsuffizienz führt durch Volumenüberlastung zu Dilatation und Hypertrophie des linken Ventrikels. Anästhetika werden im Allgemeinen gut toleriert. Es ist auf Folgendes zu achten:

- Bradykardie und Anstieg des peripheren Widerstandes vermeiden (erhöhen das Regurgitationsvolumen; s. Aorteninsuffizienz)
- im Gegensatz zur Mitralstenose linker Ventrikel chronisch volumenüberlastet, sodass eine weitere Volumenüberladung zum Lungenödem führen kann
- Katecholamin der Wahl: Dobutamin (Inotropiesteigerung und Senkung des peripheren Widerstandes)
- PCWP > LVEDP (bei ausgeprägter mitraler Regurgitation)

! Indikation für PAK streng stellen, da Gefahr der Perforation besteht (da durch die offene Mitralklappe die Wedge-Kurve erschwert zu erkennen ist und der Katheter evtl. zu weit vorgeschoben wird)

23.4.3 Narkose bei zyanotischen Vitien

Die Narkoseeinleitung per inhalationem verläuft langsamer (durch Rechts-links-Shunt): Kardiodepressive Effekte können auftreten, bevor das Kind schläft. Bei intrakardialem Rechts-links-Shunt führen eine Abnahme des peripheren Gefäßwiderstandes (durch Narkotika) und eine Zunahme des pulmonalvaskulären Gefäßwiderstandes (durch Überdruckbeatmung) zur Zunahme des Shunts. Die Behandlung eines »zyanotischen Anfalls« bei infundibulärer Pulmonalstenose erfolgt durch Volumengabe, α-Stimulation, evtl. ein Inhalationsanästhetikum und evtl. eine β-Blockade.

23.4.4 Narkose bei Herzbeuteltamponade

Der grenzwertig kompensierte Patient (normoton, tachykard, gestaute Jugularvenen) kann bei der Narkoseeinleitung innerhalb kürzester Zeit dekompensieren (Abnahme des venösen Rückflusses durch venöses Pooling und erhöhten intrathorakalen Druck unter Beatmung). Zu achten ist auf Folgendes:

- Einleitung auf dem OP-Tisch, Operateur muss bereitstehen
- Vermeidung hoher Beatmungsdrücke (evtl. Verzicht auf Maskenbeatmung – oft ohnehin Ileuseinleitung erforderlich)
- Anästhetika in reduzierter Dosierung (ggf. Ketamin)
- Volumengabe trotz hohem ZVD bei Narkoseeinleitung

23.5 Narkose bei herztransplantierten Patienten für nichtkardiochirurgische Eingriffe

Herztransplantierte Patienten haben für nichtherzchirurgische Eingriffe ein akzeptables Anästhesierisiko, und es ist i. d. R. kein erweitertes invasives Monitoring notwendig.

23.5.1 Besonderheiten bei herztransplantierten Patienten

EKG

- oft 2 P-Wellen
- beim Empfänger: Teil des Vorhofs bleibt erhalten und auch innerviert
- beim Spenderherz: Vorhof vagal denerviert
- Herzfrequenz: entspricht dem Eigenrhythmus des Spenderherzens ohne Vagotonus (d. h. schneller als normal; Ruhefrequenz: etwa 90–100/min)

Reaktion auf Hypotonie und Hypovolämie

Steigerung des HZV. Beim denervierten Herz fehlen die sympathoadrenerge und die vagale Reaktion (fehlender bzw. verzögerter Herzfrequenzanstieg bei Hypovolämie, Reaktion nur auf zirkulierende Katecholamine). Die normale Reaktion auf Hypotonie und Hypovolämie mit Reflextachykardie fehlt, das transplantierte Herz reagiert primär mit einer Erhöhung des Schlagvolumens. Eine Steigerung des HZV ist primär vom venösen Rückfluss abhängig, erst nach 5–6 min reagiert das transplantierte Herz mit einer Steigerung der Herzfrequenz durch direkte Stimulation des Sinusknoten mit endogenen Katecholaminen. Daher sagt man, Herztransplantierte sind »vorlastabhängig«, was besonders für die Narkoseeinleitung wichtig ist.

Reaktion auf Medikamente

- Herzfrequenzanstieg durch direkt wirkende Katecholamine wie z. B. Adrenalin, Dobutamin, Ephedrin, Isoprenalin oder Orciprenalin
- Herzfrequenzsenkung durch β-Blocker
- keine Herzfrequenzänderung durch Atropin, Digoxin, Natriumnitroprussid, Nifedipin, Pancuronium, Neostigmin, Pyridostigmin, Physostigmin

Herzrhythmusstörungen

- Ursachen: fehlender Vagotonus, erhöhte endogene Katecholaminkonzentration, Transplantatabstoßung
- Therapie:
  - Bradyarrhythmie: direkte β-adrenerge Stimulation mit Orciprenalin (Alupent, off label), Herzschrittmacher
  - supraventrikuläre Tachkardie, Vorhofflimmern/-flattern: Verapamil, Procain
  - ventrikuläre Tachykardie: Lidocain (sehr vorsichtig, da negativinotrope Wirkung)

Hypertonie

75 % aller Herztransplantierten haben eine milde Hypertonie (z. T. aufgrund der Ciclosporintherapie). Therapie:

- Kalziumantagonist: Diltiazem (Nifedipin ist wegen starker Vasodilatation weniger gut geeignet)
- Kombination mit ACE-Hemmer (wenn notwendig)
- keine β-Blocker, da das transplantierte Herz unter Belastung stark von endogenen Katecholaminen abhängig ist

Infektionen und Immunsuppression

- Indikation für invasives Monitoring zurückhaltend stellen; bei Durchführung streng aseptisches Vorgehen, da es sich um immunsupprimierte Patienten handelt
- Intubation bevorzugt orotracheal
- bei Transfusion auf CMV-negative Konserven achten
- Ciclosporin: nephrotoxisch, daher Serumspiegel überwachen

Das transplantierte Herz ist besonders anfällig für eine Koronarsklerose (in 10–20 % der Fälle lassen sich nach einem Jahr und in 50 % der Fälle nach 5 Jahren angiographisch Koronarsklerosen nachweisen). Sollte ein ZVK notwendig sein, ist die rechte V. jugularis interna möglichst zu meiden (Zugang für Myokardbiopsie).

Anästhesie bei minimal-invasiver Chirurgie

M. Heck, M. Fresenius, C. Busch

M. Heck et al., *Klinikmanual Anästhesie*,
DOI 10.1007/978-3-642-55440-7_24,
© Springer-Verlag Berlin Heidelberg 2015

24.1 Indikationen

Laparoskopische Eingriffe in folgenden Bereichen:
- Gynäkologie (Diagnostik, Entfernung von Ovarialzysten, Sterilisation etc.)
- Abdominalchirurgie (Cholezystektomie, Appendektomie, Hernioplastiken bei Inguinalhernien)
- Urologie (Nephrektomie oder Lymphadenektomie)
- Traumatologie (Eingriffe am Kniegelenk)
- Herzchirurgie (minimal-invasive Bypass-Chirurgie)

24.2 Anästhesieverfahren

- meist balancierte Anästhesie mit oder ohne Lachgas! Darmdistension und schlechtere Bedingungen für den Operateur
- TIVA mit Propofol- und Remifentanil-Perfusor

24.3 Auswirkungen eines Pneumoperitoneums

Durch den Anstieg des intraabdominellen Drucks kommt es zu diversen Veränderungen.

24.3.1 Hämodynamik

- Abnahme des Blutflusses in der V. cava inferior um bis zu 50 %, meist um etwa 20 %
- Zunahme des totalen peripheren Widerstandes (aufgrund eines erhöhten Katecholaminspiegels bzw. eines Konzentrationsanstiegs des vasokonstringierend wirkenden antidiuretischen Hormons, über intraabdominelle Druck- und Dehnungsrezeptoren ausgelöst)
- Abnahme des HZV um bis zu 70 % (ggf. auch Zunahme des HZV um 10 % bei Kopftieflagerung)
- Dehnung des Peritoneums mit vagaler Reizantwort und Bradykardien
- Erhöhung des intrathorakalen Drucks mit Anstieg von ZVD, PAP und PCWP

Damit ähneln die Effekte nach Anlage des Pneumoperitoneums einer Beatmung mit erhöhtem PEEP.

24.3.2 Respiration

- in Allgemeinanästhesie Compliance- und FRC-Verminderung sowie Zunahme des Rechts-links-Shunts
- Erhöhung des intraabdominellen Drucks: Verstärkung der Auswirkungen der Allgemeinnarkose, Beatmungsspitzen- und -plateaudruck erhöht
- Gasaustausch nicht beinträchtigt, A_aDO_2 normal, jedoch Oxygenierungsbeeinträchtigung durch Reduktion der FRC

24.4 Besonderheiten des Kapnoperitoneums

Die CO_2-Resorption ist von der Höhe des intraabdominellen Drucks, der Peritonealoberfläche, dem HZV, der Dauer der CO_2-Insufflation und der Temperaturdifferenz zwischen Gas und Bauchhöhle bzw. Blut abhängig.

Eine genaue Vorhersage über das Ausmaß der CO_2-Resorption ist aufgrund der genannten multiplen Variablen nur schwer möglich.

Die Elimination des resorbierten CO_2 erfolgt letztendlich über die alveoläre Ventilation.

24.4.1 CO_2-Speicherkompartimente

- Speichervermögen für CO_2 im menschlichen Organismus: etwa 120 l
  - in gelöster Form (abhängig vom Partialdruck)
  - chemisch gebunden (in Form von Bikarbonat):
    $CO_2 + H_2O \Leftrightarrow HCO_3^- + H^+$
- Speicherkompartimente:
  - schnelle Kompartimente: Blut und parenchymatöse Organe mit hoher Perfusion
  - mittelschnelle Kompartimente: Muskulatur und Organe mit mittlerer Perfusion
  - langsame Kompartimente: Knochen, Fett und schlecht perfundierte
  - Organe (Speicherung erst nach Tagen)

Die CO_2-Resorption erfolgt nicht gleichmäßig, sondern ist zu Beginn und am Ende der Gasinsufflation am größten (geringere Kapillarkompression). Bei der extraperitonealen Insufflation kommt es zur kontinuierlich hohen CO_2-Resorption, und zwar aufgrund der erhöhten Resorptionsfläche (erhöhte Resorption bei Entwicklung eines Hautemphysems).

24.4.2 Elimination des intraperitoneal insufflierten CO_2

Ein Großteil des Gases wird über den Trokar wieder abgelassen. Zudem erfolgen eine Resorption über das Peritoneum und eine Abatmung in der postoperativen Phase (erhöhte Atemarbeit).

24.5 Komplikationen des Pneumoperitoneums

- Übelkeit und Erbrechen
- postoperative, meist rechtsseitige Schulterschmerzen
- Oxygenierungsstörungen infolge Abnahme der FRC, Ausbildung von basal gelegenen Atelektasen
- Rhythmusstörungen
- kardiale Dekompensation bei Herzinsuffizienz durch Afterload-Erhöhung
- respiratorische Dekompensation durch zusätzliche Erhöhung der Atemarbeit bei schwerer obstruktiver oder restriktiver Ventilationsstörung
- Verletzung intraabdomineller Strukturen (besonders beim Einstich des ersten Trokars), daher präoperativ Magensonde und Blasenkathe-

ter bei Eingriffen im Unterbauch und im kleinen Becken legen sowie auf eine ausreichende Muskelrelaxierung achten
- intraoperative Auskühlung bei vermehrter und längerer Insufflation von kaltem CO_2-Gas
- Tubusdislokation (durch den erhöhten IAP kann es zu einer kranialen Verschiebung des Zwerchfells kommen, möglicherweise auch mit Verlagerung des Lungenhilus und dadurch bedingter Dislokation des Tubus in einen Hauptbronchus)
- Spontanpneumothorax (selten)
- CO_2-Embolie (sehr selten; plötzlicher $p_{et}CO_2$-Abfall, p_aCO_2-Zunahme, S_aO_2-Abnahme und Hypotonie)
- Hautemphysem
- Hypothermie

Schmerztherapie

M. Heck, M. Fresenius, C. Busch

M. Heck et al., *Klinikmanual Anästhesie*,
DOI 10.1007/978-3-642-55440-7_25,
© Springer-Verlag Berlin Heidelberg 2015

25.1 Schmerz

- **Schmerzweiterleitung über bestimmte Schmerzfasern**
  - myelinhaltige Aδ-Fasern (gute Schmerzlokalisation, scharfe und stechende Schmerzqualität); Leitungsgeschwindigkeit: 10–25 m/s; Durchmesser: 1–4 µm
  - myelinlose C-Fasern (schlecht lokalisierbare, anhaltende, dumpfe oder brennende Schmerzen); Leitungsgeschwindigkeit: 0,5–2 m/s; Durchmesser: <1,5 µm

- **Sensibilisierung der Schmerzfasern durch**
  - Zellschaden mit Freisetzung von K^+, ATP und H^+
  - Freisetzung von Entzündungsmediatoren
  - Übertragung der Schmerzinformation im Rückenmark vom peripheren Neuron auf das Hinterhorn

Die Schmerzkontrolle erfolgt durch deszendierende Bahnen von großen Raphekernen und dem periaquäduktalen Höhlengrau sowie durch Modulation auf Rückenmarkebene über N-Methyl-D-Aspartat-(NMDA-)Rezeptoren.

Die Schmerzbahn kreuzt in der vorderen Kommissur auf Rückenmarkebene:
- kognitive Schmerzverarbeitung im Gyrus postcentralis (Lokalisation des Schmerzgeschehens)
- affektive Schmerzverarbeitung im limbischen System (Induktion des Grundcharakters wie »stechend«, »bohrend« oder »einfach unangenehm«)

- **Akuter Schmerz**
  - kurzzeitig bestehender, meist operativ, traumatisch oder entzündlich bedingter Schmerz

- **Chronischer Schmerz**
  - für >6 Monate bestehende Schmerzsymptomatik, z. B. bei Tumorerkrankungen, Osteoporose oder degenerativ bedingten Wirbelsäulenveränderungen

Der Tumorschmerz kann
- tumorbedingt (Inzidenz: >70 %), z. B. durch Gewebeinfiltration und Erregung der Nozizeptoren,
- therapiebezogen (Chemo-, Radiotherapie) oder
- tumorassoziiert sein.

25.2 Prinzipien der Schmerztherapie

- **Präemptive Analgesie (vorbeugende Analgesie)**

Diese beinhaltet die Blockade von nozizeptiven Stimulationen vor dem Gewebetrauma zur Vermeidung einer zentralen Sensibilisierung der Nozizeptoren.

Die präemptive Analgesie kann mit NSAR, Opioiden oder Lokalanästhetika durchgeführt werden. Die prophylaktische Gabe von Lokalanästhetika hat sich in mehreren Studien nur bezüglich des Phantomschmerzes nach Amputation als nützlich erwiesen.

- **Prinzip der Antizipation**
  - erneute Analgetikagabe vor Wiederauftreten von Schmerzen

- **Vorgehen bei akuten Schmerzen**
  - intravenöse Gabe von potenten, schnell wirksamen Opioiden, z. B. Piritramid (titriert)

- **Vorgehen bei chronischen Schmerzen**
  - kontinuierliche Gabe lang wirksamer Opioide per os, transdermal oder notfalls subkutan (nach festem Zeitplan)

25.3 Therapie akuter (postoperativer) Schmerzen

25.3.1 Grundregeln der (medikamentösen) Therapie akuter Schmerzen

- meist nur Stunden bis wenige Tage notwendig
- Medikamentengabe i. v., rektal oder s. c. oder Regional-/Lokalanästhesie – schneller Wirkbeginn erwünscht, gut steuerbar (oral ab erstem postoperativen Tag)
- Monoanalgesie oder kombinierte Analgesie mit NSAR und/oder Opioiden
- individuelle Dosierung (titrieren, PCA, PCEA)
- Zusatzmedikation für Schmerzspitzen
- Weiterführung der Therapie sowie Kontrolle von Wirkung und Nebenwirkungen auch auf Normalstation bei Verlegung aus dem Aufwachraum sicherstellen

25.3.2 Prophylaktische Analgetikagabe

Beispiele:
- Prämedikation mit Ibuprofen 10 mg/kg p.o., bei Kindern in Kombination mit Midazolam
- Prämedikation mit Clonidin (Catapresan), 2–5 μg/kg KG p. o., besonders bei Risikopatienten (ASA III + IV)
- 1 g Metamizol (Novalgin) intraoperativ als Kurzinfusion
- Paracetamol, besonders bei Kindern (Supp., 20–40 mg/kg KG nach der Einleitung oder kurz vor OP-Ende)
- bei intraoperativer Regional- oder Lokalanästhesie Ausnutzung der analgetischen Wirkung für die postoperative Phase (evtl. Kathetertechnik, Sakralblock, Peniswurzelblock etc.), rechtzeitige Nachinjektion

! Prophylaktische Opioidgabe problematisch, da unterschiedliches therapeutisches Fenster und abweichende toxische Schwelle bestehen, d. h. Nebenwirkungen (besonders Atemdepression) sind nicht kalkulierbar.

25.3.3 Nicht-Opioid-Analgetika

Saure antiphlogistisch-antipyretische Analgetika

Saure antiphlogistisch-antipyretische Analgetika (Tab. 25.1)

Gemeinsame Kennzeichen aller Substanzen
- analgetische, antipyretische und antiphlogistische Wirkung
- lipophiler und hydrophiler Molekülteil
- pKa-Wert: 3–6
- zu >90 % an Plasmaproteine gebunden Wirkmechanismus

- Hemmung der peripheren Prostaglandinsynthese durch unselektive Hemmung des Enzyms Cyclooxygenase (COX; Typen I und II), dadurch Verminderung der Prostaglandine E_2 und I_2 (Prostazyklin); Bradykinin, Histamin und Serotonin können hierdurch periphere Nozizeptoren schlechter erregen (antiphlogistische und antipyretische Wirkung sowie Nebeneffekte wie verminderte Nierendurchblutung, verringerte Thrombozytenaggregation und eingeschränkter Magenschleimhautschutz)
- NSAR unterscheiden sich in ihrer Hemmwirkung gegenüber den beiden COX-Isoenzymen (Einteilung in nichtselektive COX-Hemmer sowie partiell selektive und selektive COX-2-Hemmer)
- COX-1: für physiologische Funktionen wichtig (Schutz der Magenschleimhaut, Thrombozytenfunktion u. a.)
- COX-2: hohe Aktivität bei Entzündungen, Bildung von proinflammatorischen Prostaglandinen
- Anreicherung der NSAR in Leber, Milz, Blut und Knochenmark sowie im sauren und entzündlich veränderten Gewebe

Indikationen
- besonders entzündliche Schmerzzustände
- Knochen- und Weichteilschmerzen

Kontraindikationen
- Niereninsuffizienz mit Kreatinin-Clearance von <30 ml/min
- Leberinsuffizienz
- Ulkusanamnese
- bestehende Blutungsgefahr
- kein ASS bei Kindern unter 12 Jahren

Tab. 25.1 Saure antiphlogistisch-antipyretische Analgetika

Wirkstoff	Handelsname	Dosis (mg)	Wirkdauer (h)	Tageshöchstdosis (mg)	Applikationsform
Acetylsalicylsäure	Aspisol, ASS-Brause	500–1000	4–6	6000	i.v., p.o.
Diclofenac	Voltaren Supp.	50–100	8	150–200 (2,5–3 mg/kg)	Supp. (≥2,5 mg)
	Voltaren dispers	(0,5–1–(2) mg/kg)			p.o.
	Allvoran				i.v.
Indometacin	Amuno	50–100	4–6	200–250 (3,5 mg/kg)	Supp. p.o.
	Indopaed	50 (1 mg/kg)			
Ibuprofen	Aktren, Dolormin, Nurofen	200–400 (5–10 mg/kg) bzw. 400–800 als antirheumatische Therapie	4–6	1200–2400 (Kinder max. 40 mg/kg)	Supp. p.o.
Ketoprofen	Gabrilen	100	6–8	200–(300)	Supp. p.o. (200 ret.) i.m.
Naproxen	Proxen	250–500	(8)–12	1000	Supp. p.o.

Tab. 25.1 (Fortsetzung)

Wirkstoff	Nebenwirkungen	Bemerkungen
Acetylsalicylsäure	Thrombozytenaggregationshemmung gastrointestinale Nebenwirkungen, Übelkeit, Erbrechen Bronchospasmus (10–15% der Asthmatiker) allergische Reaktion; **Cave:** bei Kindern <12 Jahren: Reye-Syndrom ASS bei Kindern steigert den Sauerstoffverbrauch der Zelle CO_2-Stimulation des Atemzentrums	HWZ: dosisabhängig 10 min–2 h ASS spielt aufgrund einer Erhöhung des postoperativen Blutungsrisikos in der akuten Schmerztherapie keine Rolle mehr
Diclofenac	Leberschäden, reversibler Transaminasenanstieg (in bis zu 4 % der Fälle) Blutung, Allergie, Nephrotoxizität **Kontraindikationen:** akute hepatische Porphyrie	Ab 3 Monaten und mind. 6 kg KG (Tagesdosis von 20–30 mg/kg/d) Ab 1. Lebensjahr (25 mg nicht an Kindern <6. Lebensjahr) analgetischer Effekt des Supp. erst nach 1 h COX-2 präferentielle Substanz (COX-2-Hemmung >COX-1-Hemmung)
Indometacin	Gastrointestinale Nebenwirkungen in bis zu 8% der Fälle ZNS-Störungen (Schwindel und Kopfschmerz) Leukopenie, Transaminasenanstieg Phototoxizität, schwere Hautschäden	Ab 2. Lebensjahr gute schleimhautabschwellende Wirkung
Ibuprofen		Ab 3 Monaten und mind. 6 kg KG (Tagesdosis von 20–30 mg/kg) geringste ulzerogene Potenz von allen NSAR (bei Dosen bis 1,2 g)

Ketoprofen		Zur i.v.-Gabe in Deutschland nicht zugelassen!
Naproxen		Naproxen ist das einzige reine S-Enantiomer in der Gruppe der Arylproprionsäuren und hat eine lange HWZ (12–15 h), frühestens ab 5. Lebensjahr

Tab. 25.2 Übersicht über die nichtsauren antipyretischen Analgetika

Wirkstoff	Handelsname	Dosis (mg)	Wirkdauer (h)	Tageshöchstdosis (mg)	Applikationsform
Paracetamol	Ben-u-ron, Talvosilen (+ Codein)	500–1000 Ladedosis: 35–45 mg/kg, Repetition alle 6–8 h: 15–20 mg/kg rektal oder 10–20 mg/kg oral	6–8	4000 (Kleinkinder 90 mg/kg, Neugeborene 60 mg/kg für max. 3 Tage)	Supp., p.o.
	Perfalgan (1 g in 100 ml Lsg., 0,5 g in 50 ml Lsg.)	15 mg/kg als Kurzinfusion über 15 min	6	4000 (Kinder 60 mg/kg max. 3000)	i.v.
Metamizol	Novalgin, Novaminsulfon, Metalgin	1000–2500 (10–15 mg/kg)	4–6	5000–6000 (60–80 mg/kg)	i.v., p.o.
Ketorolac	Toratex	30	4–6	120	i.v.

Tab. 25.2 (Fortsetzung)

Wirkstoff	Nebenwirkungen	Bemerkungen/Zulassung
Paracetamol	Lebernekrose bei Überdosierung* **Cave:** Komedikation mit Enzyminduktoren (Rifampicin!) führt zu höheren toxischen Metabolitspiegeln, Alkoholmissbrauch zu verstärkter Leberschädigung und Wirkungsverstärkung Paracetamol in der frühen Kindheit**	Ab Neugeborenenalter und auch in der Schwangerschaft zugelassen maximale Wirkung des Suppositoriums erst nach 2–3 h, oral bereits nach 30 min → frühe Gabe notwendig in Kombination mit 2,5–10 mg Codeinphosphat erhältlich Seit 2004 bei Kindern ab 10 kg (ca. 1 Jahr) zur i. v.-Gabe zugelassen Infusion über 15 min; Reduktion der analgetischen Potenz bei Infusionsdauer >20 min
Metamizol	Kreislaufkollaps (Schocksymptomatik) bei schneller Injektion (<30 min) Allergie, selten Agranulozytose (1:1 Mio.) mit höherem Risiko bei längerer Einnahme (bis 20-fach ↑) → sofortige Gabe von G-CSF (Neupogen) 5 μg/kg s.c. **Kontraindikationen:** akute hepatische Porphyrie, Glukose-6-Phosphat-Dehydrogenase-Mangel, bekannte Pyrazolol-Allergie, Blutbildstörungen und Nierenfunktionsstörungen (relativ)	Zugelassen für Kinder >1 Jahr (<3 Monate nicht empfohlen) gut spasmolytisch und antipyretisch, kein Wirkverlust bei Daueranwendung wird nach Applikation erst zu den aktiven Metaboliten 4-Methylaminophenazon und Aminophenazon metabolisiert HWZ: 4–7 h, vorwiegend renale Elimination, Rotfärbung des Urins durch den Metaboliten Rubazonsäure möglich

Ketorolac	Allergische Reaktion, akute Niereninsuffizienz	In Deutschland seit 1993 nicht mehr zugelassen, in den USA (für 5 Tage) und einigen europäischen Ländern noch im Handel gute analgetische und antiphlogistische Wirkung

* Lebernekrose bei Überdosierung (Kinder >150 mg/kg/d, Erwachsene ab 7 g/d) → als Antidot bei Paracetamol-Vergiftungen wirkt N-Acetylcystein (NAC), indem es den Glutathion-Gehalt der Hepatozyten vermehrt oder in Form eines Alternativsubstrates ersetzt
Dosierungsschema i.v. nach Prescott: Gesamtdosis: 300 mg/kg NAC über 21 h (initial 150 m/kg/h, 2. Dosis 50 mg/kg/4 h, 3.Dosis 100 mg/kg/16 h) detailliertes Behandlungsschema s. Fachinformation

** **Paracetamol in der frühen Kindheit**
Bei Kindern, die in früher Kindheit (1.–2. Lebensjahr) Paracetamol eingenommen hatten, wurde (bei 72 Zentren aus 31 Ländern) ein etwa um 40–50% erhöhtes Risiko für Asthma, Rhinokonjunktivitiden und Ekzemen bei 6–7 Jahre alten Kindern beobachtet. Ähnlich führte Paracetamol bei 6- bis 7-Jährigen dosisabhängig zu einer 1,6- bis 3,2-fach erhöhten Inzidenz an Asthma. 6 Studien zeigen, dass die Einnahme von Paracetamol während der Schwangerschaft zu einem leichten Anstieg von Ekzemen und Asthma führt (6.–7. Lebensjahr).

Nichtsaure antipyretische Analgetika

Nichtsaure antipyretische Analgetika (Tab. 25.2)
- vorwiegend antipyretisch, nicht antiphlogistisch
- neutrale oder schwach basische Verbindungen
- Plasmaeiweißbindung deutlich schwächer als bei NSAR

Wirkmechanismus
- vorwiegend Hemmung der zentralen Prostaglandinsynthese im Rückenmark und im Hypothalamus, in hohen Dosen Hemmung der Prostaglandinfreisetzung
- Metamizol: wirkt auch spasmolytisch

Indikationen
- besonders spastische bzw. kolikartige Schmerzzustände
- Fieber

Kontraindikationen
- Niereninsuffizienz mit Kreatinin-Clearance von <30 ml/min
- Leberinsuffizienz

Selektive Cyclooxygenase-2-Hemmer

Selektive Cyclooxygenase-2-Hemmer (Coxibe)

Wirkmechanismus
- selektive zeitabhängige Cyclooxygenase-2-Hemmung (COX-2 mehr als 100fach stärker gehemmt als COX-1; keine klinisch relevante Hemmung der magenschleimhautschützenden Prostaglandin-E-Synthese)
- Verminderung der Prostazyklinfunktion (Vasodilatation und Thrombozytenaggregationshemmung), daher evtl. prothrombotische Aktivität
- lange Wirkdauer (12–24 h)
- gute analgetische Wirkung (40 mg Parecoxib i. v. entsprechen 30 mg Ketorolac i. v. bzw. 2,5 g Metamizol i. v.)

- **Indikationen**
  - besonders entzündliche Schmerzzustände
  - Knochenschmerz, Weichteilschmerz, viszeraler Schmerz

- **Nebenwirkungen**
  - Übelkeit, Erbrechen, Juckreiz, Dyspepsie mit Flatulenz
  - Hyper- und Hypotonie
  - Kreatininspiegelanstieg, Oligurie und periphere Ödeme
  - Nierenfunktionsstörungen nach Bypass-OP oder unter Kombination mit ACE-Hemmern und Diuretika
  - Leberwerterhöhung, Hämatokritabfall
  - Rückenschmerzen
  - Hypästhesien, Agitation, Insomnie
  - Anämie

- **Kontraindikationen**
  - Allergie gegen Sulfonamide
  - allergische Reaktion auf NSAR oder andere Coxibe
  - Niereninsuffizienz mit Kreatinin-Clearance von <30 ml/min
  - Leberinsuffizienz
  - floride Ulzera oder gastrointestinale Blutungen
  - entzündliche Darmerkrankungen
  - Herzinsuffizienz
  - Kinder unter 18 Jahren
  - Stillzeit und letztes Trimenon der Schwangerschaft

> - **Einige Studien zeigen ein erhöhtes kardiovaskuläres Risiko im Vergleich zu Placebo oder Naproxen bzw. ein erhöhtes zerebrovaskuläres Risiko im Vergleich zu Meloxicam.**
> - **Vorsicht bei Patienten mit KHK oder Angina-pectoris-Symptomatik – höhere Myokardinfarktrate unter Rofecoxib im Vergleich zu Naproxen bei Langzeitanwendung (VIGOR-Studie)**
> - **COX-2 bei Entstehung von Tumoren (Kolonkarzinom) oder neurodegenerativen Krankheiten (z. B. Alzheimer-Demenz) evtl. wichtig; evtl. neue Indikationen für COX-2-spezifische Inhibitoren**
> - **Die Substanzen sind nicht hämodialysierbar.**

Valdecoxib, Parecoxib

- Parecoxib: wird als Prodrug verabreicht und schnell durch hepatische Hydrolyse in den aktiven Wirkstoff Valdecoxib und in Proprionsäure umgewandelt (altersunabhängig, unabhängig von Leber- und Nierenfunktion)

- Pharmakodynamik und -kinetik von Midazolam, Fentanyl und Alfentanil (beide Abbau über CYP 3A4) sowie von Propofol (Abbau über CYP 2C9) durch Valdecoxib nicht beeinflusst
- Dosisreduktion für Valdecoxib/Parecoxib bei: Patienten über 65 Jahren, insbesondere bei einem Körpergewicht unter 50 kg; Ko-Medikation mit Fluconazol; deutlich eingeschränkter Leberfunktion

25.3.4 Ko-Analgetika in der Therapie akuter Schmerzen

► Abschn. 25.4.

25.3.5 Opioide (◘ Tab. 25.3)

- nach größeren Abdominal-/Thoraxeingriffen
- bei starken Schmerzen

◘ Tab. 25.3 Opioide in der postoperativen Schmerztherapie

»Generic name«	Handelsname	Potenz	Analgesiedosis (mg/70 kg KG i. v.)	Analgesiedosis (mg/kg KG i. v.)	Mittlere Wirkdauer (h)
Piritramid	Dipidolor	0,7	7,5–15	0,1–0,3	4–6
Pethidin	Dolantin	0,1	50–100	0,5–1,5	2–4
Pentazocin	Fortral	0,3–0,5	30–50	0,4–0,7	2–3
Tramadol	Tramal	0,05–0,1	50–100	0,5–2	2–4
Morphin	Morphin Merck	1	5–10	20–100 µg	3–5
Fentanyl	Fentanyl-Janssen	100–300	50–100 µg	1–2 µg	0,3–0,5

25.3.6 Regional- oder Lokalanästhesie

- bei intraoperativer Regional- oder Lokalanästhesie Ausnutzung des analgetischen Effekts für die postoperative Phase
- Kathetertechnik, besonders bei größeren Abdominal- oder Thoraxeingriffen

- **Mögliche Verfahren**
  - Periduralanästhesie
  - Sakralblock
  - Plexusblockaden –Plexus-brachialis-Blockade –3-in-1-Block –andere Plexusblockaden
  - Nervenblockaden –Peniswurzelblock –andere Nervenblockaden
  - intrapleurale Lokalanästhesie
  - Wundinfiltration

25.3.7 Programmierte Schmerztherapie über PDK

- **Indikationen**
  - große Oberbaucheingriffe
  - laterale Thorakotomie

Dosis

Bolus

- z. B. 10–15 ml Bupivacain 0,25 % plus Sufentanil, 0,1–0,2 μg/kg KG (oder Fentanyl, 1 μg/kg KG, oder Alfentanil, 10 μg/kg KG)

Perfusor, kontinuierlich:

- Bupivacain 0,125 % plus Sufentanil, 0,75 μg/ml; Herstellung: 12,5 ml Bupivacain 0,5 % (entsprechend 62,5 mg) plus 37,5 μg Sufentanil (entsprechend 7,5 ml); Sufenta epidural: plus 30 ml NaCl 0,9 %; Dosis: 4–8(–12) ml/h
- Bupivacain 0,175 % plus Sufentanil, 0,75 μg/ml; Herstellung: 17,5 ml Bupivacain 0,5 % (entsprechend 87,5 mg) plus 37,5 μg Sufentanil (entsprechend 7,5 ml); Sufenta epidural: plus 25 ml NaCl 0,9 %; Dosis: etwa 6–8 ml/h
- Ropivacain 0,2 % (evtl. plus Sufentanil, 0,75 μg/ml); Dosis: 8–12 ml/h

Kinder:

- Bupivacain 0,175 % (0,25 % oder 0,125 %) ohne Opioid; Dosis: 0,1–0,2 ml/kg KG/h (max. 0,5 mg Bupivacain/kg KG/h)

- **Nachinjektionen**
  - Lidocain, Mepivacain, Prilocain nach 60 min
  - Bupivacain, Etidocain nach 90–120 min
  - ⅓ bis ½ der Ausgangsdosis (Bupivacain: max. 2 mg/kg KG/4 h)
  - Cave: Bei der langfristigen Anwendung von Lokalanästhetika kann ein Wirkungsverlust (= Tachyphylaxie) eintreten

25.3.8 »On-demand«-Analgesieverfahren

- bei kooperativen Patienten nach umfassender Einweisung (möglichst präoperativ)
- ausreichend hohe Bolusgaben (Initialbolus)
- gewisser Schutz vor Überdosierung durch Sperrzeiten (»lock-out«), abhängig von Wahl des Opioids und Bolushöhe (Richtlinien, Alarmierungsgrenzen festlegen)
- evtl. kontinuierliche Basisinfusion (nicht erst Erwachen durch den Schmerz)
- evtl. Kombination mit NSAR, besonders bei Knochen- und Weichteilschmerzen
- Ansprechpartner (Schmerzdienst) notwendig
- Schmerzpumpen derzeit noch recht teuer

25.3.9 Intravenöse PCA (»patient-controlled analgesia«, patientenkontrollierte Analgesie)

- z. T. auch schon bei älteren Kindern (etwa ab 5 Jahren) einsetzbar, bei Kindern ab 1 Jahr evtl. »nurse controlled analgesia« bei entsprechender Ausbildung der Krankenschwestern in der Schmerzbeurteilung bei Kleinkindern
- entsprechende Überwachung bei Kleinkindern nach Opioidgabe (Atemfrequenz, Atemtiefe, Sedierung, Pulsoxymetrie, Respirationsmonitor) unbedingt notwendig

Dosis

Piritramid (Dipidolor), 1 mg/ml (3 Amp. Dipidolor à 15 mg, entsprechend 45 mg, plus 39 ml NaCl 0,9 % auf 45 ml)
- Basis: keine (hohe Atemdepressionsgefahr bei geringem Nutzen)
- Bolus: 1,5 mg (1,5 ml über 2 min)
- Sperrzeit: 10–12 min

Oder Pethidin (Dolantin), 5 mg/ml (5 Amp. Dolantin, entsprechend 250 mg, auf 50 ml NaCl)
- Basis: 10 mg/h (2 ml/h)
- Bolus: 10 mg (2 ml) über 2 min
- Sperrzeit: 8–10 min

25.3.10 PCEA (»patient-controlled epidural analgesia«, patientenkontrollierte epidurale Analgesie)

- **Vorteile**
  - verbesserte Lungenfunktion
  - Suppression von Stressparametern
  - reduzierte Katabolie
  - verminderte Inzidenz von Thrombosen (Gefäßchirurgie)
  - produktives, schmerzfreies Abhusten bei Thorax- und Oberbaucheingriffen

- **Nachteile**
  - hoher personeller Bedarf (die Betreuung des Patienten mit PCEA sollte allein durch den »akuten Schmerzdienst« erfolgen)
  - Gefahr der Atemdepression (Maximum am 2.–4. postoperativen Tag); Risikokonstellation: Alter über 70 Jahren, hohe Infusionsgabe, zusätzliche Neuroleptikaapplikation, zusätzliche systemische Opioidgabe

! Gerinnungsstörungen

25.4 Therapie chronischer Schmerzen

25.4.1 Grundregeln der (medikamentösen) Therapie chronischer Schmerzen

- meist mehrere Monate oder Jahre (lebenslang) notwendig
- Medikamenteneinnahme oral oder rektal (zu Hause anwendbar, schneller Wirkbeginn nicht oberstes Ziel, lang wirksame Substanzen, z. B. in Retardform)
- nach WHO-Stufenschema (Abb. 25.1)
- nach einem festen Zeitschema nach dem Prinzip der Antizipation (gleichmäßige Plasmaspiegel)
- individuelle Dosierung unter Berücksichtigung der Schmerzsymptomatik
- für Schmerzspitzen evtl. Zusatzmedikation als »Rescue-Dosis« – schnell wirksame Opioide, z. B. orales Morphinsulfat (Sevredol, 10 mg)
- eventuell Begleitmedikation (Ko-Therapeutika als Kombinationstherapie zur Reduktion der Einzeldosis oder zum Erreichen von Schmerzfreiheit bei geringerer Nebenwirkungsrate)

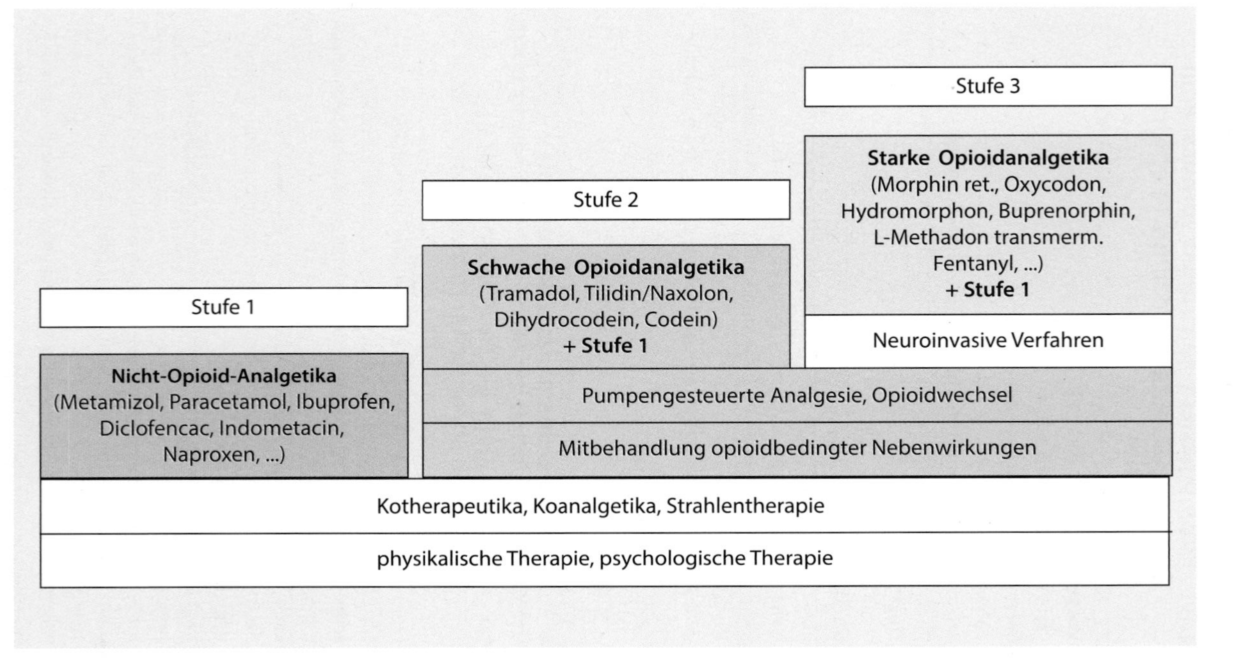

Abb. 25.1 WHO-Stufenschema

- evtl. invasive Maßnahmen
- regelmäßige Kontrolle von Wirkung und Nebenwirkung

25.4.2 WHO-Stufenschema bei chronischen Tumorschmerzen

Der analgetische Stufenplan der WHO wurde im Jahr 1986 eingeführt.

Begleitende Maßnahmen (Ko-Therapeutika bzw. adjuvante Medikamente) sind auf jeder Stufe möglich.

25.4.3 NSAR, Nicht-Opioid-Analgetika

Wirkmechanismus, Unterteilung und Indikation. ▶ Abschn. 25.3

Ab einer bestimmten Dosis ist bei den meisten Analgetika keine Steigerung der Schmerzreduktion mehr zu erzielen, wohl aber eine Zunahme der Nebenwirkungen.

Tab. 25.4 zeigt ein weiteres nichtantiphlogistisches und nichtantipyretisches Analgetikum auf.

Tab. 25.4 Nichtantipyretisches und nichtantiphlogistisches Analgetikum Flupirtin

»Generic name«	Handelsname	Analgesie Dosis (mg/ 70 kg KG)	Wirkdauer (h)	Tageshöchstdosis (mg)
Flupirtin	Katadolon	100–200 p.o., 150 rektal	(6–)8 oral	600/900 rektal
Gastrointestinale NW (Obstipation), Müdigkeit, Schwindel, grüner Urin, Mundtrockenheit, muskelrelaxierende Wirkung (meist erwünscht, WM über Hemmung polysynaptischer Reflexe im Rückenmark), Anstieg der Leberenzyme ▶ gehört als Triaminopyridin zur Gruppe der Pyrazolonderivate (Cave: bei bekannter Allergie gegen Metamizol!) - Wirkmechanismus über Aktivierung von spannungsabhängigen neuronalen K^+-Kanälen (SNEPCO-Prinzip = Socalled Neuronal Potassium Channel Opener) → Membranhyperpolarisation, welche zur Hemmung des NMDA-induzierten Kalziumeinstromes führt, ggf. Stimulation noradrenerger Hemmsysteme - Dosisreduktion bei Niereninsuffizienz - gegenwärtig nur für die Behandlungsdauer von 4 Wochen zugelassen!				

25.4.4 Schwache Opioide

Diese unterliegen nicht der Betäubungsmittelverordnung. Die Verordnung erfolgt auf einem »normalen« Rezept.

25.4.5 Starke Opioide

Fentanyl TTS (transdermales therapeutisches System)
- Fentanyl transdermal (Durogesic), 25–200 µg/h/cm²
- kontinuierliche Freisetzung aus dem Pflaster

Vorteile
- von der gastrointestinalen Motilität unabhängige, kontinuierliche Abgabe des Opioids Fentanyl
- geringere Obstipations- und Emesisneigung sowie verbesserte Vigilanz bei meist gleichzeitig verbesserter Analgesie nach der Umstellung (gilt besonders für die Umstellung von WHO-Stufe-II-Analgetika)

bessere Wirkung bei neuropathischen und pseudoradikulären Schmerzen als retardiertes Morphin bei äquipotenter Dosierung

Nachteile
- kann bei Umstellung von Morphin Dysphorie hervorrufen
- entgegen Herstellerangaben sehr unterschiedliche Fentanylspiegeln bei den einzelnen Patienten möglich
- verlängerte HWZ von Fentanyl bei transdermaler Applikation

> **Die 30-Tages-Höchstmenge beträgt nach der Betäubungsmittelverordnung 1000 mg**

> **Die Äquivalenzdosis zwischen Fentanyl transdermal und Morphin wird nach Zenz und Mitarbeitern mit 70 : 1 angegeben (nach US-Studie doppelt so hoch: 140–150 : 1).**

- **Neueinstellung auf Fentanyl transdermal (Durogesic)**
  - kleinste Durogesic-Pflastergröße (max. Wirkung nach 12–24 h)
  - in den ersten 12 h zuvor gegebene Analgetika weitergeben
  - nach 3 Tagen Neuberechnung der Pflastergröße anhand des zusätzlichen Morphinbedarfs (Tab. 25.5)

■ Tab. 25.5 Äquipotenz von Fentanyl, Morphin und transdermal (Durogesic)

Fentanyl i. v. (mg/Tag) (PCA)	Morphin i. v. (mg/Tag)	Morphin p. o. (mg/Tag)	Durogesic (µg/h)	Pflastergröße (cm2)
0,9	22	90	25	10
1,5	37	150	50	20
2,1	52	210	75	30
2,7	67	270	100	40
Je weitere 0,6	Je weitere 15	Je weitere 60	Je weitere 25	Je weitere 10

- spätestens alle 72 h neues Pflaster aufkleben (einige Patienten benötigen bereits zwischen der 48. und der 60. Stunde einen Wechsel)
- gegen Schmerzspitzen bei Bedarf zusätzlich schnell wirksames Morphinsulfat oral (etwa 1/6 der in den vorangegangenen Tagen benötigten oralen Tagesmorphinmenge)
- evtl. Kombination mit Nicht-Opioid-Analgetika

■ Umstellung von Morphin auf Fentanyl transdermal (Durogesic)

- Durogesic-Pflastergröße entsprechned der Umrechnung (■ Tab. 25.5)
- letzte Retardmorphingabe bei Pflasterapplikation
- bei Bedarf zusätzlich schnell wirksames Morphinsulfat oral: Morphin Merck Trpf. 2 % (16 Trpf. entsprechen 20 mg) oder Sevredol-Tbl. à 10/20 mg
- nach 3 Tagen Neuberechnung der Pflastergröße anhand des zusätzlichen Morphinbedarfs

■ Nebenwirkungen von Opioiden bei der Therapie chronischer Schmerzen

- Übelkeit, Erbrechen und chronische Obstipation (keine Toleranz)
- Gabe von Laxanzien bei chronischer Tumorschmerztherapie obligat

■■ Therapie-/Prophylaxemöglichkeiten

- Liquidepur N: Trockenextrakt aus Alexandriner-Sennesfrüchten
- Movicol (Macrogol 3350): biologisch inerte Substanz (kein Abbau im Darm, keine Resorption)
- Laxoberal: 1–2 Tbl. bzw. 10–20 Trpf.
- Obstinol mild (Paraffin): 1 Esslöffel
- Bifiteral (Laktulose): Beutel oder Sirup
- Bisacodyl (Dulcolax-Supp.) und Klysma

- CO_2-produzierende Suppositorien (Lecicarbon)
- Einlauf
- manuelles Ausräumen
- evtl. Naloxon (Narcanti, 2-mal 0,8–1,2 mg oral) bei opioidinduzierter Obstipation oder Papaverin oral (keine Beeinflussung der Analgesie)

Agiolax, Liquidipur und Bekunis-Tee sind fraglich kanzerogen und gentoxisch.

25.4.6 Ko-Therapeutika (adjuvante Medikamente)

Trizyklische Antidepressiva

Trizyklische Antidepressiva
- Amitryptilin (Saroten, Laroxyl)
- Doxepin (Aponal)
- Imipramin (Tofranil)
- Clomipramin (Anafranil)

Wirkmechanismus
- eigener indirekter analgetischer Effekt schon in niedriger Dosierung (10–50 % der üblichen antidepressiven Dosis)
- etwa 5–7 Tage bis zum Wirkbeginn (2–3 Wochen Latenzzeit bis zur antidepressiven Wirkung)
- additiver Synergismus zu Opioiden

Indikationen
- vorwiegend bei neuropathischen Schmerzen mit Brennschmerzkomponente
- Monotherapie des chronischen Spannungskopfschmerzes, des posttraumatischen Kopfschmerzes und des myofaszialen Syndroms
- opioidresistente neurogene Tumorschmerzen durch Kompression
- Schlafstörungen bei Tumorerkrankung

Nebenwirkungen
- anticholinerge Herz-Kreislauf-Wirkungen (s. Anticholinergika)
- Obstipation
- Mundtrockenheit
- Urinretention
- Akkommodationsstörungen und Mydriasis

■ **Weiteres Antidepressivum: Johanniskraut**

Jarsin 300, 3-mal 2 Tbl. für 10 Tage, anschließend 3-mal 1 Tbl.

! **Photosensibilisierung, Erniedrigung des Ciclosporinspiegels**

Antikonvulsiva

Antikonvulsiva
- Carbamazepin (Tegretal)
- Phenytoin (Phenhydan, Zentropil)
- Clonazepam (Rivotril)
- Gabapentin (Neurontin)
- Valpoinsäure

■ **Wirkmechanismus**
- Erhöhung der Depolarisationsschwelle
- analgetische Eigenwirkung bei neuralgischen Schmerzen
- additiver Synergismus zu verschiedenen Analgetika

■ **Indikationen**
- neuropathischer Schmerz (attackenförmig, einschießender Schmerzcharakter, z. B. bei Nerveninfiltration und -kompression sowie insbesondere bei Deafferenzierungsschmerz)
- Trigeminusneuralgie
- postherpetische Neuralgie
- schmerzhafte Polyneuropathien

■ **Nebenwirkungen**
- teilweise Enzyminduktion
- Exanthem
- Sedierung

Kortikosteroide

Kortikosteroide (»steroidal anti-inflammatory drugs«)
- Prednisolon (Decortin H)
- Dexamethason (Fortecortin)

- **Wirkmechanismus**
  - antiphlogistische und antiödematöse Wirkung
  - in niedriger Dosierung appetitanregend
  - stimmungsaufhellend

- **Indikationen**
  - Leberkapselschmerzen, z. B. bei Metastasen
  - erhöhter intrakranieller Druck bzw. Kopfschmerz bei Hirnmetastasen
  - Lymphödem
  - neurogene Schmerzen bei Tumorkompression
  - lateraler Bandscheibenprolaps mit neuritischem Schmerz

- **Nebenwirkungen**

  s. Kortikosteroide

> **Möglichst unter der Cushing-Schwelle dosieren oder Gabe auf 10 Tage beschränken**

Spasmolytika

> **Spasmolytika**
> - Butylscopolamin (Buscopan)
> - Butylscopolamin plus Paracetamol (Buscopan plus)

- **Wirkmechanismus**
  - Parasympatholytikum

- **Indikationen**
  - Schmerzen von Hohlorganen

- **Kontraindikationen**
  - Tachyarrhythmie
  - Engwinkelglaukom

- **Nebenwirkungen**
  - s. Anticholinergika (teilweise Enzyminduktion)

Kalzitonin

Kalzitonin (Karil; Lachskalzitonin mit höherer Potenz als humanes Kalzitonin)

■ **Wirkmechanismus**

direkte zentrale analgetische Wirkung durch Anhebung der Schmerzschwelle, wahrscheinlich durch Aktivierung des serotononergen absteigenden Schmerzhemmsystems

■ **Indikationen**

- Knochenschmerzen infolge osteolytischer Knochenmetastasen und Hyperkalzämie
- Phantomschmerzen
- sympathische Reflexdystrophie
- Morbus Paget
- Osteoporose

■ **Nebenwirkungen**

- Übelkeit, Erbrechen (ggf. Ondansetronverabreichung vor der Gabe)
- Flush mit Hautrötung und RR-Abfall

Das Lachskalzitonin scheint effektiver zu sein und besitzt außerdem eine längere Halbwertszeit.

α_2-Agonist Clonidin

Catapresan

■ **Wirkmechanismus**

- zentrale α_2-Rezeptor-Stimulation
- zentrale Sympathikolyse, dadurch Analgesie, Sedierung und Anxiolyse
- additiver Synergismus zu Opioiden und Lokalanästhetika
- bei epiduraler Anwendung Hemmung der Schmerzverarbeitung

■ **Indikationen**

- adjuvanter Einsatz bei regionaler (rückenmarknaher) Analgesie

■ **Kontraindikationen**

- Hypovolämie
- Bradykardie

■ **Nebenwirkungen**

- initialer RR-Anstieg
- RR-Abfall bei Hypertonikern, außerdem ausgeprägte Bradykardie
- Sedierung
- Mundtrockenheit
- Rebound-Hypertension

Vorsicht bei Patienten, die auf einen erhöhten Sympathikotonus angewiesen sind nur bei Normovolämie erlaubt

25.5 Stimulationsverfahren

25.5.1 Transkutane elektrische Nervenstimulation (TENS)

- **Indikationen**
  - Stumpf- und Phantomschmerz
  - Lumbalgie/Lumboischialgie
  - Halswirbelsäulensyndrom, Schulter-Arm-Syndrom
  - Kopfschmerz vom Spannungstyp, Gesichtsschmerz
  - Post-Zoster-Neuralgie
  - Schmerzen nach peripheren Nervenläsionen

- **Wirkmechanismus**
  - Stimulation von A-β-Fasern mit resultierender Unterdrückung der über A-δ- und C-Fasern einlaufenden Schmerzimpulse auf Rückenmarkebene (hochfrequenter Modus mit etwa 100 Hz)
  - Freisetzung von Endorphinen (niederfrequenter Modus mit 2–10 Hz) – Effekt kann durch Naloxongabe aufgehoben werden!

- **Kontraindikationen**
  - Demand–Schrittmacher
  - relativ: Gravidität, Allergien, Stimulation über große Metallplatten
  - Reizung des Rückenmarks (»spinal cord stimulation«)

Keine Stimulation über dem Karotissinus

25.5.2 Weiter Möglichkeiten der chronischen Schmerztherapie

- intrakutane Reiztherapie (Quaddelung)
- Akupunktur, besonders bei Migräne und Schmerzen im Bewegungsapparat (Dickdarm 4, Leber 3)

25.6 Invasive Therapie

- **Regionalanästhesie**
  - rückenmarknahe Regionalanästhesie: SPA, PDA, PDK; intrathekale oder epidurale Portsysteme (z. B. bei malignen Tumoren)
  - intrapleurale Blockade
  - Sympathikusblockade: diagnostische intravenöse regionale Sympathikusblockade; Ganglion-stellatum-Blockade bei komplexem regionalen Schmerzsyndrom, Hyperhidrosis, Herpes zoster bzw. Post-Zoster-Neuralgie und Durchblutungsstörungen der oberen Extremität
  - ganglionäre lokale Opioidanalgesie des Ganglion stellatum bei sympathischer Reflexdystrophie oder des Ganglion cervicale superior bei Trigeminusneuralgie (100-mal höhere μ-Rezeptor-Dichte im Ganglion als im Hinterhorn)
  - Plexus-brachialis-Blockade, ggf. mittels Katheter (z. B. bei Morbus Raynaud)

- **Neurodestruierende Verfahren (Neurolyse, Kryotherapie)**
  - perkutane Chordotomie: Durchtrennung des Tractus spinothalamicus bei einseitiger Schmerzsymptomatik (Höhe C1/2)
  - Rhizotomie: Durchtrennung der Hinterwurzelfasern bei sonst therapieresistenten Schmerzen
  - neurolytische Verfahren mittels nervennaher Applikation hochprozentigen Alkohols (50–100 %) oder 6- bis 10%igen Phenols

Anästhesierelevante Krankheitsbilder

Neuromuskuläre Erkrankungen

M. Heck, M. Fresenius, C. Busch

M. Heck et al., *Klinikmanual Anästhesie*,
DOI 10.1007/978-3-642-55440-7_26,
© Springer-Verlag Berlin Heidelberg 2015

26.1 Myasthenia gravis

26.1.1 Definition

Die Myasthenia gravis ist eine Autoimmunerkrankung, bei der Antikörper gegen die ACh-Rezeptoren der motorischen Endplatte auftreten. Dadurch ist die Anzahl funktionierender Rezeptoren reduziert und die Struktur der postsynaptischen Membran gestört. Die Erkrankung kann kongenital (selten diaplazentarer Transport von Antikörpern der myasthenischen Mutter zum Fetus) oder erworben sein. Ein Zusammenhang mit Thymomen ist häufig (10 %). 3 bis 4 % der Patienten haben andere Autoimmunerkrankungen wie z. B. eine rheumatoide Arthritis, eine perniziöse Anämie oder eine Thyreotoxikose

26.1.2 Symptome

- Doppelbilder, Ptosis
- Muskelschwäche, Muskelermüdung; initial Unfähigkeit der Elevation des Armes über Kopfhöhe
  - die Muskelschwäche verschlimmert sich mit zunehmender Anstrengung und verbessert sich nach Ruhephasen

26.1.3 Diagnostik

Die Diagnose ergibt sich aus der Anamnese und wird durch einen hohen Titer von Anti-Ach-Rezeptor-Antikörpern (polyklonale Immunglobulin-G-Antikörper) im Immunoassay oder durch einen positiven »Tensilon-Test« bestätigt.

26.1.4 Probleme

- Muskelrelaxanzien
  - Myastheniker reagieren extrem sensibel auf nichtdepolarisierende Muskelrelaxanzien. Ihre Wirkung kann verlängert und die Rückbildung inkomplett sein. Die Reaktion auf Succinylcholin ist ebenfalls abnorm (Unempfindlichkeit oder rasche Entwicklung eines Phase-II-Blocks möglich).
- respiratorische Schwäche, die bei manchen Patienten eine postoperative Beatmung erforderlich macht
- Immunsuppression als Resultat der medikamentösen Therapie
- myasthene Krise: akute Verschlechterung der klinischen Situation, häufig ausgelöst durch Infektionen
- cholinerge Krise: akute Verschlechterung durch eine Überdosierung von Cholinesterasehemmern; Symptome: Schwitzen, Salivation, Abdominalkrämpfe und Diarrhö

26.1.5 Therapie

- Gabe von Cholinesterasehemmern, z. B. Pyridostigmin (Mestinon)
- Thymektomie
- evtl. Intensivtherapie im Rahmen einer myasthenen oder cholinergen Krise
  - Die Behandlung einer myasthenen Krise kann die Durchführung einer Plasmapherese und die Applikation von Steroiden und Azathioprin oder anderer Immunsuppressiva erfordern.

26.1.6 Anästhesiologisches Management

Voruntersuchung und Prämedikation

- Untersuchung der Schluckfähigkeit, da die Bulbärmuskulatur betroffen sein kann
- beim Thoraxröntgen evtl. Zeichen einer Aspiration oder eine Verbreiterung des oberen Mediastinums bzw. im Seitenbild eine anteriore Raumforderung (bei Thymom)
- Lungenfunktionsuntersuchungen: Schwäche der Atemmuskulatur (präoperativ arterielle BGA)
- Therapie mit Pyridostigmin präoperativ um etwa 20 % reduzieren oder am Operationstag absetzen (die Patienten sollten eher leicht myasthenisch als cholinergisch gehalten werden)

- Prämedikation mit geringen Benzodiazepindosen und Atropin (zur Reduktion der Salivation)

Narkoseführung

- Intubation in tiefer Inhalationsnarkose oder ausreichender Propofolnarkose und Einsprühen des Larynx mit Lokalanästhetika, alternativ evtl. eine einzige Dosis Succinylcholin! Unempfindlichkeit oder Phase-II-Block möglich
- Überwachung der neuromuskulären Funktion mit einem Nervenstimulator ist essenziell, jedoch sollte das präoperative Muster vor Applikation von Muskelrelaxanzien bekannt sein; nichtdepolarisierende Muskelrelaxanzien wenn möglich vermeiden
- bei Erfordernis von Muskelrelaxanzien Gabe nur in kleinen Bolusdosen, z. B. Vecuronium (0,002–0,005 mg/kg KG), Atracurium (0,09–0,21 mg/kg KG), Mivacurium (0,05 mg/kg KG) oder cis-Atracurium (0,02 mg/kg KG)
- Relaxierung nur unter Überwachung eines neuromuskulären Monitorings. Die Rückkehr der neuromuskulären Funktion sollte spontan erfolgen. Der Einsatz von Cholinesterasehemmern sollte aufgrund der hierdurch auslösbaren cholinergen Krise vermieden werden.
- während einer Thymektomie: Gefahr einer Verletzung der V. cava superior und des Auftretens eines Pneumothorax (um die systemische Applikation von Medikamenten und Flüssigkeit zu gewährleisten, sollte aus diesem Grund auch eine Fußrückenvene vor Operationsbeginn punktiert sein)
- Cholinesterasehemmer wegen Gefahr der cholinergen Krise meiden
- myasthene Schwäche kann durch Hypokaliämie, Aminoglykoside und Ciprofloxacin exazerbieren

Postoperative Betreuung

- evtl. Nachbeatmung mit allmählicher Entwöhnung. Die präoperative Therapie sollte postoperativ wieder begonnen werden, jedoch ist der initiale Dosisbedarf häufig niedriger als präoperativ

26.2 Lambert-Eaton-Syndrom (paraneoplastische Myasthenie)

26.2.1 Definition

Das Lambert-Eaton-Syndrom ist durch Antikörper gegen präsynaptische Kalziumkanäle gekennzeichnet, gehäuft bei paraneoplastischen Erkrankungen (z. B. bei Bronchialkarzinom). Unter Belastung bessert sich vorübergehend die daraus entstehende Muskelschwäche. Cholinesterasehemmer bewirken keine Besserung. Die Patienten reagieren äußerst sensibel auf depolarisierende und nichtdepolarisierende Muskelrelaxanzien.

26.2.2 Narkoseführung

Diese erfolgt wie bei Myasthenie. Die Wirkung von nichtdepolarisierenden Muskelrelaxanzien ist noch ausgeprägter als bei der Myasthenia gravis.

26.3 Myotonien und Muskeldystrophien

26.3.1 Progressive Muskeldystrophie (Typ Duchenne)

- häufigste Form (3 : 100.000)
- Beginn im frühen Kindesalter (1.–3. Lebensjahr), betrifft zunächst die Beckengürtel- und Beinmuskulatur
- Beugekontakturen und Fußdeformitäten führen Ende des ersten Lebensjahrzehnts zur Gehunfähigkeit

26.3.2 Myotonia dystrophica

Die Patienten mit Myotonia dystrophica weisen eine charakteristische Fazies auf (frühzeitige Frontalglatzenbildung, fliehende Stirn, Ptosis und häufig Katarakte). Später kommt es zu einer Muskelhypertrophie im Bereich des Nackens (besonders des M. sternocleidomastoideus), der Schultern und des M. quadriceps. Der Muskeltonus und die Reflexe sind jedoch reduziert. Die Erkrankung ist mit einem niedrigen Intelligenzquotienten sowie Hodenatrophie, Diabetes mellitus, muskulär bedingtem respiratorischen Versagen, kardialen Überleitungsstörungen und einer Kardiomyopathie assoziiert. Die betroffenen Patienten sind meist zwischen 20 und 40 Jahre alt und sterben gewöhnlich in der 6. Lebensdekade im Rahmen kardialer Störungen oder einer Bulbärbeteiligung.

Symptome

Gemeinsames Symptom aller Myotonien ist die verzögerte Erschlaffung der Skelettmuskulatur nach einer willkürlichen Kontraktion. Jede Stimulation führt zu einer lang anhaltenden Kontraktion. Bei den Muskeldystrophien steht die progrediente Muskelschwäche im Vordergrund.

Diagnostik

Die klinische Diagnose wird durch eine Elektromyographie bestätigt.

Probleme

- Auslösung der Myotonie durch Kälte, Anstrengung, Zittern, Hyperkaliämie, Succinylcholin und Neostigmin
- respiratorische und kardiale Beteiligung
- gehäuft mit der malignen Hyperthermie assoziiert (▶ Kap. 31)

Anästhesiologisches Management

Wegen kardialer und respiratorischer Beteiligung wenn möglich auch 24-h-EKG, Lungenfunktionsuntersuchung (reduzierte Vitalkapazität und reduziertes exspiratorisches Reservevolumen) sowie Kaliumspiegelbestimmung

> **Die Patienten reagieren sehr sensibel auf alle depressorischen Medikamente, sodass eine Prämedikation vermieden werden sollte**

Narkoseführung

Die Indikation zum invasiven kardiovaskulären Monitoring sollte großzügig gestellt werden. Weiterhin sollten die Körpertemperatur und die neuromuskuläre Blockade überwacht werden. Durch Regionalanästhesien können bekannte auslösende Medikamente vermieden werden, jedoch wird der myotonische Reflex nicht unterdrückt. Sollte eine Allgemeinanästhesie unumgänglich sein, dann sollten die bekannten Triggersubstanzen Succinylcholin und Neostigmin sowie Inhalationsanästhetika vermieden werden. Die Patienten reagieren sehr sensibel auf Opioide, Barbiturate und volatile Inhalationsanästhetika. Bereits eine Dosis von 1,5 mg Thiopental-Natrium/kg KG kann eine Apnoe verursachen. Der Einsatz von Propofol bei Myotonia dystrophica wurde als sicher beschrieben. Eine Auskühlung der Patienten muss vermieden werden.

> **Durch die Verwendung von Inhalationsanästhetika und Succinylcholin wurden besonders bei Myopathien schwere Rhabdomyolysen, Hyperkaliämien sowie maligne Hyperthermien beobachtet.**

Succinylcholin verursacht bei Myotonikern Muskelkontrakturen, die eine Beatmung für 2–4 min unmöglich machen und sich durch nichtdepolarisierende Muskelrelaxanzien nicht durchbrechen lassen. Nichtdepolarisierende Muskelrelaxanzien können eingesetzt werden, mit einer verstärkten Reaktion ist jedoch zu rechnen. Sinnvoll ist die Überwachung der neuromuskulären Funktion mit einem Nervenstimulator. Die Erholung der neuromuskulären Funktion sollte spontan erfolgen.

Postoperative Betreuung

Bei kardiovaskulärer Instabilität oder verzögertem Aufwachen sowie verzögerter Wiederkehr der normalen neuromuskulären Funktion ist eine Verlegung des Patienten auf eine Intensivstation erforderlich. Cholinesterasehemmer zur Antagonisierung haben bei Patienten mit Dystrophia myotonica zu einer Verstärkung der neuromuskulären Blockade statt zu deren Aufhebung geführt. Opioide sollten vorsichtig nach Effekt titriert werden. Das Schlucken ist häufig beeinträchtigt und die Magenentleerung verzögert. Da stille Aspirationen bei diesen Patienten häufig sind, sollte eine frühzeitige orale Ernährung vermieden werden.

26.4 Multiple Sklerose (MS)

26.4.1 Definition

Die Multiple Sklerose ist eine erworbene Erkrankung des ZNS, bei der es an zahlreichen Stellen im Bereich des Gehirns und des Rückenmarks zu einer Demyelinisierung kommt (Encephalomyelitis disseminata).

26.4.2 Ätiologiehypothesen

- Virusätiologie »Slow-virus«-Infektion
- Autoimmunisation postinfektiös

26.4.3 Epidemiologie

- erhöhte Inzidenz in gemäßigten Temperaturzonen, bei der Stadtbevölkerung und in wohlhabenden Bevölkerungsgruppen im Alter zwischen 15 und 40 Jahren

26.4.4 Symptome

- aszendierende spastische Parese der quergestreiften Muskulatur
- erhöhte Häufigkeit von Krampfleiden
- Gangstörungen (Kleinhirn)
- Sensibilitätsstörungen
- verminderte Sehschärfe, gestörte Pupillenreaktion (Neuritis nervi optici), Augenmuskellähmungen (Doppelbilder), Nystagmus (Nervenbahnen im Hirnstamm)

- Schwäche der Extremitäten
- Urininkontinenz
- sexuelle Impotenz (Rückenmark)
- Sprachstörungen
- schubweiser Verlauf (bei Auftreten nach dem 35. Lebensjahr langsame Progredienz)

26.4.5 Diagnostik

- keine spezifischen Labortests
- visuell, akustisch und somatosensorisch evozierte Potentiale: verlangsamte Nervenleitgeschwindigkeit
- Computertomographie: demyelinisierte Plaques
- Eintauchen in 40°C heißes Wasser provoziert Symptome
- Liquor cerebrospinalis: Spiegel von Immunglobulin G und »myelin basic protein« (im RIA) erhöht

26.4.6 Therapie

- keine kurative Therapie möglich (ACTH oder Kortikosteroide verkürzen einen akuten Schub, ein Einfluss auf die Progredienz ist aber fraglich), evtl. immunsuppressive Therapie mit Azathioprin und Cyclophosphamid, ggf. Plasmapherese
- Vermeidung von extremer Erschöpfung, emotionalem Stress und starken Temperaturveränderungen
- Behandlung der Spastik mit Diazepam, Dantrolen und Baclofen
- Behandlung schmerzvoller Dysästhesien, toxischer Krampfanfälle und von Attacken einer paroxysmalen Dysarthrie und Ataxie mit Carbamazepin

26.4.7 Anästhesiologisches Management

- beachte Auswirkungen von perioperativen Stress
- Spinalanästhesie: erhöhte Neurotoxozität des Lokalanästhetikums im Vergleich zur PDA
- Vermeidung postoperativer Temperaturerhöhung (Temperaturmonitoring)
- normalerweise Allgemeinanästhesie (keine speziellen Interaktionen zwischen Narkotika und der Erkrankung bekannt)

- **gesteigerte Kaliumfreisetzung nach Succinylcholingabe**
- **eventuell verlängerte Wirkung von nichtdepolarisierenden Muskelrelaxanzien (myasthenieartige Muskelschwäche, verminderte Muskelmasse), aber auch Relaxanzienresistenz möglich (cholinerge Rezeptoren außerhalb der motorischen Endplatte)**
- **Hydrokortisonersatz bei Kortisondauertherapie**
- **neurologische Nachuntersuchung zur Erfassung neu aufgetretener Symptome**
- **bei allen neuromuskulären Erkrankungen Verwendung eines Nervenstimulators empfehlenswert**
- **bei Auftreten einer unerwünscht langen neuromuskulären Blockade: auf eine Antagonisierung mit Cholinesterasehemmern verzichten und den Patienten bis zum spontanen Abklingen der Muskelrelaxation nachbeatmen**

- neuromuskuläre Erkrankungen und Muskelrelaxanzien, Tab. 26.1

Tab. 26.1 Neuromuskuläre Erkrankungen und Muskelrelaxanzien

Erkrankung	Succinylcholin	Nichtdepolarisierende Muskelrelaxanzien	Bemerkungen
Akute Denervierung	Vermeiden (→Hyperkaliämie)	Teilweise Resistenz	Ausbildung cholinerger Rezeptoren über gesamter Muskelmembran (extrajunktionale ACh-Rezeptoren) abhängig von denervierter Muskelmasse nach 2–4 Tagen (max. 10–14 Tage)
Chronische Denervierung Schädigung des 1. Motoneurons (Apoplexie) Schädigung des 2. Motoneurons (amyotrophe Lateralsklerose) Multiple Sklerose (Encephalomyelitis disseminata)	Fraglich Vermeiden (→Hyperkaliämie)	Möglich Resistenz der betroffenen Körperhälfte möglich Überempfindlichkeit Verlängerte Wirkung, aber auch Resistenz möglich	Extrajunktionale ACh-Rezeptoren

Tab. 26.1 (Fortsetzung)

Erkrankung	Succinylcholin	Nichtdepolarisierende Muskelrelaxanzien	Bemerkungen
Erkrankungen der motorischen Endplatte			
Myasthenia gravis	Ohne Probleme möglich (Beachte: Unempfindlichkeit oder Phase-II-Block möglich)	Vecuronium: 0,002–0,005 mg/kg KG; Atracurium: 0,09–0,21 mg/kg KG; Pancuronium: 0,003 mg/kg KG	Nur in kleinen Bolusdosen; Cholinesterasehemmer wegen Gefahr der cholinergen Krise meiden (evtl. max. 0,25–0,5 mg Neostigmin)
Lambert-Eaton-Syndrom	Vermeiden (→Hyperkaliämie)	Vermeiden (→Überempfindlichkeit)	Extremere Überempfindlichkeit; Cholinesterasehemmer bei Überhang wenig wirksam
Erkrankungen des Muskels			
Muskeldystrophie Duchenne	Vermeiden (Hyperkaliämie, Rhabdomyolyse, maligne Hyperthermie)	Möglich (Beachte: Überempfindlichkeit)	
Dystrophia myotonica (Curshmann-Steinert)	Vermeiden (verursacht Muskelkontrakturen)	Anhaltende Myotonien möglich	Antagonisierung → Verstärkung der neuromuskulären Blockade

Endokrinologische Erkrankungen

M. Heck, M. Fresenius, C. Busch

M. Heck et al., *Klinikmanual Anästhesie*,
DOI 10.1007/978-3-642-55440-7_27,
© Springer-Verlag Berlin Heidelberg 2015

27.1 Diabetes mellitus (DM)

27.1.1 Definition

- chronische Systemerkrankung mit absolutem (Typ 1) oder relativem (Typ 2) Insulinmangel
- Inzidenz: etwa 3 % der deutschen Bevölkerung

27.1.2 Einteilung

- **2 Typen**
- Typ 1: IDDM (»insuline-dependent diabetes mellitus«)
  - 1A autoimmun
  - 1B idiopatisch
- Typ 2: NIDDM (»non-insuline-dependent diabetes mellitus«)
  - 2A: ohne Adipositas
  - 2B: mit Adipositas

27.1.3 Therapie

- Sulfonylharnstoffe (Steigerung der Insulinausschüttung)
- Acarbose (Hemmung der Glukoseresorption)
- Biguanide (Hemmung der Glukoseresorption und der hepatischen Glukoneogenese aus Laktat mit potenziell gefährlichem Laktatspiegelanstieg)
- Insulin (letzte Option)

 **Es gibt 3 verschiedene, exogen applizierbare Insulinarten: Rinder-, Schweine- und rekombinantes Humaninsulin.**

27.1.4 Anästhesiologisches Management

Anästhesiologisch relevante Begleiterkrankungen

- Mikro- und Makroangiopathie mit Wundheilungsstörungen, peripherer AVK, KHK, eingeschränkter Pumpfunktion und erhöhter Infektionsgefahr (perioperative Antibiotikatherapie)
- autonome Neuropathie (etwa 20–40 % der Diabetiker):
  - Gastroparese → Rapid-Sequence-Induction (RSI)
  - reduzierter Herzfrequenzanstieg bei Belastung
  - schmerzlose Angina pectoris und Gefahr eines stummen Myokardinfarkts
- periphere Polyneuropathie (Verlust des Vibrationsempfindens und des Achillessehnenreflexes) → trophische Störungen mit Fettgewebenekrosen
- Nephropathie → Niereninsuffizienz (Kimmelstiel-Wilson-Glomerulonephritis)
- diabetische Retinopathie

β-Blocker: Verstärkung einer Hypoglykämie, Symptomverschleierung

Akutkomplikation des IDDM ist das ketoazidotische Koma. Symptome sind Hyperglykämie, Hypovolämie, Hypotonie (aufgrund osmotischer Diurese: Volumendefizit von 3–5 l), Ketoazidose (durch ungehemmte Lipolyse Bildung freier Fettsäuren und daraus entstehender Ketonkörper), Elektrolytentgleisungen (K^+), myokardiale Kontraktilitätsstörungen und Koma. Beim NIDDM kann es zum hyperosmolaren Koma ohne Ketoazidose kommen (die Restinsulinproduktion verhindert eine völlige Enthemmung der Lipolyse). Die Hyperglykämie (>500 mg/dl) bewirkt eine stärkere osmotische Diurese mit einem Volumendefizit von bis zu 5–10 l.

Vorgehen

Diabetische Patienten sollten bei elektiven Eingriffen am Anfang des OP-Programmes stehen (kurze Phase der präoperativen Nüchternheit und schnelle Aufnahme des gewohnten Ernährungsschemas, wenn möglich).

Prämedikation

- Sulfonylharnstoffe bis zum Vortag geben (stimulieren die Insulinsekretion – auch postoperativ sind Hypoglykämien möglich; Wirkzeiten bis 24 h)
- Acarbose verzögert Resorption von Kohlenhydraten im Darm (kein Effekt, kann bis zum vorabend gegeben werden)
- Retardinsulin bis zum Vortag normal verabreichen
- bei Verdacht auf schlecht eingestellten DM evtl. Anfertigung eines BZ-Tagesprofils
- Umstellung von Verzögerungsinsulin (Retard, Lente, Ultralente) auf Altinsulin – perioperative BZ-Kontrollen (stündlich)

Am Operationstag

NIDDM

- am OP-Tag engmaschige BZ-Kontrollen und ggf. Gabe von Glukose 10 % oder von Altinsulin nach BZ

IDDM sowie NIDDM vor größeren Eingriffen

- Bolustechnik
  - nüchtern BZ-Kontrolle
  - Glukose-10 %-Infusion (etwa 60 ml/h)
  - Gabe der halben normalen Insulintagesdosis s. c.
  - 2- bis 4-stündlich BZ-Kontrolle
- Infusionstechnik
  - nüchtern BZ-Kontrolle
  - Glukose-10%-Infusion (60 ml/h; 100–150 g/Tag bei einem KG von 75 kg)
  - Insulinperfusor (1,5 IE/h)
  - 2-stündlich BZ-Kontrolle
- bei beiden Methoden je nach BZ zusätzliche Gabe von Altinsulin (HWZ: 5–7 min) oder Glukose notwendig (Ziel-BZ: 100–200 mg/dl)

Aufgrund der intrazellulär kaliumverschiebenden Wirkung der Glukose-Insulin-Infusion Kaliumspiegel regelmäßig kontrollieren und ggf. Kalium substituieren. Eventuell erschwerte Intubation durch verminderte Beweglichkeit des Atlantookzipitalgelenks sowie der Larynxregion (»stiff joint syndrome«)

27.2 Hyper- und Hypothyreose

27.2.1 Hyperthyreose

Elektive Eingriffe nur im euthyreoten Zustand durchführen (anamnestisch keine Tachkardie, kein Schwitzen, keine Diarrhö, kein Hypertonus, kein Tremor), da sonst intraoperativ exzessive Mengen an Schilddrüsenhormon freigesetzt werden können.

Jodhaltige Kontrastmittel

Ursachen

- primäre Hyperthyreosen: Immunhyperthyreosen (Morbus Basedow oder thyreoidale Autonomie –autonomes Adenom)
- sekundäre Hyperthyreosen (TSH-Sekretion gesteigert)
- tertiäre Hyperthyreosen (TRH-Sekretion gesteigert)

Klinik

- Tachykardie
- gesteigerte Unruhe
- feinschlägiger Tremor
- Schwitzen
- Gewichtsverlust

Anästhesiologisches Management

- präoperative Medikation mit β-Blocker und Thyreostatika nicht absetzen!
- adäquate pharmakologische Prämedikation
- Narkoseeinleitung mit Thiopental (antithyreoidale Eigenschaft), keine Ketamingabe (Tachykardien)
- Narkoseaufrechterhaltung als balancierte Anästhesie mit Sevofluran/ N_2O und Atracurium oder Vecuronium (kein Desfluran und kein Pancuronium – Vagolyse)
- vorsichtige Dosierung von Sympathomimetika (HWZ von T3: 1–2 Tage; HWZ von T4: 6–7 Tage)

27.2.2 Hypothyreose

Die Inzidenz ist viel geringer als die der Hyperthyreose.

Ursachen

- primäre (thyreogene) Hypothyreose bei Autoimmunerkrankung (meist Hashimoto-Thyreoiditis), nach Strumaresektion (iatrogen), nach Radio-Jod-Therapie und nach thyreostatischer Therapie
- sekundäre (hypophysäre) Hypothyreose bei Hypophysenvorderlappeninsuffizienz (meist noch andere Releasing-Hormone betroffen)
- tertiäre (hypothalamische) Hypothyreose

Klinik

- Kälteintoleranz
- Myxödem (prätibial, periorbital)
- geistige Verlangsamung, ggf. Psychose, Apathie
- Bradykardie, Niedervoltage-EKG

Anästhesiologisch relevante Begleiterkrankungen

- digitalisrefraktäre Herzinsuffizienz (Myxödemherz mit reduziertem HZV), bradykarde Rhythmusstörungen
- Störung der Lungenperfusion und des Atemantriebs (p_aO_2 vermindert, Myxödemkoma)
- Nebennieren- und Niereninsuffizienz
- Leberfunktionsstörungen (verringerter Medikamentenmetabolismus mit Narkoseüberhang)
- evtl. Makroglossie (Intubationsprobleme), verzögerte gastrale Entleerung (Aspirationsgefahr)
- Kälteintoleranz und Gefahr der Hypothermie

Anästhesiologisches Management

- zurückhaltende bzw. dosisreduzierte pharmakologische Prämedikation
- ggf. beginnende orale Hormonsubstitution mit 25 µg L-Thyroxin/Tag und wöchentlicher Steigerung um jeweils 25 µg/Tag, evtl. bis zu Maximaldosis von 150 µg/Tag
- bei Myxödemkoma:
  - frühzeitige mechanische Ventilation
  - L-Thyroxin-Substitution (1. Tag: 500 µg i. v.; 2–7. Tag: 100 µg/Tag i. v.; in der 2. Woche: 100–150 µg/Tag p. o.)
  - Hydrokortisontherapie (100–200 mg/Tag; immer vor der Schilddrüsenhormongabe)
- prinzipiell alle Anästhesieverfahren anwendbar; vorher Volumensubstitution bei Hypovolämie
- Elektrolytsubstitution (meist Na^+- und Cl^--Spiegel vermindert)
- großzügige Indikation zur postoperativen Nachbeatmung bei Verdacht auf Anästhetikaüberhang, Intensivüberwachung

!
- **vorsichtige Hormonsubstitution bei koronarkranken Patienten (Gefahr der kardialen Dekompensation und des Herzinfarkts)**
- **erhöhte Katecholaminempfindlichkeit auch bei Hypothyreose**

27.3 Phäochromozytom

27.3.1 Definition

Meist benigner, endokrin aktiver Tumor des chromaffinen Gewebes mit Noradrenalin- und Adrenalinsekretion.

27.3.2 Lokalisation

- zu 80–90 % adrenal im Nebennierenmark (in 10–15 % der Fälle bilateral)
- zu 10–20 % extraadrenal (Grenzstrang, Pankreas etc.)

27.3.3 Diagnostik

- Messung der Plasmakatecholaminspiegel
  - >2000 ng/l: sichere Diagnose
  - 1000–2000 ng/l: grenzwertig
- Messung der Spiegel der Katecholaminabbauprodukte (Vanillinmandelsäure) im Urin (gilt als unzuverlässig bezüglich der Diagnosesicherung)
- weitere Diagnostik: Sonographie, CT, Metajodobenzylguanidinszintigraphie

27.3.4 Vorkommen

- isoliert oder kombiniert mit
  - Hyperparathyreoidismus und medullärem Schilddrüsenkarzinom (multiple endokrine Neoplasie Typ II); Kalzitoninspiegel erhöht
  - Neurofibromatose von Recklinghausen, medullärem Schilddrüsenkarzinom und Phäochromozytom
  - Hippel-Lindau-Syndrom (Angiomatose des Kleinhirns und der Retina, Nieren-Pankreas-Zysten und Hypernephrom)

27.3.5 Symptome

- paroxysmale Hypertension, Tachykardie, Arrhythmie, ST-Strecken-Veränderung, orthostatische Dysregulation
- Schwitzen, Zittern, Glukoseintoleranz

27.3.6 Letalität

- Senkung von 25–45 % auf 6 % durch präoperative α-Blockade

27.3.7 Anästhesiologisches Management

Behandlung der Hypertonie

- Phentolamin (Importware) (Regitin): lange HWZ, schlecht steuerbar, Tachykardie
- Natriumnitroprussid
- Adenosin (0,2–1 mg/kg KG/min)
- Magnesiumsulfatinfusion (40 mg/kg KG als Bolus, dann 1–2 g/h)
- ggf. Urapidil (Ebrantil)

Prämedikation

- ausreichende α-Blockade bis zum Vorabend der OP mit:
  - Phenoxybenzamin (Dibenzyran), 2- bis 3-mal 20–40 mg p. o.
- gute Anxiolyse am OP-Tag, z. B. 1–2 mg Flunitrazepam p. o. oder 5–15 mg Midazolam p. o.

!
- **keine β-Blockade vor α-Blockade (linksventrikuläres Pumpversagen)**
- **kein Atropin**

Narkoseführung

- balancierte Anästhesie
- alle Einleitungsnarkotika mit Ausnahme von Ketamin möglich
- Muskelrelaxierung: Vecuronium, Rocuronium; kein Pancuronium (Herzfrequenz), kein Atracurium (Fälle von RR-Anstiegen beschrieben)
- kein Desfluran (Tachykardie)
- kein DHB (α-Blockierung mit konsekutiver Hypotonie oder paradoxen RR-Anstiegen)
- bei Arrhythmie oder zur Intubation ggf. 2%iges Lidocain i. v.

- nach Venenabklemmung: Volumen- und Noradrenalingabe (Boli oder Perfusor)

> **Auf jeden Fall postoperative Überwachung auf Intensiv- oder »Intermediate-care«-Station (erhöhte Inzidenz von postoperativen hämodynamischen Komplikationen)**

27.4 Karzinoid

27.4.1 Definition

- enterochromaffiner Tumor, der Serotonin, Prostaglandine, Histamin und Kallikrein (aktiviert wiederum Bradykinin) sezerniert

27.4.2 Lokalisation

- am häufigsten Dünndarm und Appendix, gelegentlich Pankreas, Magen, Lunge oder Schilddrüse

27.4.3 Karzinoidsyndrom

In 5 % der Fälle Karzinoidsyndrom bei Überschreiten des hepatischen Metabolismus oder Leber-Lungen-Metastasen:

- Flush
- Hypotension
- Bronchokonstriktion bzw. asthmoide Beschwerden
- Trikuspidalinsuffizienz, Endokardfibrose des rechten Ventrikel, supraventrikuläre Extrasystolen
- abdominelle Schmerzen und Diarrhö
- Hyperglykämie

27.4.4 Diagnostik

- Konzentrationsbestimmung der 5-Hydroxyindolessigsäure im Urin

27.4.5 Anästhesiologisches Management

- präoperative Durchführung einer Spirometrie und einer Echokardiographie zur Feststellung der rechtsventrikulären Funktion und zum Auschluss einer Trikuspidalinsuffizienz
- gute Prämedikation, da Aufregung und Stress einen Anfall auslösen können (Sympathikusaktivität)
- Gabe des Serotoninantagonisten Cyproheptadin (Peritol) mit sedierendem Effekt vor dem OP-Tag (3-mal 4 mg p. o.)
- H_1- und H_2-Blocker 10–20 min vor der Narkoseeinleitung
- balancierte Anästhesie unter Vermeidung von Barbituraten, Atracurium, Suxamethonium und Mivacurium bzw. allen Substanzen, die zu einer Histaminfreisetzung führen

Regionalanästhesie: Sympathikolyse mit Vasodilatation und Hypotension kann zu reflektorischer Steigerung des Sympathikotonus führen und einen Anfall auslösen, daher adäquate Hydratation des Patienten erforderlich.

27.5 Patienten mit Glukokortikoiddauermedikation

Normalerweise werden unter Ruhebedingungen 20–30 mg Kortisol pro 24 h produziert. Unter Stress steigt die Kortisolproduktion bis zum 2- bis 10fachen an.

27.5.1 Indikationen zur perioperativen Glukokortikoidsubstitution

- Patienten, die eine Dauertherapie von Glukokortikoiden über der Cushing-Schwelle erhalten
- Patienten, die eine Kortisondauertherapie für länger als einen Monat innerhalb der letzten 3 Monate vor dem chirurgischen Eingriff hatten
- Patienten zur Hypophysektomie
- Patient mit bekanntem Morbus Addison

Vorgehen

- perioperativ 100-300 mg Hydrokortison über 24 h (■ Tab. 27.1)
- postoperativ ausschleichende Dosisreduktion auf das präoperative Glukokortikoidausgangsniveau
- bei einseitiger Adrenalektomie bei präoperativ intakter Syntheseleistung der Nebennierenrinde keine Glukokortikoidsubstitution notwendig
- Zum Vorgehen in Akutsituation ■ Tab. 27.2

Tab. 27.1 Mögliches perioperatives Steroidbehandlungsregime

Patient mit Steroidmedikation ≤ Cushing-Schwelle	Keine zusätzliche Steroidgabe notwendig
Patient mit Steroidmedikation ≥ Cushing-Schwelle	
Kleiner chirurgischer Eingriff, z. B. Arthroskopie, Herniotomie und -plastik, laparoskopische Eingriffe, ISRV, Schilddrüsenresektion etc.	Normale Steroidmedikation am Morgen der Operation plus 25 mg Hydrokortison zur Anästhesieeinleitung
Moderater chirurgischer Eingriff, z. B. abdominelle Hysterektomie, Kolonsegmentresektion, TEP, Revaskularisierung der unteren Extremität etc.	Normale Steroidmedikation am Morgen der Operation plus 25 mg Hydrokortison zur Anästhesieeinleitung plus Hydrokortison, 100 mg/Tag über 24 h
Großer chirurgischer Eingriff, z. B. kardio- oder thoraxchirurgische Eingriffe, Ösophagogastrektomie, Whipple-Operation, duodenumerhaltende Pankreasresektion, Proktokolektomie etc.	Normale Steroidmedikation am Morgen der Operation plus 25 mg Hydrokortison zur Anästhesieeinleitung plus Hydrokortison, 100 mg/Tag über 48-72 h
Glukokortikoidbehandlung oberhalb der Cushing-Schwelle vor <3 Monaten	Behandlung wie unter Steroidtherapie
Glukokortikoidbehandlung oberhalb der Cushing-Schwelle vor >3 Monaten	Keine perioperative Steroidgabe notwendig

Das natürlich vorkommende Glukokortikoid Kortisol hat neben der glukokortikoiden auch noch eine mineralokortikoide Wirkung. Die synthetischen Glukokortikosteroide haben mit steigender Potenz keine mineralokortikoide Wirkung.

ACTH-Stimulationstest

Dieser wird zur Diagnostik des Morbus Addison eingesetzt. Am Testtag selbst und am darauf folgenden Tag sollte ein Dexamethasonschutz durchgeführt werden. Dazu werden 2-mal täglich 0,5 mg Dexamethason p. o. verabreicht. Das Testergebnis wird dadurch nicht beeinflusst.

Testablauf Kurztest

- Basalwertbestimmung von Kortisol und ACTH
- Injektion von 0,25 mg ACTH (Synacthen) i. v.
- 30 und 60 min nach Injektion erneute Konzentrationsbestimmung von Kortisol und ACTH

Tab. 27.2 Glukokortikoidsubstitution in Akutsituationen

	Initialdosis i. v.
Schock (anaphylaktisch)	
Prednisolon (Solu-Decortin H)	1–2 g
Methylprednisolon (Urbason)	1–2 g
Dexamethason (Fortecortin)	100–200 mg
Akutes Hirnödem (tumorbedingt)	
Prednisolon (Solu-Decortin H)	250–1000 mg
Methylprednisolon (Urbason)	500–1000 mg
Dexamethason (Fortecortin)	40–120 mg
Status asthmaticus	
Prednisolon (Solu-Decortin H)	250–1000 mg
Methylprednisolon(Urbason)	250–500 mg
Dexamethason (Fortecortin)	40–120 mg
Inhalative Vergiftung	
Prednisolon (Solu-Decortin H)	1–2 g
Methylprednisolon (Urbason)	1–2 g
Dexamethason (Fortecortin)	100–200 mg
Akute Nebenniereninsuffizienz	
Hydrokortison	100–300 mg
Prednisolon (Solu-Decortin H)	50–100 mg
Methylprednisolon (Urbason)	250–500 mg
Dexamethason (Fortecortin)	8–16 mg

Testablauf Infusionstest

- Basalwertbestimmung von Kortisol und ACTH
- Infusion von 0,5 mg ACTH (Synacthen) über 4–8 h
- 30 und 60 min nach Infusion erneute Konzentrationsbestimmung von Kortisol und ACTH

Bewertung

Der Basalwert von Kortisol sollte sich bei normaler Funktion mindestens verdoppeln. Bei einem Kortisolspiegelanstieg auf >7 µg/dl kann von einer uneingeschränkten Funktion der Nebennierenrinden ausgegangen werden.

27.5.2 Normale Dauertherapie bei Morbus Addison

- 20–30 mg Hydrokortison und 0,05–0,2 mg Fludrokortison (Astonin H) täglich, entsprechend dem physiologischen Rhythmus (15–5–10 mg)
- bei Belastungen (OP, Infekte u. a.) Dosissteigerung auf das 2- bis 10fache

Chronische obstruktive Atemwegserkrankungen

M. Heck, M. Fresenius, C. Busch

M. Heck et al., *Klinikmanual Anästhesie*,
DOI 10.1007/978-3-642-55440-7_28,
© Springer-Verlag Berlin Heidelberg 2015

28.1 Chronische Atemwegsobstruktion

Zur Erkrankungsgruppe der chronischen Atemwegsobstruktionen zählen:
- chronische Bronchitis
- Lungenemphysem
- Bronchiolitis
- Bronchiektasen
- chronisches Asthma bronchiale

Zur obstruktiven Lungenerkrankung (COPD) zählen:
- chronische Bronchitis
- Lungenemphysem
- »small airway disease« (Alveolarkollaps der kleinen Atemwege in der Frühphase der Exspiration)

Die genannten Erkrankungen sind durch eine Progredienz und partielle Reversibilität charakterisiert.

28.1.1 Ätiologie der COPD

- Rauchen, bronchiale Hyperreaktivität, Luftverschmutzung, rezidivierende virale und bakterielle Infekte
- selten α_1-Antitrypsin-Mangel

! Ko-Inzidenz von COPD und Leberinsuffizienz

28.1.2 Pathophysiologie

Lungenemphysem

Induktion durch Imbalance zwischen Proteasen und Anti-Proteasen sowie Beeinträchtigung der Elastinneusynthese, dadurch Schädigung des elastischen Lungengerüstes mit irreversibler Erweiterung der Lufträume distal der terminalen Bronchiolen

Einteilung des Emphysems in

- panlobuläres Emphysem (alle Lufträume eines Lobulus vergrößert)
- zentrilobuläres Emphysem (zentrale Höhlenbildung)

Klinische Einteilung der Emphysematiker in 2 Typen

- Typ A (»pink puffer«): asthenischer Habitus, blass-rosige Haut, Leitsymptom Dyspnoe
- Typ B (»blue bloater«): pyknischer Habitus, Husten, Auswurf, Zyanose

Bronchitis

- Hypertrophie und Hyperplasie der Bronchialwanddrüsen, Hyperkrinie und Dyskrinie, Umbau des Flimmer- und Zylinderepithels in funktionsloses Plattenepithel, dadurch Verminderung der mukoziliaren Clearance mit Entzündung der Bronchialwand infolge bakterieller Infiltration
- Obstruktion der kleinen Atemwege durch Schleim und erhöhten Bronchialmuskeltonus: führt zu Überblähung und Atelektasenbildung

28.1.3 Folgen der COPD

- Abnahme des Atem-Flows und der alveolären Ventilation, dadurch Verteilungsstörungen der Atemluft mit Störungen des Ventilations-Perfusions-Verhältnisses und Verschlechterung des pulmonalen Gasaustausches
- Zunahme des Atemwegwiderstandes und Erhöhung der Atemarbeit
- Rechtsherzbelastung infolge Zunahme des pulmonalvaskulären Widerstandes unter alveolärer Hypoxie durch den Euler-Liljestrand-Reflex, dadurch chronisches Cor pulmonale
- »air trapping« bei frühzeitigem Alveolarkollaps und Behinderung der Alveolenentleerung, dadurch Ausbildung eines Intrinsic- oder Auto-PEEP

Veränderungen von Lungenparametern als Zeichen der Obstruktion

1. Anstieg des Atemwegswiderstandes, Zunahme des Residualvolumens, Abnahme der absoluten und relativen Einsekundenkapazität (FEV_1 bzw. FEV_1/FVC in %; bei Abfall der FEV_1 unter den Wert von 1 Liter muss mit dem Auftreten eines hyperkapnischen Atemversagens gerechnet werden!)
2. Zunahme der totalen Lungenkapazität (beim Lungenemphysem mehr als beim Asthma bronchiale)
3. Abnahme der Vitalkapazität
4. Abnahme des maximalen exspiratorischen Flow (normal: 8–10 l/s) und des maximalen mittleren exspiratorischen Flow (normal: 4,5–5,5 l/s), dadurch Veränderung der Flow-Volumen-Kurve
5. Abnahme der statischen Compliance auf <100 ml/cm H_2O

28.2 Asthma bronchiale

28.2.1 Definition

- variable und reversible Atemwegsobstruktion infolge Entzündung und Hyperreaktivität gegenüber bestimmten Auslösern: physikalische und chemische Reize, Pharmaka (ASS, β-Blocker, Opioide), körperliche Belastung und psychischer Stress
- chronisches Asthma bronchiale: länger (Wochen bis Monate) anhaltende Asthmasymptome
- Status asthmaticus, ◻ Tab. 28.1: anhaltender (>24 h) schwerer Asthmaanfall, der mit den üblichen Standardmedikamenten nicht durchbrochen werden kann

Die Obstruktion beim Asthmaanfall wird ausgelöst durch: Bronchospasmus, entzündliches Schleimhautödem, Verstopfung der Atemwege mit zähem Schleim.

◻ Tab. 28.1 Einteilung des Status asthmaticus nach Blutgaswerten

Stadium	Blutgaswerte
I	p_aO_2 normal, p_aCO_2 infolge Hyperventilation vermindert
II	p_aO_2 von 53–68 mmHg, p_aCO_2 normal
III	p_aO_2 von <53 mmHg, p_aCO_2 von >49 mmHg, respiratorische Azidose (pH-Wert <7,35)

28.2.2 Auslöser

- Allergene
- bakterielle und virale Infekte
- Luftverschmutzung
- Medikamente (ASS, nichtsteroidale Antiphlogistika)
- physische und psychische Belastung

28.2.3 Pathophysiologie

- IgE-vermittelte allergische Typ-I-Reaktion
- Freisetzung von Histamin, Prostaglandin D_2, Leukotrien C_4 und plättchenaktivierendem Faktor
- protrahierte Entzündungsreaktion über Eosinophile, Neutrophile und Makrophagen nach 4–24 h

Normalisierung eines initial erniedrigten p_aCO_2 und pH-Abfall sind Zeichen beginnender Erschöpfung.

28.2.4 Klinik

- Giemen, Brummen und Dyspnoe mit verlängertem Exspirium, auskultatorisch trockene Rasselgeräusche
- Husten und Auswurf von trockenem, zähem Sekret, Einsatz der Atemhilfsmuskulatur
- Tachykardie, Schwitzen, Unfähigkeit zu sprechen
- bei starker Reduktion des Gasflusses »silent lung«, ggf. Zyanose

28.2.5 Therapie eines akuten Anfalls bzw. des Status asthmaticus

- vorsichtige Sedierung: Promethacin (Atosil), 10–25(–50) mg, oder Midazolam (Dormicum), 2–5(–10) mg i. v. unter Intubationsbereitschaft
- O_2-Sonde (2–4 l/min) bei Zyanose

Der Atemantrieb wird über den p_aO_2 reguliert. Eine O_2-Gabe kann infolge der Hemmung des hypoxischen Atemantriebs und der Veränderung des VA/Q-Verhältnisses durch Aufhebung der hypoxischen pulmonalen Vasokonstriktion zu einer Verschlechterung der Oxygenierung führen.

Glukokortikoide

- antiinflammatorischer Effekt (nach 6–12 h einsetzende), Verstärkung der bronchodilatorischen Wirkung von β_2-Sympathomimetika (bereits früher einsetzend)
- initial 250 mg Prednisolon (Decortin H) alle 4–6 h i. v. (bis 2 g/24 h), »rasche« Dosisreduktion auf 10 mg/Tag (bis zum 5./6. Tag)

! Kortikoidsprays sind beim Status asthmaticus ineffektiv.

Dosis

- 1 Hub Sanasthmax: 0,25 mg Beclometason-17,21-Dipropionat
- 1 Hub Pulmicort: 0,2 mg Budesonid

Bronchospasmolytika
Parasympatholytika

- Bronchodilatation über Hemmung cholinerger Rezeptoren (M_3)
- inhalativ:

1. Atrovent-Aerosol (1 Aerosolstoß enthält 0,02 mg Ipratropiumbromid)
2. Berodual-Dosieraerosol (1 Aerosolstoß enthält 0,02 mg Ipratropiumbromid und 0,05 mg Fenoterol-HBr)

β_2-Sympathomimetika

- Dilatation der glatten Bronchialmuskulatur (cAMP-Spiegel-Anstieg und Ca^{2+}-Spiegel-Abnahme)
- u. a. antiödematös und permeabilitätssenkend, Steigerung der mukoziliaren Clearance und der Zwerchfellkontraktilität
- subkutan: Terbutalin (Bricanyl), 0,25–0,5 mg alle 4–6 h
- inhalativ:

3. Salbutamol (Sultanol)
   a. zur Akutbehandlung 1–2 Sprühstöße (0,1–0,2 mg)
   b. zur Dauerbehandlung 3- bis 4-mal täglich 1–2 Sprühstöße
4. Fenoterol (Berotec)
   a. zur Akutbehandlung 1 Hub des Dosieraerosols à 100 oder 200 µg
   b. zur Dauerbehandlung 1–2 Sprühstöße Berotec 100/200 Dosieraerosol
5. intravenös: Reproterol (Bronchospasmin) 0,09 mg (1 Amp.) langsam applizieren, evtl. Repetition nach 10 min. oder Perfusorgabe mit 0,018 – 0,09 mg/h; Salbutamol (Sultanol), 0,25–0,5 mg i. v., und Perfusor (1–5 mg/h)

Methylxanthinderivate

- Bronchodilatation infolge cAMP-Spiegel-Erhöhung und Adenosinantagonismus

6. Theophyllin (Euphylong):
   a. ohne Vorbehandlung: 5 mg/kg KG als Bolus i. v.
   b. mit Vorbehandlung: 0,3 mg/kg KG/h
   anschließend intermittierend Spiegelkontrolle (Normalwert: 10–20 µg/ml) ! Tachykardie, Rhythmusstörungen

Bei einem »therapierefraktären«, schweren Asthmaanfall kann ggf. durch Ketamin oder Adrenalin eine Beatmung umgangen werden:
- **Ketamin (Ketanest), 0,5–1 mg/kg KG i. v., oder Ketamin S, 0,2–1 mg/kg KG, ggf. mehr. Beachte: Steigerung der Schleimsekretion**
- **Adrenalin (Suprarenin): 50–100 µg über Maskenverneblung oder fraktionierte Boli von 5–10 µg i. v.; Bronchodilatation über β_2-Stimulation, aber auch Abschwellung der Bronchialschleimhaut über vasokonstriktorischen α-Effekt ! Hypertonie, Arrhythmie**

Experimentelle Ansätze

- hochdosierte Gabe von Magnesium (2 g bzw. unter Beatmung mehr): führt zur Relaxation von glatten Muskelzellen, allerdings nicht gesicherter Effekt
- inhalative Gabe von Helium-Sauerstoff-Gemisch (Heliox): Aufgrund der geringen Dichte des Gemisches aus O_2 und Helium (80–60 %) kommt es zur Reduktion des turbulenten Atemflusses mit Verminderung der Atemwegsresistance und der Atemarbeit.

Respiratortherapie als Ultima Ratio

Indikationen zur Beatmung bei Status asthmaticus sind:
- Bradypnoe, Schnappatmung, Atemstillstand
- neurologische Komplikationen: Verwirrtheit, Koma
- rascher p_aCO_2-Anstieg bei respiratorischer Erschöpfung, schwere Hypoxie und respiratorische Azidose

28.3 Anästhesiologisches Management bei chronischer Atemwegsobstruktion

28.3.1 Präoperative Diagnostik

- Anamnese bezüglich Anfallshäufigkeit, Dauer, Intensität und Zeitpunkt des letzten Anfalls

- Thoraxröntgen
- Lungenfunktionstest (obligat vor größeren Operationen):

1. typische Flow-Volumen-Kurve
2. bei symptomfreien Asthmatikern ggf. normale Lungenfunktion
3. bei langjährigem Asthma z. T. irreversible Veränderungen: FEV_1 und Vitalkapazität vermindert, FRC und Resistance erhöht

- Einschätzung des Schweregrades der COPD über FEV_1, Exazerbationsrisiko und Symptomschwere (◘ Tab. 28.2)
- infektiologisches Monitoring: anamnestisch: Husten, eitriger Auswurf; Auskultationsbefund; laborchemisch: Leukozytenzahl, Differenzialblutbild (Linksverschiebung), Konzentration des C-reaktiven Proteins –Körpertemperatur
- arterielle BGA bei entsprechender klinischer Symptomatik
- ggf. echokardiographische Untersuchung zur Beurteilung der kardialen (rechtsventrikulären) Herzfunktion

◘ Tab. 28.2 Globale-Initiative-for-Chronic-Obstructive-Lung-Disease«-(GOLD-) Klassifikation

Schweregrad	Symptome	Spirometrie
0 (Risikogruppe)	Chronische Symptome (Husten, Dyspnoe, Auswurf)	Normale Spirometrie
I (leichtgradig)	Mit oder ohne chronische Symptome (Husten, Auswurf, Dyspnoe)	FEV_1 ≥80 % des Sollwerts FEV_1/VK <70 % des Sollwerts
II (mittelgradig)	Mit oder ohne chronische Symptome (Husten, Auswurf, Dyspnoe)	50 %≥FEV_1 <80 % des Sollwerts FEV_1/VK <70 % des Sollwerts
III (schwer)	Mit oder ohne chronische Symptome (Husten, Auswurf, Dyspnoe)	30 %≥FEV_1 <50 % des Sollwertes FEV_1/VK <70 % des Sollwerts
IV (sehr schwer)	Chronisch respiratorische Insuffizienz	FEV_1 <30 % des Sollwerts oder FEV_1 <50 % des Sollwerts bei respiratorischer Insuffizienz FEV_1/VK <70 % des Sollwerts

FEV_1 forciertes Expirationsvolumen in 1 s, FEV_1/VK Verhältnis von forciertem Expirationsvolumen in 1 s zur Vitalkapazität

28.3.2 Prämedikation

- vorsichtige Dosierung von Benzodiazepinen (Dormicum, Tavor)
- H_1- und H_2-Blockade
- inhalative Medikation fortsetzen und Medikamente mit in den OP-Bereich geben

28.3.3 Anästhesieverfahren

Regionalanästhesieverfahren bevorzugen, wenn die Funktion der Atemmuskulatur erhalten bleibt (auch bei Flachlagerung!): geringere Inzidenz von Bronchospasmen

- Fortführung bzw. Optimierung einer suffizienten antiobstruktiven Dauertherapie
- Sicherstellung einer Infektfreiheit bei elektiven Eingriffen
- bei stark eingeschränkter Lungenfunktion Verzicht auf präoperative Sedativa/Anxiolytika (Gefahr der vital bedrohlichen Hypoxie)
- keine elektive Anästhesieeinleitung bei manifestem Asthmaanfall

Bei Narkoseinduktion und mechanischer Beatmung

- Etomidat (Hypnomidate), Propofol (Disoprivan) oder Ketamin (Ketanest oder Ketamin S) zur Bronchospasmolyse
- keine (Oxy- oder Thio-)Barbiturate (Histaminliberation)
- zurückhaltende Muskelrelaxation mit ndMR vom Steroidtyp oder mit Cis-Atracurium: Vermeidung eines Relaxanzienüberhangs (keine MR-Antagonisierung, da die Cholinesterasehemmer zu Bronchokonstriktion sowie gesteigerter Speichel- und Bronchialsekretion führen)
- bei notwendiger Crush-Einleitung kein Succinylcholin, sondern Verwendung von Rocuronium (Esmeron)
- Inhalationsanästhesie mit Sevofluran oder balancierte Anästhesie ohne histaminfreisetzende Opioide (kein Morphin!)
- Intubation mit großem orotrachealen Tubus und bei ausreichender Narkosetiefe, dabei Vermeidung von Pressen gegen den Tubus (Gefahr des Rechtsherzversagens bei akuter rechtsventrikulärer Nachlasterhöhung)
- Frühextubation nach Wiedererlangung der Schluckreflexe ohne endotracheales Absaugen bzw. Extubation in tiefer Narkose (geringere Inzidenz von Broncho- und Laryngospasmus)
- ausreichende Volumentherapie: adäquate Vorlast für den hypertrophierten rechten Ventrikel essenziell, Abnahme der Vorlast durch Überdruckbeatmung und Hypovolämie

- Anwärmung und Befeuchtung der Atemgase
- perioperative Antibiotikatherapie zur Vermeidung von pulmonalen Infekten, die zur akuten respiratorischen Dekompensation infolge Compliance-Reduktion bei Pneumonie führen können
- postoperative vorsichtige O_2-Zufuhr (2–4 l/min über Nasensonde): S_aO_2 von >90 % bei ausreichendem Hämoglobingehalt oder p_aO_2 von >50–60 mmHg
- postoperative Frühmobilisation und Schmerzfreiheit anstreben (bessere Ventilation basaler Lungenbezirke)
- postoperative intensive Atemtherapie (Masken- oder Nasen-CPAP, Lagerungsdrainagen, kein Trigger)
- perioperative Antikoagulation wegen erhöhter Thromboemboliegefahr (abnorme Thrombozytenfunktion und gesteigerte Gerinnungsaktivität) bei COPD-Patienten

Intraoperatives Monitoring

- Kapnographie
- Pulsoxymetrie
- Überwachung des Beatmungsdrucks
- invasive Blutdruckmessung
- intermittierend BGA
- ggf. ZVD-Messung
- Cuff-Druck-Messung

Bei obstruktiven Komplikationen

- 100%ige O_2-Beatmung, Handbeatmung, ggf. Narkosevertiefung mit vorzugweise volatilem Anästhetikum oder Ketamin (hochdosiert)
- weiteres Vorgehen wie bei der Therapie des akuten Asthmaanfalls

1. intraoperative Inhalation/Verneblung erfolgt über Tubusadapter oder spezielle Verneblungskammer
2. Vermeidung von Faktoren, welche zur Einschränkung der »Atempumpe« führen: Elektrolytstörungen (Hypokaliämie, Hypophosphatämie, Hypomagnesiämie, Hypokalzämie), hochdosierte Glukokortikoide, Fieber, kohlenhydratreiche Ernährung (erhöhte CO_2-Produktion), Dys- und Atelektasen, Ergüsse (gesteigerte Atemarbeit)

Ausschluss anderer obstruktiver Faktoren: Cuff-Herniation, tracheobronchiale Sekretretention, Pneumothorax, mechanische Verlegung der oberen Atemwege

Respiratoreinstellung bei Atemwegsobstruktion

- niedrige Atemfrequenz: 8–10/min
- reduziertes Atemzugvolumen: 7–10 ml/kg KG (physiologischer Totraum bei COPD erhöht) – Tolerierung höherer p_aCO_2-Werte bei COPD-Patienten (permissive Hyperkapnie mit pH-Werten von 7,15–7,2)
- Atemwegsspitzendruck: <30–35 mmHg
- Atemzeitverhältnis: 1:2 bis 1:3 einstellen – Entleerung auch der Alveolen mit langer Zeitkonstante
- F_iO_2-Höhe so einstellen, dass die S_pO_2 >90 % beträgt
- keine PEEP-Beatmung bei hohem intrinsic PEEP (Messung des Intrinsic-PEEP mit der Okklusionsmethode)

Anästhesie bei Niereninsuffizienz

M. Heck, M. Fresenius, C. Busch

M. Heck et al., *Klinikmanual Anästhesie*,
DOI 10.1007/978-3-642-55440-7_29,
© Springer-Verlag Berlin Heidelberg 2015

29.1 Vorbemerkungen und Grundsätze

- häufige Begleiterkrankungen: renale Hypertonie und Anämie, Perikarditis
- Anamnese: Restausscheidung, Trinkmenge, letzte Dialyse, metabolische Azidose
- restriktive Volumentherapie bei Patienten mit deutlich eingeschränkter Diurese oder dialysepflichtiger Niereninsuffizienz
- Vermeidung einer Hypotonie (erhöhte Gefahr des Shunt-Verschlusses)
- HES-Präparate sind bei Niereninsuffizienz kontraindiziert. Bei Gabe einer ausreichenden Menge NaCl 0,9% kann es zur hyperchlorämoischen Azidose kommen.

!
- **Shunt-Arm in Watte einwickeln und besonders vorsichtig lagern, dort keine venösen Zugänge**
- **»Arterie« nur, wenn unbedingt notwendig**
- **postoperative Überprüfung des Shunts**

29.2 Niereninsuffizienz und Anästhetika

29.2.1 Injektionsanästhetika

- Thiopental, Methohexital: verminderte Proteinbindung bei urämischen Patienten (bewirkt eine bis zu 50%ige Zunahme der wirksamen Konzentration, daher Dosisreduktion oder Wahl eines anderen Injektionsanästhetikums)
- Etomidat: wird rasch metabolisiert, problemlos anwendbar

- Propofol: wird in der Leber metabolisiert, Ausscheidung inaktiver Metaboliten zu 88 % über die Nieren
- Ketamin: nur zu 4 % unveränderte Ausscheidung über die Nieren
- Benzodiazepine: hohe Proteinbindung von 80–90 %, daher Wirkungsverlängerung bei Niereninsuffizienz (Dosisreduktion!) und evtl. Akkumulation aktiver Metabolite

29.2.2 Opioide

- Fentanyl, Alfentanil, Remifentanil: problemlos anwendbar
- Sufentanil: aktiver Metabolit, der renal ausgeschieden wird
- Pethidin: neurotoxischer Metabolit Norpethidin von der Nierenausscheidung abhängig
- Piritramid: zu 10 % unveränderte renale Ausscheidung
- Morphin: Morphin-6-Glukuronid akkumuliert bei Niereninsuffizienz

29.2.3 Muskelrelaxanzien

Ohne Probleme anwendbar sind wahrscheinlich:

- Atracurium
- Mivacurium: zu 95–99 % rascher Abbau über Plasma-CHE, nur <5 % renale Ausscheidung
- Cis-Atracurium: zu 70–80 % Abbau über die Hofmann-Elimination und nur zu einem geringen Teil über unspezifische Esterhydrolyse (80–90 % weniger Laudanosin; bei Nierengesunden konnten aber bis zu 15 % Cis-Atracurium im Urin nachgewiesen werden; organabhängige hepatische und renale Elimination!)

Vorsicht ist geboten bei:

- Succinylcholin: bei erhöhtem Kaliumspiegel Gefahr der Hyperkaliämie
- Rocuronium: wird zu 10–30 % renal ausgeschieden
- Vecuronium: wird zu 40–50 % renal ausgeschieden, Intubationsdosis führt zu etwa 50%iger Wirkungsverlängerung bei Niereninsuffizienz
- Pancuronium: wird zu 85 % renal ausgeschieden

29.2.4 Inhalationsanästhetika

- Sevofluran: Metabolisierungsrate von 3–6 %, Abbau zu Fluoridionen, reagiert mit Atemkalk zu Compound A; Nephrotoxizität bis heute nicht erwiesen, auch nicht bei Niereninsuffizienz
- alle anderen Inhalationsanästhetika von der Nierenfunktion unabhängig:
  - Desfluran: sehr stabil (Metabolisierung von etwa 0,02–0,03 %)
  - Lachgas: keine Biotransformation

Anästhesie bei Leberinsuffizienz

M. Heck, M. Fresenius, C. Busch

M. Heck et al., *Klinikmanual Anästhesie*,
DOI 10.1007/978-3-642-55440-7_30,
© Springer-Verlag Berlin Heidelberg 2015

30.1 Vorbemerkungen und Grundsätze

Zu beachten sind bei Leberinsuffizienz:
- die veränderten Wirkspiegel von Anästhetika mit hoher Eiweißbindung und die verlängerte Wirkdauer von Anästhetika, die einer ausschließlichen oder überwiegenden hepatischen Elimination unterliegen
- erhöhtes Aspirationsrisiko bei Patienten mit Leberveränderungen und portaler Hypertension, daher Narkoseeinleitung ggf. als »rapid sequence induction«
- ggf. Verzicht auf eine Magensonde bei Gefahr von Ösophagusvarizen
- erhöhte Blutungsgefahr bei reduzierter plasmatischer Gerinnung und Thrombozytopenie (Hypersplenismus)
- ggf. Niereninsuffizienz infolge eines hepatorenalen Syndroms
- ggf. eingeschränkte Oxygenierung bei portaler Hypertension mit Aszites (FRC vermindert)

Kein elektiver Eingriff bei akuter Hepatitis (hohe perioperative Komplikationsrate von etwa 10 %)

30.2 Leberinsuffizienz und Anästhetika

30.2.1 Injektionsanästhetika

- Thiopental: erhöhte freie Wirkspiegel aufgrund der bei Leberinsuffizienz geringeren Plasmaeiweißbindung; dasselbe gilt für Propofol und Etomidat
- Ketamin bei Leberinsuffizienz von Vorteil (keine Beeinflussung der Leberperfusion oder normale Wirkdauer)

- Benzodiazepine: verlängerte Wirkdauer bei Midazolam und Flurazepam, keine Wirkverlängerung von Lorazepam und Oxazepam

30.2.2 Opioide

- Morphin: nur Glukuronidierung zu Morphin-3- und Morphin-6-Glukuronid
- Fentanyl: überwiegende hepatische N-Dealkylierung und Hydroxylierung
- Sufentanil: überwiegend hepatische Dealkylierung und O-Methylierung zu Desmethylsufentanil
- Remifentanil: plasmatischer Abbau durch unspezifische Esterasen

30.2.3 Muskelrelaxanzien

- Anschlagszeit der ndMR kann ggf. infolge eines erhöhten Verteilungsvolumens verlängert sein
- Wirkungsverlängerung von ndMR, die einer hepatischen Verstoffwechselung unterliegen: Hydroxylierung von Pancuronium und Vecuronium, zu 70 % unveränderte Elimination über die Galle von Rocuronium
- plasmatischer Abbau durch Pseudocholinesterase von Mivacurium (ggf. Wirkung verlängert bei Leberversagen)
- keine Wirkverlängerung bei Atracurium und Cis-Atracurium

30.2.4 Volatile Anästhetika

Meist kommt es zu einer Abnahme der Leberperfusion durch alle volatilen Anästhetika. Allgemein können Inhalationsanästhetika die Phase-I- und -II-Biotransformation in der Leber hemmen und somit die Clearance von Fentanyl, Ketamin, Lidocain, Pancuronium, Diazepam und Propranolol verlängern. Bei Lachgas besteht eine vernachlässigbare Beeinflussung der Leberperfusion.

Der Einsatz von Hydroxyethylstärkepräparate sollte bei Patienten mit Leberinsuffizienz vermieden werden, da es durch deren Speicherung in den RES-Zellen der Lebersinusoide zu einer Zellschwellung und zu einer negativen Beeinflussung der hepatischen Mikrozirkulation kommen kann.

Maligne Hyperthermie (MH)

M. Heck, M. Fresenius, C. Busch

M. Heck et al., *Klinikmanual Anästhesie*,
DOI 10.1007/978-3-642-55440-7_31,
© Springer-Verlag Berlin Heidelberg 2015

31.1 Definition

Die MH ist eine pharmakogenetische, subklinische Erkrankung mit einer Störung der zellulären Kalziumhomöostase nach Triggerung durch bestimmte Anästhetika und andere Faktoren (Stress, Lösungsmittel, Drogen, Alkohol). Die Störung des myoplasmatischen Kalziumstoffwechsels offenbart sich in einer **hypermetabolischen Stoffwechselentgleisung** mit gesteigerter Glykogenolyse und aerobem Stoffwechsel.

31.2 Epidemiologie

Die MH tritt auf:
- bei allen Menschenrassen
- bei beiden Geschlechtern mit Präferenz des männlichen Geschlechts (3 : 1)
- in allen Altersklassen (vom Neugeborenen bis zum Greisenalter), jedoch mit Bevorzugung des Kindesalters (60 % aller MH-Episoden bei Kindern unter 10 Jahren)
- weltweit mit geographischer Häufung (gehäufte MH-Inzidenz z. B. in Bludenz/Österreich oder Palmerston/Neuseeland)

31.2.1 Inzidenz

Die Inzidenz der MH zeigte große geographische und ethnische Unterschiede:
- 1 : 60.000 für Deutschland nach Hartung
- 1 : 33.400 für den Stadtbereich Wien bzw. 1 : 37.500 für Gesamtösterreich nach Hackl

- 1 : 250.000 in allen Altersgruppen für die skandinavischen Länder nach Ording
- 1 : 1300–2600 für das Vorarlberg-Gebiet nach Mauritz
- 1 : 50 bei Kindern mit Strabismus unter Halothan-Succinylcholin-Narkose nach Caroll

31.2.2 Letalität

- vor Dantroleneinführung in den 1970er Jahren: 60–70 %
- ab Mitte der 1980er Jahre: 20–30 % (Rückgang bedingt durch frühere Diagnosestellung und effektivere Therapiemöglichkeit)
- gegenwärtige Letalität für die fulminante MH-Krise: etwa 5–10 %

Letalitätsbeeinflussende Faktoren. Die Letalität einer MH-Krise ist nach Mauritz von folgenden Faktoren abhängig:
- Operationsdringlichkeit (bei Elektiveingriffen weniger als bei Akuteingriffen)
- Narkosedauer (geringere Letalität bei Eingriffen über <60 min vs. OP über >60 min; fraglich längere Expositionszeit der Triggersubstanz)
- maximale Temperaturentwicklung (höhere Letalität bei Temperaturen von über 39°C; spiegelt das Ausmaß der Stoffwechselentgleisung wider!)
- Patientenalter (geringere Letalität bei Patienten unter 20 Jahren)

Das Geschlecht hat keinen Einfluss auf die Mortalität.

> **Je später die Diagnose gestellt und die Therapie eingeleitet wird, desto schlechter ist die Prognose des Patienten.**

31.3 Pathogenese

Bei der MH nimmt man eine Störung der Erregungs-Kontraktions-Koppelung an, welche letztendlich nach Applikation von Triggersubstanzen beim genetisch disponierten Patienten zu einer Dysregulation der Kalziumhomöostase mit konsekutiver Erhöhung der myoplasmatischen Kalziumkonzentration führt. Die erhöhte myoplasmatische Kalziumkonzentration führt nach Erreichen einer Schwellenkonzentration zu einer Aktivierung des kontraktilen Apparats (mit Muskelrigidität und Masseterspasmus) mit ATP-Verbrauch und Wärmeproduktion sowie zur Aktivierung von Schlüsselenzymen des Stoffwechsels mit erhöhter Glykogenolyse und resultierender nichthypoxiebedingter Hyperlaktatämie. Dies führt zum Zusammenbruch der zellulären Energiebereitstellung und zum Verlust der zellulären Integrität aufgrund eines erhöhten ATP-Verbrauchs der Kalziumpumpen des sarkoplasmatischen Retikulums, einer Laktatazidose und einer intramitochondrialen Kalziumakkumulation mit Entkopplung der oxidativen Phosphorylierung. Dies bedingt Zeichen der Rhabdomyolyse (Anstieg des Kaliumspiegels sowie der GOT- und der Kreatinkinaseaktivität, Myoglobinämie/-urie).

Ätiologie

Die MH zeigt eine familiäre Häufung infolge eines heterogenetischen autosomal-dominanten Erbgangs mit inkompletter Penetranz und unterschiedlicher Expressivität. Das genetische Korrelat der MH beruht bei 50 % der Patienten auf Punktmutationen innerhalb des Ryanodinrezeptor-(RYR1-)Gens.

Kopplung der MH-Disposition mit bestimmten Muskelerkrankungen

Die nachfolgend aufgeführten beiden Muskelerkrankungen sind immer mit der MH-Anlage gekoppelt:

- die autosomal-dominant vererbte »**central core disease**«, bei der die Aminosäure Arginin an Position 163 des Ryanodinrezeptors durch Cystein ersetzt ist und welche mit einer generalisierten Muskelschwäche einhergeht
- das in Australien vorkommende **King-Denborough-Syndrom** (multiple kongenitale Dysmorphien und unspezifische Myopathie)

MH-Auslöser

Die MH wird durch pharmakologische und nichtpharmakologische Trigger ausgelöst (◘ Tab. 31.1). Auf welche Weise die Trigger im Detail bei MH-Disposition eine Krise induzieren, ist gegenwärtig nicht bekannt. Die einzelnen Inhalationsanästhetika besitzen unterschiedliche Triggerpotenz. So ist Isofluran in einer Untersuchung nach Mauritz ein geringerer Trigger als Halothan. Halothan ist mit 70–80 % in Kombination mit Succinylcholin die häufigste Ursache einer MH-Auslösung. Ein MH-ähnliches Krankheitsbild ist nach Einnahme von Butyrophenon- und Phenothiazinneuroleptika als malignes neuroleptisches Syndrom bekannt. Daher sollte auf Substanzen wie DHB, Promethazin oder Haloperidol bei MH-Disposition aus differenzialdiagnostischen Gründen verzichtet werden. Stress wird ebenfalls als auslösender Faktor der malignen Hyperthermie diskutiert, obwohl bisher unklar ist, ob die sympathische Hyperaktivität in der akuten Phase ein primäres oder ein sekundäres Phänomen darstellt (adäquate Prämedikation mit Benzodiazepinen zur Vermeidung des »Human-stress«-Syndroms).

Tab. 31.1 Trigger der malignen Hyperthermie

Triggersubstanzen	Fraglich	Sichere Medikamente
Sämtliche volatilen Anästhetika (Halothan, Enfluran, Isofluran, Desfluran, Sevofluran, Methoxyfluran, Chloroform, Äther, Cyclopropan)	Physische und psychische Belastungen	- Lachgas - Xenon - Injektionsanästhetika (Barbiturate, Benzodiazepine, Etomidat, Propofol, Ketamin - Razemat und S-Ketamin)
Depolarisierende Muskelrelaxanzien vom Typ Succinylcholin	Phosphodiesterase-III-Hemmer wie z. B. Enoximon	
Psychostimulanzien wie Kokain und Antidepressiva, Alkohol		
Galenische Hilfsmittel wie z. B. das in Insulinpräparaten als Lösungsvermittler vorkommende 4-Chlor-m-Kresol		- Sämtliche Opioide und Opioidantagonisten - Sämtliche nichtdepolarisierenden Muskelrelaxanzien - Neuroleptika von Butyrophenon- und Phenothiazintyp (DHB, Haldol) - Lokalanästhetika vom Ester- und Amidtyp - Cholinesterasehemmer und Parasympatholytika; Beachte: die Gabe mit Atropin kann besonders bei Kindern infolge Hemmung der Schweißsekretion zum Temperaturanstieg führen - Katecholamine (bei fulminanter Krise jedoch zurückhaltend einsetzen) - MAO-Hemmer

31.4 Symptome

Das klinische Erscheinungsbild der MH ist äußerst variabel und kann in 4 Kategorien eingeteilt werden:

- in 57 % der Fälle milde, abortive Verlaufsformen mit nur geringer MH-Symp-tomatik (z. B. diskreter Masseterspasmus und postoperatives Fieber)
- in 21 % der Fälle isolierter Masseterspasmus als einzige MH-Manifestation
- fulminante Krise mit wenigstens 3 der folgenden Symptome: Hyperkapnie, kardiale Symptome, metabolische Azidose, Temperaturanstieg auf >38,8°C und generalisierte Muskelrigidität (unterschiedliche Angaben bezüglich der Inzidenz: 6,5–22 % nach Ording und Mauritz)
- perioperative ungeklärte Todesfälle/Herzstillstände

Die Ursache der Variabilität besteht wahrscheinlich neben der unterschiedlichen Expositionsdauer und Potenz der Triggersubstanz in einem genetisch determinierten variablen Empfindlichkeitsgrad sowie dem unterschiedlichen Patientenzustand und dem Alter.

31.4.1 Frühsymptome

- Masseterspasmus in 50 % der Fälle nach Succinylcholingabe
- bei >80 % aller MH-Episoden unklare Tachykardie/Tachyarrhythmie, instabile Blutdruckverhältnisse sowie plötzliche Herzstillstände; Ursache: exzessive Sympathikusaktivierung und endogene Katecholaminausschüttung (HZV-Erhöhung und SVR-Abfall während der MH-Krise)
- massive Steigerung der CO_2-Produktion: ausgeprägte Hyperventilation unter Spontanatmung; Anstieg der $p_{et}CO_2$ (>5 mmHg im »steady state«) und abnorm starke Erwärmung des CO_2-Absorbers unter volumenkontrollierter Beatmung, violette Verfärbung des CO_2-Absorbers
- in nur 45–60 % der Fälle generalisierter Rigor der Skelettmuskulatur als nicht obligates, aber typisches Zeichen der MH
- ausgeprägte metabolische Azidose, primär nichthypoxiebedingte Hyperlaktatämie, Hypoxämie (S_aO_2-Verminderung) und massive Hyperkapnie in der BGA; Bei einem p_aCO_2 von >60 mmHg und einem BE von mehr als –5 bis –7 mmol/l ist eine MH nach Ausschluss anderer Ursachen wahrscheinlich.

- fleckige Rötung bzw. Marmorierung der Haut, sowie Schwitzen (bedingt durch Katecholaminfreisetzung) und Zyanose (in 70 % der Fälle; bedingt durch Hypoxie und HZV-Abfall)

Bei einer unklaren Zyanose mit Tachykardie (bei einem suffizient beatmeten Patienten mit adäquater Narkosetiefe und adäquatem Volumenstatus) muss an eine MH gedacht werden.

31.4.2 Spätsymptome

- unterschiedlicher Anstieg der Körpertemperatur (von 2°C/h bis 1°C/5 min), jedoch Temperaturen von 37,5–39°C bei 50 % der MH-Krisen und Temperaturen von >39°C bei 27 % der MH-Krisen
- komplexe Arrhythmien
- Rhabdomyolyse mit Hyperkaliämie, Myoglobinämie und Myoglobinurie, Transaminasen- und CK-Aktivitätsanstieg im Plasma; CK-Aktivitätsanstiege nur bei 50 % der MH-Krisen, durchschnittlich 350 U/l (92–160.000 U/l) nach Hackl

!
- **Die MH-Symptome können auch in einem größeren zeitlichen Abstand (bis zu 24 h) nach Narkosebeginn auftreten.**
- **Nicht jeder Kontakt eines MH-Disponierten mit Triggersubstanzen muss zur klinischen MH-Episode/-Krise führen.**

Komplikationen in der Spätphase

- Nierenversagen infolge Myoglobinämie/-urie
- zerebrale Krampfanfälle infolge Hirnödem
- generalisierte Blutungsneigung infolge Verbrauchskoagulopathie
- Oxygenierungsstörungen infolge Lungenödem
- Leberversagen

31.4.3 Klinische Gradeinteilung der MH-Episoden

Um die Schwere bzw. den Ausprägungsgrad einer MH-Krise objektiv erfassen und bei retrospektiver wissenschaftlicher Aufarbeitung die verschiedenen MH-Fälle miteinander vergleichen zu können, wurde 1991 von der NAMHG ein Score-System vorgestellt. Hierbei wird die klinische Symptomatik anhand verschiedener Kriterien (Muskelrigidität, Muskelalteration, Azidose, Temperaturerhöhung, Herzrhythmusstörung) in 6 Bereiche (von ausgeschlossen bis höchstwahrscheinlich) eingeteilt.

Die Ranghöhe der klinischen Gradeinteilung lässt jedoch keinen direkten Rückschluss auf eine Veranlagung zur MH zu (geringe Korrelation der Ranghöhe mit dem Ergebnis des im Nachhinein durchgeführten In-vitro-Kontrakturtests).

31.5 Therapie

Bereits der Verdacht auf eine intraoperative MH-Krise zwingt zum sofortigen Handeln, da die Prognose des Patienten von einem frühzeitigen Therapiebeginn abhängt, d. h. die Therapie der MH muss am Ort der Diagnosestellung eingeleitet werden (keine inner- oder außerklinische Verlegung des Patienten während der MH-Krise).

31.5.1 Sofortmaßnahmen bei klinischem Verdacht auf MH

- Zufuhr von Triggersubstanzen sofort beenden und Wechsel des Anästhesieverfahrens (TIVA mit triggerfreien Anästhetika, z. B. Propofol, Opioide, ndMR)
- Erhöhung der alveolären Ventilation zur Anpassung an den gesteigerten Stoffwechsel (Atemminutenvolumen um das 3- bis 4fache erhöhen, reiner O_2-Frischgas-Flow von >15 l/min; Ziel: $p_{et}CO_2$ von etwa 5 Vol % und funktionelle O_2-Sättigung von >96 %)
- sofortige Infusion von Dantrolen (Initialdosis: 2,5 mg/kg KG i. v.; bei 70 kg schwerem Patienten: 175 mg, entsprechend 8,75 Flaschen Dantrolen!); unverzügliche Repetitionsgabe von 2,5 mg/kg KG bei fehlender primärer Dantrolenwirkung; bei positivem Dantroleneffekt weitere Dantroleninfusion in einer am Erfolg orientierten Dosis (Normalisierung von Herzfrequenz, Atemminutenvolumen, Muskeltonus und pH-Wert)
- ggf. prophylaktische Repetitionsgabe von 1 mg Dantrolen/kg KG nach 10–12 h oder kontinuierliche Infusion von 10 mg/kg KG in den folgenden 24 h (nach Stubenvoll); In Einzelfällen betrug die bis zum Persistieren der MH-Symptome notwendige Dantrolendosierung 30–40 mg/kg KG innerhalb von 24 h und lag somit weit über der vom Hersteller angegebenen Höchstdosis von 10 mg/kg KG/24 h, welche in diesen Fällen überschritten werden muss. Die Diagnose »MH« sollte überdacht werden, wenn mit Erreichen einer kumulativen Dantrolendosis von 10 mg/kg KG innerhalb von 30 min keine Besserung der klinischen Symptomatik auftritt.

- Austausch des Beatmungsgeräts bzw. mindestens der Schläuche und des CO_2-Absorbers sowie Spülung des Kreissystems (nach 5- bis 10-minütiger Spülung des Kreissystems mit 10–12 l O_2/min: Halothankonzentration von <1 ppm)
- Azidoseausgleich durch Blindpufferung bei fulminantem Verlauf mit 8,4%igem HCO_3^- (2 mmol/kg KG) vor erster BGA, sonst nach ermitteltem Basendefizit unter pH-Wert-Berücksichtigung (<7,1)
- ggf. antiarrhythmische Behandlung mit β-Blockern (Esmolol, 0,25 mg/kg KG i. v.) bei sympathomimetischer Überstimulation oder mit Lidocain 2 % (1 mg/kg KG i. v.) bei ventrikulären Arrhythmien; keine Gabe von Digitalis (Erhöhung des intrazellulären Kalziumspiegels), Beachte: Kalziumantagonisten (Verapamil, Nifedipin, Diltiazem) plus Dantrolen: hyperkaliämischer Kreislaufstillstand
- möglichst rasche Beendigung des operativen Eingriffs und Verlegung des Patienten auf die anästhesiologische Intensivstation (ggf. Nachbeatmung notwendig, da die muskelrelaxierende Wirkung durch Dantrolen verstärkt wird)

31.5.2 Sekundärmaßnahmen

- aktive physikalische Kühlung mit Eisbeutel und gastraler Instillation von kaltem Wasser (Kühlung bis zu einem Temperaturrückgang auf eine Körperkerntemperatur von 38°C)
- Anlage mehrerer venöser Zugänge, ggf. ZVK-Anlage für die Dantrolenrepetitionsdosen und arterieller Zugang für Blutgasanalysen
- Anlage eines Dauerkatheters und Aufrechterhaltung einer ausreichenden Diurese (>1,5 ml/kg KG/h), ggf. mittels Schleifendiuretika
- ggf. Therapie einer vital bedrohlichen Hyperkaliämie mittels Glukose-Insulin-Infusion (100 ml Glukose 20 % plus 20 IE Altinsulin)
- ggf. Heparinisierung (100–150 IE/kg KG/24 h i. v.) nach Rücksprache mit dem Operateur (Vermeidung einer Verbrauchskoagulopathie)
- anschließend für 48 h Überwachung des Patienten auf einer anästhesiologisch geführten »Intermediate-care«-Station oder auf einer Intensivstation zur Vermeidung/Therapie einer erneuten MH-Episode (zu 10 % Rezidive in den ersten 36 h, typischerweise nach 4–8 h)
- Kontrolle der Kreatinkinaseaktivität 6, 12 und 24 h nach MH-Episode sowie Bestimmung weiterer Laborparameter (Elektrolytwerte, Glukosespiegel, Gerinnungswerte, LDH-Aktivität, Transaminasenwerte, Laktat- und Myoglobinspiegel)

Dantrolen

Die einzige pharmakologische Therapiemöglichkeit der MH ist gegenwärtig die Applikation von Dantrolennatrium, einer orangefarbenen, kristallinen, schlecht löslichen Substanz. Eine Injektionsflasche enthält 20 mg Dantrolennatrium, 3 g Mannit und 0,8–1,2 mg Natriumhydroxid. Der pH-Wert der Lösung liegt bei etwa 9,5; Die Haltbarkeit beträgt 3 Jahre.

! Gewebenekrosen bei extravasaler Injektion; wenn möglich sollte die alkalische Lösung zentralvenös appliziert werden.

- **Wirkmechanismus**
  - direkte Wirkung auf die quergestreifte Muskulatur infolge Hemmung der sarkoplasmatischen Kalziumfreisetzung (genauer Wirkort gegenwärtig nicht bekannt), Re-Uptake von zytosolischem Kalzium in das sarkoplasmatische Retikulum unbeeinflusst
  - keine Beeinflussung der glatten oder der Herzmuskulatur (entgegen früheren Befürchtungen keine Beeinflussung der Uterusmuskulatur bei Schwangeren; Wirkort ist nicht der Ryanodinrezeptor)

- **Pharmakologie**
  - orale Verfügbarkeit: etwa 70 % (sehr variabel!)
  - Versagen einer oralen Dantrolenprophylaxe aufgrund einer unterschiedlichen Resorption und zu geringer Dantrolenwirkspiegel
  - HWZ: 7–8 h
  - Elimination: renale Ausscheidung von z. T. noch aktiven Metaboliten (u. a. 5-Hydroxy-Dantrolen)

- **Indikationen**
  - MH

Dosis

- Initialdosis: 2,5 mg/kg KG i. v.
- bei fehlender primärer Dantrolenwirkung: Repetitionsgabe von 2,5 mg/kg KG i. v.
- bei positivem Dantroleneffekt: weitere, am Erfolg orientierte Dosierung (Normalisierung von Herzfrequenz, Atemminutenvolumen, Muskeltonus und pH-Wert)
- ggf. prophylaktische Repetitionsgabe von 1 mg/kg KG nach 10–12 h

- **Nebenwirkungen**
  - hyperkaliämischer Kreislaufstillstand infolge Interaktion von Dantrolen mit Kalziumantagonisten (Verapamil, Nifedipin, Diltiazem)
  - Verstärkung der muskelrelaxierenden Wirkung von ndMR durch Dantrolen (daher ggf. Nachbeatmung des Patienten nach höheren Dantrolendosen notwendig)
  - »Gefühl der Muskelschwäche« bei wachen Patienten unter Dantrolenwirkung

31.6 Screening-Verfahren

> **Gegenwärtig gibt es zum Nachweis der MH-Disposition keine validen Screening-Verfahren.**

Unspezifische Hinweise bezüglich einer MH-Veranlagung können sein:

- anamnestisch erhobene, sog. Wachsymptome:

1. rezidivierende Myalgien
2. Muskelkrämpfe
3. grippale Beschwerden
4. unklares rezidivierendes Fieber

- colafarbener Urin nach körperlicher Belastung als Zeichen der Rhabdomyolyse

Erhöhte CK-Werte als Screening-Parameter können aufgrund einer geringen diagnostischen Spezifität und Sensitivität (etwa 70 %) nicht empfohlen werden. Retrospektiv finden sich zwar bei 50–70 % der Patienten mit klinischer MH-Episode erhöhte CK-Werte (80–120 U/l), jedoch können bei etwa 10–22 % gesunder Personen ebenfalls oberhalb des Normbereichs liegende CK-Werte nachgewiesen werden.

31.7 Diagnostik und Testung

Da der MH eine molekulargenetische Heterogenität zugrunde liegt, kann an einen zukünftigen Einsatz von speziellen Gensonden zum Nachweis einer MH-Veranlagung nicht gedacht werden. Der Nachweis eines im Vergleich zum normalen Muskel gesteigerten Kontraktionsverhaltens des MH-Muskels unter dem Einfluss von Koffein und Halothan ist gegenwärtig die einzige Möglichkeit, eine MH-Veranlagung sicher nachzuweisen. Der Test wird als Halothan-Koffein-Kontrakturtest oder als In-vitro-Kontrakturtest bezeichnet.

Indikationen zur Durchführung des In-vitro-Kontrakturtests

- alle Patienten mit MH-suspektem Narkosezwischenfall nach einem 3-monatigen Intervall
- alle Patienten mit aufgetretenem Masseterspasmus bei Narkoseinduktion und postoperativem CK-Aktivitätsanstieg (postoperativer CK-Wert von >10.000 U/l: Wahrscheinlichkeit der MH-Disposition von 80–100 %)
- Personen mit isolierter, aber familiärer CK-Aktivitätssteigerung
- ggf. möglichst alle Blutsverwandten und Nachkommen eines nachgewiesenen Anlageträgers
- Patienten mit bestimmten hereditären Muskelkrankheiten im Fall einer Muskeluntersuchung im Rahmen der Grunderkrankung

Muskelbiopsie und Halothan-Koffein-Kontrakturtest (In-vitro-Kontrakturtest)

Nach Auftreten einer klinisch manifesten MH sollte sich der Patient einer Muskelbiopsie in einem der 9 deutschen oder 2 österreichischen (Innsbruck, Wien) MH-Zentren bzw. dem MH-Zentrum in Basel unterziehen:

- Entnahme von vitalem Muskelgewebe (Länge: 15–25 mm; Durchmesser: >3,5 mm) aus dem M. vastus lateralis und dem M. vastus medialis des M. quadriceps femoris
- Konservierung des Muskelpräparats in Krebs-Ringer-Lösung bei Raumtemperatur und unverzüglicher Transport in das Testlabor
- Testdurchführung innerhalb von 5 h nach Muskelentnahme
- operative Gewinnung der Muskelbiopsie (Narkoseführung: s. u., ► Abschn. 31.8)
- Durchführung von 4 Tests: 2 statische Koffein- und 2 Halothankontrakturtests, welche beide statisch oder je einer statisch und einer dynamisch durchgeführt werden

Beim dynamischen Test erfährt der Muskel während des Untersuchungsvorgangs eine zunehmende Vorspannung infolge kontinuierlicher Dehnung (4 mm/min) bis zu einem Maximum von 30 mN, welche für eine Minute beibehalten wird. Anschließend wird der Muskel innerhalb von 1,5 min auf seine Ausgangsspannung zurückgeführt. Nach einer 3-minütigen Pause beginnt der Dehnungszyklus von Neuem. Nach Vorspannung des Muskelstücks mit 2 mN (0,2 g) werden die Muskelfaserbündel in Europa für jeweils 3 min 7 verschiedenen Koffeinkonzentrationen (0,5; 1,0; 1,5; 2,0; 3,0; 4,0 und 32 mmol/l) und 3 verschiedenen Halothankonzentrationen (0,11; 0,22 und 0,44 mmol/l bzw. 0,5; 1,0 und 2,0 Vol %) ausgesetzt. Nach dem nordamerikanischen Testprotokoll wird nur eine einzige Halothankonzentration (3%) getestet. Die Sensitivität des In-vitro-Kontrakturtests beträgt 99 %, die Spezifität liegt bei 93 %.

Europäische Einteilung nach dem Ergebnis des In-vitro-Kontrakturtests in 3 Gruppen

- MHS (»susceptible«; MH-Anlage anzunehmen): Das entnommene Muskelstück entwickelt jeweils eine Kontraktur von >0,2 g (2 mN), wenn es geringen Halothan- (≤0,44 mmol/l) oder geringen Koffeinkonzentrationen (≤2 mmol/l) ausgesetzt ist (Diagnose der MH-Disposition sicher).
- MHN (»non-susceptible«; MH-Anlage ausgeschlossen): Tritt eine Spannungsentwicklung (>2 mN) erst bei hohen Konzentrationen von Halothan (>0,44 mmol/l) und Koffein (>3 mmol/l) auf, so gilt die MH-Disposition als ausgeschlossen.
- MHE (»equivocal«; MH Anlage ungeklärt): Tritt die Kontraktur hingegen entweder nur bei der Halothan- (MHEh) oder nur bei der Koffeinschwellenkonzentration (MHEc) auf, so kann eine MH-Veranlagung weder eindeutig bestätigt noch ausgeschlossen werden. Die Häufigkeit dieser Konstellation beträgt in Europa etwa 13 % und in Deutschland 10 %. Patienten mit diesem Ergebnis werden aus Sicherheitsgründen wie solche mit positivem Testergebnis (MHS) beraten und behandelt.

- **Alternative und optionale Tests**
- Nordamerikanischer Kontraktionstest
- Ryanodin-Test
- 4-Chlor-m-Kresol-Test
- DOI-Test
- Test mit einem Phosphodiesterase-III-Hemmer

31.8 Anästhesiologisches Vorgehen bei MH-Verdacht

31.8.1 Voruntersuchung und Prämedikation

- ruhiges und informatives Aufklärungsgespräch
- adäquate Prämedikation mit Benzodiazepinen (kein Atropin, ggf. β-Blocker zur Unterdrückung einer stressbedingten Sympathikusaktivierung)

- Umstellung einer Kalziumantagonistendauertherapie auf β-Blocker (lebensbedrohliche Hyperkaliämien nach Dantrolengabe unter Kalziumantagonistentherapie!)
- Absetzen und Verzicht auf Neuroleptika (Haloperidol, DHB) aufgrund differenzialdiagnostischer Gründe und Beeinflussung des In-vitro-Kontrakturtests
- präoperativ Bestimmung der Transaminasenaktivitäten und des CK-Wertes bei MH-Verdacht als Verlaufskontrolle

31.8.2 Narkoseführung

- Regional- und Lokalanästhesie (Anästhesieverfahren der ersten Wahl zur Muskelbiopsie), z. B. SPA/PDA, Plexusanästhesie der oberen Extremität oder 3-in-1-Block (ggf. in Kombination mit einer Infiltrationsanästhesie des N. cutaneus femoris lateralis)
- triggerfreie Allgemeinanästhesie (bevorzugt bei Kindern unter 10 Jahren); sichere Substanzen: Barbiturate, Propofol, Benzodiazepine, Opioide, Lachgas und ndMR
- prophylaktische i. v. Gabe von Dantrolen (2,5 mg/kg KG) 45 min vor OP-Beginn gegenwärtig in Europa nicht mehr empfohlen –Hackl konnte 1990 anhand von 30 Fällen aufzeigen, dass auch ohne Dantrolenprophylaxe bei Patienten mit MH eine sichere Anästhesie durchgeführt werden kann. Ording aus Kopenhagen führte bei 119 MH-disponierten Patienten komplikationslose triggerfreie Anästhesien durch. –Die prophylaktische Dantrolengabe im Rahmen einer Muskelbiopsie führt sogar zu einer negativen Beeinflussung des Kontrakturtests. Die Inzidenz der MH bei Disposition während/nach triggerfreier Narkose lag in einer kanadischen Studie bei 0,6 %.
- Bereitstellung einer sofort verfügbaren und ausreichenden Dantrolenmenge für den Fall einer MH-Krise (>36 Flaschen à 20 mg am Ort der Anästhesieausführung, keine Lagerung in der Zentralapotheke, keine Kooperation mit benachbarten Krankenhäusern)
- Bereitstellung eines »State-of-the-art«-Monitorings (EKG, MAP, S_pO_2, $p_{et}CO_2$, Temperatur, ggf. arterielle oder venöse BGA)
- Einsatz eines Narkosegeräts, das nicht mit volatilen Anästhetika kontaminiert ist (Verdampfer muss entfernt sein); bei Nichtvorhandensein eines Gerätes: 10-minütige Spülung eines mit Halothan kontaminierten Gerätes mit 10–12 l O_2/min (reduziert die Konzentration des volatilen Anästhetikums auf <1 ppm; am sichersten ist die Verwendung eines Intensivbeatmungsgeräts)
- Bereitstellung von kalten Infusionslösungen und Cool-Packs

- Therapie einer Bradykardie bei MH-Verdacht nicht mit Atropin, sondern mit Adrenalin (1:100 verdünnt)

> **Die Kapnometrie ist sowohl für die Früh- als auch für die Differenzialdiagnostik das entscheidende Monitoring und bei Patienten mit Disposition zur MH unverzichtbar.**

31.9 Differenzialdiagnostik der MH

Eine ganze Reihe von Ursachen kann zu einem perioperativen Temperaturanstieg sowie zu Tachykardie und Arrhythmien führen. Hierzu gehören:

- pyrogene Substanzen/Endotoxine
- allergische Reaktionen auf Medikamente oder Bluttransfusionen (Histaminausschüttung)
- Atropin in der Prämedikation
- Schädel-Hirn-Trauma
- endokrine Störungen, z. B. bedingt durch Phäochromozytom, Thyreotoxikose oder Porphyrie
- Überwärmung, besonders von Neugeborenen
- fehlerhafte Geräte, z. B. Befeuchter oder Absorber oder überheizte Wärmematte
- Hypoxie (Brochospasmus, einseitige Intubation, Lungenembolie)
- flache Anästhesieführung
- Hypovolämie
- Kokainintoxikation
- simultane Gabe von MAO-Hemmern und Pethidin
- Serotoninsyndrome
- malignes neuroleptisches Syndrom

Hotline für MH-Notfälle
Klinik für Anästhesie und operative Intensivmedizin
Städtisches Krankenhaus Heilbronn, »Rund-um-die-Uhr«-Informationsdienst
Am Gesundbrunnen 20
74024 Heilbronn
Tel.: 07131/482050
Fax: 07131/910849

Porphyrie

M. Heck, M. Fresenius, C. Busch

M. Heck et al., *Klinikmanual Anästhesie*,
DOI 10.1007/978-3-642-55440-7_32,
© Springer-Verlag Berlin Heidelberg 2015

32.1 Definition

Porphyrien sind genetisch bedingte Enzymdefekte im Porphyrinstoffwechsel (Hämbiosynthese), charakterisiert durch eine exzessive Produktion von Porphyrinen oder Porphyrinpräkursoren (δ-Aminolävulinsäure und Porphobilinogen).

Anästhesierelevant sind primär nur die akuten hepatischen Formen:
- akut intermittierende Porphyrie
- hereditäre Koproporphyrie
- Porphyria variegata

32.2 Ätiologie und Pathogenese

Die hepatischen Porpyhrien werden autosomal-dominant vererbt. Die Inzidenz beträgt:
- **akut intermittierende Porphyrie:** in Europa 1 : 20.000, in Lappland 1 : 1000
- **Porphyria variegata:** vorwiegend bei der weißen Bevölkerung in Südafrika 1 : 300

Die primäre Kontrolle der Hämbiosynthese wird durch das erste Enzym, die δ-Aminolävulinsäure-Synthase, ausgeübt (direkte Feedback-Regulation durch Häm, das Endprodukt dieses Stoffwechselwegs). Je mehr freies Häm vorliegt, umso stärker wird die Aktivität der δ-Aminolävulinsäure-Synthase inhibiert. Umgekehrt bewirkt eine Reduktion des freien Häm-Pools eine Aktivitätssteigerung und eine Induktion dieses Enzyms.

Die latente Phase bei akuter hepatischer Porphyrie, in der sich die Patienten ohne klinische Symptomatik befinden, kann in einen akuten Schub mit einer Letalität von bis zu 30 % übergehen.

32.2.1 Symptome während des akuten Schubs der akuten hepatischen Porphyrien

Der akute Schub stellt für den Porphyriepatienten die primäre Determinante seiner Morbidität und Letalität dar. Die klinischen Symptome der Porphyrie beruhen auf einer akuten Akkumulation der Porphyrinpräkursoren δ-Aminolävulinsäure und Porphobilinogen.

Eine Enzephalopathie und eine Neuropathie liegen der akuten Attacke zugrunde. Kolikartige Bauchschmerzen (bedingt durch die autonome Neuropathie) sind bei bis zu 90 % der Patienten das vorherrschende Symptom akuter Schübe. Motorische Ausfälle können bis zu einer aufsteigenden Paralyse vom Typ Guillain-Barré führen, sodass die Patienten beatmungspflichtig werden. Parästhesien sind Zeichen der sensorischen Neuropathie. Manifestationen der Enzephalopathie sind Unruhe- und Verwirrtheitszustände sowie Psychosen und Krampfanfälle. Eine Tachykardie und eine Hypertension werden im Sinne der autonomen Neuropathie interpretiert.

32.3 Laborbefunde

Zur Beurteilung von Erkrankungen des Porphyrinstoffwechsels sind neben der Porphobilinogenbestimmung im Urin die gleichzeitige Bestimmung von δ-Aminolävulinsäure sowie eine Auftrennung der Porphyrine bzw. die Bestimmung der Gesamtporphyrine im Urin sinnvoll. Erst für eine weitere Differenzialdiagnostik ist ggf. eine Bestimmung der Porphyrine im Stuhl, in den Erythrozyten oder im Plasma hilfreich.

32.4 Triggerfaktoren des akuten Schubes

Akute Schübe können durch Alkohol, Stress, Fieber, Sexualhormone (Inzidenz bei Frauen deutlich höher als bei Männern) oder Fasten ausgelöst werden. Rauchen und Alkoholgenuss werden ebenfalls angeschuldigt. Insbesondere kommen jedoch Medikamente wie Barbiturate, Phenytoin, Diclofenac, Sulfonamide, Griseofulvin, Lidocain, Furosemid, Metoclopramid und andere als Auslöser infrage.

32.5 Anästhesiologisches Management

32.5.1 Beurteilung und Prämedikation

Die Diagnose der Porphyrie wurde i. d. R. bereits vorher gestellt. Es muss sichergestellt werden, dass eine Narkose absolut notwendig ist.

Da akute porphyrische Attacken durch exogene Faktoren wie Stress und Hunger ausgelöst werden können, ist eine adäquate präoperative Vorbereitung des gefährdeten Patienten erforderlich. Nach Beurteilung der **psychischen Situation** des Patienten sollte evtl. auf eine **pharmakologische Prämedikation** verzichtet werden oder eine sichere Substanz wie z. B. Promethazin zur Anwendung kommen. Zur Vermeidung einer Hypoglykämie erscheint das Anlegen einer glukosehaltigen Infusion am Vorabend des Operationstages sinnvoll.

Da **keine kausale Therapie akuter porphyrischer Attacken** zur Verfügung steht, ist die Vermeidung porphyrinogen wirkender Medikamente äußerst wichtig, d. h. die gesamte perioperative Medikation muss überwacht werden.

32.5.2 Anästhesiedurchführung

Bevorzugt Lokal- bzw. Regionalanästhesie. Die Durchführung einer Lokal- bzw. Regionalanästhesie gilt zumindest in der latenten Phase der Porphyrie als problemlos. Sollte sich also für einen operativen Eingriff die Möglichkeit einer Regionalanästhesie bieten, so ist diese trotz der inhärenten neurologischen Problematik der Allgemeinanästhesie vorzuziehen. Als Lokalanästhetika kommen Bupivacain, Prilocain und Procain infrage (Ropivacain kann möglicherweise eine Porphyrie auslösen). Lidocain (Xylocain) und Mepivacain (Scandicain) sind aufgrund ihres Triggerpotenzials zu vermeiden.

Allgemeinanästhesie

Im Fall einer Allgemeinanästhesie steht der Einsatz von Substanzen ohne porphyrinogenes Potenzial im Vordergrund. Theoretisch könnte man davon ausgehen, dass Substanzen mit primär extrahepatischem Metabolismus wie Remifentanil oder Atracurium ideale Substanzen für den Patienten mit akuter hepatischer Porphyrie sind. Barbiturate führen zu einer Induktion von Zytochrom P450 und müssen unbedingt vermieden werden. Propofol wird in den Richtlinien der DGAI als i. v. Anästhesieeinleitungsmittel vorgeschlagen, eine TIVA wird jedoch nicht favorisiert. Morphin und Fentanyl gelten bei Patienten mit akuter hepatischer Porphyrie als sicher. Auch Buprenorphin kann als zentral wirkendes Analgetikum eingesetzt werden. Zu Remifentanil liegen bisher keine Daten vor. Lachgas ist bisher bei Porphyriepatienten als anästhetisches Supplement in allen Fällen problemlos eingesetzt worden. Desfluran besitzt aufgrund der deutlich geringeren Metabolisierungsrate gegenüber Sevofluran Vorteile. Muskelrelaxanzien mit Benzylisochinolinstruktur dürften aus theoretischen Erwägungen den steroidkonfigurierten Substanzen vorzuziehen sein. Allerdings ist dabei zu berücksichtigen, dass der Metabolit von Atracurium Laudanosin in der Leber metabolisiert wird. Als sicher gelten das Benzylisochinolinderivat Atracurium und das Steroidderivat Vecuronium. Benzodiazepine müssen generell als eher problematisch bei akuter hepatischer Porphyrie gelten, wobei die Verabreichung von Midazolam sicherer sein dürfte als die von Flunitrazepam oder Clonazepam. Medikamente mit bekannter porphyrinogener Wirkung sind z. B. Phenytoin, Nifedipin, Theophyllin, Sulfonamide, Erythromycin und Diclofenac.

32.5.3 Postoperativ

Besonderes Augenmerk sollte postoperativ auf eine suffiziente Analgesie gerichtet werden, da schmerzbedingter Stress schubauslösend wirken kann. Falls ein solcher Schub auftreten sollte, muss der Patient auf die Intensivstation verlegt werden, wo u. U. eine Beatmungstherapie erforderlich ist.

32.5.4 Therapie bei auftretendem akuten Schub

Die Vorgehensweise beim akuten Schub beinhaltet die Gabe von großen Mengen an Kohlenhydraten (400–500 g Glukose/Tag), da eine hohe Glukosezufuhr die Induktion der δ-Aminolävulinsäure-Synthase verhindert bzw. vermindert. Außerdem ist eine Regulation des Wasser- und Elektrolythaushalts erforderlich. Eine Therapie mit Häm-Derivaten wie z. B. Häm-Arginat (Normosang, 3 mg/kg KG alle 24 Stunden über 30 min i. v. für 3–6 Tage) bedingt eine Feedback-Hemmung der δ-Aminolävulinsäure-Synthetase. Die Behandlung der Schmerzsymptomatik erfolgt primär mit Paracetamol oder Acetylsalicylsäure, bei ausgeprägten Schmerzzuständen mit Morphin bzw. Buprenorphin. Mittel der Wahl zur Behandlung von Hypertension und Tachykardie sind β-Blocker, wobei die meiste Erfahrung mit Propranolol vorliegt. Die antikonvulsive Therapie des Porphyriepatienten stellt ein bisher ungelöstes Problem dar, da die üblichen Antikonvulsiva potenziell porphyrinogen wirken. Insbesondere kann die Gabe von Barbituraten bei einem nicht erkannten Porphyrieschub die Symptomatik lebensgefährlich verschlimmern. Als neuere Substanzen, die bei Porphyriepatienten sicher sein sollen, bieten sich Gabapentin und Vigabatrin an.

32.6 Medikamentenliste bei Porphyrie (▣ Tab. 32.1)

▣ **Tab. 32.1** Medikamente bei Porphyrie. (Mod. nach Leitlinien der Deutschen Gesellschaft für Anästhesiologie und Intensivmedizin – DGAI – 2002)

»Sichere« Medikamente	»Wahrscheinlich sichere« Medikamente	»Unsichere« Medikamente
Propofol	Ketamin	Barbiturate Etomidat
Morphin Fentanyl, Remifentanil Buprenorphin, Naloxon, Acetylsalicylsäure, Paracetamol	Alfentanil Sufentanil Pethidin	Pentazocin Diclofenac
Lachgas Halothan Xenon	Isofluran Sevofluran Desfluran	Enfluran
Succinylcholin Neostigmin	Atracurium Cis-Atracurium Vecuronium Rocuronium	Pancuronium
Promethazin	Midazolam	Flunitrazepam Clonazepam
Procain	Bupivacain Prilocain	Lidocain
Penicilline Cephalosporine		Sulfonamide Erythromycin Griseofulvin
β-Blocker Nitroglyzerin Adrenalin Dopamin Glukokortikoide Oxytocin Thyroxin	Clonidin	Verapamil Nifedipin Phenytoin Theophyllin Östrogene Danazol
Heparin	Cimetidin	Sulfonylharnstoffe Ethanol

Versuch der Einordnung von Medikamenten anhand ihres porphyrinogenen Potenzials. Für einzelne Medikamente liegen häufig nur unvollständige Daten vor. Es besteht weiterhin eine große interindividuelle Variabilität hinsichtlich der Porphyrinogenität

Besondere Patientengruppen

M. Heck, M. Fresenius, C. Busch

M. Heck et al., *Klinikmanual Anästhesie*,
DOI 10.1007/978-3-642-55440-7_33,
© Springer-Verlag Berlin Heidelberg 2015

33.1 Anästhesie bei Adipositas

33.1.1 Definition

Übergewicht und Adipositas sind definiert als eine Vermehrung des Körpergewichts durch eine über das Normalmaß hinausgehende Vermehrung des Körperfettanteils. Eine graduierte Klassifizierung der Adipositas ist sinnvoll, um diejenigen Personen zu identifizieren, die ein erhöhtes Morbiditäts- und Mortalitätsrisiko haben, und um adäquate Therapiestrategien entwickeln zu können.

Beurteilung nach:

- Body Mass Index von >30
- Überschreitung des Normalgewichtes nach Broca um mehr als 30 % oder 50 kg (Normalgewicht = Körpergröße in cm −100)

Body Mass Index (BMI)

Der BMI ist der Quotient aus dem Gewicht und dem Quadrat der Körpergröße:

$$BMI = \frac{Gewicht\,(kg)}{Größe^2\ (m^2)}$$

- Übergewicht und Adipositas werden anhand des BMI wie folgt klassifiziert (WHO 2000), ◻ Tab. 33.1

33.1.2 Klinische Relevanz der Adipositas

- hohe Ko-Inzidenz der Adipositas mit arterieller Hypertonie, Diabetes mellitus bzw. pathologischer Glukosetoleranz, koronarer Herzkrank-

Tab. 33.1 Einteilung BMI

	BMI (kg/m²)	Risiko für Begleiterkrankungen
Untergewicht	< 18,5	Niedrig
Normalgewicht	18,5–24,9	Durchschnittlich
Übergewicht	> 25,0	
Präadipositas	25–29,9	Gering erhöht
Adipositas Grad I	30–34,5	Erhöht
Adipositas Grad II	35–39,9	Hoch
Adipositas Grad III	> 40	Sehr hoch

heit, kompensierter Herz- und Niereninsuffizienz und plötzlichem Herztod
- erhöhtes Narkoserisiko infolge der o. g. Grunderkrankungen und der Gefahr einer Aspiration sowie aufgrund schwieriger Intubation/Unmöglichkeit der Maskenbeatmung, Obstruktion der oberen Luftwege und intra- und postoperativer Hypoxämie

Anästhetikadosierungen bei Adipositas erfolgen primär nach dem Normgewicht und nach der Wirkung.

33.1.3 Veränderungen der Physiologie bei Adipositas

Lunge

- Abnahme aller Lungenvolumina mit Ausnahme des Residualvolumens, insbesondere deutliche Abnahme der funktionellen Residualkapazität (um 40–75 %)
- Überschreiten des »closing volume« mit Steigerung der A_aDO_2 und venöser Beimischungen (um 10–25 %), dadurch schnelle Hypoxie auch nach Denitrogenisierung mit Hypoventilation in abhängigen Lungenabschnitten
- Reduktion der Gesamt-Compliance der Lunge (überwiegende Verminderung der Thorax-Compliance)
- erhöhter O_2-Bedarf infolge hoher Atemarbeit (bis 30%iger Anstieg), normaler O_2-Verbrauch der Atemmuskulatur (1–2 % des Gesamtbedarfs)
- meist Hypoxämie und Hyperkapnie

Herz und Kreislauf

- Herzarbeit gesteigert
- HZV erhöht (etwa 0,1 l/min/kg Übergewicht), dadurch erhöhtes Schlagvolumen (jedoch normaler Schlagvolumenindex und normale Arbeit)
- absolutes Blutvolumen erhöht

Leber

- Fettleber
- Leberfunktionsstörungen

33.1.4 Anästhesiemanagement

Prämedikation

! Respiratorische Insuffizienz: zurückhaltende bzw. auf Normalgewicht reduzierte pharmakologische Prämedikation

- erhöhtes Aspirationsrisiko (Hiatushernie): Gabe von H_2-Blockern, z. B. Ranitidin (Zantic, 50 mg 1 h vor Narkoseeinleitung i. v.), oder Natriumzitrat

Anästhesiedurchführung

- RSI nach Präoxygenierung mit erfahrener Hilfsperson
- Beatmung mit F_iO_2 von >50 %
- Muskelrelaxierung (Rocuronium oder Atracurium – normale Pharmakodynamik und -kinetik im Vergleich zum Normalgewichtigen. Falls Rocuronium zur RSI ist die Erholungszeit wie auch für Vecuronium verlängert)
- hohe intraoperative Beatmungsdrücke (Pneumothoraxgefahr)
- PEEP von >5 cm H_2O zur Vermeidung einer intraoperativen Atelektasenbildung
- leichte Anti-Trendelenburg-Lagerung bei Narkoseausleitung, späte Extubation nach Wiedererlangen der Schutzreflexe
- postoperative suffiziente Analgesie zur Vermeidung von pulmonalen Komplikationen (Hypoventilation mit Hypoxämie und Hyperkapnie)
- Vermeidung eines Anästhetikaüberhangs
- frühzeitige postoperative Mobilisation und intensive Atemtherapie

33.2 Anästhesie bei Rauchern

33.2.1 Inzidenz

Ungefähr ein Drittel aller Patienten, die sich einem operativen Eingriff unterziehen müssen, sind Raucher. Gesunde jüngere Raucher gehören trotz einer erhöhten Inzidenz an perioperativen Komplikationen definitionsgemäß zur ASA-Klassifikation I (keine Systemerkrankung, keine Leistungseinschränkung).

33.2.2 Pathophysiologische Veränderungen bei Rauchern

- gesteigerte Magensaftsekretion (erhöhte Aspirationsgefahr)
- bronchiale Hypersekretion, reduzierte Zilientätigkeit → Raucher weisen eine bis zu 4- bis 6fach höhere perioperative pulmonale Komplikationsrate auf (Pneumonie, Atelektasenbildung etc.) als Nichtraucher. Bei Oberbauch- und Thoraxeingriffen haben Raucher (>20 Zigaretten/Tag) eine 4fach höhere Inzidenz an postoperativen Atelektasen
- unspezifische Hyperreagibilität des Bronchialsystems → erhöhte Rate von Atemwegskomplikationen auch bei Kindern von Rauchern infolge Passivrauchens
- ggf. obstruktive Ventilationsstörungen (pathologische Befunde der Lungenfunktionstests mit z. B. erhöhtem »closing volume« sowie verminderter PEF bzw. PEF_{25})
- erhöhte Carboxyhämoglobinwerte mit daraus resultierender Abnahme des Sauerstoffgehalts des Blutes
- gesteigerte Metabolisierung/gesteigerter Bedarf von Medikamenten, z. B. Theophyllin, Vecuronium, Rocuronium
- gesteigerte indirekte sympathomimetische Stimulation (Tachykardie, vermehrte Arrhythmieneigung und ST-Strecken-Veränderungen, erhöhte Gefahr der myokardialen Ischämie)
- erhöhte Rate an kardiovaskulären Begleiterkrankungen (KHK, pAVK)

33.2.3 Anästhesiemanagement

- bei frühzeitigem Prämedikationsgespräch (>6–8 Wochen vor geplantem Eingriff) absolute Nikotinabstinenz präoperativ empfohlen; bei kürzerem Prämedikations-Operations-Intervall (<4 Wochen)

Fortführung der üblichen Rauchgewohnheiten bis zum Vortag, dann zur CO-Elimination absolutes Rauchverbot

! Eine Reduktion der Nikotinmenge sowie eine kurzfristige Abstinenz innerhalb von 3–4 Wochen vor der Operation erhöhen die Inzidenz an perioperativen pulmonalen Komplikationen (bis zu 7fach höhere Rate bei den »ehemaligen Rauchern« im Vergleich zu den kontinuierlichen Rauchern).

- ggf. erweitertes kardiovaskuläres Monitoring, intensive postoperative Physiotherapie, adäquate Schmerztherapie, Einsatz von Sekretolytika

33.3 Anästhesie bei (ehemaliger) Opioidabhängigkeit

33.3.1 Anästhesie bei opioidabhängigen Patienten

Ziele

- Stressreduktion
- Prophylaxe körperlicher und psychischer Entzugssymptome

Probleme

- Angst der Patienten vor starken Schmerzen
- häufig unzureichende Compliance
- schwierige Venenverhältnisse bei und nach i. v. Abusus
- oft erschwerende Polysubstanzabhängigkeit

Vorgehen

- interdisziplinäre Kooperation von Anästhesist, Chirurg und Psychiater
- Aufklärung über erhöhte Rückfallgefahr in die Opioidabhängigkeit

Prämedikation

- Benzodiazepin
- Substitutionsdosis des Opiats weitergeben
- bei Heroinsucht Methadon (z. B. 10–20 mg oral), ggf. mit Clonidin

Anästhesie

- Regionalverfahren bevorzugen, wenn möglich Katheteranlage (bei langer Liegedauer erhöhte Infektionsgefahr beachten, Zusatz von Clonidin und ggf. von Opioiden)
- Allgemeinanästhesie (bei großen Eingriffen möglichst in Kombination mit PDA)

- Narkotikumgabe vor Opiatgabe bei Narkoseeinleitung
- Inhalationsanästhetika
- Sufentanil, Alfentanil (Leberfunktion des Patienten beachten), Fentanyl (höherer Bedarf als bei opioidnaiven Patienten)
- Clonidin
- Infiltration mit Lokalanästhetika am OP-Ende
- Nichtopioide, z. B. Paracetamol (Leberfunktion des Patienten beachten), NSAID, COX-2-Inhibitoren, Metamizol (Nierenfunktion des Patienten beachten)
- **kontraindiziert:** Naloxon

Probleme

- Rhabdomyolyse bei Succinylcholingabe
- Hyperalgesieentwicklung bei Remifentanilgabe, abruptes Wirkende
- Entzugssymptomatik durch Buprenorphin

Postoperatives Vorgehen

- systemische Analgesie mit Nichtopioiden
- bei schmerzhaften Eingriffen starke Opioide
- PCA mit Piritramid oder Morphin
- niedrig dosiertes Ketamin
- Ko-Analgetika wie trizyklische Antidepressiva und Antikonvulsiva

33.3.2 Anästhesie bei ehemaliger Opioidabhängigkeit

- bei ehemalig opioidabhängigen Patienten häufig verstärktes Ansprechen auf Opiate (protrahiertes Abstinenzsyndrom)
- ebenfalls Regionalverfahren favorisieren
- ausreichende Gabe von nichtopioiden Schmerztherapeutika
- im Gegensatz zu opiatabhängigen Patienten Opioide eher restriktiv einsetzen, allerdings sollte das opioidfreie Konzept postoperativ nicht übertrieben werden
- additiv: Antidepressiva, Antikonvulsiva und Antihyperalgetika wie Ketamin

! Analgetische Unterversorgung bei Sorge vor Suchtaktivierung

33.4 Anästhesie bei ambulanten Operationen

33.4.1 Geeignete Operationen

- minimales Risiko einer Nachblutung
- minimales Risiko postoperativ auftretender respiratorischer Komplikationen
- keine spezielle postoperative Pflegebedürftigkeit
- rasche Flüssigkeits- und Nahrungsaufnahme

33.4.2 Vorteile

- Kostenersparnis
- vermindertes Risiko nosokomialer Infektionen
- verminderte Inzidenz an pulmonalen Komplikationen
- schnelle Rückkehr in das gewohnte soziale Umfeld

33.4.3 Kontraindikationen

Operationsbedingt

- längere operative Eingriffe (relativ)
- Eingriffe mit einem größeren intra- und postoperativen Blutverlust
- Eingriffe mit Eröffnung großer Körperhöhlen (Thorax, Abdomen) mit den daraus resultierenden größeren Gewebetraumata
- Eingriffe mit hohem Nachblutungsrisiko oder längerer Immobilisierung

Patientenbedingt

- Patienten mit schlechtem sozialen Umfeld
- Patienten mit akuter bronchopulmonaler oder gastrointestinaler Infektion (hohe Inzidenz von Laryngo- und Bronchospasmus)
- Patienten mit florider COPD oder steroidpflichtigem Asthma bronchiale
- Kinder mit normalem Geburtstermin, die jünger sind als 3 Monate
- ehemalige Frühgeborene mit Geburt vor der 37. Schwangerschaftswoche im 1. Lebensjahr (Gefahr von postoperativen Apnoephasen)
- Patienten mit einer höheren ASA-Klassifikation als II (mit einigen Ausnahmen auch ASA-III-Patienten)
- Patienten mit medikamentös nicht zufriedenstellend eingestelltem Krampfleiden

- Patienten mit Alkohol-, Drogen- und Medikamentenabusus
- Patienten mit deutlicher Adipositas
- Patienten mit Muskelerkrankungen
- Patienten mit eingeschränkter kardialer Reserve (Angina-pectoris-Symptomatik, schlecht eingestellter arterieller Hypertonus, klinische Zeichen der Herzinsuffizienz)
- ggf. Patienten unter MAO-Hemmer-Dauertherapie

33.4.4 Prämedikation

Das Aufklärungsgespräch erfolgt so früh wie möglich (am besten einige Tage vor dem geplanten Eingriff), um entsprechende Vorkehrungen (kompetente Begleitperson und weitere Versorgung zu Hause) treffen zu können. Der Patient sollte mündliche und schriftliche Verhaltensanweisungen erhalten, ebenso den Hinweis auf eine möglicherweise längere Überwachungszeit bis hin zur stationären Aufnahme. Die medikamentöse Prämedikation des Patienten (z. B. mit Midazolam) erfolgt nach seinem Eintreffen am OP-Tag etwa 20–30 min vor der Narkoseeinleitung (sie führt zu keiner Beeinträchtigung der ambulanten Anästhesie)

33.4.5 Bevorzugte Anästhetika zur ambulanten Anästhesie

- Inhalationsanästhetika: Sevofluran, Desfluran
- Hypnotika: Propofol, Etomidat
- Opioide: Remifentanil, Alfentanil, Fentanyl
- Muskelrelaxanzien: Atracurium, Cis-Atracurium, Mivacurium, ggf. Rocuronium und Vecuronium

33.4.6 Allgemeine Entlassungskriterien nach ambulanten Eingriffen

- hämodynamische Stabilität
- Eupnoe, suffizientes Husten
- intakte Schutzreflexe
- weitgehende Schmerzfreiheit oder ausreichende Schmerztherapie mit oralen Analgetika
- minimale Übelkeit oder minimales Erbrechen
- gesicherte Fähigkeit, die Harnblase zu entleeren

- unauffällige Wundverhältnisse (minimale Blutung bzw. minimaler Wunddrainageverlust)
- Orientierung zu Zeit, Ort und bekannten Personen
- Fähigkeit, sich anzuziehen und herumzugehen, entsprechend dem präoperativen Zustand
- orale Aufnahme von Flüssigkeit ohne Erbrechen möglich

33.4.7 Komplikationen bei Entlassung nach PADSS (»post anesthesia discharge scoring system«)

- Wiederaufnahme wegen Komplikationen (1 %)
- Probleme bei telefonischer Beratung: Kopfschmerzen (12 %), Benommenheit (11 %), Übelkeit und Erbrechen (7 %), erhebliche Operationsschmerzen (2 %)

»New PADSS«
- ohne Ein- und Ausfuhr
- führt wahrscheinlich zu einer weiteren Verkürzung der postoperativen Überwachung
- Evaluierung steht noch aus

33.4.8 Entlassungskriterien nach Regionalanästhesie

- normale Sensibilität (S4, S5)
- Plantarflexion des Fußes
- Propriozeption der großen Zehe
- normale motorische Funktion
- intakte Miktion

33.4.9 Vorgehen bei Entlassung

- Festlegung des verantwortlichen Erwachsenen zur Begleitung nach Hause
- Entlassung grundsätzlich durch Operateur und Anästhesist
- Sicherstellung der weiteren Betreuung (niedergelassener Arzt, Anlaufstelle im Krankenhaus)
- adäquate Schmerzbehandlung (Schmerzfreiheit auch bei Bewegung und Husten) sowie weitere Anweisungen für erneut auftretende

Schmerzen (Schmerzmittel bzw. Rezept für postoperative Analgetika mit Einnahmeanweisung)
- Mitteilung bzw. Aushändigung von Verhaltensregeln bei postoperativen Komplikationen in mündlicher und schriftlicher Form (einschließlich einer Telefonnummer, an die der Patient sich notfalls 24 h am Tag wenden kann)
- Patient darf postoperativ für 24 h nicht am Straßenverkehr teilnehmen bzw. Maschinen bedienen, Abschlüsse jeglicher Art vornehmen oder Alkohol bzw. Sedativa zu sich nehmen (schriftlich bei Prämedikation fixieren lassen)

33.5 Anästhesie bei Patienten mit Herzschrittmacher

33.5.1 Indikationen zur Schrittmachertherapie

Permanenter Schrittmacher

- AV-Block Grad III (fixiert oder intermittierend)
- Sick-Sinus-Syndrom
- Bradykardie/Bradyarrhythmie mit klinischer Symptomatik
- Synkopen kardialer Genese
- Karotissinussyndrom mit klinischer Symptomatik

Passagerer Schrittmacher

- therapierefraktäre Bradykardie mit hämodynamischer Auswirkung (z. B. HF von <40/min oder Pausen von >3 s)
- bifaszikulärer Block mit Synkopen (Rechtsschenkelblock und linksposteriorer Hemiblock oder linksanteriorer Hemiblock) mit Gefahr eines intraoperativen totalen AV-Blocks
- AV-Block Grad I und Linksschenkelblock
- AV-Block Grad II Typ Mobitz

33.5.2 Schrittmacherfunktionsmodi und deren Abkürzungen

VVI

Stimulation des Ventrikels bei Herzfrequenzabfall unterhalb der Schrittmacherfrequenz mit der Gefahr der HZV-Reduktion bei Schrittmacherstimulation infolge fehlender Vorhofkontraktion und verminderter Ventrikelfüllung.

A00 oder V00

starrfrequenter oder asynchroner Modus mit der Gefahr der Induktion von Kammerflimmern und Parasystolie

AAI oder AAT

Bedarfs- oder Synchronmodus, bei dem die Detektion des Vorhofimpulses entweder zu einer Hemmung des Schrittmachers führt (AAI-Modus) oder bei dem der Schrittmacherimpuls nach der Herzeigenaktion in die anschließende Refraktätzeit des Myokards einfällt

▪ Indikationen

- z. B. Sinusknotendysfunktionen bei intakter AV-Überleitungszeit

VVIR, DVIR und DDDR

- frequenzadaptierte Schrittmachersysteme, bei denen das HZV über die Herzfrequenzänderung an die jeweilige Belastung adaptiert wird
- Steuerung über:
  - Vibrations- oder Bewegungswahrnehmung (Piezoelektrokristall)

! Shivering, z. B. infolge Hypothermie oder durch volatile Anästhetika induziert, führt zu einem Anstieg der Stimulationsfrequenz.

  - Kerntemperatur/zentralvenöse Bluttemperatur
  - QT-Intervall
  - S_vO_2 (Abnahme der S_vO_2 führt zu HF-Anstieg)
  - interventrikuläre Impedanz/rechtsventrikuläres Schlagvolumen (Wechsel von Spontanatmung auf maschinelle Beatmung führt zu Thoraximpedanzveränderungen mit HF-Anstieg)
  - rechtsventrikuläre Druckänderung
  - Kombination verschiedener Sensoren

33.5.3 Allgemeine Schrittmacherprobleme/-komplikationen

- Gefahr von Vorhof- und Kammerflimmern bei Einfall des Schrittmacher-Spikes in die vulnerable Phase des Myokardaktionspotenzials
- Thrombophlebitis und Thrombose
- Auslösung einer Schrittmacherdysfunktion durch Elektrokauterisierung oder andere elektromagnetische Störungen
- Nichtregistrierung eines intravasalen Volumenmangels bei fehlendem Frequenzanstieg

- Myokardperforation und Perikardtamponade
- Elektrodendislokation mit Ausfall der Schrittmacherstimulation und ggf. Auslösung von Arrhythmien durch die Elektrodenspitze
- Diaphragmastimulation
- Ösophagusverletzung bei ösophagealer Stimulation (Ösophagusvarizen)
- Hautreizung beim externen Stimulationsmodus

33.5.4 Möglichkeiten der intraoperativen Schrittmacherstimulation

- mit externen Klebeelektroden (ventrale, präkordiale und dorsale oder interskapuläre Positionierung)
- Bei der transthorakalen Stimulation sind höhere (40–200 mA) und längere (20–40 ms) Reizstromstärken im Vergleich zur transvenösen Stimulation notwendig. Aufgrund von Muskelkontraktionen und Schmerzen sollte während der Stimulation mindestens eine Analgosedierung bestehen.
- über Stimulationskanal eines speziellen 5-lumigen Pulmonaliskatheters (Chandler-Sonde der Firma Baxter) oder direkte Platzierung einer Stimulationssonde über eine 5-F-Schleuse
- mit Hilfe einer transösophagealen Sonde: Vorschieben der Sonde bis etwa 35 cm aboral, bis eine Kammer- oder Vorhofstimulation nachweisbar ist; Kammerstimulation nicht immer möglich

! Vorsicht bei AV-Block höheren Grades

33.5.5 Gründe für einen Anstieg der Reizschwelle von Herzschrittmachern

- Hyperkapnie
- Hypernatriämie
- Hypokaliämie
- Hypoxie
- Mineralokortikoide
- Verkürzung der Impulsdauer (höhere Reizschwelle)

33.5.6 Anästhesie zur Anlage eines Herzschrittmachers

In den meisten Zentren werden die Herzschrittmacher in Lokalanästhesie, die vom Kardiochirurgen oder Kardiologen durchgeführt wird, implantiert. Alternative Verfahren sind Analgosedierung und Allgemeinanästhesie (Inhalationsanästhesie empfohlen).

Mögliche intraoperative Komplikationen

- Luftembolie
- Pneumothorax
- Myokardperforation mit Zeichen der Perikardtamponade oder der akuten Blutung
- frühzeitige Elektrodendislokation

Postoperatives Vorgehen

- Ruhiglagerung des Patienten (Gefahr der Elektrodendislokation)
- radiologische Elektrodenlagekontrolle
- Elektrolytkontrolle

33.5.7 Anästhesie bei Patienten mit Herzschrittmacher

Präoperative Vorbereitung

- minimale präoperative Diagnostik bei Elektiveingriffen:
  - EKG (Bestimmung der Schrittmacherabhängigkeit, ggf. nach Abschalten eines passageren Schrittmachers)
  - Thoraxröntgen (Nachweis von Anzahl, Lage und Verlauf der Elektrode bzw. der Elektroden)
  - Elektrolytwertbestimmung (Serumkaliumkonzentration in Normbereich)
  - Einsicht in den Schrittmacherausweis (Implantationszeitpunkt und -grund, derzeitig eingestellter Betriebsmodus und eingestellte Frequenz, Batteriestatus), kardiologisches Konsil bei >12 Monate zurückliegender Kontrolle oder neu aufgetretenen kardialen Symptomen nach Implantation

Anästhesieverfahren bei Patienten mit Herzschrittmacher

Grundsätzlich sind alle modernen Anästhesieverfahren bei Schrittmacherpatienten anwendbar.

Bei Regionalanästhesien sollten eine mögliche Beeinflussung der Reizschwelle durch das applizierte Lokalanästhetikum sowie eine direkte Irritation des Schrittmachers durch angewandte Nervenstimulatoren bei der Platzierung von Plexusanästhesien berücksichtigt werden

Bei Allgemeinanästhesien kann es gelegentlich zu Interaktionen kommen, ausgelöst durch bestimmte Medikamente wie z. B.:

- Etomidat: Beeinflussung von frequenzadaptierten Schrittmachern durch Myoklonien
- depolarisierende Muskelrelaxanzien – Ausgelöste Muskelfaszikulationen führen beim frequenzadaptierten Schrittmacher zu Tachykardien (im Fall eines Defibrillators zur Schockauslösung infolge Fehlinterpretation als Kammerflimmern)
- Lachgas – Bei frisch implantierten Schrittmachern kommt es zur Dilatation der Schrittmachertasche mit der Gefahr des Kontaktverlustes des Schrittmachergehäuses und intermittierendem Funktionsausfall

Weitere Faktoren, welche die Schrittmacherfunktion beeinflussen, sind:

- evozierte Potenziale (z. B. SSEP bei Karotisoperationen) bei implantierten VDD- oder DDD-Schrittmachern (Stimulationsimpuls kann als Vorhofaktion detektiert und fälschlicherweise an den Ventrikel weitergeleitet werden)
- Diathermieimpuls infolge einer Umprogrammierung des Schrittmacheraggregats (Phantomprogrammierung)
- intraoperative Elektrokauterisierung bei synchronisiertem antibradykarden Schrittmachersystem (Detektion der Kauterisierung als eigene Herzaktion mit folgendem Pacing-Ausfall)–Auch AICD können fälschlicherweise die Kauterisierung als Kammerflimmern interpretieren und eine Defibrillation auslösen. Daher sollte die Dauer der Elektrokauterisierung bei implantierten Defibrillatoren <5 s betragen, da die Zeit bis zum Erkennen von Kammerflimmern durch den Defibrillator ≥ 5 s beträgt. Empfehlung: nur bipolare Kauter benutzen (Strom fließt nur durch die Pinzette); im Fall des notwendigen Einsatzes eines unipolaren Kauters sollte die indifferente Elektrode möglichst weit vom Schrittmacheraggregat entfernt (>15 cm) aufgeklebt werden

Perioperatives Monitoring

Von dem üblichen Minimal-Monitoring bei Allgemeinanästhesien (EKG, NIBP, Narkosegasmonitor, $p_{et}CO_2$) empfehlen sich besonders die Pulsoxymetrie, das Ösophagusstethoskop und die manuelle Palpation des peripheren Pulses zur Überwachung der Herz-Kreislauf-Funktion (Ausschluss einer Fehlinterpretation eines myokardial nicht beantworteten Schrittmacher-Spikes als Herzaktion durch pulsoxymetrisch oder palpatorisch nachgewiesene periphere Pulswelle); ggf. situationsgerechtes erweitertes Monitoring mit invasiver arterieller und zentralvenöser Druckmessung und pulmonalarteriellem Katheter.

Intraoperativ sollte auf jeden Fall ein Magnetring bereitliegen: notfalls (keine prophylaktische) Umprogrammierung des Schrittmachers während der Operation auf einen VV0-Modus durch Auflegen eines Magneten auf das Schrittmachergehäuse.

Frequenzadaptierte Schrittmacher sollten wenn möglich präoperativ inaktiviert werden.

Antitachykarde Schrittmacher-/Defibrillatorfunktionen werden durch Magnetauflagerung deaktiviert – Auftreten von Parasystolie und Gefahr von Kammerflimmern, wenn der Schrittmacher-Spike in die vulnerable Phase des Myokards fällt.

Zur Vermeidung einer Elektrodenschädigung sollte die Anlage eines ZVK auf der kontralateralen Seite erfolgen.

Schrittmacherträger benötigen normalerweise keine Endokarditisprophylaxe.

Bei Schrittmacherträgern sollten keine MRT-Untersuchungen durchgeführt werden (Elektrodenerhitzung, SM/ICD-Fehlfunktion, cave alte SM-Elektroden!), es gibt allerdings auch MRT-fähige SM.

Im Fall einer Defibrillation eines Schrittmacherträgers dürfen die Paddels nicht direkt über dem Gehäuse platziert werden. Der Stromfluss sollte rechtwinklig zum Elektrodenkabel bzw. Gehäuse verlaufen und möglichst gering sein (200 J bei Kammerflimmern).

Gegebenenfalls erfolgt eine postoperative Schrittmacherfunktionskontrolle.

33.5.8 Implantierbare antitachykarde Schrittmachersysteme (Defibrillator)

andere Abkürzung: AICD (automatischer implantierter Cardioverter-Defibrillator)

Indikationen

- Patienten mit therapierefraktären höhergradigen Rhythmusstörungen (ventrikuläre Tachykardie)
- Patienten mit ventrikulärer Tachykardie auf der Warteliste zur Herztransplantation
- Zustand nach Reanimation bei Kammerflimmern und persistierenden malignen Herzrhythmusstörungen unter medikamentöser Therapie

Kontraindikation

Patienten mit asymptomatischer ventrikulärer Tachykardie oder eingeschränkter Lebenserwartung (<6 Monate).

Anästhesie zur Anlage eines Defibrillators

Wird ein AICD implantiert, dessen Funktion intraoperativ nach iatrogenem Auslösen von Kammerflimmern getestet wird, so kommen 2 Anästhesieverfahren zur Anwendung:

- Analgosedierung in Kombination mit einer Lokalanästhesie bei überwiegender Spontanatmung und kurzer Maskenbeatmung nach Vertiefung der Anästhesie zur Schockauslösung, z. B.:
  - Propofolperfusor (2–5 mg/kg KG/h); Perfusor mit 10 mg/ml, entsprechend etwa 0,2–0,5 ml/kg KG/h
  - Remifentanilperfusor (2,4–6 µg/kg KG/h, entsprechend 0,04–0,1 µg/kg KG/min); Perfusor mit 1 mg auf 50 ml NaCl 0,9 % (1 ml enthält 20 µg), entsprechend etwa 0,1–0,3 ml/kg KG/h
- Allgemeinanästhesie mit Medikamenten wie bei der Analgosedierung, nur in geringgradig höherer Dosierung, und ggf. Atracurium/Cis-Atracurium als nichtdepolarisierendes Muskelrelaxans zur Intubation

Perioperatives Monitoring

Von dem üblichen Minimal-Monitoring bei Allgemeinanästhesien (EKG, NIBP, Narkosegasmonitor, $p_{et}CO_2$ und Pulsoxymetrie) werden eine invasive Druckmessung (A. radialis) und bei deutlich eingeschränkter kardialer Pumpfunktion die Anlage eines ZVK zur evtl. notwendigen Katecholamintherapie empfohlen.

Eine ständige Defibrillationsbereitschaft und bei Spontanatmung eine Intubationsbereitschaft müssen gegeben sein.

33.6 Anästhesie zur Lebertransplantation

33.6.1 Pathophysiologische Besonderheiten

Kardiovaskuläre Veränderungen

- meist hyperdynamer Zustand, HZV >10 l/min, ↓ SVR durch erhöhte periphere a. v.-Shunts → ↓ periphere O_2-Ausschöpfung
- portale Hypertonie

Pulmonale Veränderungen

- meist niedrignormaler p_aO_2 durch
  - ↑ intrapulmonale Rechts-links-Shunts
  - alveoläre Hypoventilation (Aszites)
  - ↓ Diffusionskapazität (Zunahme der Extrazellulärflüssigkeit)
  - Rechtsverschiebung der O_2-Dissoziationskurve (2,3-Diphosphoglycerat)

Veränderungen der Nierenfunktion

- ↓ Rindenperfusion und intrarenale Shunts ↑
- ↑ Konzentration von Renin, Angiotensin, Aldosteron (→ Hypokaliämie)
- ↑ ADH durch ↓ SVR und Hypotension

Blutgerinnung

- Thrombozytopenie (durch Knochenmarkdepression, Hypersplenismus, subklinische DIC) bzw. Thrombozytopathie
- Verminderung der in der Leber produzierten Gerinnungsfaktoren
- erhöhte fibrinolytische Aktivität

Elektrolytstörungen

- Hypo- oder Hypernatriämie möglich
- Hypokaliämie (Konzentration von Aldosteron, inadäquate Zufuhr, Diuretika)
- Kalzium meist vermindert

Säure-Basen-Haushalt

- Alkalose (durch Hyperventilation infolge Hypoxämie) oder
- Azidose möglich (durch Lebernekrose und hämodynamische Störungen)

Glukosestoffwechsel

- Hypoglykämie (gestörte Glukoneogenese, ↓ Glykogenolyse, ↓ Glykogenvorräte) oder
- Hyperglykämie (Insulinresistenz und ↑ Glukagonspiegel)

Enzephalopathie

- Ammoniak ↑ (normal: 11–48 μmol/l) → gesteigerte Empfindlichkeit auf Hypnotika, Benzodiazepine, Opioide

33.6.2 Anästhesiologisches Management

Prämedikation, Vorbereitungen

- keine medikamentöse Prämedikation
- Narkoseprotokoll, Protokoll für BGA und Labor, Massivtransfusionsprotokoll
- Antibiotika z. B. 2 g Ceftriaxon (Rocephin) und 0,5 g Metronidazol (Clont)
- Immunsuppressiva
  - Methylprednisolon (Urbason) 10 mg/kg i. v. in der anhepatischen Phase
  - Ciclosporin (Sandimmun) 1,5 mg/kg, nur nach Absprache mit dem Operateur (wegen inhärenter Nierenproblematik)
- Immunglobuline erst gegen Ende der Operation bei stabilen Blutungsverhältnissen bzw. nach der Operation auf der Intensivstation
  - Cytotect gegen Cytomegalie-Virusinfektion 1 ml/kg i. v. intraoperativ bei High-risk-Patienten (Spender CMV +/Empfänger CMV –), zusätzlich Ganciclovir (Cymeven) 2-mal 5 mg/kg/Tag i. v.; anschließend 6-mal 500 mg für 6 Wochen
  - Hepatect 1-mal 2000 IE i. v. bei Patienten ohne Antikörper gegen Hepatitis B (HBs-Ag-negativ/Anti-HBs-negativ/Anti-HBc-negativ) bzw. bei HBs-Ag-positiven und Anti-HBs-Ak-negativen Empfängern 10.000 IE intraoperativ in der anhepatischen Phase und anschließend 2000 IE/Tag für eine Woche

Monitoring

- EKG
- Pulsoxymetrie
- Kapnometrie
- Magensonde (Beachte: Ösophagusvarizen)
- arterieller Katheder in A. femoralis oder A. radialis rechts
- 3-Lumen-ZVK oder ggf. Pulmonaliskatheter über 9-Fr-Schleuse

- Temperatursonde (rektal, nasopharyngeal und pulmonalarteriell)
- Blasenkatheter

Narkoseführung

- Rapid-Sequence-Induction (RSI) mit Präoxygenierung: orale Intubation, möglichst ohne vorherige Maskenbeatmung (Patient ist nie nüchtern!)
- mögliche Narkosetechniken: balancierte Anästhesie, ggf. intraoperativ Umstellung des Opiats auf Remifentanil wegen eingeschränkter Leberfunktion
- der ZVD sollte bei 5–10 mmHg gehalten werden
- die Beatmung sollte nach Eröffnung der Anastomosen möglichst ohne PEEP erfolgen (bessere Leberdurchblutung)

33.7 Anästhesie bei geriatrischen Patienten

33.7.1 Definition

- Patienten mit einem Alter >65 Jahren
- ca. 11 % der Bevölkerung in Europa sind älter als 65 Jahre, davon werden ca. 50 % in ihrer verbleibenden Lebensspanne operativ behandelt (meist Katarakt-Operation, TUR-Prostata, osteosynthetische Maßnahmen bei Femur oder Humerusfrakturen, Herniotomie, Cholezystektomie etc.)

33.7.2 Physiologische Veränderungen

Alterungsprozesse

- Lipofuszinablagerungen in den Organen
- Verlust von Parenchymzellen und Zunahme von interstitiellem Gewebe → reduzierte Kompensationsmöglichkeit aller Organsysteme:
  - insbesondere Abnahme des Herzzeitvolumens, der GFR und der tubulären Funktion der Niere
  - zwischen dem 30. und 85. Lebensjahr nimmt die Vitalkapazität (VC) der Lunge um 40 % und der Grundumsatz (GU) um 20 % ab
  - Abnahme des Wassergehalts des Körpers, Zunahme des Fettgehalts (ca. 35 % zwischen dem 20. bis 70. Lebensjahr) und Abnahme des Blutvolumens
  - → veränderte Verteilungsvolumina; besonders für Substanzen, die eine hohe Proteinbindung und/oder Lipophilie aufweisen

(Abnahme des zentralen Verteilungsvolumens mit vergleichsweise höheren Konzentrationen im Plasma und ZNS)!

Herz/Kreislauf

- Zunahme des Herzgewichtes mit konsekutiver Abnahme der Ventrikelcompliance
- Linksherzhypertrophie durch erhöhtes Afterload: Zunahme des totalen peripheren Gefäßwiderstands und Verlust der Windkesselfunktion der Aorta → 45 % der älteren Patienten haben einen arteriellen Hypertonus
- Abnahme des HZV infolge geringerer Kontraktilitätsleistung
- maximaler koronarer Blutfluss um 65 % vermindert
- Abschwächung der adrenergen Stimulation → der maximale Anstieg der Herzfrequenz ist beim 75-jährigen Patienten ca. 20 % niedriger als im Alter von 20 Jahren

Respiration

- Abnahme von Vitalkapazität, des exspiratorischen Reservevolumens und der Gesamtcompliance infolge einer Versteifung des Thorax und Abbau der elastischen Lungenfasern → meist restriktive Ventilationsstörungen im Alter
- Abnahme von FEV_1 und FVC und Atemgrenzwert
- Zunahme des Residualvolumens und der funktionellen Residualkapazität (FRC)
- A_aDO_2 ↑ (alveolärer pO_2 bleibt gleich; p_aO_2 nimmt ab)

Neurologie

- Abnahme der zerebralen Durchblutung ab dem 6.–7. Lebensjahrzehnt
- Abnahme der Neurotransmittersyntheserate (Morbus Parkinson: Dopaminmangel; Morbus Alzheimer: Acetylcholinmangel in Rinde und zentralen Kernen)
- Abnahme der Anzahl der Opioidrezeptoren bei jedoch erhöhter Sensibilität

! Länger anhaltende Atemdepression bei normaler Dosierung, dasselbe gilt für die Benzodiazepine, deren klinische Wirkung im höheren Lebensalter schlecht abgeschätzt werden kann! Kognitive Defizite nach Anästhesie: Nach einer neueren Untersuchung weisen ca. 26 % der über 65-jährigen Patienten im Anschluss an größere Eingriffe in Allgemeinanästhesie eine kognitive Dysfunktion auf, die bei 10 % der Patienten auch nach 3 Monaten noch nachzuweisen ist!

Niere

- GFR ↓, RBF ↓, Wirkung von ADH ↓
- verminderte renale Elimination von Medikamenten
  - → nach dem 40. Lebensjahr nimmt die GFR jedes Jahr um 1 ml/min ab; d. h. dass ein 70-jähriger Patient im Vergleich zu einem 40-jährigen eine um 30 ml/min reduzierte GFR hat

! Kontrastmittel, NSAR, Hypovolämie

Endokrinium

- 50 % aller geriatrischen Patienten haben eine pathologische Glukosetoleranz, 7 % aller Patienten >70 Jahre und 17–25 % der Patienten älter als 85 Jahre haben einen manifesten Diabetes mellitus
  - Beachtung von Begleiterkrankungen, die sich aus der Makro- (pAVK, KHK) und Mikroangiopathie (diabetische Nephropathie und Neuropathie) bei Diabetes mellitus ergeben
  - Beeinflussung der gastralen Motilität (Aspirationsgefahr!) oder des neuromuskulären Monitoring!

33.7.3 Pharmakologische, altersbedingte Veränderungen

Änderung von Pharmakokinetik

- Aktivitätsabnahme der Phase-I-metabolisierenden Enzyme → oxidativer Abbau ↓, Glukuronidierungsvorgänge sind altersunabhängig! (Bevorzugung von Lorazepam, Lormetazepam, Temazepam, Oxazepam)
- Abnahme des Verteilungsvolumen und Zunahme des Körperfetts
- Abnahme des Albumins (–20 %) und damit der Proteinbindung → höhere Wirkspiegel der freien, nichtgebundenen Medikamente
- reduzierte Clearance von ndMR (Vecuronium, Rocuronium) → evtl. Bevorzugung von Atracurium, ggf. Mivacurium (diskrete Wirkverlängerung [Plasmacholinesterase ↓ mit zunehmendem Alter])

Änderung von Pharmakodynamik

- erhöhte Rezeptorempfindlichkeit gegenüber Benzodiazepinen und Opioiden

Komplikationen

Anaphylaktische Reaktion

M. Heck, M. Fresenius, C. Busch

M. Heck et al., *Klinikmanual Anästhesie*,
DOI 10.1007/978-3-642-55440-7_34,
© Springer-Verlag Berlin Heidelberg 2015

34.1 Definitionen

- anaphylaktische Reaktion: humorale Allergie vom Soforttyp (Typ I) durch präformierte, membranständige IgE-Antikörper
- Anaphylaxie: Maximalvariante einer akuten allergischen Reaktion
- anaphylaktoide Reaktion: direkte, nichtantikörpervermittelte Reaktion des allergischen Substrats mit der Mastzelle etc. (keine vorhergehende Exposition notwendig!)

34.2 Auslösende Agenzien (intraoperativ)

- Muskelrelaxanzien (etwa 60–70 %)
- Latexallergie: zweithäufigste Ursache intraoperativer anaphylaktischer Reaktionen (etwa 18 %, zunehmend)
- kolloidale Volumenersatzmittel (etwa 5 %)
- Barbiturate, Antibiotika, Kontrastmittel, Protamin, Palacos, Paraben

34.3 Pathophysiologie

Nach Exposition gegenüber bestimmten Fremdkörpern (auslösende Agenzien) kommt es zur Bildung von IgE-Antikörpern, die sich an Mastzellen, basophilen Granulozyten, Endothelzellen und Thrombozyten binden. Durch Re-Exposition kommt es zur Freisetzung präformierter (z. B. Histamin) und neu generierter Mediatoren (z. B. Leukotriene, plättchenaktivierender Faktor), welche letztlich zu den Symptomen einer anaphylaktischen Reaktion führen.

Die eine allergische Reaktion auslösenden tertiären und quartären Stickstoffgruppen von Muskelrelaxanzien kommen auch bei anderen Substanzen (Kosmetika, Nahrungs- und Konservierungsmittel, Desinfektionsmittel etc.) vor, sodass eine Sensibilisierung durch kreuzreagierende Antikörper erfolgen kann.

34.3.1 Präformierter Mediator Histamin

Die Wirkungen von Histamin werden über H_1- und H_2-Rezeptoren vermittelt:
- Wirkung auf H_1-Rezeptoren:
  - Bronchokonstriktion
  - Konstriktion von Gefäßen und Gefäßpermeabilitätszunahme
  - Koronararterienkonstriktion
- Wirkung auf H_2-Rezeptoren:
  - Tachykardie, Zunahme der Myokardkontraktilität, Herzrhythmusstörungen
  - Gefäßpermeabilitätszunahme
  - Bronchodilatation
  - erhöhte gastrale Säuresekretion

34.3.2 Neu generierte Mediatoren

- plättchenaktivierender Faktor
- Prostaglandine
- Thromboxan
- Leukotriene

34.4 Diagnostik

Der Nachweis einer stattgefundenen allergischen Reaktion lässt sich nur durch Bestimmung der Plasmahistaminspiegel, das Abbauprodukt Methylhistamin im Urin oder Serumspiegel der Serinprotease Tryptase stellen.

Zur Identifizierung des Allergens stehen verschiedene Tests zur Verfügung:
- Prick-Test
- Scratch-Test
- Intrakutantest
- ELISA
- RAST

34.5 Symptome

- je nach Stadium (◘ Tab. 34.1)

Tab. 34.1 Stadien, Symptome und Therapie anaphylaktischer und anaphylaktoider Reaktionen

Stadium	0	I	II	III	IV
Symptome	**Lokal begrenzte kutane Reaktion** (Quaddeln)	**Leichte Allgemeinreaktion** disseminierte kutane Reaktionen (Flush, Puritus, generalisierte Urtikaria) Schleimhautreaktionen, Ödeme (Nase, Konjunktivitis) Allgemeinreaktion (Kopfschmerz, Unruhe, Erbrechen)	**Ausgeprägte Allgemeinreaktion** (pulmonale und/oder kardiovaskuläre Reaktion) Kreislaufdysregulation (Tachykardie, Blutdruckabfall, Rhythmusstörungen) Quincke-Ödem, Kehlkopfödem, Dyspnoe, beginnender Bronchospasmus, Stuhl-Harndrang	**Bedrohliche Allgemeinreaktion** Schock, Bronchospasmus, Bewusstseinstrübung, -verlust	**Vitales Organversagen** Atem- und Herz-Kreislauf-Stillstand
Allgemeine Therapie	Stoppen der Allergenzufuhr, Beruhigung	Stoppen der Allergenzufuhr Beruhigung, O_2-Gabe	Stoppen der Allergenzufuhr O_2-Gabe, rechtzeitige Beatmung	Stoppen der Allergenzufuhr Beatmung mit 100 % Sauerstoff	Stoppen der Allergenzufuhr Beatmung mit 100 % Sauerstoff
	Evtl. i. v.-Zugang	i. v.-Zugang Volumengabe (500 ml)	i. v.-Zugang Volumengabe (500–1000 ml)	i. v.-Zugang Volumengabe (1000–2000 ml)	i. v.-Zugang Volumengabe (2000–3000 ml)
Spezielle Therapie			Katecholamine Adrenalin-Medihaler inhalativ oder Adrenalin (Suprarenin) 1:100 verdünnt 0,5–5 ml (5–50 μg) i. v. je nach Wirkung	Katecholamine Adrenalin-Medihaler inhalativ oder Adrenalin (Suprarenin) 1:100 verdünnt 0,5–5 ml (5–50 μg) i. v. je nach Wirkung (Dopamin 3–7 μg/kg/min)	Katecholamine Adrenalin (Suprarenin) 1:10–1:100 verdünnt 1–10 ml je nach Wirkung

Tab. 34.1 (Fortsetzung)

Stadium	0	I	II	III	IV
				Noradrenalin (Arterenol) 1:10–1:100 verdünnt (10–50 µg) i. v., wenn Adrenalin unzureichend	Noradrenalin (Arterenol) 1:10–1:100 verdünnt (10–50 µg) i. v., wenn Adrenalin unzureichend
		Kortikosteroide Solu-Decortin 50–250 mg i. v. od. Fortecortin 8–40 mg i. v.	Kortikosteroide Solu-Decortin 250–500 mg i. v. od. Fortecortin 40–80 mg i. v.	Kortikosteroide Solu-Decortin 500–1000 mg i. v. od. Fortecortin 80–120 mg i. v.	Kortikosteroide Solu-Decortin 1000 mg i. v. od. Fortecortin 120 mg i. v.
	Evtl. Antihistaminika	Antihistaminika je 1–2 Amp. i.v. H_1: Fenistil (0,1 mg/kg) H_2: Cimetidin (5 mg/kg) besonders bei allerg. Disposition oder zu erwarteter Progredienz	Antihistaminika je 1–2 Amp. i. v. H_1: Fenistil (0,1 mg/kg) H_2: Cimetidin (5 mg/kg) β_2-Mimetika Dosieraerosole (Terbutalin, Fenoterol, Salbutamol) Theophyllin Euphylong 0,2–0,4 g i. v. (5 mg/kg)	Antihistaminika je 1–2 Amp. i. v. H_1: Fenistil (0,1 mg/kg) H_2: Cimetidin (5 mg/kg) β_2-Mimetika Vasopressorgabe (Akrinor, Effortil, Arterenol) Theophyllin Euphylong 0,2–0,4 g i. v. (5 mg/kg)	Antihistaminika je 1–2 Amp. i. v. H1: Fenistil (0,1 mg/kg) H2: Cimetidin (5 mg/kg) Allgemeine Reanimation A–B–C-Regel

34.6 Therapie

34.6.1 Allgemeinmaßnahmen

- Stoppen der Allergenzufuhr
- O_2-Gabe (bzw. Beatmung mit F_iO_2 von 1,0)
- Volumengabe (500–2000 ml Vollelektrolytlösung und ggf. Kolloide)

Elektrolytlösungen können ein interstitielles Ödem begünstigen. Kolloide können selbst allergische Reaktionen auslösen.

34.6.2 Medikamentöse Therapie

- unter Berücksichtigung des Allergiestadiums

Katecholamine

- Adrenalin (Suprarenin)
  - Nutzung der α- (Vasokonstriktion, antiödematöse Wirkung) und β_2-mimetischen Wirkung (Bronchodilatation)
  - Dosierung je nach Stadium und Wirkung: intrabronchial, inhalativ oder 1 : 100 verdünnt 0,5-ml-(5-μg-)weise oder kontinuierlich i. v., je nach Wirkung
- Noradrenalin (Arterenol)
  - Nutzung der α-mimetischen Wirkung (Vasokonstriktion, antiödematöse Wirkung)
  - 1 : 10 bis 1 : 100 verdünnt (1–100 μg) i. v., wenn mit Adrenalin kein Erfolg zu erzielen ist

Histaminrezeptorenblocker

- H_1-Blocker:
  - Dimetinden (Fenistil): 0,1 mg/kg KG, entsprechend etwa 1–2 Amp. à 4 mg (4 ml) langsam i. v.
  - Clemastin (Tavegil): 0,05 mg/kg KG, entsprechend etwa 1–2 Amp. à 2 mg (5 ml) langsam i. v.
- H_2-Blocker Cimetidin: 5 mg/kg KG, entsprechend etwa 2 Amp. à 200 mg (2 ml) mg i. v.; schnellster Wirkungsbeginn aller H_2-Blocker

Durch Blockierung nur eines Histaminrezeptors (H_1 oder H_2) kann nur mit einer unvollständigen Blockade der Histaminreaktion gerechnet werden. H_1-Blocker immer vor H_2-Blocker geben.

Glukokortikoide

- spezifischer Effekt: Hemmung der Phospholipase A_2
- unspezifischer Effekt (nicht zweifelsfrei belegt): membranstabilisierend und gefäßabdichtend
- z. B. präoperativ Methylprednisolon (Urbason), 1 mg/kg KG p. o.
- Dosierung je nach Stadium: 50–250–1000 mg Prednisolon (Solu-Decortin H) i. v. oder 8–40–120 mg Dexamethason (Fortecortin) i. v.

! Langsam spritzen oder als Kurzinfusion über mindestens 5 min; Bolusgabe selbst kann Histamin freisetzen

Theophyllin

- bei schwerer Bronchospastik, die auf β-Mimetika und Kortikoide nicht anspricht (wird in den guidelines nicht mehr empfohlen, geringe therapeutische Breite)
- initial 5 mg/kg KG i. v., anschließend 0,2–0,8 mg/kg KG/h

Kein Kalzium im Schock: zunehmender Zellschaden, Myokardkontraktur, irreversibles Kammerflimmern

34.7 Prophylaktische Maßnahmen

Aufgrund der Dosisabhängigkeit der unspezifischen Histaminfreisetzung sind Dosisreduktion und langsame Injektion über 30–60 s wirkungsvolle Maßnahmen zur Verminderung lokaler oder systemischer Histaminwirkungen.

Die prophylaktische Gabe von Antihistaminika und Kortikosteroide reduziert ebenfalls die freigesetzte Menge von Histamin. Echte allergische Reaktionen werden weder durch eine langsame Injektion noch durch eine Rezeptorblockade mit Antihistaminika beeinflusst.

Dosis

Medikamentöse Prämedikation bei anaphylaktischer Prädisposition mit Antihistaminika (H_1-/H_2-Antagonisten) und Kortikosteroiden

Am Vorabend:

- Dimetinden (Fenistil): 2 Tbl. à 1 mg oder 1 Retard-Kps. à 2,5 mg
- Cimetidin: 1 Kps. à 200 oder 400 mg
- Prednisolon (Decortin H): 1 Tbl. à 50 mg

Morgens:
- Dimetinden (Fenistil): 2 Tbl. à 1 mg oder 1 Retard-Kps. à 2,5 mg
- Cimetidin: 1 Kps. à 200 oder 400 mg
- Prednisolon (Decortin H): 1 Tbl. à 50 mg

Oder vor der Einleitung:
- Dimetinden (Fenistil): 0,1 mg/kg KG (etwa 2 Amp. à 4 mg) als Kurzinfusion
- Cimetidin: 5 mg/kg KG (etwa 2 Amp. à 200 mg) i. v.
- Prednisolon (Solu-Decortin H): 100–250 mg i. v.

- **Prophylaktische Gabe empfohlen bei**
- Patienten mit anamnestischer Überempfindlichkeit gegenüber Kontrastmitteln und Anästhetika
- Patienten mit allergischer Diathese
- erhöhtem Plasmahistaminspiegel
- speziellen chirurgischen Eingriffen (Verwendung von Palacos, Operation an Pankreas, nekrotischer Gallenblase, Ösophagus, Lunge oder Dickdarm)
- Gabe von Erythrozytenkonzentraten älteren Datums

34.8 Latexallergie

- 60 % der Latexallergien Typ-I-Reaktionen, 40 % Typ-IV-Reaktionen nach Coombs und Gells
- bei Typ I Freisetzung von Histamin (>1 ng/ml) mit Spitzenspiegel schon nach 5–15 min
- Reaktion meist beim primären Austasten der Bauchhöhle mit Latexhandschuhen

! Medizinisches Personal hat eine hohe Sensibilisierungsrate bezüglich Antibiotika oder Latexderivaten.

- Kreuzreaktion mit Kastanien und Bananen möglich
- Risikofaktoren: Spina bifida, berufliche Latexexposition, Allergiker, Asthmatiker, Patienten mit chronischen Erkrankungen und Zustand nach rezidivierenden Katheteranlagen

Bei der Latexallergie weisen jedoch nur 2,4 % der Betroffenen klinisch Symptome auf und etwa 10 % keine Symptome bei nachweisbaren IgE-Antikörpern. Eine Vermeidung von Latexpartikeln kann eine zukünftige klinische Latexallergie in diesen besonderen Fällen vermeiden helfen. Auf jeden Fall sollte die aerogene Sensibilisierung durch an Handschuhpuder haftende Latexpartikel vermieden werden.

Hypothermie

M. Heck, M. Fresenius, C. Busch

M. Heck et al., *Klinikmanual Anästhesie*,
DOI 10.1007/978-3-642-55440-7_35,
© Springer-Verlag Berlin Heidelberg 2015

35.1 Definition

Körperkerntemperatur von <35°C

35.1.1 Steuerung der Körpertemperatur

Die Regulation der Körpertemperatur erfolgt durch den Hypothalamus in einem engen Bereich (36,5–37,5°C Kerntemperatur) im Rahmen eines zirkadianen Rhythmus (±1°C) mit einem Minimum am Morgen. Der Mensch ist homoiotherm, d. h. die Körpertemperatur ist unabhängig von der Umgebungstemperatur.

Die Abgabe der Wärmeenergie erfolgt über einen inneren und äußeren Wärmestrom (von der Körperoberfläche zur Umgebung). Zu Letztgenanntem zählen die Konduktion (Übertragung der Wärme zwischen Molekülen) und die Konvektion, welche den Hauptanteil des Wärmeverlustes ausmacht (Mitführung der Energie infolge Bewegung des Trägermediums Luft), außerdem die Evaporation (Verdunstung z. B. des Desinfektionsmittels, Wärmeabgabe über Schweiß, Perspiratio insensibilis) und die Strahlung (Wärmetransport über nicht an ein Medium gebundene Strahlung, z. B. Infrarotstrahlung).

35.2 Ursachen

- operative Auskühlung des Patienten durch inadäquate Raumtemperatur und lange OP-Zeiten
- Insufflation von kalten Endoskopiegasen bei laparoskopischen Eingriffen
- Verlust des physiologischen Wärmeschutzes durch Verbrennungen

- Wärmeverluste bei extrakorporalen Kreisläufen (Plasmapherese, kontinuierliche Hämofiltration/Dialyseverfahren etc.)
- zerebrale Temperaturregulationsstörungen
- i. v. Infusion von kalten Lösungen und Blutprodukten
- Wärmeverluste über den Respirationstrakt bei Beatmung mit kalten inspiratorischen Gasgemischen (besonders bei hohem Frischgas-Flow)
- Anästhesieverfahren und Anästhetika:
  - alle Anästhesieverfahren führen über ein Umverteilungsphänomen des Blutes vom Körperkern zur dilatierten Körperperipherie zu einem Abfall der Kerntemperatur mit einem Maximum in der ersten Stunde (bis 0,8°C in der ersten Stunde).
  - unter Allgemeinanästhesie fällt die Körperkerntemperatur ab der 3.–5. Anästhesiestunde meist nicht weiter ab (Wärmeverlust entspricht der Wärmeproduktion bzw. thermoregulatorische Vasokonstriktion der Peripherie mit meist beginnender Fehlfunktion der Pulsoxymetrie).
  - im Vergleich zur Allgemeinanästhesie kommt es bei der Periduralund Spinalanästhesie zu einer kontinuierlichen Wärmeabgabe über den gesamten Anästhesiezeitraum.

Neben dem Umverteilungsphänomen kommt es unter Allgemeinanästhesie zu einer Erhöhung der Temperaturschwelle für Schwitzen und Vasodilatation um etwa 1°C und zu einer Erniedrigung der Schwelle für Shivering und Vasokonstriktion um etwa 3°C. Die Erniedrigung der Schwelle für Shivering und Vasokonstriktion ist für Opioide und Propofol linear, d. h. kontinuierliche Abnahme der Temperaturschwelle mit der Anästhetikakonzentration. Unter Anwendung von volatilen Anästhetika kommt es zu einer immer stärkeren Temperaturschwellenabnahme im höheren Konzentrationsbereich!

Eine Thermogenese durch Shivering wird durch die Allgemeinanästhesie sowohl beim Kleinkind als auch beim Erwachsenen blockiert.

35.3 Klinische Relevanz

- verlängerte Wirkung von Anästhetika durch veränderte Metabolisierung
- Reduktion der MAC-Werte von Inhalationsanästhetika
- Reduktion der Zitratmetabolisierung nach Massivtransfusion
- Reduktion des Körperstoffwechsels (Abnahme des Metabolismus um 6–7 % pro Grad Temperaturabnahme) bzw. Abnahme des O_2-Ver-

brauchs um 50 % vom Ausgangsniveau pro 7–8°C Temperaturerniedrigung
- Linksverschiebung der O_2-Bindungskurve mit Verschlechterung der Gewebeoxygenierung infolge verminderter O_2-Abgabe und Veränderung des Säure-Basen-Haushalts
- Anstieg der Blutviskosität und des Hämatokrits durch Sequestration intravasaler Flüssigkeit
- erhöhte postoperative Katabolie in den ersten Tagen und verminderte Kollagensynthese
- erhöhte intraoperative Blutverluste aufgrund von potenziell reversiblen plasmatischen Gerinnungs- und Thrombozytenfunktionsstörungen
- erhöhte Rate an Wundinfektionen mit Hemmung der Granulozytenfunktion (Abnahme der Mobilität und der Phagozytoseaktivität bzw. der O_2-Radikal-Bildung der Granulozyten) und Abnahme der Hautdurchblutung
- Glukoseverwertungsstörung: meist Hyperglykämien intraoperativ und Hypoglykämien postoperativ
- Kältediurese durch Hemmung der ADH-Freisetzung
- Abnahme der Atemfrequenz bei Spontanatmung
- erhöhte Flimmerbereitschaft des Herzens:
  - <30°C Kerntemperatur: Rhythmusstörungen
  - <28°C Kerntemperatur: spontanes Kammerflimmern
- Hämolyse unter Hypothermie bei Präexistenz von Kälteagglutininen vom IgM-Typ, z. B. bei Mykoplasmenpneumonie, Mononukleose mit polyklonaler IgM-Vermehrung oder Morbus Waldenström (Non-Hodgkin-Lymphom mit monoklonaler IgM-Vermehrung)
- Mydriasis in tiefer Hypothermie während extrakorporaler Zirkulation (Effekt hält nach Wiedererwärmen noch für einige Zeit an!)
- EKG-Veränderungen: QRS-Verbreiterung, PQ-Verlängerung, ST-Hebung, T-Inversion, intraventrikuläre Erregungsausbreitungsstörungen (J-Welle im absteigendem Schenkel der R-Zacke)

> **Die iatrogen induzierte milde Hypothermie (34–36°C) scheint bei Patienten mit traumatischer Hirnverletzung (Glasgow Coma Scale: 5–7) bezüglich des neurologischen Outcome von Vorteil zu sein.**

35.4 Maßnahmen zur Vermeidung von intraoperativen Wärmeverlusten

- Anwendung von Warmluftsystemen (Bair Hugger, Warm Air oder WarmTouch)

- Anästhesien mit reduziertem Frischgas-Flow (»low flow«, Minimal-Flow)
- Anwärmen von Infusionslösungen
- Anwendung von Wärme- und Feuchtigkeitsatemfiltern am Tubusansatz
- Anwendung von Wärmematten, wärmereflektierenden Folien (Rettungsgoldfolie), warmen Tüchern und Infrarotlampen
- Gabe von Aminosäuren: führt zu gesteigertem Energieumsatz und Wärmebildung
- Anwendung von Nifedipin am Operationsvortag: präoperative maximale Vasodilation, welche nicht weiter gesteigert werden kann

35.5 Kältezittern (Shivering)

Zur Wärmeproduktion bzw. Temperaturerhaltung reagiert der Körper mit Kältezittern und Vasokonstriktion (das Shivering ist nicht immer gleich erkennbar).

Kältezittern wird vom Patienten als unangenehm empfunden und birgt bei pulmonalen und kardialen Risikopatienten ein hohes Risiko.

Inzidenz

Vierzehn Prozent aller Patienten bzw. 40 % der hypothermen Patienten nach Allgemeinanästhesie zeigen Kältezittern. Die Inzidenz des Shiverings nach Inhalationsanästhesie ist deutlich höher als nach i. v. Anästhesien. Die einzelnen Anästhesieverfahren zeigen eine unterschiedliche Inzidenz für postoperatives Shivering: Inhalationsanästhesie + N_2O > TIVA mit Propofol.

- Geschlechtsunterschiede: Männer > Frauen
- Altersschwelle: Shivering erst ab einem Alter von 4–6 Jahren

Negative Effekte

- Anstieg des O_2-Verbrauchs
- Anstieg des Eiweißkatabolismus
- erhöhte Inzidenz von Arrhythmien und kardialer Dekompensation
- Anstieg des Atemminutenvolumens und evtl. O_2-Sättigungsabfälle, Gefahr der pulmonalen Dekompensation bei Vorerkrankung
- Anstieg des ICP und des intraokulären Drucks

Therapie

- Pethidin (Dolantin): 25–50 mg bzw. 0,3 mg/kg KG i. v.
  - höhere Effektivität bezüglich der Unterdrückung des Kältezitterns durch Pethidin als durch andere Opioide (wahrscheinlich spielt die Interaktion mit den κ-Opioidrezeptoren eine Rolle, daneben bindet Pethidin auch noch an α_{2B}-Adrenorezeptoren)
- Nalbuphin (Nalpain Stragen, 10–20 mg i. v.): wirkt ebenfalls am κ-Rezeptor agonistisch und am μ-Rezeptor antagonistisch
- evtl. Tramadol (0,25–1 mg/kg KG): Wirkung wahrscheinlich über α_2-Adrenorezeptoren
- Clonidin (Catapresan, 75–150 μg bzw. 2 μg/kg KG i. v.; geringere als die genannten Clonidindosen sind oft ineffektiv):
  - keine Beeinflussung der Aufwachzeiten oder der postoperativen Vigilanz
  - Wirkprinzip: wahrscheinlich Resetting der zentralen Schwelle zur Auslösung von Kältezittern

Bei Wiedererwärmung besteht eine erhöhte Gefahr von Myokardischämien durch erhöhten O_2-Verbrauch infolge von Muskelzittern und erhöhten Noradrenalinspiegeln (SVR ↑, PAP ↑). Bei Säuglingen kann daraus ein Rechts-links-Shunt resultieren (Wiedereröffnung des Ductus Botalli und des Foramen ovale).

TUR-Syndrom

M. Heck, M. Fresenius, C. Busch

M. Heck et al., *Klinikmanual Anästhesie*,
DOI 10.1007/978-3-642-55440-7_36,
© Springer-Verlag Berlin Heidelberg 2015

36.1 Definition

Einschwemmung größerer Mengen von hypotoner Spüllösung über Venenplexen in das Gefäßsystem mit klinischer Symptomatik

36.2 Inzidenz

1–10 % aller TUR-Prostata-Operationen, seltener bei perkutaner Nephrolitholapaxie, 4–15% bei Hysteroskopien

36.3 Zusammensetzung der Spüllösung

Gegenwärtig werden halbisoosmolare Lösungen wie z. B. Purisole SM verwendet: 27 g Sorbit und 5,4 g Mannit pro Liter Spüllösung (195 mosmol/l).

 **Da die Spüllösungen auch 1,5%iges Glyzin (212 mosmol/l) enthalten, können nach Einschwemmung von glyzinhaltigen Lösungen infolge einer Stimulation der NMDA-Rezeptoren Krämpfe und Sehstörungen (temporäre Blindheit) auftreten.**

36.4 Klinik

- zentralnervöse Störungen (Unruhe, Übelkeit, Desorientiertheit, Halluzinationen, zerebrale Krämpfe)
- kardial bedingte Symptome (arterielle Hypertonie, primär Tachykardie, Reflexbradykardie und Zentralisation)
- intravasale hypoosmolare Hyperhydratation mit ZVD-Anstieg und Hyponatriämie (Dyspnoe, Hypoxämie bei Lungenödem)

- Gerinnungsstörungen (Verdünnungsthrombozytopenie, Aktivierung der plasmatischen Gerinnung durch Einschwemmung von Gewebethrombokinase)

Die Ausprägung des TUR-Syndroms ist abhängig von:

- Einschwemmvolumen und Einschwemmrate bzw. Überschreiten der Kompensationsmöglichkeit
- Druck der Spüllösung (Höhe der Spülflüssigkeitssäule sollte <60 cm betragen)
- intravasaler Druck (abhängig vom intravasalen Volumen und der Patientenlagerung, z. B. Kopftieflagerung mit Abnahme des Drucks im Plexus prostaticus und höherer Einschwemmrate)
- Ausmaß der Adenomresektion
- Resektionsdauer; Beachte: Resektionszeit von >60 min
- Erfahrung des Operateurs
- Alter des Patienten (Hydratationsstatus nimmt mit dem Alter ab, dadurch höhere Einschwemmraten)
- intravesikaler Druck (<15 cm H_2O): Entlastung der Blase durch suprapubische Drainage

36.5 Intraoperative Überwachung

- ZVD: am besten kontinuierliche Überwachung beim beatmeten Patienten
- Serumnatriumkonzentration (Bestimmung mittels intermittierender BGA):
  - leichtes TUR-Syndrom: 135–125 mmol/l
  - mittelschweres TUR-Syndrom: 125–120 mmol/l
  - schweres TUR-Syndrom: 110–120 mmol/l
  - sehr schweres TUR-Syndrom: <110 mmol/l
- Zeichen einer intravasalen Hämolyse:
  - Urinverfärbung
  - Anstieg der LDH-Aktivität
  - Zunahme des freien Hämoglobins und des Haptoglobins
  - Serumkaliumspiegelanstieg
  - Abnahme des Hk
- Abfall der Serumosmolarität
- Nachweis exspiratorischer Ethanolkonzentration mit dem Alkometer (2 % Ethanol als Marker) ab Einschwemmmengen von 100 ml/10 min
- neurologische Überwachung beim wachen Patienten mit rückenmarknaher Anästhesie als beste und einfachste Überwachungsmethode

36.6 Therapie

- schnellstmögliche Beendigung der Operation
- Erhöhung der inspiratorischen O_2-Konzentration
- Einschränkung der Flüssigkeitszufuhr
- Gabe von Schleifendiuretika (Furosemid, 20–40 mg i. v.) oder Mannitol
- Ausgleich des Serumnatriumspiegels mit 3%iger NaCl-Lösung (513 mmol/l), <100 ml/h bzw. 1,5–2 mmol/l/h, bis Na^+-Konzentration bei >125 mval/l liegt – nicht bei asymptomatischen Patienten mit normaler Osmolarität

! Zügiger Elektrolytausgleich (da akute Hyponatriämie), sonst Gefahr der zentralen pontinen Myelinolyse (osmotisches Demyelinisierungssyndrom); ggf. Substitution von Kalzium und Magnesium nach Serumkonzentration

- NaCl-Substitution: Na^+ -Bedarf (mval) = $0{,}2 \times (Na^+_{Soll} - Na^+_{Ist}) \times$ KG (kg)
- Ausgleich der metabolischen Azidose mit 8,4%igem Natriumbikarbonat über ZVK
- kardiale Unterstützung: Vorlastsenkung mit Nitroglyzerin und Verbesserung der Inotropie mit Katecholaminen (Dobutamin)
- bei respiratorischer Dekompensation: Masken-CPAP, ggf. Intubation und CMV + PEEP

› Ein TUR-Syndrom kann auch nach Stunden (bis 24 h) durch sekundäre Einschwemmung nach Perforation oder nach primärer Einschwemmung in das perivesikale Gewebe und anschließender Re-Absorption (z. B. im Aufwachraum) auftreten.

Übelkeit, Erbrechen und Aspiration

M. Heck, M. Fresenius, C. Busch

M. Heck et al., *Klinikmanual Anästhesie*,
DOI 10.1007/978-3-642-55440-7_37,
© Springer-Verlag Berlin Heidelberg 2015

37.1 Übelkeit und Erbrechen

Ursachen

- Irritationen durch Chirurgie bzw. Anästhesie
- Medikamente (z. B. Opioide, Antibiotika, Dopamin)
- Erkrankungen des Magens, des Gallesystems oder des Pankreas
- akute gastrointestinale Infektionen, Nierenkoliken, erhöhter Hirndruck (frühmorgendliches, schwallartiges Erbrechen)
- Frühschwangerschaft (Vomitus matutinus oder Hyperemesis gravidarum)
- Chemo- oder Strahlentherapie
- psychisch ausgelöstes Erbrechen
- Erbrechen bei Hypotension
- Kinetosen

Pathophysiologie

Erbrechen wird ausgelöst durch:

- direkte Stimulation der chemorezeptiven Triggerzone im Bereich der Area postrema am Boden des 4. Ventrikels durch Substanzen wie z. B. Opioide, Herzglykoside oder Zytostatika (Cisplatin) oder Stimulation über zentrale dopaminerge (DA_2-)Rezeptoren sowie über serotoninerge (5-HT_3), histaminerge (H_1, H_2) und muskarinische (M_1) Afferenzen
- afferente Impulse aus dem Gastrointestinaltrakt: Dehnungsreize und enterale rotoninfreisetzung (Stimulation von peripheren Serotoninrezeptoren)
- afferente Reize aus den Vestibularisgebieten, welche zu einer Stimulation zentraler muskarinerger M_2-Rezeptoren führen (z. B. bei Kinetosen oder nach N_2O-Gabe)

Über die Rezeptoren der Chemorezeptortriggerzone werden emetische Stimuli an das Brechzentrum im Hirnstamm in der Nähe des Tractus solitarius (Vagusgebiet) weitergeleitet, wo die muskuläre Koordination des Brechreizes erfolgt.

Inzidenz von PONV (»postoperative nausea and vomiting«)

Fünfunddreißig Prozent bis 52 % der Patienten klagen über postoperative Übelkeit, davon erbrechen etwa 25 %.

Beeinflussende Faktoren für Inzidenz und Ausmaß von PONV

- patientenabhängige Faktoren:
  - Alter: altersabhängig (Kinder unter 3 J. erbrechen selten; Maximum der Emesisrate zwischen dem 11.–14. Lj.)
  - Geschlecht: Frauen > Männer
  - Psyche: gefördert durch psychologische Trigger
  - Zustand nach früherem postoperativen Erbrechen
  - Patienten mit anamnestischer Reise- und Seekrankheit (Kinetosen): relatives Risiko von etwa 2–3
- chirurgischer Faktor: Art des operativen Eingriffs: laparoskopische und/oder gynäkologische Eingriffe, Operationen an Gallenwegen oder an Magen und Duodenum, Eingriffe im Trigeminusbereich, Eingriffe an Auge oder Ohr, Adenotomie und Tonsillektomie, Zahnextraktionen, extrakorporale Stoßwellenlithotripsie, gastrale Irritationen (z. B. Blutaspiration)
- anästhesiologische Faktoren:
  - Medikamente mit emetogenem Effekt:
    - Lachgas (Mittelohrdruckveränderungen, Magendistension, Interaktion mit Opioidrezeptoren; das relative Risiko von Lachgas gegenüber Luft liegt bei etwa 1,3, sodass dieser Effekt bei einer Patientengruppe mit geringer Erbrechensinzidenz statistisch nicht nachweisbar ist, wohl aber bei »Risikopatienten« mit einer Inzidenz von >50 %)
    - Opioide (höhere Emesisinzidenz bei höherer Opioiddosis): Stimulation der Opioidrezeptoren in der chemorezeptiven Triggerzone oder Sensibilisierung des Vestibularorgans
    - volatile Anästhetika (relatives Risiko von etwa 2–3 gegenüber Propofol)
    - Ketamin
    - Naloxon
    - Cholinesterasehemmer
  - nach intraoperativen hypotensiven Phasen –gastrale Irritationen (z. B. Luftinsufflation bei Maskenbeatmung oder Fehlintubation)

Erhöhte Inzidenz von PONV bei Nichtrauchern und Patienten mit positiver PONV-Anamnese

- **Komplikationen von schwerer PONV**
  - Dehydratation
  - Elektrolytstörungen
  - verzögerte Entlassung aus dem Aufwachraum oder bei ambulanten Patienten nach Hause
  - erhöhte Inzidenz von Nahtinsuffizienzen und Nachblutungen (Zustand nach Karotis-OP, Hautlappentransplantation etc.)
  - Gefahr der Aspiration
  - psychische Belastung

Die Qualität der geleisteten Anästhesie wird vom Patienten anhand seines postoperativen Befindens beurteilt (Schmerzfreiheit, Fehlen von Übelkeit, Erbrechen und Muskelschmerzen nach Succinylcholingabe sowie Fehlen von Punktionshämatomen).

37.1.1 Risikoscores und prognostizierte PONV-Inzidenz

Tab. 37.1, Tab. 37.2 und Tab. 37.3. Die für erwachsene Patienten entwickelten Scores zur Risikoeinschätzung sind nicht auf Kinder übertragbar. Diese Lücke wurde durch den **POVOC-Score** (POVOC-Score = Postoperative Vomiting in Children-Score) geschlossen (Tab. 37.4).

37.1.2 Prophylaxestrategie

Prophylaxestrategie bei Erwachsenen

Tab. 37.5

- **Strategie I: Reduzierung emetogener Einflüsse**
  - Verminderung volatiler Anästhetika
    - Regionalverfahren bevorzugen, wenn möglich oder
    - TIVA mit Propofol (evtl. mit Remifentanil und frühzeitiger Gabe eines Nichtopioidanalgetikums)
  - Reduzierung von Opioiden
    - Kombinationsanästhesie
    - Prophylaxe mit hoch dosierten Nicht-Opioidanalgetika

Tab. 37.1 Risiko-Score nach Apfel

Risikofaktoren	Punkte
Weibliches Geschlecht	1
Nichtraucher	1
Bekannte PONV nach früheren Anästhesien oder anamnestische Reisekrankheit (Kinetose)	1
Vermutliche Gabe von Opioiden postoperativ	1
Max. Punktesumme	4

Tab. 37.2 Risikoscore nach Koivuranta

Risikofakoren	Punkte
Weibliches Geschlecht	1
Nichtraucher	1
Bekannte PONV nach früheren Anästhesien	1
Anamnestische Reisekrankheit (Kinetose)	1
Operationsdauer >60 min	1
Maximale Punktesumme	5

Tab. 37.3 Prognostizierte PONV-Inzidenz

Vorliegen von Risikofaktoren	PONV-Inzidenz nach Apfel (%)	PONV-Inzidenz nach Koivuranta
0	10	17
1	21	18
2	39	42
3	61	54
4	79	74
5	–	87

Tab. 37.4 Modifizierter Risikoscore (POVOC-Score) für Kinder

Risikofaktor	Punktbewertung
Operationsdauer ≥30 min	1 Punkt
Alter ≥3 Jahre	1 Punkt
Strabismusoperation, Adenotomie/Tonsillektomie	1 Punkt
Anamnese für PONV/Reisekrankheit beim Kind oder Verwandten 1. Grades (Geschwister, Eltern)	1 Punkt

Tab. 37.5 Risikoadaptiertes Therapieschema für Erwachsene nach Apfel

Vereinfachter Score (Punkte)	PONV Risiko	Maßnahme
0 und 1	<25%	Keine Prophylaxe
2	25–50%	Strategie I oder II
3 oder 4	>50%	Strategie I+II

- **Strategie II: prophylaktische Antiemetika-Gabe**
  - Dexamethason 4 mg i.v.
  - oder Ondansetron (4 mg i.v.) bzw. Tropisetron (2 mg i.v.) bzw. Granisetron (1 mg i.v.) bzw. Dolasetron (12,5 mg i.v.)
  - oder Dimenhydrinat 62,5 mg i.v.
  - oder ggf. Kombination der oben genannten Substanzen

Prophylaxestrategie bei Kindern

Tab. 37.6

Tab. 37.6 Risikoadaptiertes Therapieschema für Kinder

Vorliegen von	PONV-Inzidenz	Maßnahme
0 Faktoren	9%	Keine Prophylaxe
1 Faktor	10%	
2 Faktoren	30%	1–2 antiemetische Intervention(en), z. B. TIVA (ohne N_2O) ± Dexamethason
3 Faktoren	55%	
4 Faktoren	70%	2–3 antiemetische Interventionen, z. B. TIVA (ohne N_2O) + Dexamethason ± 2. Antiemetikum

37.1.3 Therapie bei PONV

- Tab. 37.7 gibt Empfehlungen zur Prophylaxe bzw. Therapie von PONV mit Antiemetika
- im Falle einer bereits erfolgten antiemetischen Prophylaxe sollte zur Therapie von PONV in der unmittelbaren postoperativen Phase (<6 h nach Prophylaxe) auf Substanzen einer anderen Klasse übergegangen werden
- bei rezidivierender PONV sollten mehrere Antiemetika im Sinne einer »balancierten« antiemetischen Therapie angewandt werden!
- für die Substanzen Droperidol und Ondansetron ist die geringere Wirksamkeit einer Repetitionsdosis zur unmittelbar postoperativen Therapie nachgewiesen

37.1.4 Antiemetika

- **5-HT_3-Rezeptorenblocker (Serotoninrezeptorantagonisten)**
- aufgrund der umfassenden Datenlage zu den Serotoninantagonisten kann die initiale Therapie von PONV durch die Gabe von Serotoninantagonisten für den Fall keiner durchgeführten Prophylaxe bzw. einer Prophylaxe mit einer Substanz aus einer anderen Klasse empfohlen werden
- 4 mg Ondansetron ist nach klinischen Untersuchungen beim PONV **nicht besser** wirksam als **1,25 mg Droperidol, aber effektiver als 10 mg Metoclopramid**

- **Kortikoide**
- Dexamethason weist einen antiemetischen Effekt auf, der mit dem etablierter Antiemetika (5-HT_3-Antagonisten/Dopaminantagonisten) vergleichbar ist. Besonders effektiv ist die Substanz, wenn sie in Kombination mit anderen Antiemetika gegeben wird. In diesem Fall verstärkt sie signifikant die antiemetische Wirkung der jeweiligen Partnersubstanz

- **Neuroleptika**
- Wirkmechanismus: Blockade von Dopaminrezeptoren (**DA_2**) in der Area postrema mit hoher Affinität
  - Butyrophenone: DHB (Droperidol) 1,25 mg i.v. bzw. 20–50 µg/kg); die Herstellung von DHB wurde 2001 in Deutschland eingestellt, kam im Juni 2008 als Xomolix neu auf den deutschen Markt

Tab. 37.7 Empfohlene Antiemetika zur Prophylaxe bzw. Therapie von Übelkeit und Erbrechen

Substanz	Klasse	Dosierung Prophylaxe (i.v., Erwachsene) mg	Dosierung Prophylaxe (i.v., Kinder) mg/kg*	Bemerkungen
Dexamethason	Kortikoide	4	0,15	Gabe zur Einleitung, da der antiemetische Effekt erst bis zu 2 Stunden später einsetzt
Ondansetron	$5\text{-}HT_3$-Antagonisten	4	0,1	Müdigkeit, Kopfschmerzen, Transaminasenerhöhung, selten extrapyramidale Nebenwirkungen, Plazentagängigkeit und Transfer in Muttermilch
Tropisetron		2	0,1	Pruritus, Kopfschmerzen, Appetitlosigkeit
Granisetron		1	0,02	Kopfschmerzen, Obstipation, Flush, epigastrisches Wärmegefühl
Dolasetron		12,5	0,35	Kopfschmerzen, Bradykardie, Transaminasenerhöhung
Droperidol	Butyrophenone	0,625–1,25	0,01	Psychomimetischen Nebenwirkungen, QT-Verlängerungen und Torsade-depointes-Tachykardien; Kontraindikation: Kinder <2 Jahren (bei Kindern >3 Jahren nur als Ultima Ratio)
Dimenhydrinat	Antihistaminika	62	0,5 mg	Sedation

* Dosierungen für Kinder sollten die für Erwachsene empfohlene Gesamtdosierung nicht überschreiten.

- **Benzamid- und Benzimidazolon-Derivate**
- Wirkmechanismus: Blockade der Dopaminrezeptoren, im geringen Ausmaß auch von Histamin- und Serotoninrezeptoren
- Metoclopramid (Paspertin): Erwachsene: 10 mg, Kinder: 0,15–0,25 mg/kg i.v.
  - Hemmung der Pseudocholinesterase durch Metoclopramid → Succinylcholin- und Mivacuriumwirkung theoretisch verlängert!
  - HWZ: 2,5 h
- Domperidon (Motilium): 3-mal 1 Tbl. (= 10 mg) p.o.
- Alizaprid (Vergentan): 3-mal 1 Amp. (à 50 mg) i.v. (ab dem 14. Lebensjahr), Nebenwirkungen: Spätdyskinesien

- **Propofol (Disoprivan)**
- guter antiemetischer Effekt für einige Stunden bezüglich PONV bei **kontinuierlicher** Propofolapplikation (>1 mg/kg/h), kleinere Boli-Gaben bei Narkoseausleitung sind größtenteils ineffektiv
- die antiemetische Wirkung von Propofol beruht wahrscheinlich auf:
  - einer dämpfenden Wirkung auf die kortikalen/subkortikalen Afferenzen, einschließlich des Brechzentrums
  - einer unspezifischen Wirkung auf den 5-HT_3-Rezeptor und
  - einer Verminderung der Serotoininfreisetzung im ZNS

- **Akupunktur**
- Akupunkturpunkt: Kreislauf-Sexualität 6 (KS 6) bzw. Perikard 6 (P 6) oder Neiguan: zwischen den Sehnen des M. palmaris longus und flexor carpi radialis, ≈3 cm proximal der Handgelenkbeugefalte. Die Akupunktur für PONV funktioniert nur, wenn man sie beim wachen Patienten durchführt, z. B. vor Narkoseeinleitung

37.1.5 Therapie bei Kinetosen

- **Scopolamin** als Pflaster (Tropanalkaloid) (Scopoderm TTS)
  - nach einer Anfangsdosis von 140 μg wird für ca. 72 h kontinuierlich 5 μg/h Scopolamin freigesetzt!
  - nach Entfernung des Pflasters sinkt der Plasmawirkspiegel innerhalb von 24 h auf ca. 30% des Ausgangswertes ab
- **Antihistaminika**
  - Dimenhydrinat (Vomex): 1- bis 2-mal 1 Amp. à 62 mg/Tag i.v., i.m. oder 1- bis 2-mal 1 Supp. à 40/150 mg rektal

37.2 Aspiration

▪ Definition

Eindringen von Fremdkörpern in die Trachea

▪ Inzidenz

- etwa 1 : 3200 bei Allgemeinanästhesien, 1 : 900 bei Notfalleingriffen
- nur etwa 1/3 davon wird symptomatisch, etwa 10 % der Patienten benötigen eine Beatmung über >24 Stunden, und 4,5 % entwickeln ein ARDS

▪ Mortalität

- 1993 nach Warner: 4,5 %
- 1–3 Todesfälle/100.000 Anästhesien

▪ Zeitpunkt der Aspiration

- etwa 1/3 präoperativ (bei Laryngoskopie)
- etwa 1/3 postoperativ (bei Extubation)
- etwa 1/4 intraoperativ (stille Aspiration)
- außerhalb des OP-Saals: Aspirationsinzidenz von 1 : 25

▪ Nachweis einer Aspiration

- saurer pH des abgesaugten Trachealsekrets
- Nachweis einer Glukosekonzentration von >20 mg/dl im Trachealsekret nach vorangegangener Sondenernährung

▪ Symptome

- zu 71 % Husten, Giemen, Brummen, Zyanose, Blutdruckabfall, Tachykardie, Dyspnoe, Tachypnoe bei Spontanatmung
- zu 50 % Infiltratnachweis auf dem Thoraxröntgenbild (oft erst nach Stunden erkennbar)
- zu 42 % S_pO_2-Abfall um >10 %
- zu 22 % Entwicklung eines ARDS

> **Eine postoperative Beobachtung ist wichtig, da es in den folgenden Stunden zu einer pulmonalen Verschlechterung kommen kann.**

64 % der Patienten mit Aspiration entwickeln innerhalb von 2 Stunden keinerlei Symptomatik (Warner et al. 1993). Auch nach dieser 2-Stunden-Grenze traten bei diesen Patienten keine weiteren respiratorischen Probleme auf, sodass die Autoren schlossen, dass – wenn keine Symptome in den ersten 2 Stunden bestanden – auch später keine Probleme in dieser Richtung zu erwarten sind.

Auswirkungen

- mechanische Verlegung der oberen Luftwege durch Nahrungspartikel
- Mendelson-Syndrom (1946 beschrieben): Aspiration von saurem Magensaft (chemische Pneumonitis)
- Aspirationspneumonie bei Aspiration von saurem Magensaft mit einem Volumen von >0,4 ml/kg KG (>25 ml, in neueren Arbeiten >0,8 ml/kg KG) und einem pH-Wert von <2,5 Abzugrenzen von der chemischen Pneumonitis ist die sekundäre Aspirationspneumonie.

Therapie

Vorgehen bei Verdacht auf Aspiration

- Patienten mit Verdacht auf eine Aspiration müssen im AWR 2 h mit einem Pulsoximeter überwacht werden
- bei klinischer Verschlechterung (Spastik, Giemen, Sättigungsabfall, Sauerstoffbedarf) sind diagnostische Maßnahmen wie z. B. arterielle Blutgasanalyse (P_aO_2) und ggf. Thoraxröntgenaufnahme erforderlich
- Patienten, die während eines Überwachungszeitraumes von 2 h klinisch unauffällig bleiben, können danach auf eine periphere Station verlegt oder im Falle einer ambulanten Operation nach Hause entlassen werden

Vorgehen bei gesicherter Aspiration

- sofortige Absaugung des Aspirates aus dem Oropharynx (vor der ersten Beatmung)
- endotracheale Intubation (wenn Aspiration bei Einleitung), endotracheal absaugen, erst dann beatmen
- Beatmung zuerst mit 100% O_2 und einem PEEP von 5–10 cm H_2O. FiO_2 nach aktuellem P_aO_2 schrittweise reduzieren
- bei elektivem Eingriff individuelle Nutzen-Risiko-Abwägung. Das Ausmaß der pulmonalen Aspiration kann innerhalb von zwei Stunden nach Aspiration sicher beurteilt werden. Den Patient ggf. zurückstellen und überwachen
- Bronchoskopie nach Aspiration. Ziel: Inspektion, Absaugen flüssigen Aspirates und kleinerer Aspiratpartikel, Dokumentation des Lokalbefunds. (Den Einsatz eines starren Bronchoskops zur Entfernung großer Partikel überdenken.) Eine endobronchiale Lavage ist obsolet
- pH-Bestimmung des Aspirats (falls möglich)
- bei Bronchospastik: β_2-Mimetika (Salbutamol) initial i.v., dann per inhalationem, alternativ Theophyllin
- keine Glukokortikoide
- keine prophylaktische Antibiotikatherapie nach Aspiration von saurem Mageninhalt

- Antibiotika nur bei Nachweis einer Infektion (klinisch, laborchemisch, Bildgebung) oder wenn nach massiver Aspiration und schwerer Schädigung eine Infektion zu erwarten ist. Dann kalkulierte Therapie (z. B. mit Ampicillin/Sulbactam oder Ceftriaxon + Clindamycin oder einem Carbapenem)
- zurückhaltend bei Patienten, die noch nicht lange hospitalisiert sind (erst nach 3–4 Tagen Verlust der physiologischen Rachenflora durch typische gramnegative Krankenhausflora), d. h. Patienten von »zu Hause« eher keine Antibiotikaprophylaxe
- sichere Aspiration und Symptomatik: z. B. Cephalosporin der 2. Generation (Zinacef, Spizef) + Metronidazol (Clont) oder 3. Generation Cephalosporin (Ceftriaxon) + Clindamycin oder Ureidopenicillin mit Betalactamase-Inhibitor
- bei Aspiration von Darminhalt: Carbapenem + Metronidazol
- Überwachung (Pulsoxymetrie, ggf. arterielle Blutgasanalysen (paO2), Thoraxröntgenaufnahmen, bei Auftreten klinischer Symptome Verlaufskontrollen)
- die Therapie orientiert sich an der Schwere des klinischen Verlaufs
- nach 2 h ist eine weitere Verschlechterung unwahrscheinlich: Extubationsversuch, wenn Patient klinisch unauffällig und stabil ist
- bei leichten Verläufen kann postoperativ eine Extubation versucht werden. Bleibt die arterielle Sauerstoffsättigung unter Atmung von Raumluft für 2 h >90% und sind die Patienten klinisch unauffällig, ist eine weitere Verschlechterung der Lungenfunktion unwahrscheinlich
- im Zweifel wird der Patient beatmet auf eine Intensivstation verlegt

Prophylaktische Maßnahmen

- präoperative Nüchternheit (bei Elektiveingriffen ≥6 h)
- evtl. Magensonde schon auf Station (z. B. bei Ileus)
- medikamentöse Prophylaxe
- **R**apid-**S**equence-**I**nduction (RSI)
- evtl. Ballonmagensonde (Aspisafe)

Praxistipp

Medikamentöse Prämedikation bei aspirationsgefährdeten Patienten

- am Vorabend
  - Ranitidin 150–300 mg p.o. oder
  - Cimetidin 400 mg p.o.
- 45 min präoperativ:
  - Ranitidin 50–150 mg als Kurzinfusion oder
  - Cimetidin 1–2 Amp. à 200 mg (5 mg/kg) als Kurzinfusion
- mindestens 20 min präoperativ:
  - Metoclopramid (Paspertin) 1 Amp. à 10 mg i.v.
- 5–10 min präoperativ: ab 20. SSW
  - 3 Kps. Na-Citrat (0,3 molar = 30 ml) oder
  - 2,65 g Na-Citrat-Pulver in 20 ml Wasser lösen und p.o.

Magensaft-pH

- Untersuchung bei Kindern zeigt konstante pH-Werte des Magensafts mit zunehmender Nüchternzeit bei leicht abnehmendem Magensaftvolumen 1,1 ml/kg (0–4 h); 0,51 ml/kg (4–8 h); 0,28 ml/kg (>8 h)

H_2-Blocker

- Hemmung der pentagastrinvermittelten Säuresekretion bzw. der basalen nächtlichen und der histaminvermittelten Sekretion, d. h. bei 85–90 % der Patienten steigt der pH-Wert des Magensaftes über die kritische Grenze von 2,5
  - eine Reduktion des Magensaftvolumens ist nur bei vorabendlicher und morgendlicher Applikation erreichbar!
- Wirkdauer bei Cimetidin: 60–120 min

Metoclopramid

- Erhöhung der gastralen Peristaltik und des unteren Ösophagusverschlussdrucks
- Kontraindikationen:
  - obstruktiver Ileus
  - Kinder unter 10 Jahren (Parkinsonoid und Akinetosen)
  - manifester Parkinsonismus

Natriumcitrat

- hohe Konzentration (0,3-molar) und hohes Volumen (20–30 ml) für gute Wirkung notwendig, ebenso gutes Timing (mindestens 5, besser 10 min vor Narkoseeinleitung)
- pH-Wert-Erhöhung auf >2,5, wenn Magensaftvolumen <250 ml
- Wirkungsdauer: max. 60 min

! Versagerquote (pH-Wert weiterhin <3,0) von 17 %

Protonenpumpenblocker (Omeprazol – Antra)

Die einmalige vorabendliche Gabe von Omeprazol (Antra; bis 80 mg p. o.) kann infolge eines hohen Anteils an Non-Respondern (bis 35 %) zur Aspirationsprophylaxe nicht empfohlen werden.

»Rapid-Sequence-Induction« (Ileuseinleitung)

Definition

- unterschiedliche Modifikationen einer Narkoseeinleitung bei aspirationsgefährdeten Patienten werden als Rapid-Sequence-Induction (RSI, Ileuseinleitung, Blitzintubation, Crustoder Crash-Intubation) bezeichnet

Indikationen

- nichtnüchterner Patient (Verdacht auf akutes Abdomen, traumatisierte Patienten)
- Ileus, obere gastrointestinale Blutung, Magenatonie, Pylorusstenose, Hiatushernie, Refluxösophagitis, Ösophagusdivertikel, Ösophagusatresie, aufgetriebener Bauch
- Schwangere ab dem 2. Trimenon
- alkoholisierte, komatöse sowie intoxikierte Patienten
- Urämie
- Patient mit erhöhtem Hirndruck
- manifeste Hypothyreose

Vorgehen

- gut vorbereiteter Arbeitsplatz mit zwei Laryngoskopspateln, passende Endotrachealtuben mit Cuff, Intubations- und Atemwegshilfen (Führungsstab, Guedeltubus, Wendeltubus), Hilfsmittel zur Atemwegssicherung für den schwierigen Atemweg liegen bereit (passende Larynxmasken, Larynxtuben), sowie funktionsbereite und greifbare großlumige Absaugung
- i.v.-Zugang
- evtl. Antiemetikum

- **Magensonde** legen und absaugen
- Magensonde zurückziehen oder ganz entfernen
- Oberkörper **hochlagern (30–45°)**
- **5–10 min präoxygenieren** mit hohem Flow (eine suffiziente Präoxygenierung und Denitrogenisierung mit 100% O_2 für mind. 5 min über eine dicht sitzende Maske vor Narkoseeinleitung erhöht die Sauerstoffreserve und mindert damit das Risiko einer Hypoxämie ganz erheblich)
- ggf. Krikoiddruck = Sellick-Handgriff (wird nicht mehr generell empfohlen)
- Injektionsanästhetikum und Succinylcholin bzw. Rocuronium rasch nacheinander i.v.

Krikoiddruck

Der Krikoiddruck nach Sellick wird heute nicht mehr empfohlen. Der Druck auf das Krikoid erfolgte unter der Vorstellung, dass der Ösophagus zwischen Krikoid und Halswirbelsäule komprimiert und somit eine Regurgitation verhindert wird. Der Krikoiddruck bewirkt nicht die, was er soll – vollständige Ösophagusokklusion. Die korrekte Anwendung ist schwierig und wird kaum beherrscht. Ab einem Druck von >20–25 Newton, entsprechend 2–2,5 kg bei Kindern, führt er in >50% zu einem Verschluss der Stimmbänder und in >75% zu einer schwierigen Beatmung und Intubation. Nebenwirkungen, wie die Behinderung der Maßnahmen zur Freihaltung der Atemwege, erschwerte Laryngoskopie und Intubation, Auslösen von Würgen und aktivem Erbrechen bis hin zur Ösophagusruptur haben den Krikoiddruck nicht nur in der Kinderanästhesie in Frage gestellt. Insgesamt wird der Krikoiddruck heute kritisch beurteilt, weil sein Nutzen nicht ausreichend belegt ist.

- **keine Zwischenbeatmung** (Vermeidung von gastraler Luftinsufflation bei der Maskenbeatmung → Gefahr der Magenüberblähung mit Regurgitation)
- mit **Führungsstab** intubieren und sofort blocken
- **Succinylcholin** (1–1,5 mg/kg) ist trotz seiner vielfaltigen Nebenwirkungen in vielen Kliniken das Muskelrelaxans der Wahl bei der RSI. Bei Kontraindikationen für Succinylcholin ist Rocuronium (0,9 mg/kg) als ndMR die alternative Substanz. Bei unerwartet kurzen Operationen muss eine verlängerte Beatmung in Kauf genommen werden. Alternativ kann der Patient ggf. mit **Sugammadex** antagonisiert werden

- nach erfolgter endotrachealer Intubation Legen einer ausreichend dicken Magensonde
- die Narkose kann mittels TIVA oder balancierter Anästhesie wie gewohnt aufrechterhalten werden

- **Ballonmagensonde (Aspisafe)**
- spezielle Magensonde der Firma Braun (Aspisafe) mit aufblasbarem Ballon zur Anwendung der kontrollierten Kardiaokklusion
- geht auf die im Jahre 1903 von Kausch vorgestellte Kardiaabschlusssonde zurück
- Kontraindikation für den Einsatz: Hiatusgleithernie, Magentumoren

Zentrales anticholinerges Syndrom (ZAS)

M. Heck, M. Fresenius, C. Busch

M. Heck et al., *Klinikmanual Anästhesie*,
DOI 10.1007/978-3-642-55440-7_38,
© Springer-Verlag Berlin Heidelberg 2015

38.1 Ursache

Das ZAS wird durch Blockierung zentraler, muskarin-cholinerger Neurone bzw. ein vermindertes Angebot von ACh im ZNS ausgelöst. Es führt zu einem unterschiedlichen klinischen Erscheinungsbild mit Symptomen, die von psychomotorischer Unruhe und Agitation bis zu Zeichen eines reduzierten Vigilanzniveaus mit neurologischen Ausfällen reichen.

38.2 Pathophysiologie

Über die Pathophysiologie der ZAS ist bislang aufgrund der Komplexität neuronaler Informationsübertragung und der gegenseitigen inhibitorischen und exzitatorischen Verschaltung verschiedener Neurotransmittersysteme wenig bekannt. Die Einteilung von Pharmaka mit direkter und indirekter anticholinerger Wirkung ist neuropharmakologischer Natur.

38.2.1 Auslösende Medikamente

- Anticholinergika (Atropin, Scopolamin, Pirenzepin)
- Phenothiazine (z. B. Promethazin) und Butyrophenone (z. B. DHB)
- Benzodiazepine
- Opioide
- Injektionsanästhetika (z. B. Ketamin, Propofol)
- H_1- und H_2-Antagonisten
- Inhalationsanästhetika

- Lokalanästhetika
- Alkohol

38.3 Häufigkeit

- 2–9 % postnarkotisch
- <5 % in der Intensivmedizin

38.4 Symptomatik

Bei der Diagnostik sind zentrale und periphere Symptome zu unterscheiden. Die Diagnose eines ZAS wird zusätzlich dadurch erschwert, dass 2 verschiedene Ausprägungen möglich sind. Das ZAS kann sowohl mit Zeichen einer zentralen Erregung (»agitierte Form«) als auch mit einer Vigilanzminderung (»komatöse Form«) einhergehen.

38.5 Diagnostik

Erst nach Ausschluss der differenzialdiagnostisch infrage kommenden Möglichkeiten mit spezieller Beachtung der durch andere Medikamente ausgelösten Psychosen darf die Diagnose eines ZAS in Erwägung gezogen werden. Dies ist z. B. bei inadäquatem, verzögertem Erwachen aus der Narkose der Fall (Somnolenz unklarer Genese oder motorische Unruhe und psychische Agitiertheit). Zur Sicherung der Diagnose werden mindestens ein zentrales Zeichen und mindestens 2 periphere Zeichen gefordert (▪ Tab. 38.1).

Eine Diagnosesicherung ist nur »ex juvantibus« durch die Gabe von Physostigmin möglich!

> **Nach Narkose und Antagonisierung mit Cholinesterasehemmern (Neostigmin, Pyridostigmin) können die peripheren Zeichen fehlen.**

38.5.1 Differenzialdiagnosen unklarer Vigilanzstörungen und psychischer Verwirrtheitszustände

- Überhang (Opioide, Muskelrelaxanzien)
- respiratorische Störungen (Hypoxie, Hyper- oder Hypokapnie)
- Störungen im Wasser- oder Elektrolythaushalt
- volle Blase

- Hyper- und Hypothermie
- neurologische Komplikationen (Schädel-Hirn-Trauma oder zerebrale Raumforderung)
- Störungen der hormonellen Homöostase
- chronische Kortikoidtherapie
- psychiatrische Krankheitsbilder

Tab. 38.1 Symptomatik des ZAS

Zentrale Symptome (Erregung, aber auch Dämpfung möglich)	Periphere Symptome
Desorientiertheit Schläfrigkeit (→ Somnolenz → Koma) Schwindel Ataxie (motorische Dyskoordination) Halluzinationen Erregbarkeit (Hyperaktivität, Unruhe, Angst) Krämpfe Störungen des Kurzzeitgedächtnisses Amnesie Zentrale Hyperpyrexie	Tachykardie (Arrhythmie) Mydriasis Sprachschwierigkeiten ↓ Schleim- und Schweißsekretion Trockene, rote Haut (Gesichtsrötung) Hyperthermie ↓ Speichelsekretion (Mundtrockenheit) Harnretention ↓ Magen- und Darmmotorik

38.5.2 Physostigmin (Anticholium)

- zentraler Cholinesterasehemmer
- 1 ml enthält 1 mg (1 Amp. à 5 ml enthält 5 mg)
- HWZ: 22 min
- Wirkung nach 5–15 min
- Wirkdauer: 20–45 min

Indikationen

- ZAS
- akute und chronische Vergiftungen mit Atropin, Phenothiazinen, Antidepressiva oder Alkohol

Dosis

- Initial 2 mg langsam i. v. (0,03–0,04 mg/kg KG), bei Kindern 0,5–1 mg
- nach Wiederauftreten der Symptome (aufgrund der kurzen HWZ) wiederholte Gabe von 1 mg alle 20 (–30–90) min
- bei Intensivpatienten evtl. Perfusor mit 1–2 mg/h bis zum Sistieren der Symptomatik

Kontraindikationen

- Glaukom (Retinaschäden)
- frisches Schädel-Hirn-Trauma (hohe ACh-Konzentration im ZNS)
- myotone Muskeldystrophie
- Vergiftung mit Alkylphosphaten (Synergismus)
- relativ: Bradykardie, chronisch-obstruktive Atemwegserkrankungen, Morbus Parkinson

Nebenwirkungen

- besonders im Fall einer Überdosierung oder bei zu rascher Injektion
- Bradykardie (aber auch Tachykardien, tachykarde Arrhythmien)
- zerebrale Krämpfe
- überschießende Bronchialdrüsensekretion und Bronchokonstriktion
- Übelkeit und Erbrechen
- Miosis

Intraoperative Wachzustände (Awareness)

M. Heck, M. Fresenius, C. Busch

M. Heck et al., *Klinikmanual Anästhesie*,
DOI 10.1007/978-3-642-55440-7_39,
© Springer-Verlag Berlin Heidelberg 2015

39.1 Inzidenz

- Gesamtinzidenz: bis zu 2 %
- bei herzchirurgischen Eingriffen: 1,1–1,5 %
- bei gynäkologischen Eingriffen (insbesondere Sectio caesarea): 4 %
- Inzidenz ohne herzchirurgische und gynäkologische/geburtshilfliche Eingriffe: 0,2 %
- bei Polytraumapatienten: 11–43 %
- bei diagnostischen/therapeutischen Eingriffen auf der Intensivstation wie z. B. Bronchoskopien etc.: bis 8 %

39.2 Ursachen

- zu flache Narkoseführung bei simultaner Anwendung von Muskelrelaxanzien
- Fehlinterpretation der zur Beurteilung der Narkosetiefe herangezogenen Parameter (arterieller Blutdruck, Herzfrequenz, Pupillenweite, Hautfeuchtigkeit, Tränenfluss, Abwehrbewegungen etc.)
- erhöhter Anästhesiebedarf (jüngere Patienten, Raucher, Patienten mit Abusus von Alkohol, Opioiden oder Amphetaminen)
- Gerätedysfunktion

39.3 Begünstigende Faktoren

- weibliches Geschlecht (77 %)
- ASA I–II (68 %)

- Alter unter 60 Jahren (89 %)
- TIVA mit Remifentanil und Propofol, Relaxierung
- überraschenderweise Elektiveingriffe

39.4 Folgen

Lang anhaltende psychische Störungen (Alpträume, Schlafstörungen, Angstzustände, Depression, posttraumatisches Stresssyndrom und Neurosenentwicklung)

39.5 Maßnahmen zur Vermeidung von intraoperativer Wachzustände

- Prämedikation mit Benzodiazepinen
- ausreichende Induktionsdosis, Repetitionsgabe des Hypnotikums bei prolongierter Intubationsphase
- Vermeidung von Muskelrelaxierung, Anwendung von N_2O, falls möglich
- Supplementierung der N_2O-Opioid-Anästhesie mit volatilen Anästhetika (>0,6fache MAC); bei alleiniger Inhalationsnarkose Konzentration des volatilen Anästhetikums von >1 MAC verwenden
- bei notwendiger flacher Narkoseführung intraoperative Applikation von Benzodiazepinen, Ketamin und Inhalationsanästhetika in niedriger Konzentration
- regelmäßige Überprüfung des Narkosegeräts, Verwendung von Infusionspumpen mit Druck- und Volumenalarm, ggf. Neuromonitoring

Notfallmedizin

Polytrauma

M. Heck, M. Fresenius, C. Busch

M. Heck et al., *Klinikmanual Anästhesie*,
DOI 10.1007/978-3-642-55440-7_40,
© Springer-Verlag Berlin Heidelberg 2015

40.1 Definition

Gleichzeitige Verletzung mehrerer Körperregionen oder Organsysteme, wobei wenigstens eine Verletzung oder die Kombination **lebensbedrohlich** ist.

40.2 Ursachen

- meist Verkehrs- und seltener Arbeitsunfälle (mit stumpfen Organ- und Gewebetraumatisierungen)
- Stürze oder Sprünge aus großen Höhen

Die Mortalität wird beeinflusst durch:
- in der **Frühphase** (<24 h): Verblutung, schweres Schädel-Hirn-Trauma, schwere respiratorische (z. B. Spannungspneumothorax) oder kardiozirkulatorische Störungen sowie primär tödliche Verletzung wie z. B. Aortenabriss/-ruptur beim Dezelerationstrauma
- in der **Spätphase**: primäre oder sekundäre Hirnschädigung, Entwicklung von SIRS und Multiorganversagen aufgrund der Gewebetraumatisierung und anschließender Freisetzung von Mediatoren (Ischämie-Reperfusions-Schaden)

Die Behandlung eines Polytraumas wird erschwert durch:
- nicht erhebbare oder nur spärliche Anamnese
- nicht offensichtlich erkennbare schwere Verletzungen
- Maskierung vital bedrohlicher Verletzungen durch kleine, optisch eindrucksvollere Begleitverletzungen wie z. B. Skalpierungswunde vs. Halswirbelsäulenverletzung
- ungünstige primäre Versorgungsbedingungen (z. B. bei eingeklemmten Patienten)

40.3 Allgemeine Therapierichtlinien der Primärversorgung

40.3.1 Vorbemerkungen und Grundsätze

- von besonderer Bedeutung: Vermeidung von Früh- und Spätkomplikationen durch adäquate Primärversorgung des polytraumatisierten Patienten
- Beseitigung eines Ungleichgewichts zwischen O_2-Angebot (HZV und Hb-Wert niedrig, Hypoxie) und O_2-Bedarf (erhöht infolge Schmerz, Angst und Aufregung)
- Ersteinschätzung des Traumapatienten nach der ABCDE-Regel (A – airway, B – breathing, C – circulation, D – disability, E – environment)
- bei Intubation: Präoxygenierung, potenziell schwierigen Atemweg in Betracht ziehen, Kapnographie benutzen, Indikation für Etomidat kritisch stellen, RSI, alternative Methoden zur Atemwegssicherung vorhalten

40.3.2 Suffiziente Analgesie

- Durchführung einer suffizienten Analgesie am Unfallort

! Vorsicht mit vasodilatierenden Analgetika wie Morphin oder Pethidin

40.3.3 Suffiziente Oxygenierung

- frühzeitige Narkoseeinleitung und kontrollierte Beatmung (100 % O_2) im Fall einer respiratorischen Insuffizienz, einer Bewusstlosigkeit oder eines Schädel-Hirn-Traumes mit Glasgow Coma Scale von <9 sowie bei schweren Schockzuständen

› Bei der Intubation des Polytraumatisierten sollte grundsätzlich von einer Verletzung der Halswirbelsäule ausgegangen werden, daher vorsichtige orale Intubation unter Fixierung der Halswirbelsäule in Neutralposition durch einen Helfer oder nach Immobilisation der Halswirbelsäule durch eine starre Halskrawatte. Bei polytraumatisierten Patienten mit niedrigem Hb-Wert kann der physikalisch gelöste O_2-Anteil an Bedeutung gewinnen.

40.3.4 Volumentherapie

- bei traumatisch-hämorrhagischem Schock mit Kristalloiden und Kolloiden sowie ggf. Katecholamintherapie
- bei primär nicht stillbarer, präklinischer Blutung anfangs eher permissive Hypotension und rascher Transport in die Klinik (nach Anlage von großlumigen Gefäßkanülen, jedoch »short time on scene«, ggf. Tranexamsäure applizieren)

> **Die Volumengabe wird z. T. kontrovers diskutiert, da in kontrollierten Studien die Letalität nach Volumenzufuhr gerade bei penetrierenden Thoraxverletzungen signifikant erhöht war.**

Art der Volumentherapie

Einige Autoren vertreten die Auffassung, Kristalloide seien im Vergleich zu kolloidalen Lösungen bei der Behandlung von traumatisierten Patienten von Vorteil; andere sind der Meinung, die Kristalloide würden infolge einer Permeabilitätsstörung die O_2-Diffusionstrecke im Gewebe verlängern. Hypertone Kochsalzlösung (»small volume resuscitation«) (Hyperhaes) wurde 2014 vom Markt genommen.

Die Hypokaliämie beim polytraumatisierten Patienten ist bedingt durch:

- Anstieg des Kortisolspiegels
- ADH- und Adrenalinausschüttung
- β-Stimulation
- Kalium-Shift von extra- nach intrazellulär

> **Bei jedem polytraumatisierten Patienten sollte bis zum Beweis des Gegenteils von einer Wirbelsäulen-/Rückenmarkverletzung ausgegangen werden, daher:**
> - **vor Mobilisation des Patienten Anlegen einer immobilisierenden Halsmanschette (Stiffneck)**
> - **zur Vermeidung weiterer Gewebeschädigungen Anwendung einer Vakuummatratze und einer Schaufeltrage**
> - **Lufttransport für längere Strecken**

40.4 Therapie bei speziellen Verletzungen

40.4.1 Schädel-Hirn-Trauma

► Kap. 21

40.4.2 Rückenmarktrauma

► Kap. 21

40.4.3 Abdominaltrauma

- Anamneseerhebung
- vor Analgetikagabe Untersuchung des Abdomens in allen 4 Quadranten (Druckschmerz, Abwehrspannung, Verletzungszeichen)
- sofortiges Legen mehrerer großlumiger Gefäßzugänge (16- bis 14-G-Braunülen)
- zügiger Transport in die Klinik bei Verdacht auf intraperitoneale Verletzung (kein »stay and play« am Unfallort)
- frühzeitige Intubation und Beatmung bei Zeichen der respiratorischen Insuffizienz – Beeinträchtigung der Zwerchfellmotilität und Abnahme der FRC bei Verletzung der Oberbauchorgane

Verletzung grundsätzlich aller intraabdominellen Organe möglich, in erster Linie Milz- oder Leberruptur/-zerreißung/-quetschung

40.4.4 Thoraxtrauma

- frühzeitige Beatmung entsprechend dem Verletzungsmuster (stumpfes oder penetrierendes Thoraxtrauma)
- ggf. Anlage einer Thoraxdrainage

In der Klinik obligate bronchoskopische Kontrolle des tracheobronchialen Systems bei allen Patienten mit Thoraxtrauma.

Verletzungsmuster

Thoraxwand

Rippenserienfrakturen mit paradoxer Atmung, instabilem Thorax und/oder Pneumothorax; ! Spannungspneumothorax.

Lungenparenchym

- tracheobronchiale Durchtrennungen
- Lungenkontusion (etwa 20 %) mit Ventilations-Perfusions-Störungen infolge: Mikroatelektasenbildung, interstitiellem/intraaveolärem Lungenödem und Diffusionsstörung → Gefahr der Entwicklung eines ALI oder eines ARDS, pulmonaler Widerstandserhöhung durch freigesetzte Mediatoren sowie Azidose und Hypoxie (Euler-Liljestrand-Reflex)

Pleuraraum

- Pneumothorax (etwa 18 %)
- Hämatothorax (etwa 50 %)
- offene Thoraxverletzung
- Spannungspneumothorax

Mediastinum

- Ruptur der großen Gefäße (etwa 2 %), z. B. thorakale Aortendissektion oder Aortenruptur bei axialem Dezelerationstrauma
- Zwerchfellruptur (etwa 4 %): Nachweis von lufthaltigen Darmschlingen im Thorax (meist links)
- Ösophagusruptur: Mediastinalemphysem
- Perikardtamponade: Beck-Trias mit Hypotension (HF erhöht, HZV vermindert), leisen Herztönen und hohem ZVD, periphere Niedervoltage → aggressive Volumentherapie zur Füllung des rechten Ventrikels, Vermeidung einer positiven Überdruckbeatmung vor Entlastung des spontan atmenden Patienten
- Myokardkontusion mit Herzrhythmusstörungen, kardialer Kontraktionsbeeinträchtigung und Enzymwertanstieg (CK/CK-MB und Troponin T)

Indikation zur Anlage einer Thoraxdrainage (klinische Zeichen)

- Hautemphysem
- instabiler Thorax und geplanter Lufttransport
- hoher Beatmungsdruck
- fehlendes/abgeschwächtes Atemgeräusch (korrekte Tubuslage!) mit folgenden Kriterien: hoher Beatmungsdruck, gestaute Halsvenen, Hypotonie (<80 mmHg), Tachypnoe und ggf. Rhythmusstörungen

 **Bei größeren Blutverlusten über die angelegte Thoraxdrainage: präklinisches Abkemmen der Drainagen (Versuch der Tamponierung), Drainage nur bei Beatmungsproblemen öffnen**

40.4.5 Extremitätenverletzungen

- adäquate Volumentherapie – Schockindex nach Allgöwer (HF/RR) >1 bei intravasalem Volumenverlust von >30 %
- bei offenen Frakturen sterile Abdeckung mit Metalline®-Folie, welche erst im OP-Saal wieder entfernt werden sollte
- Reposition dislozierter Extremitätenabschnitte (einmaliger Versuch zur Schmerzlinderung und Durchblutungsverbesserung)
- möglichst schnelle primäre osteosynthetische Versorgung des polytraumatisierten Patienten (geringere Mortalitätsraten!)

Blutverlust bei geschlossenen Frakturen
- Oberarm: bis 800 ml
- Unterarm: bis 400 ml
- Becken: bis 5000 ml
- Oberschenkel: bis 2000 ml
- Unterschenkel: bis 1000 ml

40.4.6 Gefäß- und Amputationsverletzungen

- bei traumatischer Amputation bzw. Verletzung großer Gefäße Blutstillung durch:
  - Stufenschema aktive Blutung: Kompression, Hochlagerung, Tourniquet
  - im absoluten Ausnahmefall distales Setzen einer Klemme am Gefäßstumpf
- Konservierung und Kühlung des Amputats in sterilen Beuteln, die auf Eiswasser gelegt werden

Anästhesie bei Verbrennungen

M. Heck, M. Fresenius, C. Busch

M. Heck et al., *Klinikmanual Anästhesie*,
DOI 10.1007/978-3-642-55440-7_41,
© Springer-Verlag Berlin Heidelberg 2015

41.1 Verbrennungsgrade

- 1. Grad: wegdrückbare Rötung, keine Blasenbildung (nur Epidermis geschädigt)
- 2. Grad: Blasenbildung, feuchter Wundgrund, starke Schmerzen nach meist kurzer Hitzeeinwirkung wie z. B. bei Explosionen (oberflächlich dermal: Erythem gut wegdrückbar; tief dermal: Erythem knapp wegdrückbar)
- 3. Grad: trockener Wundgrund, keine Schmerzen, Verlust von Haaren und Nägeln, keine Blutung bei tiefer Inzision (meist nach länger anhaltender Hitzeeinwirkung)
- 4. Grad: zusätzlich zur Hautschädigung Verletzung von Knochen, Sehnen, Muskeln und Nerven, z. B. infolge von Hochspannungsunfällen – keine Schmerzen!

41.2 Schätzung des Verbrennungsausmaßes

- nach der Neunerregel von Wallace (Handfläche des Patienten ohne Finger entspricht etwa 1 % der Körperoberfläche), ◻ Abb. 41.1

41.2.1 Kriterium zur Klinikeinweisung

Patienten mit Verbrennungen 2. oder 3. Grades mit einem Ausmaß von 15 % beim Erwachsenen und 5 % beim Kind; schlechte Prognose, wenn die Summe aus Alter und prozentualer Ausdehnung der Verbrennungsfläche

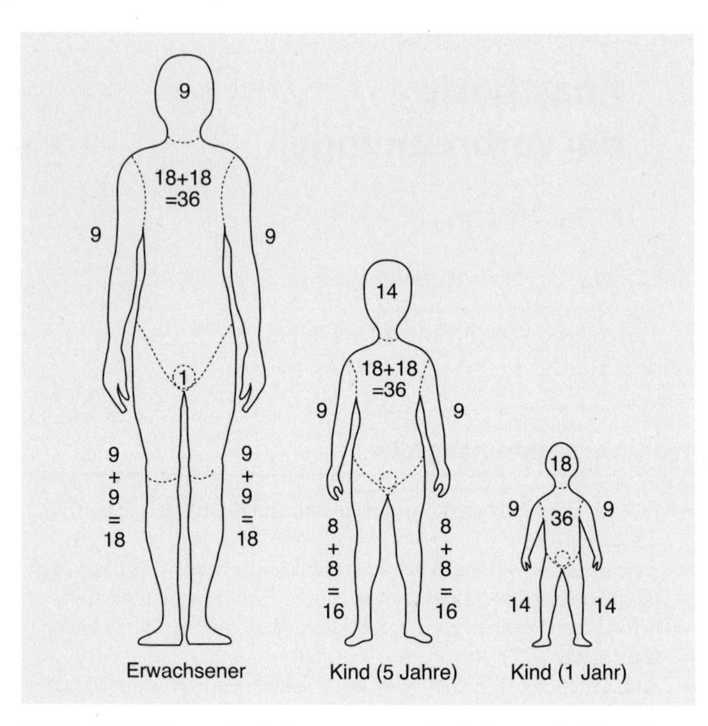

Abb. 41.1 Schätzung des Verbrennungsausmaßes (in Prozent der Körperoberfläche). (Aus Anästhesist 2000)

>100 beträgt, bei >80 besteht Lebensgefahr, bei <80 ist ein Überleben des Verbrennungstraumas wahrscheinlich.

41.2.2 Kriterien zur Verlegung in eine Spezialklinik

- Patienten mit Verbrennung 2. Grades an >20 % der Körperoberfläche oder Verbrennung 3. Grades an >10 % der Körperoberfläche
- Kinder und ältere Patienten mit Verbrennungen 2. Grades an >10 % der Körperoberfläche
- Patienten mit Verbrennungen an Gesicht, Händen und Genitalien

41.3 Phasen der Verbrennungskrankheit

41.3.1 Reanimations- oder Schockphase

- gesteigerte Permeabilität der Kapillarmembran für 1–2 Tage
- Hypovolämie infolge massiver Elektrolyt- (Na+-Verlust) und Flüssigkeitsverschiebung: Hb-Konzentration, Viskositätsanstieg, Sludge-Phänomen, Freisetzung vasoaktiver Substanzen mit konsekutiver Abnahme der Organperfusion
- in der Spätphase Gefahr des Auftretens eines Multiorgandysfunktionssyndroms mit akutem Nierenversagen oder ARDS sowie Schädigungen des ZNS und des Intestinums

Präklinische Erstmaßnahmen

- Kaltwassertherapie (20–25°C Wasser) nur initial bei Verbrennungen <15 % KOF zur Schmerzlinderung und zur Minderung des thermischen Insults in den tieferen Schichten für 10–20 min. Bei großflächigen Verletzungen >15% KOF, bei Kleinkindern, Säuglingen, Neugeborenen, bei intubierten und beatmeten Patienten ist auf die Kühlbehandlung zu verzichten, da eine Hypothermie laut Leitlinien mit einer signifikant erhöhten Letalität einhergeht
- steriles Abdeckung der Wunde
- Feststellung des Verbrennungsgrades sowie zusätzlicher Begleitverletzungen
- Beginn der Infusionstherapie: Anlage von venösen Zugängen in primär nicht geschädigten Hautarealen
- Schmerzbekämpfung mit Pethidin, Piritramid oder Ketamin (bis 0,5 mg/kg KG i. v.), ggf. Sedierung mit Midazolam (1 mg-Boli)
- Sicherung der Atemwege und einer adäquaten Oxygenierung

Klinische Erstmaßnahmen

- Reinigung der verbrannten Hautstellen von Schmutz und Ruß, meist in Intubationsnarkose
- bei Verdacht auf Inhalationstrauma bronchoskopische Untersuchung der Atemwege
- Überprüfung des Tetanusschutzes
- das Infusionsregime richtet sich nach dem Ausmaß der verbrannten Hautfläche
  - Kolloide sollen zu schwer resorbierbaren Ödemen und Niereninsuffizienz führen
  - aber auch Ringer-Laktat birgt die Gefahr einer Niereninsuffizienz (bei zu kleinem Angebot) sowie die eines Lungenödems

  - hypertone NaCl-Lösungen reduzieren die Ödeme, bewirken aber eine übermäßige Na-Belastung
- das chirurgische Vorgehen richtet sich nach dem Grad der Verbrennung (ab tief dermaler Verbrennung 2. Grades)

Infusionsregimes

- Baxter- oder Parkland-Formel oder modifizierte Brooke-Formel – bei beiden Infusionsregimes 50 % der errechneten Menge in den ersten 8 h geben, den Rest über 16 h
- nach Shiners Burns Institute Galveston: in 24 h 5000 ml pro m^2 verbrannter Körperoberfläche + 2000 ml/m^2 KOF (Erhaltungsbedarf); Zusammensetzung: Ringer-Laktat und Glukose (50 g/l) und Albumin (12,5 g/l)

Infusionsregime bei Kindern nach ausgeprägten Verbrennungen

- Erhaltungsmenge: 1800 ml/m^2 KOF + Substitutionsmenge von 6 ml/kg KG/Prozent verbrannter Körperoberfläche (davon 50 % in den ersten 8 h)
- Therapieziel: Diurese von >1 ml/kg KG/h und spezifisches Gewicht des Urins von <1020 mosmol/l

Steuerung der Flüssigkeitstherapie bei Erwachsenen über folgende Zielgrößen

- HF: <120/min
- MAP: >80 mmHg
- ZVD: 2–7 mmHg
- MPAP: 9–19 mmHg
- PCWP: 2–7 mmHg
- Herzindex: >2,5 l/min × m^2 KOF
- Diurese: >0,5–1 ml/kg KG/h (Kinder: >1–2 ml/kg KG/h bzw. 20–30 ml/m^2 KOF/h)
- Hkt: 30–35 % (jedenfalls <50 %)

41.3.2 Behandlungs- und Erholungsphase

- Prophylaxe von Stressulzera
- Infektprophylaxe und ggf. antibiotische Therapie (nach vorheriger Abstrichentnahme)
- frühzeitige enterale Ernährung zur Erhaltung der intestinalen Barrierefunktion

- verminderte Sensibilität gegenüber nichtdepolarisierenden Muskelrelaxanzien

- infolge einer erhöhten Sensibilität keine Gabe von depolarisierenden Muskelrelaxanzien: denervationsähnliches Phänomen mit Ausbreitung der ACh-Rezeptoren über die gesamte Muskelzelle und nicht nur auf die subsynaptische Membran
- tödliche Hyperkaliämien nach Gabe von Succinylcholin beschrieben

41.4 Elektrounfall

41.4.1 Wirkung des Stroms

- elektrophysiologische Wirkung des Stroms bei **Niederspannung** (<1000 Volt, <5 A), z. B. Hausstrom, 90-Volt-Telefonnetz: Asytolie, Kammerflimmern, SVES, VES, Überleitungsstörungen, Myokardinsuffizienz
- bei **Hochspannung** (>1000 Volt): Lichtbogenunfall – rein thermische Schädigung
- Unfälle, bei denen der Körper Teil des Stromkreises war: ausgiebige Gewebeschädigung vorwiegend der Muskulatur mit Koagulationsnekrosen sowie kardiale und zerebrale Schädigungen mit Myoglobinurie mit Gefahr eines akuten Nierenversagens –Therapie: 25 g Mannitol initial, gefolgt von 12,5 g/h über 6 h (erleichtert die renale Ausscheidung des Myoglobins, Alkalisierung des Harns)

41.5 Inhalationstrauma

41.5.1 Klinik

- Rötung von Rachen und Larynx
- Husten mit rußigem Auswurf, Heiserkeit und inspiratorischem Stridor durch thermische Schädigung der unteren Luftwege

41.5.2 Therapie

- frühzeitige Intubation bei supraglottischer Stenose infolge Ödembildung und bronchoskopische Kontrolle bei intubierten Patienten zur Beurteilung des Inhalationstraumas

- keine systemischen Glukokortikoide, fraglicher Nutzen von inhalativen Glukokortkoiden
- Kontrolle von CO- und Methämoglobinkonzentration mittels CO-Oxymeter in der Klinik: CO-Vergiftung mit hypoxämischer Hypoxie → Gabe von 100 % O_2

Gelegentlich Begleitintoxikationen mit Zyanidverbindungen

Lungenembolie

M. Heck, M. Fresenius, C. Busch

M. Heck et al., *Klinikmanual Anästhesie*,
DOI 10.1007/978-3-642-55440-7_42,
© Springer-Verlag Berlin Heidelberg 2015

- **Definition**

- partielle oder komplette Verlegung der pulmonalarteriellen Strombahn durch thrombotisches Material, Fett, Luft/Gas, Fremdkörper oder Fruchtwasser, welche zu einer Störung des Gasaustausches und der Hämodynamik führt

42.1 Thrombembolie

42.1.1 Letalität

- abhängig vom Ausmaß der Embolie und vorbestehender kardiopulmonaler Erkrankungen
- bei manifester rechtsventrikulärer Dilatation und Pumpschwäche etwa 22 %
- bei kreislaufstabilen Patienten 2,5–8 %

> **!**
> - **Die hohe Frühmortalität zwingt zum raschen Handeln (innerhalb von 1–2 h ereignen sich 50–90 % aller durch eine Lungenembolie induzierten Todesfälle)**
> - **Die Mehrzahl der letalen Embolien verläuft in Schüben mit Schwindelanfällen, kurzfristigen Synkopen, unklarem Fieber und Tachykardie**

42.1.2 Ätiologie

- meist Phlebothrombose der tiefen Bein- oder Beckenvenen nach z. T. längerer Immobilisation mit Thrombembolie in die Pulmonalarterie bei erster Mobilisation oder beim Pressen

- Risikofaktoren für eine Thrombose: Adipositas, Operation, Schwangerschaft, orale Antikonzeption (besonders in Kombination mit Rauchen), Dehydratation bei Diabetes mellitus oder unter Diuretikatherapie, maligne Tumoren (z. B. Pankreaskarzinom), lange Flug- oder Busreisen, Antithrombin-III-Mangel, Protein-C- oder -S-Mangel, Thrombozytose (z. B. nach Splenektomie oder bei essenzieller Thrombozytämie), durch Heparin induzierte Thrombozytopenie, Faktor-V-Leiden

42.1.3 Pathophysiologie

- primär: mechanische Verlegung der Lungenstrombahn
- sekundär (wahrscheinlich bedeutsamer bezüglich der klinischen Symptomatik): reflektorische und durch Mediatoren (Serotonin, Thromboxan A2, Histamin und Zytokine) ausgelöste Vaso- und Bronchokonstriktion mit akuter Rechtsherzbelastung (PVR erhöht, Rückstrom zum linken Herzen und HZV vermindert)

42.1.4 Klinik

Die klinische Symptomatik variiert sehr stark (von völliger Beschwerdefreiheit bis zur Schocksymptomatik):

- plötzlich auftretende Dyspnoe, Tachypnoe, Zyanose, Husten
- Thoraxschmerzen, besonders inspiratorisch mit infradiaphragmaler Schmerzprojektion
- Todesangst, Schwitzen, Fieber
- hämodynamische Instabilität mit Hypotension, gestaute Halsvenen (hoher ZVD)
- Rhythmusstörungen (z. B. Sinustachykardie, Vorhofflimmern, Extrasystolie)
- evtl. abgeschwächtes Atemgeräusch
- Pleurareiben bei Pleuritis oder abgeschwächtes Atemgeräusch bei Atelektasenbildung
- auskultatorisch ggf. permanent gespaltener 2. Herzton mit akzentuiertem Pulmonaliston, ggf. 4. Herzton

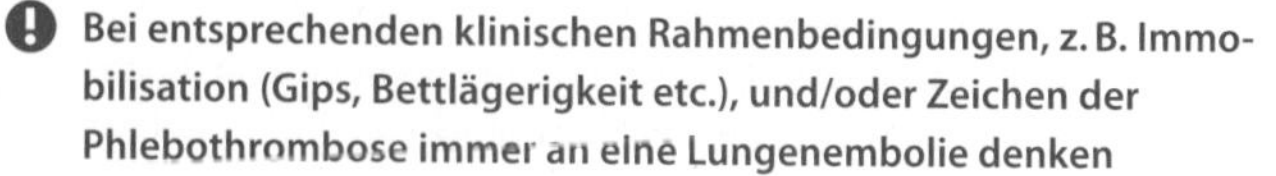

Bei entsprechenden klinischen Rahmenbedingungen, z. B. Immobilisation (Gips, Bettlägerigkeit etc.), und/oder Zeichen der Phlebothrombose immer an eine Lungenembolie denken

42.1.5 Diagnostik

- Klinik –Nur etwa 30 % der Lungenembolien werden intravital diagnostiziert!
- Blutgasanalyse (ggf. nicht erklärbare Verschlechterung) p_aO_2 vermindert und meist p_aCO_2 erhöht, intraoperativ mit Hilfe der Kapnometrie nachweisbare Differenz zwischen $p_{et}CO_2$ und p_aCO_2
- erhöhte arteriovenöse Sauerstoffdifferenz und bei erniedrigtem HZV metabolische Azidose
- abrupter ZVD-Anstieg oder hoher ZVD (>10 mmHg)
- Leukozytose, Konzentrationsanstieg von D-Dimeren, FSP und TAT
- Schweregrade der Lungenembolie ◘ Tab. 42.1

EKG

Oft nur flüchtige Veränderungen (engmaschige EKG-Kontrollen und Vergleich mit dem Vor-EKG):

- Änderung des Lagetyps nach rechts oder SIQIII-Typ (Mc-Ginn-White-Syndrom)
- ST-Strecken-Hebung in V1 und V2, terminal negatives T in III und I
- Rechtsschenkelblock: komplett/inkomplett (oberer Umschlagpunkt >0,03 s und QRS-Dauer >0,12 s)
- evtl. P pulmonale (P >0,25 mV in II, III oder aVF bzw. P >0,15 mV in V_1 und V_2)
- Verschiebung der Übergangszone nach links (S überwiegt bis in V_5/V_6)

Thoraxröntgen

- nur in 40 % der Fälle typisch positiver Befund (Vergleich mit Voraufnahmen!):
  - Zwerchfellhochstand auf der Embolieseite und verminderte Exkursion des Zwerchfells
  - basale Verschattung, kleine Pleuraergüsse
  - Zeichen des Lungeninfarkts bei simultaner Linksherzinsuffizienz (Inzidenz: ≤10 %): segmentale Verschattungen, selten die oft beschriebene dreieckförmige Lungenverdichtung
  - Kalibersprung der Gefäße oder »Hilusamputation« in 30 % der Fälle, evtl. »Gefäßlücken« oder periphere Aufhellung nach dem Gefäßverschluss (Westermark-Zeichen)
  - Hyperämie der kontralateralen Seite
  - Herzschattenverbreiterung (Dilatation des rechten Ventrikels)
  - Dilatation der V. azygos und der V. cava superior

Tab. 42.1 Schweregrade der Lungenembolie (nach Grosser)

Stadien	I	II	III	IV
Klinik	Leichte Dyspnoe, thorakaler Schmerz	Akute Dyspnoe, Tachypnoe, Tachykardie, thorakaler Schmerz	Akute schwere Dyspnoe, Zyanose, Unruhe, Synkope, thorakaler Schmerz	Zusätzlich Schocksymptomatik, evtl. Reanimationspflichtigkeit
Arterieller RR	Normal	Erniedrigt	Erniedrigt	Schock
MPAP	Normal	Meist normal	25–30 mmHg	>30 mmHg
p_aO_2	> 80 mmHg	70–80 mmHg	60–70 mmHg	<60 mmHg
Gefäßverschluss	Periphere Äste	Segmentarterien	Ein Pulmonalarterienast (>50 % der Lungenstrombahn)	Pulmonalarterienhauptstamm oder mehrere Lappenarterien (>66 % der Lungenstrombahn)

Echokardiographie

- Dilatation des rechten Vorhofs/Ventrikels mit Septumdeviation in den linken Ventrikel während der Systole und reduzierter Kontraktilität, ggf. Darstellung des dilatierten Pulmonalarterienstamms und einer Trikuspidalinsuffizienz oder direkter Thrombusnachweis im Pulmonalarterienstamm

Pulmonalarterielle Druckmessung

- Anstieg des vorher normalen mittleren pulmonalarteriellen Drucks korreliert mit dem Ausmaß der Lungenembolie –Bei kardiopulmonal gesunden Patienten gilt ein MPAP von 40 mmHg als kurzfristige obere Belastungsgrenze für den rechten Ventrikel

Spiral-CT oder durch Gadolinium verstärkte MRT

- beide Verfahren besitzen hohe Sensitivität und Spezifität (Nachweis von Embolien bis auf die Ebene der Segmentarterien bis zu einem Durchmesser von 1 mm); Angio-CT Goldstandard

Pulmonalisangiographie

- Gefäßabbruch, Füllungsdefekte; sehr hohe Sensitivität und Spezifität

Perfusionsszintigraphie mit radioaktiv markiertem Humanalbumin

- hohe Sensitivität (99 %), jedoch geringe Spezifität (etwa 40 %)

Erhärtung der Diagnose durch zusätzlichen Nachweis einer Thrombose im tiefen Bein-Becken-Venensystem durch Phlebographie oder Duplexsonographie

42.1.6 Prävention

- Antikoagulation
- frühzeitige postoperative Mobilisierung
- Kompressionsstrümpfe
- Normovolämie

42.1.7 Therapie

Therapieziele

- hämodynamische Stabilisierung
- Verhinderung eines weiteren appositionellen Thrombuswachstums
- Rekanalisierung des verschlossenen Gefäßes

Allgemeinmaßnahmen

- Hochlagerung des Oberkörpers, absolute Bettruhe, intensivmedizinische Überwachung
- O_2-Sonde (6–10 l/min) bei Spontanatmung, bei respiratorischer Insuffizienz maschinelle Beatmung
- Heparin bei fehlender Kontraindikation und Schweregraden I und II: initial 5000–10.000 IE als Bolus, dann 800–1200 IE/h über Perfusor; PTT: etwa 1,5- bis 2-facher Normalwert; Senkung der Letalität um 25 %
- Volumengabe zur Erhöhung der rechtsventrikulären Vorlast
- bei erhöhtem Pulmonalarteriendruck oder klinisch massiv gestaute Halsvenen: Nitroperfusor (1–6 mg/h, 0,25–1 µg/kg KG/min) bei ausreichendem arteriellen Blutdruck
- bei Hypotension: Kombination mit Noradrenalin (Arterenol) zur Verbesserung der rechtsventrikulären Perfusion (MAP–RVEDP)

- Analgesie (Piritramid) und Sedierung (Midazolam)
- Anlage eines zentralen Zugangs (ZVD-Messung)
- bei Schock oder Reanimationspflichtigkeit: Adrenalin

Die Reanimationsmaßnahmen sollten bei Lungenembolie ausreichend lange durchgeführt werden (mindestens über 2 h).

Spezielle Maßnahmen

- Lysetherapie bei massiver oder fulminanter Lungenembolie mit hämodynamischer Instabilität und/oder refraktärer Hypoxämie (Stadien III und IV nach Grosser) mittels Urokinase, Streptokinase oder rt-PA nach Lyseschemata (◘ Tab. 42.2)
  - vor Lysetherapie Blutabnahme und Erythrozytenkonzentrate für den Fall von Blutungskomplikationen bereitstellen; engmaschige Hb-Wert-Kontrolle
  - rt-PA-Lyse aufgrund eines schnelleren Wirkbeginns und doppelter Lyserate bei der fulminanten Lungenembolie gegenüber der Urokinase- oder Streptokinaselyse von Vorteil
- notfallmäßige Embolektomie unter Einsatz der extrakorporalen Zirkulation

Die Embolektomie ohne extrakorporale Zirkulation (Trendelenburg-OP) ist durch eine hohe Letalitätsrate gekennzeichnet.

42.1.8 Rezidivprophylaxe

- Antikoagulation mit Cumarinen: bei Lungenembolie für etwa 6 Monate bis 1 Jahr, bei rezidivierenden Lungenembolien für >2 Jahre, ggf. lebenslang
- evtl. Implantation eines Cava-Schirmes → wird aufgrund hoher Raten an Venenthrombosen und weiteren lebensbedrohlichen Komplikationen im Langzeitverlauf nicht mehr empfohlen

42.2 Luftembolie

42.2.1 Definition

Es handelt sich meist um ein perlschnurartiges Eindringen von Luftblasen in das venöse System nach Eröffnung nichtkollabierter Venen (Vv. epiploicae, Vv. diploicae, Vv. emissariae, Sinus matris, Halsvenen und Strumagefäße) bei vorhandenem Druckgradienten zum rechten Herz.

Tab. 42.2 Lyseschemata bei Lungenembolie

Urokinase	Streptokinase	Gewebsplasminogenaktivator (rt-PA)
Standardlyse nach dem UPET-Protokoll[1]: Bolusinjektion von 4400 IE/kg i. v. über 20 min, anschließend 4400 IE/kg/h i. v. über 12–72 h + i. v.-Heparinisierung (1,5- bis 2fache PTT-Verlängerung)	**Standardlyse** nach dem USPET[2]-Protokoll: primär 250 mg Prednisolon (Solu-Decortin) vor der Lyse Bolusinjektion von 250.000 IE i. v. über 20 min, anschließend 100.000 IE/h über 24–72 h (Thrombinzeitverlängerung auf das 2- bis 4-fache und Fibrinogenspiegel um ca. 400 mg/dl) und i.v.-Heparinisierung (1,5- bis 2-fache PTT-Verlängerung)	**Standardlyse:** 100 mg i. v. über 2 h und im Anschluss i. v.-Heparinisierung (1,5- bis 2fache PTT-Verlängerung) oder 10-mg-Bolus, anschließend 50 mg in der 1. Stunde und 40 mg in der 2. Stunde
Oder	Oder	
Kurzlyse nach Goldhaber: 1 Mio. IE i. v. über 10 min, anschließend 2 Mio. IE bis zum Ablauf der 2. Stunde	**Kurzlyse** nach »Infarktprotokoll«: primär 250 mg Prednisolon (Solu-Decortin) vor der Lyse Bolusinjektion von 1,5 Mio. IE i. v. über 30 min und i. v.-Heparinisierung (1,5- bis 2-fache PTT-Verlängerung)	**Boluslyse:** 0,6 mg/kg i. v. über 2 min und im Anschluss i. v.-Heparinisierung (1,5- bis 2-fache PTT-Verlängerung)

[1] UPET: Urokinase Pulmonary Embolism Trial
[2] USPET: Urokinase, Streptokinase Pulmonary Embolism Trial

Die dabei aufgenommene Gas-/Luftmenge hängt von folgenden Faktoren ab: Druckgradient zwischen rechtem Herz und Lufteintrittspforte bzw. Volumenstatus des Patienten, Blutflussgeschwindigkeit und Luftblasengröße, Gefäßquerschnitt sowie Reibungskräfte der Luftblasen an der Gefäßwand.

42.2.2 Operationsarten

- vorwiegend in der Neurochirurgie bei Operationen in sitzender Position, vereinzelt bei Hals- und Strumaoperationen, bei extrakorporaler Zirkulation und während der Gasinsufflation bei laparoskopischen Eingriffen, Leberchirurgie

42.2.3 Diagnostik

- dopplersonographischer Nachweis von eingedrungener Luft im rechten Herz durch Veränderung des Dopplertons (Platzierung der Dopplersonde im 2./3. ICR rechts); neben der Echokardiographie sensitivste Methode zum Nachweis einer Luftembolie (ab 0,01 ml Luft/kg)
- Echokardiographie mit 4-Kammer-Blick (Nachweis auch von paradoxen Embolien; jedoch personal- und kostenintensives Monitoring)
- Auskultation mit dem Stethoskop: raues systolisches Geräusch bis zum Mühlradgeräusch bei größerer Luftembolie, Zunahme der Herzfrequenz und paukende Herztöne
- deutliche ZVD-Erhöhung bei kontinuierlicher Messung und ggf. Aspiration von Luft über den Katheter (Katheter sollte unter α-Kard-Monitoring im Atrium oder an der Übergangszone zwischen Atrium und V. cava superior liegen)
- Abfall der endexspiratorischen CO_2-Konzentration (>0,4 Vol %) und hahnenkammartige CO_2-Kurve in der Kapnometrie (unterschiedliche CO_2-Anteile der aus den verschiedenen Lungenabschnitten stammenden Exspirationsluft)
- Blutgasanalyse (► Abschn. 42.1)

42.2.4 Prophylaxe

- vorsichtige Lagerungsmaßnahmen von Patienten, bei denen sich das OP-Gebiet oberhalb des Herzniveaus befindet
- ggf. PEEP-Beatmung
- ausreichender Hydratationszustand: ZVD von 5–10 mmHg anstreben, dadurch Reduktion des Druckgradienten
- bei entsprechendem Risiko keine N_2O-Applikation
- keine Druckinfusion bei Plastikflaschen

42.2.5 Therapie

- manuelle Beatmung mit 100 % Sauerstoff mit Valsalva-Manöver
- chirurgisches Abdecken oder Spülen des Operationsgebietes mit 0,9%iger NaCl-Lösung zur Vermeidung des weiteren Eindringens von Luft
- ggf. Jugularvenenkompression durch Chirurgen/Anästhesisten
- Flachlagerung des Patienten bzw. Kopftief- und Linksseitenlagerung
- Luftaspiration bei liegendem zentralen Katheter
- ggf. hyperbare Sauerstofftherapie zur Verkleinerung der Gasblasen und zur Verbesserung der Herzleistung infolge gesteigerter Oxygenierung (p_aO_2 >2000 mmHg)
- medikamentöse Rechtsherzunterstützung (► Abschn. 42.1)
- ggf. kardiopulmonale Reanimation

42.3 Fettembolie

42.3.1 Klinik

- ► Abschn. 42.1
- akute Dyspnoe, die auch in ein ARDS münden kann
- neurologische Störungen (Einschränkung der Vigilanz bis Somnolenz)
- Pleurareiben
- nach 12–72 h petechiale Hämorrhagien in der Haut, im Bereich des Gaumens und subkonjunktival
- DIC-Symptomatik (»Sturz« der Thrombozytenzahl)
- Fieber

42.3.2 Diagnostik

- ▶ Abschn. 42.1
- bronchoalveoläre Lavage: Nachweis von Alveolarmakrophagen mit intrazellulärem Fett (»cut-off point«: >5 % der vorhandenen Leukozyten)
- erhöhte Blutfettwerte
- Fettnachweis im Urin
- Augenhintergrundspiegelung (ggf. Nachweis von »Cotton-wool«-Herden)
- Schädel-CT meist unauffällig, während das MRT Schädigungsareale aufweist

42.3.3 Pathophysiologie

- Eindringen von Fettpartikeln aus der Markhöhle in die Blutbahn nach Läsion der Blutgefäße
- Zurückhaltung von Fettpartikeln in den Lungengefäßen
- veränderte Lipide im Serum: Zusammenfluss von Chylomikronen zu größeren Fetttröpfchen

42.3.4 Prävention

- Frühosteosynthese, insbesondere bei Frakturen der langen Röhrenknochen

42.3.5 Therapie

▶ Abschn. 42.1

Schock

M. Heck, M. Fresenius, C. Busch

M. Heck et al., *Klinikmanual Anästhesie*,
DOI 10.1007/978-3-642-55440-7_43,
© Springer-Verlag Berlin Heidelberg 2015

43.1 Definition

- unzureichende Durchblutung vitaler Organe unterschiedlicher Ausprägung mit resultierender Gewebehypoxie und Laktatazidose als Ausdruck eines Missverhältnisses zwischen Sauerstoffangebot und -bedarf
- Störungen, die dem Schock zugrunde liegen:
  - absolut oder relativ ungenügende Herzleistung
  - vermindertes intravasales Blutvolumen
  - Regulationsstörungen der Makro- und Mikrozirkulation

Schockformen
- Kardiogener Schock
- Obstruktiver Schock
- Hypovolämischer Schock
- Distributiver Schock

43.1.1 Kardiogener Schock

Verminderte Pumpleistung (Cardiac index <2,2 l/min/m² KOF und PCWP >20 mmHg), bedingt durch:
- **systolische Dysfunktion** bzw. Kontraktilitätsminderung durch Myokardinfarkt, Ischämie oder globale Hypoxie, ischämische oder dilatative Kardiomyopathie, Herzkontusion, metabolische Störungen, negativ-inotrope Medikamente
- **diastolische Dysfunktion** infolge Ischämie, ventrikulärer Hypertrophie, restriktiver Kardiomyopathie, Klappenvitien oder Arrhythmien

43.1.2 Obstruktiver Schock

- **Behinderung der Auswurffunktion** des Herzens (fulminante Lungenembolie, kritische Aortenstenose, hypertroph-obstruktive Kardiomyopathie)
- **Behinderung der passiven Ventrikelfüllung** (akute Perikardtamponade, urämische oder konstriktive Perikarditis bei Zustand nach Tuberkulose, erhöhter intrathorakaler Druck, z. B. durch Spannungspneumothorax oder massive Pleuraergüsse, erhöhter intraabdomineller Druck)

43.1.3 Hypovolämischer Schock

Herabgesetzter venöser Rückstrom zum Herz bei normaler Pumpfunktion durch meist intravasale Hypovolämie, bedingt durch:
- Hämorrhagien
- gastrointestinale Blutung: Ösophagusvarizen, Hämorrhoidalblutung
- traumatisch: Aortendissektion oder -aneurysma
- osmotische Diurese (Diabetes mellitus)
- gastrointestinale Flüssigkeitsverschiebungen (Ileus, toxisches Megakolon)
- Sequestration von großen Flüssigkeitsmengen, z. B. bei Verbrennungen

43.1.4 Distributiver Schock

Pathologischer Anstieg der Gefäßpermeabilität bei:
- Sepsis bzw. SIRS bei Endotoxinämie
- anaphylaktischer oder anaphylaktoider Reaktion und Anaphylaxie
  - anaphylaktische Reaktion: humorale Allergie vom Soforttyp (Typ I nach Coombs und Gell) durch präformierte, membranständige IgE-Antikörper, welche zur Freisetzung von Histamin und anderen Mediatoren (Leukotriene, plättchenaktivierender Faktor) führt
  - anaphylaktoide Reaktion (Pseudoallergie): direkte, nichtantikörpervermittelte Reaktion des allergischen Substrats mit der Mastzelle, keine vorhergehende Exposition notwendig
  - Anaphylaxie: Maximalvariante einer akuten allergischen Reaktion
- toxisches Schocksyndrom (durch Staphylokoken oder Streptokokken bedingt)
- neurogener bzw. spinaler Schock

43.2 Therapie

Gemäß der zugrunde liegenden Schockform:
- kardiogener Schock: Gabe von Katecholaminen, intraaortale Ballonpulsation, Akut-PTCA bei Koronarinsuffizienz etc.
- obstruktiver Schock: Perikardpunktion oder Pericardiotomia inferior bei Tamponade
- distributiver Schock: differenzierte Volumentherapie, Gabe von Adrenalin bei anaphylaktischem Schock etc.
- hypovolämischer Schock: Volumentherapie, ggf. Gabe von Blut und Blutprodukten, je nach Ausprägung

43.3 Regelmechanismen bei Schock

- Steuerung des Blutdrucks über Dehnungsrezeptoren in A. carotis und Aortenbogen sowie über Chemorezeptoren zur Messung der Sauerstoffspannung bzw. der H^+-Konzentration (nehmen Einfluss auf das Vasomotorenzentrum in Pons und Medulla oblongata): sympathikotone Steigerung und Umverteilung des Blutflusses zu lebenswichtigen Organen wie Herz und Gehirn und Abnahme der Perfusion von Haut und Gastrointestinaltrakt
- Zunahme der postganglionären Katecholaminfreisetzung, vermehrte Nebennierenmark- und -rindenhormonsekretion
- Anstieg der ADH-Sekretion
- Konzentrationsabfall des atrialen natriuretischen Faktors
- über β_1-Rezeptoren Zunahme der Herzfrequenz und der Myokardkontraktilität

Kardiopulmonale Reanimation (CPR)

M. Heck, M. Fresenius, C. Busch

M. Heck et al., *Klinikmanual Anästhesie*,
DOI 10.1007/978-3-642-55440-7_44,
© Springer-Verlag Berlin Heidelberg 2015

44.1 Ursachen des Herz-Keislauf-Stillstandes

- primär kardiale Ursachen (80 %):
  - myokardiale Ischämie bzw. Myokardinfarkt
  - Elektrolytentgleisungen
  - Intoxikation, Medikamentenüberdosierung
  - Elektrounfall
  - Perikardtamponade, Trauma
- primär respiratorisch Ursachen:
  - Verlegung der oberen Luftwege
  - Beinaheertrinken
  - O_2-Mangel der Umgebungsluft
- primär zirkulatorische Ursachen:
  - alle Schockformen, einschließlich Anaphylaxie
  - Lungenembolie

Da die Herz-Kreislauf-Stillstände zu 80 % kardialer Natur und nur zu 20 % durch andere Ursachen bedingt sind, ist der Kreislauf zunächst wichtiger als die Oxygenierung (Herzdruckmassage vor primärer Beatmung).

44.2 Klinik des Kreislaufstillstandes

- Bewusstlosigkeit innerhalb von 10–15 s nach Herzstillstand
- ggf. zerebrale Krämpfe nach 15–45 s
- Atemstillstand, Schnappatmung bei primärem Kreislaufstillstand nach 15–40 s
- Pupillenerweiterung und Verlust der Lichtreaktion nach 30–60 s
- Veränderung des Hautkolorits (unsicheres Zeichen!)

44.3 Reanimationsleitlinien

44.3.1 Reanimationsempfehlungen für Erwachsene

»Basic life support« beim Erwachsenen

Reanimationsbeginn

- die Entscheidung zum Start von Reanimationsmaßnahmen fällt sofort nach Feststellung von Bewusstlosigkeit und nicht normaler Atmung und nach dem Absetzen des Notrufs (call first!)

Herz-Druck-Massage (HDM)

- der Druckpunkt der Herzdruckmassage befindet sich in der Mitte des Brustkorbes, d. h. auf der unteren Hälfte des Brustbeines
- die Kompressionstiefe beträgt 4–5 cm (evtl. mit leichtem Probedruck die HDM beginnen!)
- beim intubierten Patienten weiterhin HDM (asynchron von der Beatmung) mit einer Frequenz von 100/min
- geringste Pausen der Basisreanimation verschlechtern die Prognose deutlich! Daher sollten jegliche Unterbrechungen (»No-flow-Phase«) bei der Thoraxkompression vermieden werden!
- harte Unterlage verwenden
- ab der 20. Schwangerschaftswoche Becken rechts anheben und Uterus nach links verlagern

Beatmung

- nach 2 min initialer Thoraxkompression erfolgt der erste Beatmungszyklus mit 2 Beatmungen; Ausnahme: asphyktischer Stillstand z. B. nach Ertrinken
- die Beatmungsdauer beträgt 1 s
- die FiO_2 möglichst 1,0
- für Erwachsene im Kreislaufstillstand beträgt das Verhältnis von Kompressionen zu Beatmungen 30:2

> **Geringste Pausen der Basisreanimation verschlechtern die Prognose deutlich.**

»Advanced life support« (ALS) beim Erwachsenen (▫ Abb. 44.1)

- Ausschluss der Ursachen des Herz-Kreislauf-Stillstands
  - vier H's: Hypoxie, Hypovolämie, Hypothermie, Hyperkalämie/Hypokalämie
  - HITS: Herzbeuteltamponade, Intoxikation, Thrombembolie, Spannungspneumothorax

Grundrhythmus Kammerflimmern und pulslose ventrikuläre Tachykardie

Defibrillation

- als Defibrillation wird die simultane Depolarisation einer kritischen Myokardmasse durch eine ausreichende Strommenge zur Wiederherstellung einer geordneten elektrischen Erregung mit effektiver Kontraktion bezeichnet
- Rhythmen mit Defibrillationsindikation: Kammerflimmern (KF) und pulslose ventrikuläre Tachykardie (PVT)
- professionelle Helfer führen bei von ihnen nicht beobachtetem Kreislaufstillstand vor der Defibrillation 2 Minuten lang eine CPR durch (ca. 5 Zyklen, Kompressions-Beatmungs-Verhältnis 30:2) → CPR first!
- professionelle Helfer führen bei von ihnen beobachtetem Kreislaufstillstand sofort die Defibrillation durch

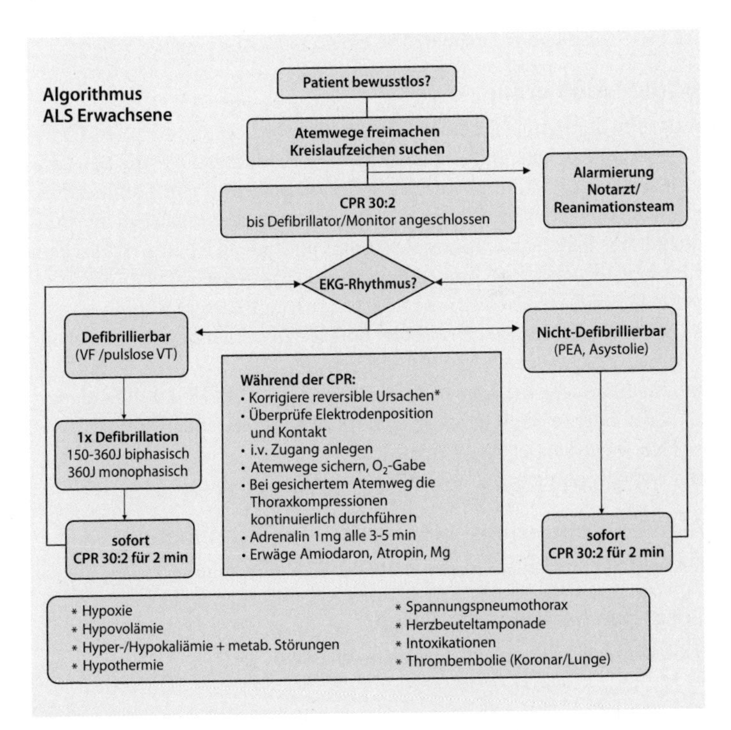

Abb. 44.1 Advanced Life Support (ALS) für Erwachsene

- die Energie des ersten Defibrillationsschock beträgt geräteabhängig:
  - bei biphasischer Schockform 150–200 J
  - bei monophasisch Schockform 360 J

Die Defibrillation sollte so früh wie möglich erfolgen.

Grundrhythmus Asystolie und EMD

- professionelle Helfer beginnen bei Kreislaufstillstand mit Asystolie oder EMD sofort mit CPR, danach wie in Abb. 44.1

Allgemeines

Automatische externe Defibrillatoren (AED)

AED sollten an solchen Orten positioniert werden, an den alle 2 Jahre mit einer Reanimation zu rechnen ist. Sie wurden als »der größte individuelle Fortschritt in der Behandlung des Kreislaufstillstandes infolge Kammerflimmerns seit der Einführung der Herz-Lungen-Wiederbelebung« beschrieben und sind bei Patienten ab einem Jahr einsetzbar.

Milde Hypothermie

Aufgrund der HACA-Studie sollte eine milde Hypothermie (32–34°C) für 12–24 h bei Patienten mit »return of spotaneous circulation« und Bewusstlosigkeit nach präklinischem Herzstillstand aufgrund von Kammerflimmern durchgeführt werden. Wahrscheinlich profitieren auch Patienten mit nichtdefibrillationspflichtigem Rhythmus und/oder nach innerklinischem Kreislaufstillstand. Durchführung:

- langsame Wiedererwärmung (<0,5°C/h) am Ende der Kühlphase
- Fieber und Muskelzittern sofort und effektiv behandeln: evtl. neuromuskuläre Blockade, ggf. Antiphyretika
- Maßnahmen: 4°C kalte Infusionslösung (30 ml/kg KG), Kühlkatheter oder externe Kühlung mit Eispackung, Kühldecke oder Kühlzelt
- Normoglykämie: 80–110 mg/dl
- Hypoglykämie unbedingt verhindern bzw. therapieren

Aktive Kompressions-Dekompressions-Reanimation

Diese Maßnahme allein ist der Standard-CPR nicht überlegen.

Vorgehen bei Bolusaspiration

5 Rückenschläge, dann evtl. Heimlich-Manöver

Medikamentenapplikation

- zweitrangig nach Defibrillation und dem Beginn von Thoraxkompressionen sowie Beatmung
- Venenzugang peripher (alternativ intraossäre Applikation)
- notfalls endobronchiale Applikation (wenn i. v. und intraossärer Zugang nicht möglich):
  - 3-fache Dosis in 10 ml NaCl 0,9 % oder Aqua dest.
  - mögliche Medikamente: Adrenalin, Atropin, Lidocain
- zentralvenöser Zugang nicht empfohlen

Reanimationsfolgen

Nach einer erfolgreichen Reanimation sollte nach Komplikationen/Verletzungen gesucht werden:

- Hämato-/Pneumothorax
- Perikardtamponade
- Leber- und Milzverletzungen

Eine sinnvolle Diagnostik umfasst:

- Röntgenuntersuchung des Thorax
- Sonographie von Thorax und Abdomen
- Hb-Wert-Kontrolle
- EKG

44.3.2 Reanimationempfehlungen für Neugeborene und Kinder

Die Reanimation im Kindesalter wird aufgrund des Alters des Kindes unterschieden in Kinder-, Säuglings- und Neugeborenenreanimation.

Reanimation des Neugeborenen

Allgemeines

Das Neugeborene muss vor Wärmeverlusten geschützt werden. Frühgeborene sollen in Plastikfolie eingewickelt werden (Kopf und Körper, außer dem Gesicht), ohne sie vorher abzutrocknen. So abgedeckt sollte das Neugeborene unter einen Heizstrahler gelegt werden. Das Absaugen von Mekonium über Nase und Mund vor der Entwicklung des kindlichen Brustkorbs (intrapartales Absaugen) ist nicht sinnvoll und wird nicht mehr empfohlen. Im Rahmen der Reanimation erfolgen:

- Kopf zur Beatmung in Neutralposition bringen
- Einzelhelfer: zuerst 1 min CPR durchführen, bevor nach Hilfe gesucht wird

- Zugänge:
  - Nabelvenekatheter oder 18-/20-G-Braunüle in den ersten 3 Lebenstagen möglich
  - notfalls intraossäre Spezialnadel

HDM

- Frequenz: 120/min
- Relation zur Maskenbeatmung (beim nichtintubierten Neugeborenen) von 1 : 3

Beatmung

- initial 5 Beatmungen
- Atemfrequenz: 30/min
- Beatmungsdauer: 2–3 s, damit die Lunge optimal gebläht wird

> **Die Standardreanimation im Kreißsaal sollte mit Raumluft beginnen. Bei Bedarf kann die FiO_2 erhöht werden, eine Hyperoxämie wie auch eine Hypoxämie sind zu vermeiden.**

Medikamente

- Adrenalin: 10 μg/kg KG i. v.
- endotracheale Adrenalingabe nicht empfohlen

Reanimation im Kindesalter

Wesentliches beim »basic life support«

Ursachenbeseitigung:

- Beseitigung der Reanimationsursache (4 H bzw. HITS):
  - Hypoxie, Hypovolämie, Hypo- und Hyperkaliämie, Hypothermie
  - Herzbeuteltamponade, Intoxikation, Thrombembolie, Spannungspneumothorax

Reanimationsbeginn

- sofortiger Beginn des »basic life support« und erst sekundär den Notruf absetzen (»call fast!«)

HDM

Ein einzelner Laienhelfer oder ein professioneller Helfer, der einen kindlichen Kreislaufstillstand beobachtet oder hinzukommt, sollte ein Verhältnis von Kompressionen zu Beatmung von 30 : 2 anwenden. Zwei oder mehr professionelle Helfer verwenden bei einem Kind ein Verhältnis von Kompressionen zu Beatmung von 15 : 2. Bei einem Säugling (<1 Jahr) bleibt die Technik der Thoraxkompression wie bisher: die 2-Finger-Technik für einen einzelnen Helfer bzw. die 2-Daumen-Technik mit Umfassen des

Thorax bei 2 oder mehr Helfern. Bei Kindern wird nach Bedarf die Einhand- oder die 2-Hände-Technik verwendet.

- HDM-Frequenz: 120/min
- Eindrücktiefe: 1/3 des Thoraxdurchmessers

Beatmung

- initial 5 Beatmungen, dann erst HDM
- Vermeidung einer Hyperventilation bzw. einer Hypokapnie
- Endotrachealtubus mit Cuff (Mikrocuff): kann in bestimmten Situationen sinnvoll sein (Cuff-Druckmesser obligat)
- ideales Beatmungsvolumen: soll zu einer mäßigen Hebung des Brustkorbs führen
- Beatmungsfrequenz: 12–20/min

Defibrillation

- Energie: 4 J/kg KG (mono- oder biphasisch) für den ersten und alle weiteren Schocks
- nach Defibrillation: 2 min CPR, dann erst Puls- und EKG-Kontrolle

AED

Diese können bei Kindern ab einem Jahr verwendet werden.

Wesentliches beim »advanced life support« (◘ Abb. 44.2)

- milde Hypothermie
  - nach einem Kreislaufstillstand wird Fieber aggressiv behandelt. Ein Kind, das nach einem Kreislaufstillstand einen spontanen Kreislauf wiedererlangt, aber komatös bleibt, kann möglicherweise von einer Kühlung auf eine Körperkerntemperatur von 32–34°C über 12–24 h profitieren. Nach der Phase der milden Hypothermie sollte das Kind langsam um 0,25–0,5°C pro Stunde erwärmt werden
- Medikamente
  - Adrenalin: 10 µg/kg KG i. v. oder intraossär, alle 3–5 min
  - bei fehlendem Gefäßzugang evtl. 100 µg Adrenalin/kg KG endobronchial
  - wenn eine ventrikuläre Tachykardie bzw. ein Vorhofflimmern nach dem zweiten Schock fortbesteht: Adrenalin in einer Dosis von 10 µg/kg KG i. v. (evtl. alle 3–5 min wiederholen)

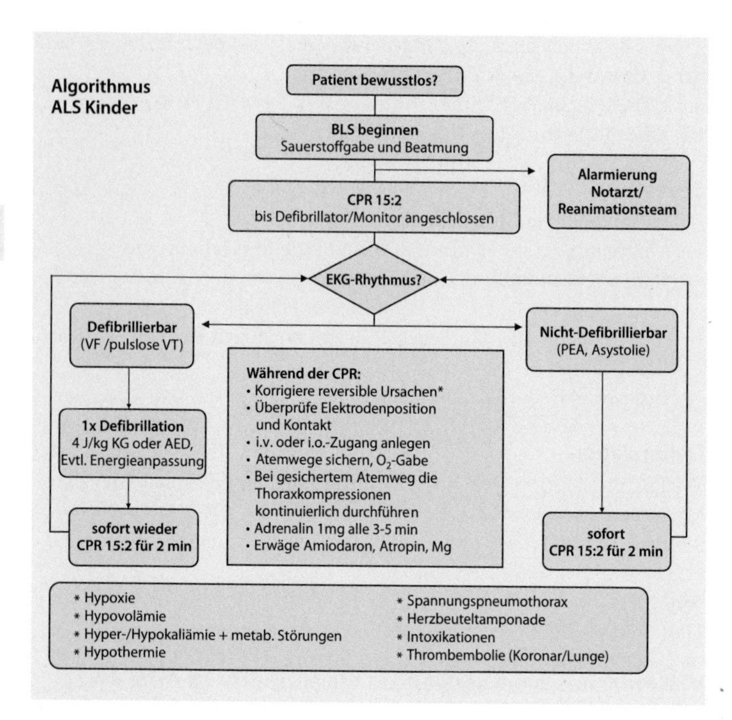

Abb. 44.2 Advanced Life Support (ALS) für Kinder

44.4 Therapeutische Hypothermie

Der protektive Effekt einer milden Hypothermie ist bei 32-34°C für die neuronalen Strukturen am effektivsten.

Mechanismen der Hypothermie nach ischämischen Ereignissen wie z.B. Herz-Kreislauf-Stillstand, Schlaganfall, Schädel-Hirn-Trauma, Geburtsasphyxie, Myokardinfark:

- Reduktion der allgemeinen Reaktionsgeschwindigkeit:
  - Reduktion des Glukose- und des Sauerstoffverbrauchs (5–7 % pro °C Temperaturabfall)
  - Reduktion des Laktat- und Pyruvatspiegels (bei noch vorhanden energiereichen Phosphaten)
- Inhibierung der Apoptose
- Reduktion von freien Radikalen
- Reduktion von exzitatorischen Neurotransmittern

- Veränderung der Genexpression
- Veränderung der Koagulopathie
- Immunsuppression
- bei Schädel-Hirn-Trauma Reduktion des Hirnödems, Senkung des Hirndrucks, Reduktion der inflammatorischen Antwort

Nebenwirkungen der Hypothermie

- erhöhte Blutungsneigung
- erhöhte Infektionsrate
- vermehrt Herzrhythmusstörungen

Physiologische Grundlagen, Gerinnung, Endokarditisprophylaxe

Physiologie der Atmung

M. Heck, M. Fresenius, C. Busch

M. Heck et al., *Klinikmanual Anästhesie*,
DOI 10.1007/978-3-642-55440-7_45,
© Springer-Verlag Berlin Heidelberg 2015

45.1 Topographie der Lunge

- rechte Lunge: 3 Lappen und 10 Segmente
- linke Lunge: 2 Lappen und 9 Segmente (Segment 7 fehlt)
- linker Hauptbronchus: 4–5 cm lang, etwa 12,2 mm weit, Abgangswinkel von >35°
- rechter Hauptbronchus: 1–2,5 cm lang, etwa 14 mm weit, Abgangswinkel von etwa 22°, Abgang des rechten Oberlappenbronchus relativ kurz nach der Carina (extrapulmonal)

45.2 Muskeln der Ventilation

Das Diaphragma leistet mit 75 % den Hauptanteil an der Gesamtventilation. Die Höhenveränderung zwischen In- und Exspiration beträgt etwa 10–12 cm.

- Innervation des Diaphragma: N. phrenicus (C3-/4-/5-Innervation)
- Innervationsstörung durch:
  - Regionalanästhesieverfahren wie z. B. interskalenäre Plexusblockade nach Winnie, nie beidseitige Punktion!
  - »frost-bitten phrenicus« durch Hypothermieschaden nach extrakorporaler Zirkulation
  - vorangegangene Aneurysma-OP mit linksseitiger Störung (N.-phrenicus-Verlauf um den Aortenbogen)
  - Elektrolytstörungen
  - tumoröse Infiltration des N. phrenicus
  - »critical illness polyneuropathy«

45.3 Weitere Atemmuskeln

- inspiratorisch: Mm. intercostales externi
- exspiratorisch: Mm. intercostales interni und die Bauchmuskeln bei Obstruktion der Atemwege
- Atemhilfsmuskeln: Mm. scaleni, Mm. sternocleidomastoidei, Mm. pectorales (major et minor)

> **Normalerweise erfolgt die Exspiration aufgrund der elastischen Retraktionseigenschaft der Lunge passiv.**

45.4 Äußere und innere Atmung

Äußere Atmung

(Gasaustausch in der Lunge) ist abhängig von:
- Ventilation (Belüftung der Alveole mit Frischgas)
- alveolokapillärem Gasaustausch (Diffusion der Alveolargase in das Blut und umgekehrt aufgrund einer Partialdruckdifferenz; Diffusionsgeschwindigkeit wird durch das Fick-Gesetz beschrieben)
- Lungenperfusion (von besonderer Bedeutung für die Lungenfunktion ist das Ventilations-Perfusions-Verhältnis)

Innere Atmung

Verwertung des Sauerstoffs in der Atmungskette innerhalb des Mitochondriums mit ATP- und CO_2-Bildung

45.4.1 Ventilation

Die Steuerung des Atemantriebs erfolgt größtenteils über den p_aCO_2; Ausnahme: z. B. COPD-Patient mit chronischer Hyperkapnie: Der Atemantrieb erfolgt dann größtenteils über den p_aO_2 (O_2-Gabe kann bei COPD zu Brady- oder Apnoe mit ausgeprägter Hyperkapnie und Hypoxie führen).

Als alveoläre Ventilation (AMV_{alv}) wird das eingeatmete Volumen bezeichnet, das am intrapulmonalen Gasaustausch teilnimmt:

$$AMV_{alv} = f \times (VT - VD)$$

Dabei ist f die Atemfrequenz, VT das Atemzugvolumen und VD das Totraumvolumen (abnehmende AMValv bei sinkendem VT oder zunehmender Atemfrequenz; AMV_{ex} konstant).

Die Totraumventilation ist das eingeatmete Volumen, das nicht am intrapulmonalen Gasaustausch teilnimmt:

Totraumventilation = Totraumvolumen (VD) × Atemfrequenz (f)

Dabei beträgt VD etwa 2–3 ml/kg KG oder 30 % des Atemzugvolumens.

Bestimmung des Totraumanteils (VD/VT) nach der Bohr-Gleichung unter der Annahme, dass der p_aCO_2 gleich dem $pACO_2$ ist:

$$p_{ex}CO_2 = (p_B - pH_2O) \times F_{ex}CO_2$$

Dabei ist $p_{ex}CO_2$ der gemischt-exspiratorische CO_2-Partialdruck, pB der Barometerdruck, pH_2O der Wasserdampfdruck und $F_{ex}CO_2$ die gemischt-exspiratorische CO_2-Konzentration; Rechenbeispiel: pB: 760 mmHg; $F_{ex}CO_2$: 2 Vol % (=0,02); p_aCO_2: 60 mmHg:

$$p_{ex}CO_2 = (760 - 47) \times 0{,}02 = 14{,}26\, mmHg$$

funktioneller Totraum (T_{funkt}). anatomischer Totraum und alveolärer Totraum; Bestimmung des funktionellen Totraums:

$$T_{funkt} = VT \times (1 - p_{ex}CO_2 / p_aCO_2)$$

45.4.2 Lungenperfusion

Die Lungenperfusion (Q) ist beim stehenden Menschen nicht gleichmäßig über die Lunge verteilt, sondern nimmt von apikal (+30 cm) nach basal (±0 cm) zu. Dasselbe gilt für die Ventilation, die ebenfalls, jedoch in einem etwas geringerem Ausmaß als die Perfusion, von apikal nach basal zunimmt. Hieraus ergibt sich ein Ventilations-Perfusions-Verhältnis (VA/Q) an der Lungenspitze von 1,6–3,0 und basal von 0,4–0,6 (durchschnittliches Ventilations-Perfusions-Verhältnis von 0,8).

Der pulmonale Perfusionsdruck ergibt sich aus der Differenz von MPAP und LAP. Bei Steigerung des HZV (z. B. unter Belastung) bleibt normalerweise trotz erhöhtem transpulmonalen Blutstrom der pulmonale Widerstand konstant.

Eine akute Druckerhöhung in der Pulmonalarterie (z. B. bei Hypoxie, erniedrigtem pH-Wert, Hypoventilation mit Hyperkapnie oder thrombembolischem Verschluss der Gefäßstrombahn) wird vom rechten Ventrikel nur schlecht toleriert. Der Pulmonalarteriendruck nimmt beim stehenden Menschen von der Lungenspitze bis zur Basis zu.

45.4.3 Atemarbeit

Arbeit der Atemmuskulatur zur Überwindung folgender Widerstände:
- elastische Widerstände von Lunge und Thorax
- visköse Widerstände infolge der Luftströmung
- Gewebewiderstände

45.5 Lungenvolumina und Lungenkapazitäten

Summe mehrerer spirometrisch abgrenzbarer Teilvolumina (◘ Abb. 45.1)

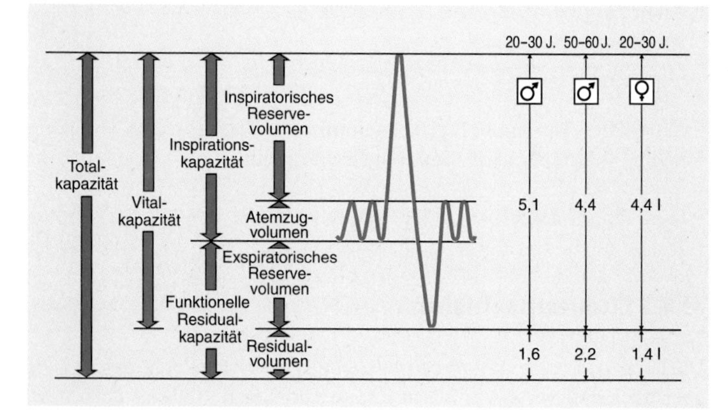

◘ **Abb. 45.1** Lungenvolumina

45.5.1 »Closing volume« (CV) und »closing capacity« (CC)

Als »closing volume« (Verschlussvolumen) wird das Lungenvolumen bezeichnet, bei dem ein Kollaps der kleinen Luftwege beginnt. Es ist abhängig von Lebensalter, Körperlage, Adipositas und Rauchen.

- **Normalwerte für das CV**
- gesunder Jugendlicher: etwa 10 % der Vitalkapazität
- 65-jährige gesunde Person: etwa 40 % der Vitalkapazität

Die »closing capacity« (Verschlusskapazität) ist die Summe aus CV und Residualvolumen (RV).

Von Bedeutung ist das Verhältnis CC/FRC: Bei immer größer werdendem Quotienten (>1) besteht die Gefahr des »air trapping« (Folgen: intrapulmonale Shunt-Zunahme, Ventilations-Perfusions-Störungen, Resorptionsatelektasen).

■ **Veränderungen unter Anästhesie bzw. Analgosedierung**

Unter Beatmung kommt es auch beim Lungengesunden intraoperativ zu:
- einer Abnahme der FRC um etwa 450 ml (etwa 20 %), unabhängig von der Anwendung nichtdepolarisierender Muskelrelaxanzien
- einer Zunahme des intrapulmonalen Rechts-links-Shunts (Vermeidung durch PEEP-Beatmung, ggf. intermittierendes Blähen der Lunge)
- einer Abnahme der Compliance (normale Compliance: 100 ml/cm H_2O)
- einem Anstieg von VD/VT und A_aDO_2

45.5.2 Postoperative Veränderungen

Postoperativ kommt es gerade bei Oberbaucheingriffen sowie bei Patienten mit Adipositas oder höherem Lebensalter zwischen dem 2. und 5. postoperativen Tag zu einem deutlichen Abfall der FRC (Gefahr der respiratorischen Dekompensation und der Notwendigkeit der Re-Intubation bei Patienten mit präoperativ grenzwertiger Lungenfunktion):
- FRC vermindert bei Adipositas und Schwangerschaft, im Liegen weniger als im Stehen, infolge Alveolarkollaps, bei Atelektasenbildung, bei Pneumonie, durch Zunahme des Lungenwassers
- FRC erhöht bei COPD und Lungenemphysem

45.5.3 Messung der Atemmechanik

■ **Pleuradruck**

Der intrapleurale Druck nimmt in Ruhe im Stehen von oben nach unten zu. Im Durchschnitt liegt der intrapleurale Druck am Ende der Exspiration bei etwa 5 cm H_2O subatmosphärisch und am Ende der Inspiration bei 8 cm H_2O unterhalb des Atmosphärendrucks.

Unter Spontanatmung ist der intrapleurale Druck normalerweise während des kompletten Atemzyklus negativ. Unter kontrollierter Überdruckbeatmung kann der intrapleurale Druck positiv werden.

Compliance

Die Compliance ist ein Maß für die Dehnbarkeit (Lunge, Thorax). Die Bestimmung erfolgt mit Hilfe der Ruhedehnungskurve.

$$C_{Lunge} = \frac{\Delta V}{\Delta(p_{pul} - p_{pleu})}$$

Dabei ist C_{Lunge} die Compliance der Lunge, ΔV die Lungenvolumenänderung, p_{pul} der intrapulmonale Druck und ppleu der intrapleurale Druck.

Elastance

reziproker Wert der Compliance

Resistance bzw. Atemwegswiderstand

Bei laminarer Strömung wird der Widerstand vom Hagen-Poiseuille-Gesetz modifiziert:

$$R = Viskosität\,(\varphi)\frac{8 \times L}{r^4}$$

Dabei ist r der Radius der Röhre und L die Länge der Röhre.

45.6 Ventilationsstörungen (VS)

Flow-Volumen-Kurven

Die Durchführung eines vollständigen Atemmanövers umfasst vollständige Exspiration, anschließende Inspiration und Beginn des Messmanövers nach maximaler Inspiration (auf dem Niveau der TLC). Mit Hilfe der Flow-Volumen-Kurven lassen sich:

- die verschiedenen Ventilationsstörungen unterscheiden
- obstruktive Atemwegsveränderungen durch Bestimmung des mittleren exspiratorischen Flusses frühzeitig erkennen (MEF_{50}: Fluss nach Ausatmung von 50 % der FVC; Normalwert: 4,5–5,5 l/s)

Der MEF_{50} ist ein sensibler Parameter für den Nachweis einer »small airway disease«, v. a. bei symptomfreien Rauchern bei noch normaler FEV_1. Ist der Quotient PEF/MEF_{50} >2, besteht eine obstruktive Ventilationsstörung mit Verdacht auf exspiratorischen Bronchiolenkollaps

45.7 Berechnungen

- **Definitionen**
- O_2-Status des Blutes: gekennzeichnet durch p_aO_2, S_aO_2, Hb-Gehalt und c_aO_2
- Hypoxie: p_aO_2 erniedrigt
- Hypooxygenation: S_aO_2 vermindert
- Hypoxämie: c_aO_2 vermindert (O_2-Gehalt des Blutes verringert) –hypoxische Hypoxämie: p_aO_2 und S_aO_2 vermindert, normaler Hb-Wert
  - Störung der Lungenfunktion oder der Ventilation
  - anämische Hypoxämie: tHb vermindert, normaler p_aO_2 und normale S_aO_2
  - Blutung, Anämie
  - toxische Hypoxämie: fraktionierte S_aO_2 vermindert, COHb oder MetHb vermehrt
- Ischämie: HZV oder Perfusion vermindert, normaler c_aO2

45.7.1 O_2-Bindungskapazität

Die Hüfner-Zahl bezeichnet die Menge O_2, die theoretisch maximal an 1 g Hb gebunden werden kann: 1,39 ml O_2 pro 1 g Hb.

45.7.2 Sauerstoffgehalt (cO_2)

Die O_2-Konzentration des Blutes (cO_2) ergibt sich aus der Summe des an Hämoglobin chemisch gebundenen O_2 und dem in den wässrigen Blutbestandteilen physikalisch gelösten O_2

- chemisch gebundenes O_2 (ml/dl): SO_2 (%) × cHb (g/dl) × 1,39 (ml/g)
- physikalisch gelöstes O_2 (ml/dl) = pO_2 (mmHg) × O_2-Löslichkeit (0,0031)

Nach dem Henry-Gesetz ist das im Plasma gelöste Gasvolumen direkt proportional dem Partialdruck des Gases. 100 ml Blutplasma enthalten bei einem pO2 von 100 mmHg 0,3 ml Sauerstoff in physikalischer Lösung:

$c_aO_2 = S_aO_2$ (%) × cHb (g/dl) × 1,39 (ml/g Hb) + p_aO_2 (mmHg) × 0,0031 (ml/mmHg/dl)

- **Normalwerte**
- c_aO_2: 20,4 ml/dl (männlich) bzw. 18,6 ml/dl (weiblich)
- c_vO_2: 15 ml/dl
- a_vDO_2: etwa 5 ml/dl

Die fraktionelle Sättigung (SO_2) gibt den Anteil des oxygenierten Hämoglobins (HbO_2) am Gesamthämoglobin (einschließlich Dyshämoglobin) an. Der prozentuale Anteil des oxygenierten Hämoglobins (HbO_2) am Oxy- und Desoxyhämoglobin wird als partielle oder funktionelle Sättigung (p_sO_2) bezeichnet.

45.7.3 Arteriovenöse Sauerstoffgehaltsdifferenz ($_{av}DO_2$)

$$_{av}DO_2 = C_aO_2 - C_vO_2$$

Normalwert: 5 ml/100 ml Blut

Eine $_{av}DO_2$-Veränderung von >6 % weist bei konstantem Hb-Wert, konstantem Shunt-Volumen und konstantem VO_2 auf ein vermindertes HZV hin.

45.7.4 O_2-Ausschöpfung

O_2-Ratio = $(C_aO_2 - C_vO_2) \times 100$
Normalwert: 20–25 %

45.7.5 O_2-Partialdruck (pO_2)

Der arterielle O_2-Partialdruck (p_aO_2 in mmHg) bestimmt über die sog. O_2-Bindungskurve die zugehörige Sättigung des Hämoglobins (S_aO_2 in %). Der p_aO_2-Wert unterliegt einer Altersabhängigkeit.

45.7.6 Alveolärer Sauerstoffpartialdruck (p_AO_2)

Der alveoläre Sauerstoffpartialdruck (p_AO_2) wird von folgenden Faktoren beeinflusst:

- Barometerdruck
- inspiratorische O_2-Konzentration
- Sauerstoffverbrauch
- Herzzeitminutenvolumen
- ggf. Konzentrationseffekte (N_2O!)

vereinfacht: $p_AO_2 = p_iO_2 - (1{,}25 \times p_aCO_2)$

bei Raumluft: $p_AO_2 = (760 - 47\,mmHg) \times 0{,}21 - (40\,mmHg/0{,}85) = 104\,mmHg$

45.8 Beurteilung des transpulmonalen O_2-Austausches

45.8.1 Oxygenierungsindex (Horovitz)

$$Oxygenierungsindex = {p_aO_2}/{F_iO_2}$$

Es gilt eine F_iO_2 von 100 % (O_2-Anteil von 1,0).

- Normalwert: >450 mmHg
- Quotient von 200 bis 300 mmHg: mildes ARDS
- Quotient <200 mmHg: moderates ARDS
- Quotient <100 mmHg: schweres ARDS

45.8.2 Alveoloarterielle Sauerstoffpartialdruckdifferenz (A_aDO_2)

A_aDO_2 (mmHg) = $p_AO_2 - p_aO_2$

Bei der Beurteilung der A_aDO_2 muss die inspiratorische Sauerstoffkonzentration (F_iO_2) berücksichtigt werden.

Normalwert: 10–20 mmHg bei Raumluft, 25–65 mmHg bei 100 % O_2

Vereinfachte Formel für die A_aDO_2 bei Lungengesunden unter Raumluftbedingungen:

$A_aDO_2 = 145 - (p_aO_2 + p_aCO_2)$

Zunahme der A_aDO_2 infolge:

- alveolokapillärer Diffusionsstörung
- Anstieg des intrapulmonalen venoarteriellen Rechts-links-Shunts bzw. Ventilations-Perfusions-Störungen
- intrakardialer anatomischer Shunts
- lang andauernder hoher F_iO_2 (Resorptionsatelektasen)

45.8.3 Intrapulmonaler Rechts-links-Shunt (Q_S/Q_T)

Normalwert: 3–5 % des HZV (bedingt durch den Zufluss von nichtoxygeniertem Blut über die bronchialen Venen und die Venae Thebesii des Herzens)

p_aO_2 >150 mmHg, wobei $a_vDO_2 = c_aO_2 - c_vO_2$

p_aO_2 <150 mmHg, wobei c_vO_2 der O_2-Gehalt der Pulmonalarterie (gemischtvenös) und c_cO_2 der O_2-Gehalt der Pulmonalkapillare (Blutabnahme bei geblocktem Ballon) ist

45.8.4 Sauerstoffangebot (DO_2)

$DO_2 = C_aO_2$ (ml/dl) × HZV (l/min)

Normalwert: 800–1000 ml/min oder 600±50 ml/min/m² KOF

45.8.5 Sauerstoffaufnahme/-verbrauch (VO_2)

Nach dem inversen Fick-Prinzip:

$VO_2 = a_vDO_2 \times$ HZV (l/min)Normalwert: etwa 250 ml/min

Mittels Pulmonalarterienkatheter kann durch Bestimmung der arteriovenösen Sauerstoffdifferenz (a_vDO_2) und des Herzzeitminutenvolumens der Sauerstoffverbrauch (VO_2) berechnet werden. Das gemischtvenöse Blut muss dabei aus der A. pulmonalis und nicht mittels ZVK aus der oberen Hohlvene entnommen werden.

45.8.6 CO_2-Produktion (VCO_2)

$VCO_2 = V_{ex} \times F_{ex}CO_2$

Dabei ist VCO_2 die Kohlendioxidproduktion, V_{ex} das exspiratorische Atemminutenvolumen und $F_{ex}CO_2$ die exspiratorische CO_2-Konzentration (inspiratorische CO_2-Konzentration wird als Null angenommen).

Normalwert: etwa 200 ml/min

45.8.7 Respiratorischer Quotient

Normalwert: etwa 0,8 (abhängig vom Substratstoffwechsel)

45.9 O_2-Bindungskurve

Der Zusammenhang zwischen der O_2-Sättigung (SO_2, in %) als Maß für den chemisch (an Hämoglobin) gebundenen Sauerstoff und dem O_2-Partialdruck (pO_2, in mmHg) wird als O_2-Bindungskurve (sigmoidaler Verlauf) bezeichnet. Im oberem Bereich hat eine Zunahme oder ein Abfall der pO_2-Werte einen nur geringen Einfluss auf die O_2-Sättigung (p_aO_2-Schwankungen werden hier schlecht und nur verzögert erfasst!)

Bohr-Effekt

Verschiebung der O_2-Bindungskurve durch Veränderungen der H^+-Konzentration und des pCO_2: Begünstigung der O_2-Aufnahme in der Lunge und der O_2-Abgabe an das Gewebe bzw. Azidose reduziert die Affinität des Hämoglobins für O_2.

45.10 Apnoische Oxygenierung

Unter apnoischer Oxygenierung versteht man die passive O_2-Zufuhr und -Aufnahme trotz Atemstillstand. Ein Atemstillstand, z. B. im Rahmen einer länger andauernden Intubation, führt zu einer Unterbrechung der O_2-Versorgung des Patienten, aber der O_2-Verbrauch des Erwachsenen von 200–250 ml/min läuft unvermindert weiter. Ein Atemstillstand kann für eine gewisse Zeit überlebt werden, wenn zuvor die intrapulmonalen Speicher (FRC von etwa 3000 ml beim Erwachsenen) mit reinem Sauerstoff aufgefüllt (Präoxygenierung) und gleichzeitig der Stickstoff aus der Alveole ausgewaschen (Denitrogenisierung) sowie ein weiteres Eindringen von exogenem Stickstoff in die Lunge verhindert wurde.

45.10.1 Sauerstoffvorrat

Unter physiologischen Bedingungen (21 % Sauerstoff) beträgt der gesamte O_2-Vorrat bei einem etwa 65 kg schweren Menschen etwa 1500 ml, aufgegliedert in:

- etwa 300 ml physikalisch und an Myoglobin gebundenen Sauerstoff
- etwa 800 ml an Hämoglobin gebundenen Sauerstoff (bei 750 g Hb, 1,39 ml O_2/g Hb, p_sO_2 von 100 % für arterielles Blut und von 85 % für venöses Blut)
- etwa 400 ml intrapulmonalen Sauerstoff (bei 3000 ml FRC × 0,135 F_AO_2)

> **Unter reiner Sauerstoffgabe erhöht sich der Gesamtsauerstoffvorrat auf etwa 4200 ml.**

45.10.2 Verlauf der O_2- und CO_2-Partialdrücke unter Apnoe beim Erwachsenen

Bei Apnoe kommt es zu:
- einem Abfall des Sauerstoffpartialdrucks (etwa 45–55 mmHg/min) – bei wiedereinsetzender (Be)atmung erfolgt ein weiterer Abfall des P_aO_2 in den ersten 35 s um 30 mmHg durch CO_2- und N_2-Diffusion in die Alveole
- einem Anstieg des Kohlendioxidpartialdrucks (in den ersten 35–60 s p_aCO_2-Anstieg um etwa 15 mmHg, anschließend etwa 4 mmHg/min, je nach Stoffwechselaktivität)

Bei Kindern kommt es infolge einer erhöhten CO_2-Produktion zu schnelleren Veränderungen pro Zeiteinheit.

45.10.3 Intrapulmonale O_2-Speicher

Wichtiger als die Präoxygenierung sind die Denitrogenisierung des Patienten und die Erhöhung der FRC, die durch Faktoren wie Adipositas oder Schwangerschaft reduziert sein kann oder altersentsprechend sehr gering ist.

Bei Säuglingen und Kleinkindern FRC grundsätzlich vermindert und gewichtsbezogener O_2-Verbrauch erhöht (etwa 7 ml/kg KG/min). Die intrapulmonalen Speicher sind unter Apnoe erschöpft, wenn die partielle O_2-Sättigung von 98 % auf 75 % abgefallen ist. Ohne Präoxygenierung ist dies bei Kleinkindern nach 20 s, bei Schwangeren nach 35 s und bei Erwachsenen nach 60 s erreicht. Durch eine optimale Präoxygenierung bleibt die partielle Sauerstoffsättigung für die Dauer von 3,5 min beim Kleinkind, 6 min bei der schwangeren Patientin und 9 min beim Erwachsenen konstant.

Eine Präoxygenierung (und damit auch Denitrogenisierung) ist empfohlen bei zu erwartender schwieriger Intubation. Im Rahmen der Anästhesie bei Schwangeren ist sie obligat.

Wasser-Elektrolyt- und Säure-Basen-Haushalt

M. Heck, M. Fresenius, C. Busch

M. Heck et al., *Klinikmanual Anästhesie*,
DOI 10.1007/978-3-642-55440-7_46,
© Springer-Verlag Berlin Heidelberg 2015

46.1 Wasserhaushalt

46.1.1 Verteilung der Körperflüssigkeiten

Neugeborene bestehen zu 70–80 % aus Wasser, Erwachsene je nach Alter zu 50–60 %.

- Extrazellulärflüssigkeit (ECF): etwa 20 % des Körpergewichts –interstitielle Flüssigkeit: etwa 15 % –Plasmavolumen (Intravasalflüssigkeit): etwa 5 % (inklusive Zellen: 7,5 %)
- Intrazellulärflüssigkeit (ICF): etwa 30–40 % des Körpergewichts

Osmolarität

Die Osmolarität beschreibt das Verhältnis von Wasser zu den darin gelösten Teilchen. Sie ist ein Maß für die Anzahl der osmotisch aktiven Teilchen in einem Lösungsmittel.

1 mol = 6×10^{23} Teilchen

1 osmol = 1 mol nichtdissozierter Substanz in 1 l Lösungsmittel

Die Serumosmolarität beträgt etwa 290–300(–320) mosmol/l

Osmolalität

Die Osmolalität ist die molare Konzentration aller osmotisch aktiven Teilchen pro kg Wasser. Extra- und Intrazellulärraum werden haupsächlich durch das osmotische Gleichgewicht extrazellulärer Natrium- und intrazellulärer Kaliumionen konstant gehalten.

Osmolarität und Osmolalität können in stark verdünnten Lösungen wie denen des menschlichen Körpers gleichgesetzt werden.

Kolloidosmotischer Druck

Der kolloidosmotische Druck ist ein Sonderfall des osmotischen Drucks. Er wird durch Makromoleküle an einer für diese undurchlässige Membran, der Kapillarwand, hervorgerufen. Der kolloidosmotische Druck des Plasmas beträgt 25–28 mmHg.

46.1.2 Tägliche Wasserabgabe und Flüssigkeitsbedarf

- Perspiratio insensibilis: 900 ml/Tag (200–400 ml über die Haut, 400–600 ml über die Lunge)
- Urinausscheidung: 600–1600 ml/Tag

Basisflüssigkeitsbedarf, Tab. 46.1

Tab. 46.1 Basisflüssigkeitsbedarf

Körpergewicht (kg)	Basisflüssigkeitsbedarf	
	(ml/kg KG/h)	(ml/kg KG/Tag)
1–10	4	100
11–20	2	50
>20	1	20

Flüssigkeitsbedarf bei Operationen

Basisbedarf

- plus 4 ml/kg KG/h z. B. bei Operationen an den Extremitäten und Leistenhernien-OP
- plus 6 ml/kg KG/h bei Operationen mittleren Ausmaßes
- plus 8 ml/kg KG/h bei offenem Peritoneum, z. B. bei Hemikolektomien

46.2 Flüssigkeitsersatzmittel

- kolloidale Lösungen: Plasmavolumen nimmt zu
- kristalloide Lösungen: Extrazellulärflüssigkeit nimmt zu

Blutvolumina

- Männer: 7,5 % des Körpergewichts (etwa 75 ml/kg KG)
- Frauen: 6,5 % des Körpergewichts (etwa 65 ml/kg KG)
- Neugeborene: 8,5 % des Körpergewichts (etwa 80–85 ml/kg KG)

46.2.1 Kristalloide: Vollelektrolytlösungen

Isotone Kochsalzlösungen (NaCl 0,9 %)

- Na^+: 154 mmol/l; Cl^-: 154 mmol/l (nicht physiologisch)
- Osmolarität: 308 mmol/l

Indikationen

- Flüssigkeitsersatz bei Niereninsuffizienz/Hyperkaliamie (wird kontrovers diskutiert)
- Trägersubstanz zur Medikamentenverdünnung
- plasmaisotoner Flüssigkeitsersatz

Kontraindikationen

- Hypervolämie
- Hyperchlorämie
- Hypernatriämie

Nebenwirkungen

- Gefahr der hyperchlorämischen Azidose, v. a. bei eingeschränkter Nierenfunktion

Ringer-Lösungen

- Na^+: etwa 147 mmol/l; Cl^-: etwa 156 mmol/l; K^+: etwa 4 mmol/l; Ca^{2+}: etwa 2–2,25 mmol/l

Pharmakologie

- HWZ: 20–30 min
- Abwanderung in das Interstitium
- Volumeneffekt: 0,2–0,25
- theoretische Osmolarität: etwa 309 mmol/l

Indikationen

- Flüssigkeitsersatz bei isotoner und hypotoner Dehydratation
- Verlust extrazellulärer Flüssigkeit
- plasmaisotoner Flüssigkeitsersatz

Kontraindikationen
- Hypervolämie
- Hyperkaliämie
- Hyperkalzämie

Ringer-Laktat-Lösungen
- Na^+: etwa 130 mmol/l; Cl^-: etwa 112 mmol/l; K^+: etwa 5–5,4 mmol/l; Ca^{2+}: etwa 1–2,25 mmol/l; Laktat: etwa 27–28 mmol/l
- theoretische Osmolarität: etwa 280 mmol/l

Pharmakologie
- HWZ: 20–30 min
- Abwanderung in das Interstitium
- Volumeneffekt: 0,2–0,25

Indikationen
- Flüssigkeitsersatz bei isotoner und hypotoner Dehydratation
- Verlust extrazellulärer Flüssigkeit
- plasmaisotoner Flüssigkeitsersatz

Kontraindikationen
- Hypervolämie
- Hyperkaliämie
- Hyperkalzämie
- Hyperlaktatämie
- erhöhter Hirndruck

Kolloide (Plasmaersatzmittel, -expander)
- Unterscheidungsmöglichkeiten bezüglich des Volumeneffekts
  - Plasmaersatzmittel: Volumeneffekt entspricht zugeführter Menge
  - Plasmaexpander: Volumeneffekt stärker als zugeführte Menge (onkotischer Effekt)
- künstliche und natürliche Kolloide
- verschiedene Substitutionsgrade bei Hydroxyethylstärke
- unterschiedliche Molekülgrößen und Konzentrationen der Lösungen

46.2.2 Künstliche Kolloide

Hydroxyethylstärke
- von Amylopektin abgeleitetes Polysaccharid (Hauptkette 1,4-α-glykosidisch vernetzt), gewonnen aus Kartoffel- oder Getreidestärke

- Substitutionsgrad: Anteil der Glukoseeinheiten, die mit Hydroxyethylgruppen besetzt sind (etwa 50–70 %)
- Substitutionsmuster: Verhältnis der in C_2- und C_6-Position substituierten Glukoseeinheiten
  - Das C_2-C_6-Verhältnis ist für die Metabolisierungsrate von Bedeutung: C_6-Verbindungen werden durch die α-Amylase schneller gespalten als C_2-Verbindungen.
- intravasale Verweildauer und somit klinische Wirkdauer: abhängig von der Molekülgröße und zusätzlich von Substitutionsgrad und Substitutionsmuster
- Molekulargewicht: für kolloidosmotischen Druck und Pharmakokinetik von Bedeutung

Die initiale Volumenwirkung der Kolloide ist im Wesentlichen der zugeführten Kolloidkonzentration proportional:
- 6%ige HES 200/0,5: 100 %
- 10%ige HES 200/0,5: bis zu 145 %

Pharmakologie

- Künstliche Kolloide besitzen unterschiedliche Molekülgrößen (polydisperse Lösungen). Es werden die mittleren Molekülgrößen der Präparate angegeben. Die Präparate können in 3 verschiedene Molekülgewichtsklassen eingeteilt werden: 450.000–480.000, 130.000–200.000 und 70.000–140.000. Die renale Ausscheidung erfolgt bis zu einem Molekulargewicht von 50.000–70.000 nach Spaltung durch die Serumamylase. Größere Moleküle werden primär gespalten und real ausgeschieden, hochmolekulare Substanzen werden im retikuloendothelialen System für Monate bis Jahre gespeichert (NW: Juckreiz bei HNO-Patienten mit Tinnitus nach größeren HES-Mengen). Die Osmolalität beträgt 308 mosmol/l.

Indikationen

- Volumenersatz
- Hämodilution

Dosis

Maximal 1,2–2,0 g/kg KG/Tag

Kontraindikationen

- Nierenfunktionsstörungen, Sepsis, Verbrennung, ICB
- dekompensierte Herz- oder Leberinsuffizienz, Lungenödem, schwere Gerinnungsstörung
- bekannte Allergie, Organtransplantierte Hypervolämie, Hyperkaliämie

- **Nebenwirkungen**
  - unspezifischer Dilutionseffekt
  - Thrombozytenfunktionsstörung nur nach Gabe größerer Mengen (>1,5 l)
  - Verminderung der Konzentration des Faktor-VIII-Komplexes sowie verstärkte Fibrinolyse nach Gabe größerer Mengen hochmolekularer HES
  - allergische Reaktionen (sehr selten: <0,1 %) und Juckreiz bei längerer Anwendung
  - Anstieg der α-Amylase-Aktivität im Serum um bis zum 5fachen (für max. 7 Tage)
  - falsch erhöhte, indirekte Fibrinogenbestimmung
  - fragliche Beeinflussung der Funktion der Spenderniere nach Transplantation (höhere Dialyserate post transplantationem)
  - Zunahme der Viskosität bei Präparaten mit einem Molekulargewicht von ≥200.000

> **Präparate mit einem Molekulargewicht von höchstens 200.000 und einem Substitutionsgrad von 0,5 beeinflusse die Gerinnung nur wenig.**

Neuere Präparate

- Pentafraction (HES 280/0,5) mit Entfernung der niedermolekularen Anteile (MG <100.000) durch aufwendige und kostenintensive Diafiltrationsverfahren, Effekt: Verminderung einer gesteigerten Kapillardurchlässigkeit (plugging the leaks) und Vermeidung einer Extravasation von Albumin
- 6% HES 130/0,4 aus Wachsmaisstärke; Substitutionsmuster C2 : C6 = 9:1, um 20% reduzierter Substitutionsgrad. Volumenwirksamkeit bis 4–6 Stunden, intravasale Halbwertszeit bis 3 Stunden verminderte Gewebseinlagerung minus 75% im Vergleich zu HES 200/05), erhöhte renale Ausscheidung, geringere Beeinflussung des Ristocetin und vW-Faktors bzw. der Gerinnung, geringerer Verbrauch an Erythrozytenkonzentraten im Vergleich zu 6% HES 200/05
- Tetraspan 6%: HES-Präparat auf Basis einer balancierten Vollelektrolytlösung, dadurch weniger Elektrolytstörungen. MG 130.000 bei einer molaren Substitution von 0,42. Die Tageshöchstdosis beträgt 50 ml/kg

Gelatine

- Polypeptid aus dem Kollagenabbau
- 3 Arten: succinylierte Gelatine (Gelafundin), Oxypolygelatine (außer Handel), harnstoffvernetzte Gelatine (Haemaccel)
- 3- bis 5,5%ige Lösungen

▪ Pharmakologie
- Molekulargewicht: 30–35.000
- intravasale Verweildauer: 2–3 h
- initialer Volumeneffekt: 70–80 % der applizierten Menge

▪ Indikationen
- Volumenersatz
- Hämodilution

▪ Kontraindikationen
- Hypervolämie, Hyperkaliämie
- dekompensierte Herzinsuffizienz
- bekannte Allergie

▪ Nebenwirkungen
- allergische Reaktionen
- hoher Ca^{2+}-Anteil bei einigen Präparaten; **Vorsicht bei Digitalis**
- Steigerung der Diurese

▪ Wechselwirkung
- kaum Beeinflussung der Gerinnung (PTT)
- fragliche Beeinflussung der Immunkompetenz durch Erniedrigung des Fibronektinspiegels

Natürliche Kolloide: Humanalbumin
- 580 Aminosäuren
- als Präalbumin von der Leber synthetisiert
- zu 25–40 % intravasal, der Großteil im Interstitium, besonders in der Haut gespeichert
- Funktion: intravasales Transportprotein, Aufrechterhaltung des kolloidosmotischen Drucks (23–25 mmHg)
- Humanalbuminlösungen: isoonkotisch (5 %) oder hyperonkotisch (20–25 %)

▪ Pharmakologie
- Molekulargewicht: 66.000
- HWZ: 19 Tage

▪ Indikationen
- Hypoproteinämie
- ggf. Volumenersatz bei Früh- und Neugeborenen (NaCl-freies Humanalbumin)

- **Kontraindikationen**
  - Nierenfunktionsstörungen
  - dekompensierte Herzinsuffizienz

- **Nebenwirkungen**
  - allergische Reaktionen (selten)

46.2.3 »Small volume Resuscitation«

- Mobilisierung interstitieller Flüssigkeit und Zunahme des intravasalen Volumens durch Gabe kleiner Volumina hypertoner (hyperonkotischer) Lösungen
- hypertone Elektrolytlösung: alleinige Gabe von 7,2- bis 7,5%iger NaCl-Lösung: bewirkt nur für etwa 30 min einen positiven hämodynamischen Effekt, wobei die Wirkdauer durch die simultane Gabe einer hyperonkotischen Lösung verlängert werden kann
- hyperton-hyperonkotische Lösung
  - NaCl 7,5 % und hyperonkotische 6%ige Dextran-70- oder 6- bis 10%ige HAES-200.000-Lösungen
  - rasche Normalisierung des intravasalen Volumens
  - Verbesserung der Mikro- und Makrozirkulation
  - alle Präparate wie Elohäst 6% und HyperHAES seit 2014 außer Handel

- **Wirkmechanismus**
  - rasche Erhöhung der Plasmaosmolarität durch Einstrom von Flüssigkeit aus Gefäßendothel, Interstitium und Erythrozyten in den Intravasalraum
  - Verbesserung der Mikrozirkulation durch Reduktion des Endothelödems mit nachlastsenkender Wirkung und gleichzeitiger Erhöhung des HZV durch erhöhte Vorlast (Volumeneffekt)
  - bei schwerem Schädel-Hirn-Trauma Reduktion des Hirndrucks
  - erhöhte Scherkräfte: induzieren vermehrte NO-Freisetzung

- **Indikationen**
  - hämorrhagischer Schock
  - traumatisch bedingte Hypotension
  - Schädel-Hirn-Trauma-Patienten (ICP-Abfall)

Patienten mit Hypotension und schwerem Schädel-Hirn-Trauma zeigen nach »small volume resuscitation« ein verbessertes Outcome im Vergleich zur Ringer-Laktat-Infusionstherapie.

Dosis
Beim Erwachsenen 3–4 ml/kg KG (innerhalb von 2–3 min)

- **Nebenwirkungen**
  - bei wiederholter Gabe gefährliche Hypernatriämie und Hyperosmolarität, Nierenversagen
  - schnelle Infusion führt über erhöhte Prostazyklinspiegel und Anstieg des 6-Keto-Prostaglandin-$F_{1\alpha}$-Thromboxan-A_2-Verhältnisses zu einem Blutdruckabfall infolge Senkung des peripheren Widerstandes

46.3 Störungen des Wasserhaushalts

46.3.1 Hypertone Dehydratation

- Hyperosmolarität (>320 mosmol/l)
- Hypernatriämie

46.3.2 Hypotone Dehydratation

- Hypoosmolarität (<270 mosmol/l)
- Hyponatriämie
- Glukose 5 % über 48 h

- **Therapie**
  - mval Na^+-Defizit = 142 (mval/l)
  - Na^+-Ist (mval/l) × kg KG × 0,1

Bei Hyponatriämie mit normaler Plasmaosmolarität kein Natrium geben.

46.3.3 Hypotone Hyperhydratation

- Hypoosmolarität (<270 mosmol/l)
- Hyponatriämie

- **Therapie**
- Diuretikagabe
- Natriumgabe, wenn Natriumkonzentration <130 mval/l beträgt (ab 130 mval/l kein Natrium mehr geben)
- evtl. Dialyse

46.3.4 Hypertone Hyperhydratation

- Hyperosmolarität (>320 mosmol/l)
- Hypernatriämie

- **Therapie**
- Glukose 5 % plus Diuretika
- evtl. Dialyse

46.4 Störungen des Elektrolythaushalts

46.4.1 Kalium

- Normalwert: 3,5–5,5 mval/l
- 98 % intrazellulär, 2 % extrazellulär
- pathologische Werte Tab. 46.2

Die Stimulation von β-Rezeptoren führt zu einer Verschiebung des Kaliums von extra- nach intrazellulär.

Hypokaliämie (<3,5 mval/l)

- **Ursachen**
- intrazellulärer Transport:
  - extrazelluläre Alkalose (hypokaliämische Alkalose) oder intrazelluläre Azidose
  - Kaliumverschiebung durch Glukose-Insulin-Gaben
  - β-adrenerge Substanzen (Adrenalin, Bronchodilatatoren)
  - Tokolyse mit β-Rezeptor-Agonisten
  - Anabolismus in der Rekonvaleszenzphase

Tab. 46.2 Pathologische Kaliumwerte

Serum-K^+ ↑	Serum-K^+ ↓
Metabolische Azidose	Metabolische Alkalose
Katabolie, Hypoxie, Oligurie, Anurie, Hämolyse etc.	Anabolie, Glukose-Insulin-Therapie, Tokolyse, Katecholamintherapie, bronchodilatatorische Therapie, Stress, OP, Schleifendiuretika etc.
Na^+-Mangel → H_2O ↓	Na^+-Überschuss → H_2O ↑ → Serum-K^+ ↑ → Serum-K^+ ↓

- gastrointestinale Verluste:
  - Diarrhö –präoperative anterograde Darmspülungen
  - Polyposis intestinalis
  - Morbus Ménétrier
  - Darmfisteln bei Morbus Crohn
  - Drainagenverluste und Erbrechen
  - Kaliumkonzentration im 24-h-Urin meist normal (30–80 mmol/l) und begleitende Hypochlorämie
  - chloridfreier Urin
  - metabolische Alkalose
- renale Verluste:
  - Schleifendiuretika (Hypokaliämie, milde Hypochlorämie, chloridreicher Urin, Hypomagnesiämie)
  - Hyperaldosteronismus
  - Glukokortikoidwirkung
  - osmotische Diurese im Rahmen eines Diabetes mellitus, einer Mannitbehandlung, einer hochdosierten Penicillintherapie oder einer renal-tubuläreren Azidose
  - Gitelman-Syndrom (renale Tubulusstörung mit gestörter Fähigkeit zur Kaliumretention und Hypokalzurie)
- Pseudohypokaliämie bei extremer Leukozytose (intrazelluläre K^+-Aufnahme)
- weitere, seltene Ursachen:
  - Conn-Syndrom (primärer Hyperaldosteronismus)
  - familiäre Hypomagnesiämie

- **Klinik**
  - ggf. Muskelschwäche, Muskelkrämpfe, paralytischer Ileus, verlängerte Wirkdauer von ndMR, orthostatische Hypotension, Tetanie
  - kardiale Störungen: Kammerflimmern, Asystolie

- **EKG**
  - flache ST-Strecken-Senkung, flache T-Welle, ggf. U-Welle
  - erhöhte Empfindlichkeit für supraventrikuläre Herzrhythmusstörungen (auch ventrikuläre Arrhythmien, Digitalistoxizität)

- **Therapie**
  - Kaliumsubstitution (oral, z. B. als Kalinor-Brause, oder als Infusion)
  - kaliumreiche Kost (Bananen, Trockenobst etc.)
  - bei Diuretikatherapie: Schleifendiuretika auf kaliumsparende Diuretika umsetzen

Kaliumdefizit (mval) = (4,5 mval/l – Serum-K^+) × ECF (l) × 2 = (4,5 mval/l – Serum-K^+) × 0,4 × KG (kg)

> - **möglichst nicht mehr als 2–3 mval/kg KG/Tag**
> - **nicht mehr als 20 mval K^+/h (im Notfall 0,5 mval/kg KG/h vor Narkoseeinleitung über ZVK)**
> - **maximal 40 mval K^+ in eine Infusion geben (Gefahr versehentlich zu rascher Infusion)**
> - **Abfall des Serumkaliumspiegels um 1 mval/l bedeutet ein Gesamtdefizit von 200 mval**

Hyperkaliämie (>5,5 mval/l)

- lebensbedrohliche Hyperkaliämie bei >6,6 mval/l
- tödliche Hyperkaliämie bei >10–12 mval/l

- **Ursachen**
  - exzessive Freisetzung aus intrazellulären Kaliumspeichern:
    - Myolyse
    - Hämolyse
    - Katabolie
    - Thrombozytose
    - Leukozytose
  - Kaliumausscheidungsstörung:
    - Nierenversagen
    - Aldosteronmangel

- erhöhte Kaliumzufuhr:
  - transfusionsbedingter Kaliumspiegelanstieg bei alten Erythrozytenkonzentraten (25–30 mval/l) –Überkorrektur einer Hypokaliämie
- medikamentenbedingt:
  - depolarisierende Muskelrelaxanzien
  - aldosteronhemmende Diuretika wie Spironolacton
  - kaliumsparende Diuretika
  - selten nach Gabe von Heparin (Hemmung der Aldosteronsynthese mit Verminderung der Kaliurese), nichtsteroidalen Antiphlogistika, Pentamidin, Trimethoprim/Sulfamethoxazol und Ciclosporin A
- Pseudohyperkaliämie bei hämolytischer Blutabnahme

Klinik

- neuromuskuläre Veränderungen wie Gliederschmerzen und allgemeine Muskelschwäche
- atonische Paralyse
- kardiale Störungen: Kammerflimmern, Asystolie

EKG

- hohe, spitze T-Welle
- QRS-Komplexe breit durch S-Verbreiterung
- AV-Block
- Verlust der P-Welle

Therapie

- Diurese steigern (Diuretika, Osmotherapeutika)
- 100 ml 20%ige Glukose plus 10 IE Altinsulin (1 IE/2 g): Wirkung beginnt nach 30 min und hält für etwa 4–6 h an
- 20–30 ml Kalziumglukonat 10%: Soforteffekt mit einer Dauer von 30 min
- 20–50 ml 7,5%iges $NaHCO_3$ (1 mmol/ml): Wirkung beginnt nach 5–10 min und hält für etwa 2 h an
- Kationenaustauscher (Aluminium- oder Kalziumserdolit) mehrmals täglich (nicht bei Ileus, Subileus oder Darmatonie)
- Dialyse
- ggf. bei kardialen Problemen Einsatz eines passageren Herzschrittmachers (transvenös oder transkutan); bei Anwendung Sedierung notwendig!

46.4.2 Kalzium

- Gesamtkalzium; Normalwert: 2,2–2,6 mmol/l
- ionisiertes Kalzium; Normalwert: 1,1–1,4 mmol/l
- Gesamtkalzium besteht aus 3 Fraktionen:
  - ionisiertes Kalzium (etwa 50 %), diffundierbar
  - nichtionisiertes, eiweißgebundenes Kalzium (etwa 45 %), nicht diffundierbar
  - an organische Säuren gebundenes Kalzium (etwa 5 %), diffundierbar

Nur Ca^{2+}-Ionen sind biologisch aktiv: Azidose führt zu verstärkter Ionisation, Alkalose zu verminderter Ionisation.

Hypokalzämie (<2,2 mmol/l bzw. ionisierter Anteil von <0,9 mmol/l)

Ursachen

- Massivtransfusion
- OP mit Herz-Lungen-Maschine
- Hypoparathyreoidismus, Nierenerkrankungen, enterale Absorptionsstörungen (bei Pankreasinsuffizienz), Vitamin-D-Mangel, akute Pankreatitis, Magnesiummangel

Die Leber ist normalerweise in der Lage, das 100fache der normalen Serumzitratkonzentration während einer einzelnen Passage zu metabolisieren. Bei einer Zitratüberschwemmung kommt es auch zu einer Hypokalzämie, da Zitrat ionisiertes Kalzium bindet. Hypothermie, verminderte Leberdurchblutung und Hyperventilation erhöhen zusätzlich die Gefahr der Hypokalzämie. Gesamtkalziumwerte (im Labor gemessen) können irreführend sein. Kardiale Phänomene wie Inotrophieverlust können schon bei Werten < 0,75 mmol/l Ca^{2+} auftreten, Effekte auf die Gerinnung erst ab < 0,5 mmol/l, weitere Effekte: Tetanie, epileptische Anfälle, chronisch: extrapyramidale Störungen, Augenerkrankungen, Skelett- und Zahnveränderungen

Therapie

- Ca^{2+}-Substitution nicht routinemäßig, sondern nur bei erniedrigtem Spiegel des ionisierten Kalziums
- Ca^{2+}-Substitution durch Kalziumglukonat oder $CaCl_2$:
  - 10 ml Kalziumglukonat 10 % (0,225 mmol/ml)
  - 10 ml Kalziumglukonat 20 % (0,45 mmol/ml)
  - 10 ml $CaCl_2$ (0,5 mmol/ml)

! Kalziumglukonat und $CaCl_2$ haben verschiedene Molaritäten. Bei $CaCl_2$ wird mehr ionisiertes Ca^{2+} freigesetzt (nicht an den Lebermetabolismus gebunden).

Hyperkalzämie (>2,6 mmol/l, bzw. ionisierter Anteil von >1,6 mmol/l)

- **Ursachen**
  - primärer Hyperparathyreoidismus, Vitamin-D-Intoxitation, erhöhter Knochenabbau
  - paraneoplastisches Syndrom, Sarkoidose, osteolytische Metastasen
  - Hyperthyreose
  - iatrogene Hyperkalzämie

- **EKG**
  - kardial: QT-Zeitverkürzungen
    - **Cave:** bei Serum-Kalziumwerten > 9 mmol/l wurden Todesfalle infolge Kammerflimmern beschrieben!
  - renal: Diabetes insipidus (erniedrigte Aquaporin-2-Wirkung), Nephrolithiasis, ANV
  - gastrointestinale Veränderungen wie Obstipation, Anorexia und Nausea
  - neuropsychiatrische Veränderungen

- **Therapie**
  - Glukose 5 %
  - hochdosierte Diuretikagabe (Furosemid)
  - isotone Natriumsulfatlösung (1 l alle 3–6 h mit 20–40 mval K^+)
  - EDTA bei bedrohlichen Herzrhythmusstörungen
  - evtl. Hämodialyse

46.4.3 Natrium

Hyponatriämie (<135 mval/l)

- Serumnatriumspiegel von <135 mval/l

- **Ursachen**
  - TUR-Syndrom
  - postoperativ (v. a. bei Kindern nach großen Wirbelsäulenoperationen)
  - kontinuierliche oder intermittierende Erhöhung der ADH-Spiegel bei Patienten mit malignen Tumoren (paraneoplastische Erscheinung)

oder Syndrom der inadäquaten ADH-Sekretion (Ursachen: perioperativer Stress, Schmerzen, Pharmaka, Erbrechen)
- Lungenentzündungen
- ZNS-Erkrankungen

Klinik
- Verwirrtheit
- Unruhe
- Desorientiertheit
- Bewusstseinsstörungen
- Ödeme

Therapie
- Absetzen von Opioiden (v. a. Morphinsulfat), Carbamazepin oder Pentamidin
- Wasserrestriktion
- ggf. Natriumgabe, wenn Natriumspiegel <130 mval/l beträgt (ab 130 mval/l kein Natrium mehr geben)
- Gabe von Furosemid bei Überwässerung, evtl. Dialyse

Hypernatriämie (>145 mval/l)
- Osmolarität erhöht (>320–330 mosmol/l)
- intrazelluläres Volumen vermindert

Ursachen
- Verlust an freiem Wasser höher als Zufuhr
- exzessive Wasserdiurese
- nach Hyperalimentation
- nach Gabe von natriumhaltigen Medikamenten (Penicillin, Bikarbonatlösungen, Sedierung mit γ-Hydroxybuttersäure)
- Diabetes insipidus
- polyurisches Nierenversagen (auch in früherer Zeit nach Methoxyflurananästhesien: ADH-resistente Polyurie)
- ausgeprägte Perspiratio insensibilis
- nach Verbrennungen

Klinik
- neurologische Störungen wie Unruhe, Schwäche und Verwirrtheit sowie gelegentlich Athetosen und choreiforme Bewegungen
- trockene Schleimhäute, ggf. Durstgefühl

Tab. 46.3 Normalwerte der Blutgasanalyse

	Arteriell	Venös	Kapillär	Einheiten
pO_2	70–100	35–40	>80	mmHg
SO_2	95–97	55–70	95–97	%
pCO_2	36–44	41–51	40	mmHg
Standard-HCO_3^-	22–26	22–26	22–26	mmol/l
HCO_3^-	22–26	22–26	22–26	mmol/l
Pufferbasen	44–48	44–48	44–48	mmol/l
BE	± 2,5	± 2,5	± 2,5	mmol/l
pH-Wert	7,35– 7,45	7,31– 7,41	7,35– 7,45	

Therapie

Zufuhr von freiem Wasser in Form von Glukose-5%-Lösungen (langsame und nicht vollständige Korrektur)

46.5 Säure-Basen-Haushalt

46.5.1 Blutgasanalyse (Tab. 46.3)

- Werte Azidose/Alkalose, Tab. 46.4

46.5.2 Azidoseausgleich

Natriumbikarbonat ($NaHCO_3$)

- $NaHCO_3$ 8,4 % (1 ml enthält 1 mmol)

Dosis

$NaHCO_3$ (ml) = (–BE) × KG (kg) × 0,3 – zunächst nur die Hälfte der errechneten Puffermenge infundieren, danach BGA und Neuorientierung

- zuerst kausale Therapie der Grunderkrankung
- chronische Azidosen langsam, akute Azidosen schnell ausgleichen
- meistens auch bei normalem Serumkaliumspiegel gleichzeitige Kaliumsubstitution erforderlich (intrazellulärer Kaliumeinstrom bei Korrektur)

Tab. 46.4 Werte Alkalose/Azidose

Respiratorische Azidose				
pH ↓		pCO_2 ↑	BE < −3	HCO_3^- normal oder •
Ursache: Therapie:	Hypoventilation (Verlegung der Atemwege, zentrale/periphere Atemdepression, ZNS-Schädigung) primär respiratorisch			
Metabolisch kompensierte respiratorische Azidose				
pH normal		pCO_2 ↑	BE > +3	HCO_3^- > 25 mmol/l
Respiratorische Alkalose				
pH ↑		pCO_2 ↓	BE > +3	HCO_3^- ↓
Ursache: Therapie:	Hyperventilation (Schädel-Hirn-Trauma, Angst, kontrollierte Beatmung) primär Ursache			
Metabolisch kompensierte respiratorische Alkalose				
pH normal		pCO_2 ↓	BE < −3	HCO_3^- < 21 mmol/l
Metabolische Azidose				
pH ↓		pCO_2 normal	BE < −3	HCO_3^- ↓
Ursache: Therapie:	Säurenanhäufung (z. B. bei Diabetes mellitus, renale Bikarbonatverluste, Laktatazidose [anaerober Metabolismus bei Hypoxie]) Puffersubstanzen			
Durch Hyperventilation kompensierte metabolische Azidose				
pH normal		pCO_2 ↓	BE < −3	HCO_3^- ↓
Metabolische Alkalose				
pH ↑		pCO_2 normal	BE > +3	HCO_3^- ↑
Ursache:	H^+-Verlust (Magensaftverlust, Diuretika, schwerer K^+-Mangel, Kortisontherapie)			
Therapie:	erst bei schweren Alkalosen			
Durch Hypoventilation kompensierte metabolische Alkalose				
pH normal		pCO_2 ↑	BE > +3	HCO_3^- ↑

- Blindpufferung nur mit Zurückhaltung, z. B. 1–2 mmol/kg KG nach längerer außerklinischer Reanimation (zunächst max. 100 mmol)

- **Nebenwirkungen**
- Na^+-Spiegel-Anstieg
- CO_2-Konzentrationsanstieg mit konsekutiver Erhöhung der Atemarbeit

Tris-Puffer

- wirkt intra- und extrazellulär
- inotroper Effekt

- **Indikationen**
- metabolische Azidosen bei gleichzeitiger Hypernatriämie und Hyperkapnie

Dosis

- bei 3-molarer Lösung: ml Tris-Puffer = (–BE) × 0,1 kg
- bei 0,3-molarer Lösung: ml Tris-Puffer = (–BE) × kg

- zunächst nur die Hälfte der errechneten Puffermenge infundieren, danach BGA und Neuorientierung

- **Nebenwirkungen**
- Atemdepression
- arterielle Vasodilatation mit Abfall des mittleren aortalen und koronaren Perfusiondrucks (nicht geeignet für Pufferung unter CPR)

46.5.3 Alkaloseausgleich: Salzsäure (HCl) 7,25 %

- 1 ml enthält 2 mmol (mval) H^+ und 2 mmol (mval) Cl^-
- HCl erst ab BE von +10–12 mmol/l geben
- Infusionsgeschwindigkeit: max. 0,2 mmol H^+/kg KG/h
- Trägerlösung: Glukose 5 %
- nur über korrekt liegenden ZVK geben

46.5.4 Anionenlücke

Die Überproduktion von Säuren führt zu einer Vergrößerung der Anionenlücke. Metabolische Azidosen mit normaler Anionenlücke sprechen für einen Alkaliverlust.

Anionenlücke: $[Na^+] - ([Cl^-] + [HCO_3^-])$; Normalwert: 8–16 mmol/l

- **Azidose mit vergrößerter Anionenlücke**
  - Ketoazidosen (Diabetes mellitus, exzessiver Alkoholkonsum, Hunger)
  - Laktatazidose (O_2-Mangel, Leberversagen, Biguanide)
  - Vergiftungen (Salizylate, Methanol, Äthylenglykol)

- **Azidose mit normaler Anionenlücke**
  - tubuläre Nierenfunktionsstörung (tubuläre Azidose, Hypoaldosteronismus, Diuretika)
  - Bikarbonatverluste (Durchfall, Enterostomien, Medikamente wie Azetazolamid, Polyposis coli, Morbus Ménétrier, Pankreasfisteln)
  - exzessive NaCl-Zufuhr (hyperchlorämische Azidose)

Blutgerinnung

M. Heck, M. Fresenius, C. Busch

M. Heck et al., *Klinikmanual Anästhesie*,
DOI 10.1007/978-3-642-55440-7_47,
© Springer-Verlag Berlin Heidelberg 2015

47.1 Hämostase (Gerinnung, Gerinnungshemmung und Fibrinolyse)

47.1.1 Vaskuläre Reaktion

Lokale Kontraktion der Blutgefäße durch Sympathikusstimulation und durch aus Thrombozyten freigesetztes Thromboxan A_2

47.1.2 Gerinnung (Koagulation)

▪ **Primäre Hämostase**

- Thrombozytenadhäsion
- Thrombozytenaktivierung
- Thrombozytenaggregation

▪ **Sekundäre Hämostase**

Aus Prothrombin (Faktor II) wird zunächst Thrombin (Faktor IIa) gebildet, was schließlich Fibrinogen zu Fibrin vernetzt.
Die Auslösung der sekundären Hämostase (Aktivierung von Thrombin) kann erfolgen durch:

- das endogene System (»intrinsic system«) oder
- das exogene System (»extrinsic system«)

▪▪ **Intravaskuläres System (»intrinsic system«)**

Durch Kontakt mit unphysiologischen Oberflächen und freigesetztem Plättchenfaktor 3 wird der Faktor XII aktiviert und die Gerinnungskaskade in Gang gesetzt.

Extravaskuläres System (»extrinsic system«)

Durch Gewebeverletzung wird Gewebethromboplastin (»tissue factor«) freigesetzt, das den Faktor VII aktiviert und so die Gerinnungskaskade in Gang setzt.

47.1.3 Gerinnungshemmung (Antikoagulation)

Die Hemmung der Gerinnung erfolgt durch eine Vielzahl von Substanzen auf verschiedenen Ebenen.

Hemmung der primären Hämostase durch die Endothelzellenfunktion

Intakte Endothelzellen begrenzen die Hämostase durch Abgabe von:
- Stickstoffmonoxid (NO)
- Prostazyklin (Prostaglandin I_2): hemmt die Thrombozytenaggregation und erweitert die Blutgefäße
- Thrombomodulin: aktiviert gemeinsam mit Thrombin das Protein C
- t-PA (»tissue plasminogen activator«): aktiviert die Fibrinolyse

Antithrombin III (AT III)

- AT-III inaktiviert freies Thrombin durch Bildung eines Thrombin-Antithrombin-Komplexes (TAT), außer Thrombin (Faktor IIa) werden noch weitere aktivierte Proteasen wie Faktor Xa inhibiert, in geringerem Maße die Faktoren IXa, Xia und XIIa, Trypsin, Plasmin und Kallikrein
- die inhibierende Wirkung wird durch Heparin um das Vielfache gesteigert (> 1000-fach)
- Heparin ist ein AT-III-abhangiger Thrombininhibitor

Proteine C und S

Protein C wird durch den Thrombin-Thrombomodulin-Komplex aktiviert. Aktiviertes Protein C inaktiviert zusammen mit Protein S die Faktoren Va und VIIIa. Dadurch verhindert es, dass weiteres Thrombin entsteht.

Medikamente

Zum Einsatz kommen Thrombozytenaggregationshemmer, Heparin, Cumarine, Danaparoid, Lepirudin und Prostazyklin.

47.1.4 Fibrinolyse

Die Fibrinolyse verhindert ein übermäßiges Anwachsen des Blutgerinnsels und verursacht seine Auflösung (■ Abb. 47.1).
Plasminogen wird unter der Einwirkung von Plasminogenaktivatoren zu Plasmin, dem zentralen proteolytischen Enzym der Fibrinolyse, umgewandelt.

- **Plasminogenaktivatoren**
- t-PA (Gewebeplasminogenaktivator) aus der Endothelzelle
- physiologische Substanzen und Medikamente (Urokinase, Streptokinase, rt-PA u. a.)

- **Fibrinolysehemmung. Die Fibrinolysehemmung erfolgt durch folgende Komponenten:**
- α_2-Antiplasmin
- α_2-Makroglobulin
- Plasminogenaktivatorinhibitor (PAI-1)
- Medikamente (z. B. Tranexamsäure)

Serinproteasen sind Faktoren, die nur aktiviert, aber nicht verbraucht werden (Faktoren II, IX, X, XI und XII). Vitamin-K-abhängige Gerinnungsfaktoren sind die Faktoren II, VII, IX und X sowie die Proteine C, S und Z.

47.1.5 Hämorrhagische Diathesen

- Koagulopathien
- Angiopathien
- Thrombozytopathien (Störungen der Thrombozyten)
- Thrombozytopenien
- angeboren, z. B. von-Willebrand-Jürgens-Syndrom (Kombination: leichter Faktor-VIII-Mangel, Thrombozytopathie und Angiopathie)
- erworben, z. B. Medikamente (ASS, andere NSAID etc.), Urämie, Leberzirrhose

47.1.6 Störungen der Blutgerinnung (Koagulopathien)

- Defektkoagulopathien
- angeboren: Hämophilie A (Faktor-VIII-Mangel), Hämophilie B (Faktor-IX-Mangel), Angiohämophilie, von Willebrand-Jürgens-Syndrom
- erworben: Verminderung des Prothrombinkomplexes (Faktoren II, VII, IX, X), durch Synthesestörung in der Leber, Vitamin-K-Mangel

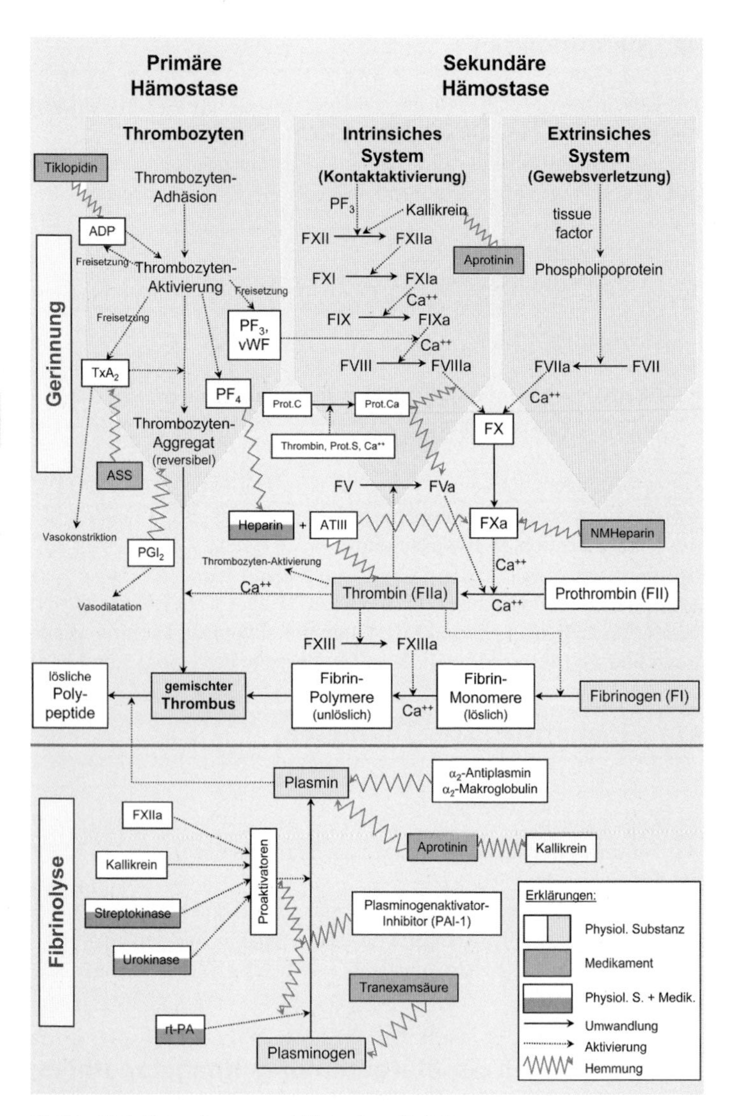

Abb. 47.1 Blutgerinnung und Fibrinolyse. *F* =Faktor

- Immunkoagulopathien:
  - Autoantikörper (Kollagenosen, Lebererkrankungen)
  - Isoantikörper (Rhesus-Inkompatibilität und andere)
- Verlust- und Verdünnungskoagulopathie
- Verbrauchskoagulopathie (DIC)
- Hyperfibrinolyse

Verlust- und Verdünnungskoagulopathie

▪ Verlustkoagulopathie

Verlust der zellulären und plasmatischen Blutbestandteile durch Blutung

▪ Verdünnungskoagulopathie

Verdünnung aller plasmatischen Bestandteile des Blutes mit kristalloiden oder kolloidalen Volumenersatzmitteln oder Erythrozytenkonzentraten

- Werte ausgewählter Gerinnungstests ◻ Tab. 47.1

ROTEM-Analyser (Rotations-Thrombelastometer)

Der ROTEM-Analyser ist eine Weiterentwicklung der traditionellen Thrombelastographie (TEG)-Methode (◻ Abb. 47.2, ◻ Abb. 47.3a-g). Die Thrombelastometrie liefert Informationen über die gesamte Kinetik der Hämostase: Gerinnungszeit, Gerinnselbildung, Gerinnselstabilität und Lysis. Durchführbarkeit von max. 4 parallel laufenden Tests. Die in ◻ Tab. 47.2 aufgeführten Testansätze sind möglich.

Multiplate (multiple platelet function analyzer)

- Vollblut-Impedanzaggregometrie zur Beurteilung der Thrombozytenfunktion
- kurze Verarbeitungszeit
- fünf Kanäle für verschiedene Aktivatoren
  - **ASPItest:** Aktivierung mittels Arachidonsäure, Substrat der Cyclooxygenase (COX). COX bildet den potenten Thrombozytenaktivator Thromboxan A2
  - **ADPtest:** ADP stimuliert die ADP-Rezeptoren. Der wichtigste ADP-Rezeptor (P2Y12) wird durch Thienopyridine wie Clopidogrel, Prasugrel und Ticlopidin blockiert
  - **ADPtest HS:** Die Zugabe des endogenen Inhibitors PGE1 erhöht die Sensitivität von ADPtest HS gegenüber den Effekten von Clopidogrel und verwandten Medikamenten im Vergleich zum ADPtest
  - **TRAPtest:** TRAP-6 bindet direkt am Thrombin-Rezeptor des Thrombozyten und führt zu einer sehr starken Thrombozytenaktivierung. Der TRAPtest erlaubt somit die Messung der Wirkung von GpIIb/IIIa-Antagonisten auch in Patienten unter ASS und Clopidogrel Behandlung

Tab. 47.1 Normwerte und Bewertung einiger Gerinnungstests

Test	Normwerte	Bewertung
PTT (partielle Thromboplastinzeit): Erfassung der endogenen Gerinnungsfaktoren (Faktoren VIII, IX, XI, XII; geringer empfindlich: Faktoren I, II, V, X); Globaltest der plasmatischen Gerinnung	30–45 s (NG: 40–60 s) Therapeutischer Antikoagulationsbereich: 1,5- bis 3fach ↑	**Verkürzt bei:** - Hyperkoagulabilität Verlängert bei: - Heparintherapie (>0,2 IE/ml Plasma) - Verbrauchskoagulopathie (DIC) - Hypofibrinogenämie - Faktorenmangel: Faktor VIII (Hämophilie A) Faktor IX (Hämophilie B) - Fibrinogenspaltprodukte >0,05 g/l Plasma
Quick-Test (Prothrombinzeit) Erfassung der exogenen Gerinnungsfaktoren (Fakt. I, II, V, VII, X) Globaltest der plasmatischen Gerinnung	70–130 % (NG: > 60 %) Therapeutischer Antikoagulationsbereich: = 20–30%	**Erniedrigt bei:** - Verminderung des Prothrombinkomplexes - Vitamin-K-Mangel - Leberzellschaden - Cumarintherapie - Verbrauchskoagulopathie (DIC) - hochdosierte Heparintherapie (>1 IE/ml Plasma) - Fibrinogenspaltprodukte >0,05 g/l Plasma
Thrombinzeit (PTZ) Erfassung von Störungen der Fibrinbildung (3. Phase der Gerinnung; Heparin-, Fibrinolysetherapie)	17–24 s (NG: 10–15 s)	**Verlängert durch:** - Heparintherapie - Hyperfibrinolyse (FSP) - schweren Fibrinogenmangel (Hypo-, Afibrinogenämie) Zur Differenzierung Reptilasezeit und Fibrinogen bestimmen
»Activated clotting time« (ACT; ACT bei Hemochron): Heparintherapie	110 ± 15 s Therapeutischer Antikoagulationsbereich: >400–500 s 2–3 ml Nativblut	**Verlängert durch:** - Heparintherapie → Aktivator zur ACT-Bestimmung ist Kaolin oder Kieselerde (Hemochron); bei Verwendung von Aprotinin (Trasylol) Hemochron zu ungenau
»Ecarin clotting time« (ECT): Hirudintherapie	Bis 35 s 2–3 ml Nativblut	**Verlängert durch:** - Hirudintherapie

Tab. 47.2 Testansätze für den ROTEM-Analyser

Test	Kontrollbereich	Bemerkung
INTEM	Intrinsisches Gerinnungssystem	
EXTEM	Extrinsisches Gerinnungssystem	
FIBTEM	Fibrinogenkonzentration	Zugabe von Cytochalacin zur Thrombozytenhemmung → Gerinnselfestigkeit ist im Testansatz nur von der Fibrinogenwirkung abhängig!
HEPTEM	Heparineffekt	Zugabe von Heparinase → Detektion von Heparin als Ursache einer Hypokoagulabilität!
APTEM	Hyperfibrinolyse	Zugabe von Aprotinin zur Hemmung der Fibrinolyse

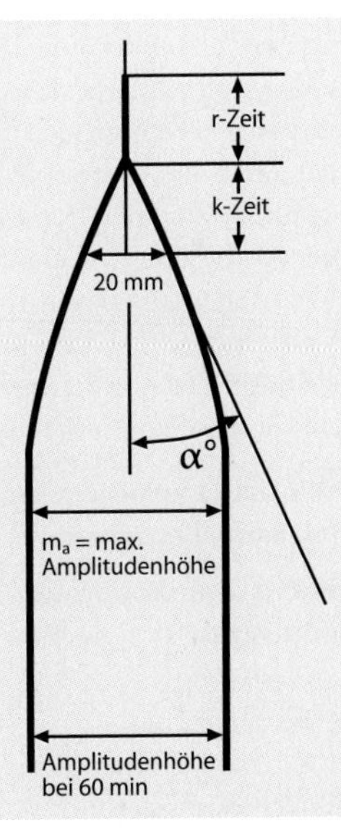

Abb. 47.2 Thrombelastogramm (TEG). r-Zeit: Zeit vom Start bis zur ersten Bewegung (normal bis 240 s). k-Zeit: Bewegungsbeginn bis zur Amplitudenhöhe 20 mm (normal bis 220 s). ma: maximale Amplitudenhöhe (normal: 45–60 mm) α: Abgangswinkel (normal: 60°)

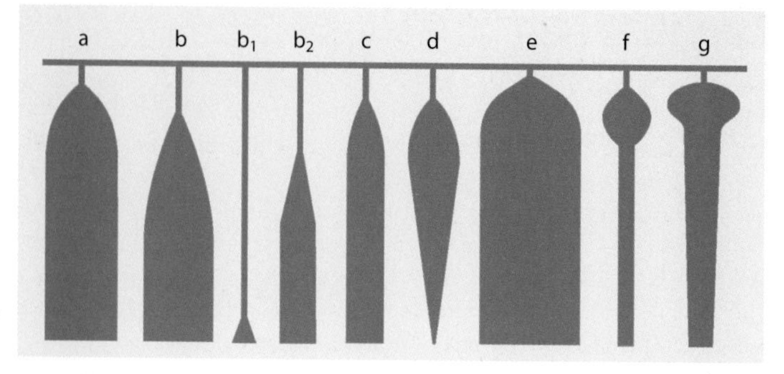

Abb. 47.3a-g Thrombelastogramme. **a** Normal. **b** Hämophilie. **b_1** Schwere Hämophilie. **b_2** Leichte Hämophilie. **c** Thrombozytopenie. **d** Fibrinolyse. **e** Hyperkoagulabilität. **f** Erhöhte Fibrinolyse. **g** Erhöhte Gerinnung mit erhöhter Fibrinolyse

Verbrauchskoagulopathie, disseminierte intravasale Gerinnung (DIC)

Beide Begriffe werden synonym verwendet. Eine DIC bedeutet den Zusammenbruch des hämostatischen Systems. Es besteht eine Imbalance zwischen Neusynthese und Verbrauch von Thrombozyten und Gerinnungsfaktoren.

Das Gerinnungssystem kann durch verschiedene Ursachen generalisiert aktiviert werden. Es kommt zu einer Hyperkoagulabilität. Eine Störung der Mikrozirkulation ist die Folge. Kompensatorisch versucht der Körper, die Mikrothromben wieder aufzulösen, und reagiert mit einer gesteigerten Fibrinolyse. Da aber weiterhin Gerinnungsfaktoren in höherem Maße verbraucht als neu synthetisiert werden, gelingt es schließlich nicht mehr, ein normales Gerinnungspotenzial aufrechtzuerhalten

> **Eine chronische DIC ist meist kompensiert, kann aber sowohl zu Thrombosen als auch zu Blutungen führen.**

Therapie der Verbrauchskoagulopathie (DIC)/Verlustkoagulopathie

- Therapie der Grunderkrankung
- Beseitigung der Hyperkoagulabilität
- Unterbrechung der Umsatzsteigerung
- Verhinderung der Mikrothrombosierung
- Beseitigung der Mikrothromben

47.2 Gerinnungspräparate

47.2.1 PPSB

Prothrombinkomplex S-TIM 4 200/600, PPSB-Komplex, Beriplex P/N 250/500/1000

Die Präparate sind nur auf den Gehalt an Faktor IX standardisiert. Die Faktoren II, VII (teils <20 %) und X sowie die Proteine C, S und Z unterliegen großen Schwankungen (1 IE entspricht der Aktivität von 1 ml Plasma beim Gesunden). Da teils die Gerinnungsfaktoren beim Isolierungsverfahren aktiviert werden, sind den Präparaten Heparin (250 IE) und AT III (15–30 IE) zugesetzt; Beachte: heparininduzierte Thrombozytopenie.

- **Indikationen**
- Blutungen und Blutungsneigung bei Faktor-II-, -VII-, -IX- und -X-Mangel (angeboren oder erworben)
- orale Antikoagulanzientherapie (Cumarine)
- schwerer Leberparenchymschaden (wenn Quick-Wert im kritischen Bereich ist, z. B. vor Leberbiopsie)
- Vitamin-K-Mangel, der gerinnungswirksam ist (Resorptionsstörungen, lange parenterale Ernährung); primär Vitamin-K-Gabe!
- Protein-C-, -S-, -Z-Mangel

Gerinnungsfaktorensubstitution erst bei systemischer Blutungsneigung, nicht nur nach Laborparametern

Besonders bei der akuten Verbrauchskoagulopathie besteht die Möglichkeit, dass die Verbrauchsreaktion durch PPSB verstärkt wird, sodass im Zweifelsfalle FFP vorzuziehen ist. Die Gabe erfolgt i. v. langsam in kleinen Portionen.

Dosis

Faustregel: Initialdosis (IE) = gewünschter Faktorenanstieg (%) × KG (kg)

- **Nebenwirkungen**
- allergische Reaktion
- thrombembolische Komplikationen wie Thrombophlebitis, akuter Myokardinfarkt, Thrombose, Embolie oder DIC
- Hemmkörperreaktion (Hämophilie B)

Schwangerschaft und Stillzeit: strenge Indikationsstellung

47.2.2 Antithrombin III (AT III)

- AT III 500/1000, Kybernin HS 500/1000
- α_2-Globulin

Wirkmechanismus

AT III inaktiviert freies Thrombin durch Bildung eines Thrombin-Antithrombin-Komplexes (TAT). Außer Thrombin (Faktor IIa) werden noch weitere aktivierte Proteasen wie Faktor Xa inhibiert, in geringerem Maße auch die Faktoren IXa, XIa und XIIa sowie Trypsin, Plasmin und Kallikrein. Die inhibierende Wirkung wird durch Heparin um ein Vielfaches gesteigert (>1000fach).

Pharmakologie

HWZ: 65 h ohne und 37 h mit Heparin

Indikationen

- venöse Thrombosen und Thrombembolien bei pathologischer AT-III-Erniedrigung, z. B. nach Operation
- angeborener AT-III-Mangel
- fehlende oder ungenügende Heparinwirkung bei AT-III-Mangel

Dosis

Faustregel: 1 IE/kg KG führt zu AT-III-Wert-Anstieg von 1–2 %

Nebenwirkungen

- allergische Reaktion

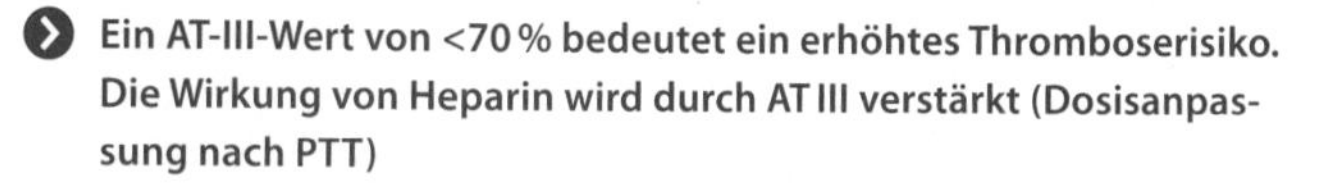

Ein AT-III-Wert von <70 % bedeutet ein erhöhtes Thromboserisiko. Die Wirkung von Heparin wird durch AT III verstärkt (Dosisanpassung nach PTT)

47.2.3 Fibrinogen (Faktor I)

Haemocomplettan

Indikationen

- angeborener Fibrinogenmangel (Hypo-, Dys-, Afibrinogenämie)
- erworbene Fibrinogenmangel bei:
  - Synthesestörungen (schwerer Leberparenchymschaden)
  - Verbrauchs-/Verdünnungskoagulopathie
  - ggf. Hyperfibrinolyse

Dosis

- initial 1–2 g
- bei schweren Blutungen initial 4–8 g
- Faustregel: erforderliche Fibrinogendosis (mg) = erwünschter Anstieg (g/l) × Plasmavolumen (ml) (etwa 40 ml/kg KG), z. B. Anstieg um 1 g/l (100 mg/dl), 70 kg schwerer Patient: 1 g/l × 70 kg × 40 ml/kg = 1 mg/ml × 2800 ml = 2800 mg

Nebenwirkungen

- allergische Reaktion

- **kritische Grenze des Plasmafibrinogenspiegels: <50–100 (75) mg/dl**
- **Fibrinogen führt zur Gerinnungsaktivierung**
- **ein Fibrinogenwert von >500 mg/dl erhöht das Risiko thrombembolischer Komplikationen**

47.2.4 Faktor-VII-Konzentrat

- Novoseven 60/120/240 KIE
- humaner rekombinierter Gerinnungsfaktor VII

Indikationen

- Blutungen oder Blutungsneigung bei angeborener Hämophilie und erworbener Hemmkörperhämophilie gegen Gerinnungsfaktoren VIII und IX, Thrombasthenie

Dosis

- initial 4,5 KIE/kg KG
- ggf. 3–6 KIE/kg KG nach 2–3 h, danach Verlängerung der Behandlungsintervalle auf 4, 6 und 8 h

Nebenwirkungen

- Fieber
- Schmerzen, Erbrechen
- allergische Hautreaktionen

Kontraindikationen

- bekannte Überempfindlichkeit gegen Mäuse-, Hamster- oder Rindereiweiß

!
- **strenge Indikationsstellung**
- **Faktor VII aktiviert den Faktor X (gemeinsame Endstrecke des intrinsischen und extrinsischen Systems).**

47.2.5 Faktor-VIII-Konzentrat

- Immunate STIM plus/250/500/1000 Faktor-VIII-Hochkonzentrat
- Beriate HS 250/500/1000
- Haemate HS 250/500/1000 (Faktor VIII und von-Willebrand-Faktor)

Indikationen

- angeborener und erworbener Faktor-VIII-Mangel (Hämophilie A)
- von-Willebrand-Jürgens-Syndrom mit Faktor-VIII-Mangel

Dosis

Faustregel: 1 IE/kg KG führt zu Aktivitätsanstieg des Faktors VIII um 1–2 %

Nebenwirkungen

- Hemmkörperreaktion (Hämophilie A)

!
- **enthält z. T. Heparin, AT III und Humanalbumin**
- **strenge Indikationsstellung (i. d. R. bei schwerer und mittelschwerer Hämophilie oder zur Prophylaxe bei Eingriffen, die zu Blutungen führen können)**

47.2.6 Faktor-IX-Konzentrat

- Immunine STIM plus/200/600/1200 Faktor-IX-Hochkonzentrat
- Berinin HS 300/600/1200

▪ **Indikationen**
- Prophylaxe und Therapie von Blutungen bei Hämophilie B
- sonstige Erkrankungen mit Faktor-IX-Mangel

Dosis

Faustregel: 1 IE/kg KG führt zu Aktivitätsanstieg des Faktors IX um 0,8 %

▪ **Nebenwirkungen**
- allergische Reaktion
- Hemmkörperreaktion (Hämophilie B)

›
- **als Stabilisatoren sind Heparin und Antithrombin enthalten**
- **bei frischer Thrombose bzw. frischem Herzinfarkt ist das Risiko der Therapie gegenüber der Nichtbehandlung abzuwägen**
- **in klinischen Studien wurde bisher aufgrund neuerer Herstellungsverfahren keine Übertragung einer Virusinfektion (Hepatitis, HIV-Infektion) beobachtet**

47.2.7 Einsatz bei Hemmkörperhämophilien A und B

Feiba S-TIM 4/250/500/1000. Eine Durchstechflasche enthält:
- humanes Plasmaprotein, 100–300 mg/200–600 mg/400–1200 mg
- Faktoren II, VIII, IX und X
- Inhibitoren

▪ **Indikationen**
- Blutungen oder Blutungsneigung bei Hemmkörperhämophilien A und B
- bei schweren Blutungen kann Feiba S-TIM 4 auch zur Behandlung von nicht-hämophilen Patienten mit erworbenen Inhibitoren gegen die Faktoren VIII, XI und XII eingesetzt werden.

Dosis

Initial 50–100 Feiba-E/kg KG i. v., dann alle 12 h, ggf. alle 6 h
max. Tagesdosis von 200 Feiba-E/kg KG nicht überschreiten)

- **Kontraindikationen**
  - bei vermuteter oder nachgewiesener KHK, akuter Thrombose und/ oder Embolie darf Feiba nur bei lebensbedrohlichen Blutungen verabreicht werden.

- **Nebenwirkungen**
  - bei extrem hohen Dosen Hinweise auf eine Verbrauchskoagulopathie (selten)

47.2.8 Faktor-XIII-Konzentrat

Fibrogammin HS 250/1250

- **Indikationen**
  - Prophylaxe und Therapie von Blutungen bei Faktor-XIII-Mangel
  - Wund- und Knochenheilungsstörungen, die auf einen Faktor-XIII-Mangel zurückgeführt werden können (Faktor-XIII-Aktivität von <30 %)

Dosis

Faustregel: 1 IE/kg KG führt zu Aktivitatsanstieg des Faktors XIII um 1–2 %.

- **Nebenwirkungen**
  - bisher keine bekannt

> **Bei frischen Thrombosen ist wegen der fibrinstabilisierenden Wirkung Vorsicht geboten.**

47.3 Antithrombotika und Thrombozytenaggregationshemmer

47.3.1 Normales (unfraktioniertes) Heparin (UFH)

- Heparin-Natrium/Heparin-Calcium in verschiedenen Darreichungsformen
- 1 ml = 1000/5000/10.000/25.000 IE
- Fertigspritzen 0,2 ml = 5000 IE, 0,3 ml = 7500 IE, 0,5 ml = 12.500 IE

Wirkmechanismus

- AT-III-abhängiger Thrombininhibitor
- körpereigene Substanz (Leber, basophile Granulozyten, Mastzellen), lineares polyanionisches Polysaccharid

Pharmakologie

- MG: 6000–25.000
- Überwachung mit Hilfe der PTT und/oder der ACT
- max. Spiegel nach s. c. Gabe nach 1 h
- HWZ dosis- und körpertemperaturabhängig: Metabolisierung über Leber (Heparinasen) und Ausscheidung der inaktiven Stoffwechselmetabolite über die Nieren (HWZ bei Leber- und Niereninsuffizienz verlängert)
- keine Passage der Plazentaschranke

Indikationen

- Thrombembolieprophylaxe
- Behandlung von venösen und arteriellen thrombembolischen Erkrankungen
- Gerinnungshemmung bei Einsatz der extrakorporalen Zirkulation
- Behandlung der Verbrauchskoagulopathie in der hyperkoagulatorischen Phase

Überwachung der Heparintherapie mit Hilfe der PTT, der PTZ und/oder der ACT. therapeutischer Bereich: PTT 1,5–2(–3)fach verlängert (PTZ: 2- bis 3fach verlängert); PTT: etwa 60–90 s

Niedrige Heparindosen beeinflussen nur die PTZ (PTT und Quick-Wert bleiben normal!), höhere Heparindosen die PTT, extrem hohe Spiegel auch den Quick-Wert.

Dosis

Thromboseprophylaxe (bei niedrigem und mittlerem Thromboserisiko)
- »low dose«: etwa 200 IE/kg KG/24 h s. c.
- 2 h präoperativ: 5000 IE s. c.
- danach 2- bis 3-mal 5000 IE bis 3-mal 7500 IE s. c.

Thromboseprophylaxe (bei erhöhtem Thromboserisiko)
- Vollheparinisierung (»high dose«): etwa 400 IE/kg KG/24 h s. c./i. v.
- 2 h präoperativ: 7500 IE s. c.
- danach 3-mal 7500–10.000 IE s. c. oder besser 400 IE/kg KG/24 h i. v., z. B. Perfusor mit 15.000–30.000 IE/24 h i. v. nach PTT

Antikoagulation bei Thrombose (»high dose«)
- Initialbolus: etwa 5000–7500 IE i. v. (Kinder: 50 IE/kg KG)
- anschließend 300–600 IE/kg KG/24 h i. v. (Kinder: 15,5–25 IE/kg KG/h), z. B. Perfusor mit 20.000–40.000 IE/24 h i. v. nach PTT

Hämodialyse
- Durchspülen und Benetzen der Filter mit 2500–5000 IE Heparin
- initial 20–50 IE/kg KG in den zuführenden Schenkel
- anschließend 10–30 IE/kg KG/h (bei erhöhter Blutungsgefahr 5–15 IE/kg KG/h) nach PTT
- Herz-Lungen-Maschine: 300 IE/kg KG als Bolus i. v. und etwa 5000 IE (2500 IE/l Priming-Volumen) in Herz-Lungen-Maschine

Kontraindikationen
- Heparinallergie einschließlich HIT II
- akute zerebrale Blutungen
- SPA, PDA, Lumbalpunktion

Nebenwirkungen
- allergische Reaktionen
- HIT I oder HIT II
- Blutungen
- selten Hautnekrosen an der Injektionsstelle
- Alopezie
- Transaminasenanstieg
- Osteoporose bei Dauertherapie

- **Wechselwirkung**
  - Schilddrüsenfunktionstests können verfälscht werden (falsch-hohe T_3- und T_4-Werte)

47.3.2 Niedermolekulares Heparin (NMH)

- **Wirkmechanismus**
  - Hemmung des Faktors Xa

- **Pharmakologie**
  - MG: <10.000
  - max. Wirkspiegel nach s. c. Gabe nach etwa 3–4 h
  - HWZ: 4–7 h (nach s. c. Gabe)
  - Überwachung mit Anti-Faktor-Xa-Aktivität (mittels PTT und/oder ACT nicht möglich)
  - Elimination zu 50 % renal, nicht dialysierbar

! Plazentagängigkeit noch nicht ausreichend untersucht (wahrscheinlich z. T. plazentagängig!)

- **Indikationen**
  - s. normales Heparin (▶ Abschn. 47.3.1)

› Überwachung der NMH-Therapie mit Hilfe der Anti-Faktor-Xa-Aktivität (nicht mittels PTT zu messen); therapeutischer Bereich:
- **Thromboseprophylaxe**
  - **1. Tag: ab 0,1 U/ml (Ratio: 3,0–4,0)**
  - **4.–5. Tag: 0,15–0,35 U/ml (Ratio: 4,0–6,0)**
- **therapeutische Antikoagulation: 0,5–0,8 U/ml (Ratio: 6,5–8,5)**
- **Blutabnahme in Natriumzitratröhrchen 6 h nach der Morgendosis**

- **Kontraindikationen**
  - s. normales Heparin (▶ Abschn. 47.3.1)

- **Nebenwirkungen**
  - s. normales Heparin (▶ Abschn. 47.3.1)

›
- **Kontrolle der Thrombozytenwerte vor Heparingabe, 3–5 Tage nach Beginn der Therapie und danach wöchentlich bis zur 3. Woche sowie am Ende der Therapie**
- **bei Abfall der Thrombozytenzahl auf <100.000/ml oder auf <50 % des Ausgangswerts HIT in Betracht ziehen**

47.3.3 Heparininduzierte Thrombozytopenie (HIT)

- Synonyme: heparinassoziierte Thrombozytopenie/-pathie (HAT)
- Einteilung in Typen I und II
- Inzidenz: etwa 10 % für Typ I und 0,5–5 % für Typ II

HIT Typ I (nichtimmunologisch)

- **Beginn**

- unmittelbar nach Heparingabe

- **Thrombozytenzahl**

- Abfall meist nicht unter 100.000/μl

- **Pathomechanismus**

- Heparinbindung an Rezeptoren auf den Thrombozyten (Hemmung der Adenylatzyklase, dadurch Verminderung des cAMP-Spiegels mit folgender Thrombozytenaggregation)

- **Komplikationen**

- keine

- **Labordiagnostik**

- keine

- **Therapie**

- Eine spezielle Therapie ist nicht notwendig.

HIT Typ II (immunologisch)

- **Beginn**

- frühestens 6–14 Tage nach erster Heparingabe

- **Thrombozytenzahl**

- <100.000/μl oder schneller Abfall auf <50 % des Ausgangswertes

- **Pathomechanismus**

- Antikörper gegen Heparin-PF4-Komplex: Aktivierte Thrombozyten setzen multiple Sekretionsprodukte aus α-Granula und »dense bodies« frei, u. a den heparinneutralisierenden Plättchenfaktor 4 (PF4) mit hoher Affinität zu Heparin (Heparin-PF4-Komplex): antikoagulatorischer Effekt von Heparin vermindert. Der Heparin-PF4-Komplex wird von neu synthetisierten Antikörpern der IgG-Klasse gebunden, welche sich an die Thrombozytenmembran binden (Folge: Thrombozytopenie). Weder die Art des Heparins (unfraktioniertes oder fraktioniertes Heparin) noch die Menge oder der Applikationsweg spielen bei HIT II eine Rolle!

!
- **Heparin ist Bestandteil in Gerinnungspräparaten (z. B. PPSB), daher kein PPSB mit Heparinzusatz verabreichen**
- **bei Anwendung eines Pulmonaliskatheters spezielle heparinfreie Katheter verwenden**
- **HIT II auch bei Anwendung von NMH beobachtet worden (jedoch geringere Inzidenz)**

Komplikationen
- Thrombenbildung (weißer Thrombus) im venösen und arteriellen System
- ausgeprägte Veränderungen der Mikro- und Makrozirkulation (»White-clot«-Syndrom)
- Gerinnungsaktivierung (Verbrauchskoagulopathie)
- Hautnekrosen und erythematöse Plaques an der Injektionsstelle

Labordiagnostik
- Kontrolle der Thrombozytenzahl im Zitratblut (kein EDTA-Blut)
- Thrombozytenaggregationstest mit Heparin vs. Puffer mit Hilfe eines Aggregometers; Nachteil: geringe Spezifität
- D-Dimer-Spiegel: meist als Hinweis einer ablaufenden Gerinnung erhöht
- funktionelle Tests:
  - HIPA-Test (heparininduzierter Plättchenaggregationstest)
  - HIPAA-Test (heparininduzierter Plättchenaktivierungs-Assay)
- Antikörpernachweis mittels ELISA-Test: Nachweis von HIT-Antikörpern mit Hilfe Heparin-PF4-beschichteter Platten

Therapie
Patienten mit HIT II in der Vorgeschichte dürfen nicht mit Heparin behandelt werden. Schon bei begründetem Verdacht auf HIT II muss Heparin sofort abgesetzt werden. Dies gilt für alle Applikationsformen des Heparins (unfraktioniertes und niedermolekulares Heparin). Eine therapeutische oder prophylaktische Antikoagulation sollte, wenn die Indikation zur Antikoagulation nach wie vor besteht, entweder mit dem Heparinoid Danaproid-Natrium (Orgaran) oder mit dem rekombinanten Hirudin-Präparat Lepirudin (Refludan) fortgeführt werden. Patienten mit HIT II und einer Thrombose müssen mit Orgaran oder Refludan in therapeutischer Dosie-

rung behandelt werden. Mit der Behandlung muss sofort begonnen werden, auch wenn noch keine Ergebnisse der Bestätigungsanalytik vorliegen. Patienten mit HIT II ohne Thrombose, aber mit hohem Thomboserisiko müssen ebenfalls nach Absetzen des Heparins mit Orgaran oder Refludan in therapeutischer Dosierung behandelt werden. In der akuten Phase des HIT II ist eine alleinige orale Antikoagulation wegen einer möglichen Verschlechterung der Symptomatik kontraindiziert. Wie bei den Marcumarnekrosen unter Protein-C-Mangel führt die Einleitung der oralen Antikoagulation zu einer vorübergehenden Steigerung des prokoagulatorischen Potenzials. Eine Marcumarisierung kommt erst als Langzeittherapie nach Normalisierung der Thrombozytenzahl infrage. Eine prophylaktische Thombozytensubstitution wird nicht empfohlen. Sie provoziert neue thrombotische Ereignisse. Allenfalls bei schwerster Thrombozytopenie mit gleichzeitigen schweren hämorrhagischen Komplikationen kann die Gabe von Thrombozyten gerechtfertigt sein.

47.3.4 Alternative zu Heparin bei HIT II: Danaparoid-Natrium (Orgaran)

- Heparinoid
- 10% Kreuzreaktion mit Heparin bei HIT II

WM

- wirkt vorwiegend durch Hemmung des Faktors **Xa** und zu einem geringen Prozentteil auch des Faktors **IIa**

Pharmakologie

- lange HWZ: 24 h
- MG: 4000–10.000
- kein Antagonist verfügbar, nicht hämofiltrierbar, aber durch Plasmapherese zu entfernen, Blutungsrisiko: 3%
- Elimination zu 50 % unverändert über die Niere, Beachte: Niereninsuffizienz!

Indikationen

- Antikoagulation, insbesondere bei HIT II

- Überwachung der Therapie mit Hilfe der Anti-Faktor-Xa-Aktivität, da PTT- und Thrombintests noch nicht evaluiert sind. Therapeutischer Bereich der Anti-Faktor-Xa-Aktivität:
  - Thromboseprophylaxe:
    - 1. Tag: ab 0,1 U/ml (Ratio: 3,0–4,0)
    - 4.–5. Tag: 0,15–0,35 U/ml (Ratio: 4,0–6,0)
  - therapeutische Antikoagulation: 0,4–0,8 U/ml (Ratio: 6,5–8,5)
  - Blutabnahme in Natriumzitratröhrchen 6 h nach der Morgendosis bzw. bei therapeutischer Antikoagulation 1- bis 3-mal täglich

47.3.5 Synthetisches Pentasaccharid

Fondaparinux (Arixtra)

- 1 Amp. à 0,5 ml = 2,5 mg
- vollsynthetisch hergestelltes Polysaccharid
- keine Kreuzreaktion mit Heparin-induzierten Antikörpern

Wirkmechanismus

- Antithrombin-vermittelte Hemmung des Faktors Xa ohne Inhibierung von Thrombin

Pharmakologie

- HWZ: 18 h
- vorwiegend renale Elimination

Indikationen

- Thrombembolieprophylaxe besonders bei größeren orthopädischen Eingriffen an den unteren Extremitäten, wie z. B. Knie- oder Hüftendoprothesen
- Thrombembolieprophylaxe bei Patienten mit einem erhöhten Risiko für venöse thrombembolische Ereignisse (VTE) und bei Immobilisation wegen einer akuten Erkrankung
- Therapie tiefer Venenthrombosen (TVT)

Therapie

- von Lungenembolien (LE), außer bei hämodynamisch instabilen Patienten oder Patienten, die einer Thrombolyse oder einer pulmonalen Embolektomie bedürfen
- Überwachung der Therapie mit Hilfe der Anti-Faktor-Xa-Aktivität

Dosis

Thrombembolieprophylaxe: 1-mal täglich
2,5 mg s.c.

Therapie tiefer Venenthrombosen und Lungenembolien:
1-mal täglich 7,5 mg s.c. (>100 kg 1-mal täglich 10 mg s.c.;
<50 kg 1-mal täglich 5 mg s.c.)

- **Kontraindikationen**
- aktive klinisch relevante Blutungen
- akute bakt. Endokarditis
- Niereninsuffizienz (Kreatinin-Clearance <30 ml/min)

- **Nebenwirkungen**
- häufig (1– <10%)
- Anämie
- Blutungen (Blutung an der Operationsstelle, gastrointestinal, Hämaturie, Hämatome)
- Thrombozytopenie
- Purpura
- veränderte Leberfunktionstests
- Ödeme
- → Behandlungsdauer maximal 5–9 Tage

47.3.6 Direkte Faktor-Xa-Inhibitoren

Rivaroxaban (Xarelto)

- hochselektiver direkter Faktor-Xa-Inhibitor
- 1 Filmtbl. = 10/15/20 mg

- **Wirkmechanismus**
- hemmt die Aktivierung von Faktor X zu Faktor Xa (FXa) via intrinsisches und extrinsisches System
- es ist kein spezifisches Antidot verfügbar

! Für die durch Rivaroxaban beeinflusste Anti-Faktor-Xa-Aktivität steht kein Kalibrierungsstandard zur Verfügung. Zurzeit ist während der Behandlung mit Rivaroxaban ein Monitoring der Gerinnungsparameter in der klinischen Routine nicht möglich.

- **Pharmakologie**
  - Rivaroxaban wird oral schnell und fast vollständig resorbiert. Die maximale Plasmakonzentration (C_{max}) wird 2–4 h nach der oralen Gabe erreicht (bei 20 mg ist die Bioverfügbarkeit ohne Nahrung nur 66 %)
  - HWZ bei jungen Personen 5–9 h, bei älteren 11–13 h

- **Indikationen**
  - Prophylaxe venöser Thrombembolien (VTE) bei erwachsenen Patienten nach elektiven Hüft- oder Kniegelenkersatzoperationen
  - Vorbeugung gegen Schlaganfall und systemische Embolie bei Patienten mit nicht-valvulärem Vorhofflimmern

Dosis

1 × 10 mg/Tag p. o. (1. Dosis 6–10 h postoperativ)

- **Kontraindikationen**
  - akute Blutungen
  - Lebererkrankungen mit Koagulopathie und klinisch relevantem Blutungsrisiko
  - Schwangerschaft und Stillzeit

! Bei Kreatinin-Clearance <15 ml/min nicht empfohlen, bei Kreatinin-Clearance von 15–29 ml/min mit Vorsicht anwenden!

- **Nebenwirkungen**
  - Transaminasenanstieg, Anämie
  - postoperative Blutungen

Apixaban (Eliquis)

- reversibler direkter Faktor-Xa-Inhibitor (AT III ist nicht erforderlich)
- 1 Filmtbl. = 2,5/5 mg

- **Wirkmechanismus**
  - hemmt die Aktivierung von Faktor X zu Faktor Xa (FXa) via intrinsisches und extrinsisches System
  - keine direkte Wirkung auf die Thrombozytenaggregation, hemmt aber indirekt die durch Thrombin induzierte Thrombozytenaggregation

- **Pharmakologie**
  - die Bioverfügbarkeit von Apixaban beträgt ca. 52,3 %
  - Ausscheidung zu 27 % renal und 73 % nicht-renale Eliminationswege (inkl. Metabolismus und biliäre Ausscheidung)

■ **Indikationen**

- Prävention venöser thrombembolischer Ereignisse (VTE) bei erwachsenen Patienten nach elektiver Hüft- oder Knieersatzoperation
- Vorbeugung gegen Schlaganfall und systemische Embolie bei Patienten mit nicht-valvulärem Vorhofflimmern

Dosis

2 × 2,5 mg/Tag p.o.

■ **Kontraindikationen**

- akute Blutungen
- Lebererkrankungen mit Koagulopathie und klinisch relevanten Blutungsrisiko

47.3.7 Direkte Thrombininhibitoren

Lepirudin (Refludan)

- aus Hefezellen hergestelltes rekombinantes Hirudinderivat
- Komplexbildung mit Thrombin, das entweder frei oder an Fibrin gebunden ist
- 1 Amp. à 20/50 mg Lepirudin

■ **Pharmakologie**

- HWZ: etwa 1–1,3 h
- komplette renale Ausscheidung ohne Metabolisierung in der Leber, wobei ein geringer Teil inaktiviert wird

! bei Serumkreatininwert von >1,5 mg/dl bzw. bei einer Kreatinin-Clearance von <60 ml/min; auch eine Leberzirrhose kann die renale Elimination von Hirudin beeinflussen

- nicht antagonisierbar

■ **Indikationen**

- HIT II (mit Kreuzreaktion auf Orgaran)

Dosis

Tab. 47.3

Tab. 47.3 Dosis für Lepirudin bei HIT-Patienten zur parenteralen Antikoagulation

Klinik	Initialer i. v. Bolus	I. v. Infusion	Zielwert r-Hirudin in mg/l (µg/ml)
HIT mit isolierter Thrombozytopenie	–	0,1 mg/kg KG/h	0,5–1,0
HIT und Thrombose*	0,4 mg/kg KG	0,15 mg/kg KG/h	0,5–1,5
HIT und Thrombolyse	0,2 mg/kg KG	0,1 mg/kg KG/h	0,5–1,5
Thrombosephrophylaxe bei HIT in der Anamnese	2 x 15 mg/Tag+ s. c.	0,1 mg/kg KG/h+	<0,8
Hämodialyse jeden 2. Tag	0,1 mg/kg KG vor Dialyse	0,1 mg/kg KG/h	0,5–1,0
Kontinuierliche venovenöse Hämofiltration	Intermittierend 0,05 mg/kg KG	1,0 mg/kg KG/h (empirisch)	0,5–1,5
Operationen an der Herz-Lungen-Maschine (EKZ)	Bolus: 0,25 mg/kg KG Priming-Flüssigkeit der HML: 0,2 mg/kg KG Cell-Saver: 10 mg	Zusätzliche Boli von 2,5–5 mg (bei r-Hirudin-Spiegel <2,5 µg/ml) oder 0,5 mg/min# (konstanterer Verlauf der Plasmaspiegel); r-Hirudin-Spiegel >4,5: Perfusorgeschwindigkeit um ca. 10 ml/h reduzieren; r-Hirudin-Spiegel <3,5: Perfusorgeschwindigkeit um ca. 10 ml/h erhöhen	Vor Start der EKZ: >2,5; während EKZ: 3,5–4,5; letzte 30 min an EKZ: 2,5–3,5, da nicht antagonisierbar

* In Deutschland zugelassene Behandlungsindikation
+ Die Empfehlung basiert auf den prospektiven Studien bei Patienten nach Hüftgelenkendoprothesenoperation für Desirudin. Eriksson et al.: N Engl J Med (1997) 337: 1329–35
# Stopp 15–30 min vor Ende der HLM-Anwendung, dann 5 mg Hirudin in die HLM nach Diskonnektion geben, um für Re-Transfusion des Restblutes die Gerinnung zu hemmen

Kontraindikationen

- Schwangerschaft und Stillzeit

> **Laut Hersteller erfolgt die Steuerung der Hirudintherapie über die PTT (erste Kontrolle 4 h nach Beginn der Infusion): Wenn die PTT oberhalb des Zielbereichs liegt (nach erneuter Bestimmung), erfolgen eine Unterbrechung der Infusion für 2 h und danach die Reduktion der Infusionsgeschwindigkeit um 50 %. Wenn die PTT unterhalb des Zielbereichs liegt, wird eine Steigerung der Infusionsgeschwindigkeit um etwa 20 % vorgenommen (erneute Kontrolle nach 4 h). »Ecarin clotting time« (ECT): bessere Korrelation mit Hirudinplasmaspiegel als PTT; therapeutischer Bereich: s. Dosiszielwerte. Chromogene Tests oder die ECT sind für das Monitoring der r-Hirudin-Therapie am besten geeignet. Die aPTT sollte nur dann verwendet werden, wenn keine anderen Methoden verfügbar sind. Die Anwendung wird wenn möglich auf 10 Tage beschränkt.**

Nebenwirkungen

- Blutung
- allergische Reaktionen (insbesondere bei Re-Exposition; Todesfälle beschrieben)

Bei Überdosierung. Hämodialyse oder Hämofiltration mit »High-flux«-Dialysemembranen mit einer Filtrationsgrenze bei einem MG von 50.000

> **!**
> - **bei Niereninsuffizienz: verminderte Hirudinausscheidung mit Wirkungsverlängerung und erhöhter Blutungsgefahr**
> - **thrombolytische Medikation und Hirudininfusion über 2 verschiedene Zugänge geben**
> - **aufgezogene Medikation nach 24 h verwerfen**

Desirudin (Revasc)

- AT III-unabhängige, direkte Thrombinhemmung wie bei Lepirudin → z. B. Hemmung der Abspaltung der Fibrinopeptide A und B von Fibrinogen durch Thrombin oder thrombinabhängige Thrombozytenaktivierung
- Durchstechflasche mit 15 mg

Indikationen

- Prophylaxe tiefer Beinvenenthrombose bei Patienten nach Hüft- und Kniegelenkersatz → bessere Thromboseprophylaxe bei nicht höherer Blutungsneigung im Vergleich zu UFH und NMH

Dosis

2 × 15 mg/dl s. c. über max. 9–12 Tage postoperativ

- **Kontraindikationen**
- Überempfindlichkeitsreaktionen gegen

Argatroban (Argatra)

- Arginin-Derivat
- direkter Thrombininhibitor

- **Indikationen**
- HIT II (seit 6/2005 für diese Indikation in Deutschland zugelassen; günstig bei gleichzeitiger CVVH)

- **Pharmakologie**
- Elimination: 65% hepatisch über Cytochrom P450 3A4/5 und Ausscheidung über die Galle (!)
- HWZ: 40 min
- Proteinbindung: 54 % (20% Albumin und 34 % an α_1-saures Glykoprotein)

Dosis

- kontinuierliche intravenöse Gabe von 1,7–2 µg/kg/min (bei mäßiger Leberinsuffizienz: 0,5 µg/kg/min)
- Nierenersatzverfahren: 125 µg/kg Bolus und anschließend 2 µg/kg/min kontinuierlich
- HLM: 2– (max.) 10 µg/kg/min (die angegebene höhere Dosis ging mit vermehrten Post-EKZ-Blutungen einher!)
- Empfehlung: generell Beginn mit einer Dosierung von 0,5 µg/kg/min (Dosisanpassung nach PTT), insbesondere Intensivpatienten zeigen häufig eine Akkumulation des Medikamentes
- maximale Anwendungsdauer: 14 Tage

- **Kontraindikationen**
- ausgeprägte Leberinsuffizienz

Melagatran (Melagatrane Astra-Zeneca) und Ximelagatrane (Exanta)

- parenterale und oral applizierbare direkte, Antithrombin-unabhängige Thrombininbititoren, zusätzlich Hemmung der Thrombinbildung und Steigerung der Gewebeplasminogenaktivator (t-PA)-Wirkung
- 1 Amp. à 3,0 mg/0,3 ml Melagatran oder 1 Filmtbl. à 24 mg Ximelagatran

Pharmakologie

- HWZ von Melagatran: 2,5–3,5 h
- HWZ von Ximelagatrane: 4,2–4,6 h
- Verteilungsvolumen: 0,2 l/kg
- Clearance erfolgt zu 80 % über die Niere und zu 20 % über den Fäzes

Indikationen

- Thromboseprophylaxe oder Therapie von TVT und LE für 8–11 Tage

Dosis

Dosisanpassung bei Niereninsuffizienz (Kreatinin >1,7 mg/dl), keine Dosisanpassung bei leichter und mittelgradiger Leberinsuffizienz

Nebenwirkungen

- Blutung, Anstieg der Transaminasen

Dabigatran (Pradaxa)

- stark wirksamer, kompetitiver reversibler direkter Thrombininhibitor
- 1 Kps. = 75/110/150 mg

Wirkmechanismus

- Dabigatranetexilat ist ein inaktives Prodrug, das in der Leber in Dabigatran umgewandelt wird. Dabigatran ist ein direkter reversibler Thrombininhibitor, der sowohl freies als auch fibringebundenes Thrombin sowie die thrombininduzierte Thrombozytenaggregation hemmt
- die PTT ermöglicht eine grobe Abschätzung der gerinnungshemmenden Aktivität von Dabigatranetexilat. Die Sensitivität des PTT Tests ist eingeschränkt, insbesondere bei hohen Dabigatranplasmaspiegeln für präzise Quantifizierung der Gerinnungshemmung ungeeignet. Sehr hohe PTT-Werte >80 s direkt vor der Einnahme der nächsten Dosis können allerdings auf eine Überdosierung hinweisen

- die ECT (ecarin clotting time) ermöglicht eine sichere Wirkspiegelbestimmung
- gegenwärtig ist kein Antidot bekannt

■ **Pharmakologie**

- die Plasmakonzentration Cmax wird nach 0,5–2 h erreicht
- wird unverändert zu 85% unverändert über die Nieren ausgeschieden
- HWZ: 14–17 h

■ **Indikationen**

- Vorbeugung gegen Schlaganfall und systemische Embolie bei Patienten mit nicht-valvulärem Vorhofflimmern mit einem oder mehreren der folgenden Risikofaktoren:
- Zustand nach Schlaganfall, TIA oder systemische Embolie; LVF <40 %; symptomatische Herzinsuffizienz, ≥NYHA 2; Alter ≥75 Jahre; Alter ≥65 Jahre einhergehend mit einer der folgenden Erkrankungen: Diabetes mellitus, KHK oder Hypertonie

Dosis

2 × 150 mg/Tag p.o.

■ **Kontraindikationen**

- Überempfindlichkeit gegen den Wirkstoff oder einen der sonstigen Bestandteile
- schwere Niereninsuffizienz (CrCl <30 ml/min)
- Beeinträchtigung der Leberfunktion
- Situationen mit hohem Risiko einer schweren Blutung wie z. B. akute oder kürzlich aufgetretene gastrointestinale Ulzerationen, maligne Neoplasien mit hohem Blutungsrisiko, kürzlich aufgetretene Hirn- oder Rückenmarksverletzungen, kürzlich erfolgte chirurgische Eingriffe an Gehirn, Rückenmark oder Augen, kürzlich aufgetretene intrakranielle Blutungen, bekannte oder vermutete Ösophagusvarizen, arteriovenöse Fehlbildungen, vaskuläre Aneurysmen oder größere intraspinale oder intrazerebrale vaskuläre Anomalien
- gleichzeitig systemisch verabreichtes Ketoconazol, Ciclosporin, Itraconazol oder Tacrolimus
- gleichzeitige Anwendung von anderen Antikoagulanzien
- Kinder, Jugendliche, Schwangerschaft und Stillzeit

- **Nebenwirkungen**
- Blutungen (Hämaturie, Hämatome nach Bagatellverletzungen, GIB)
- auch lebensbedrohliche Blutungen möglich, signifikant geringeres Risiko für größere Blutungen als vergleichsweise mit Warfarin
- Störungen des Blut- und Lymphsystem

47.3.8 Cumarine (Vitamin-K-Antagonisten): Phenprocoumon (Marcumar) und Warfarin (Coumadin)

- 1 Tbl. à 3 mg Phenprocoumon
- 1 Tbl. à 5 mg Warfarin

- **Wirkmechanismus**
- Vitamin-K-Antagonismus (Reduktase): Hemmung Vitamin-K-abhängiger Gerinnungsfaktoren (Faktoren II, VII, IX und X) sowie der Proteine C, S und Z

- **Pharmakologie**
- kompetitive Vitamin-K-Hemmung
- HWZ von Warfarin (Coumadin): 1,5–2 Tage; Normalwerte (±20 %) 1–3 Tage nach Absetzen
- HWZ von Phenprocoumon (Marcumar): 6,5 Tage; normale Gerinnung 7–10 Tage nach Absetzen
- Metabolismus: hepatisch und renal (zu 15 % unverändert)

- **Indikationen**
- Langzeitbehandlung und Prophylaxe von Thrombose und Embolie, wenn ein erhöhtes Risiko für thrombembolische Komplikationen besteht

- **Kontraindikationen**
- erhöhte Blutungsneigung
- fixierte und behandlungsrefraktäre Hypertonie
- Schwangerschaft

- **Nebenwirkungen**
- Blutungen (Hämaturie, Hämatome nach Bagatellverletzungen, gastrointestinale Blutungen), auch lebensbedrohliche Blutungen möglich
- Hautnekrosen unter Cumaringabe und Protein-C- und/oder ProteinS-Mangel
- Teratogenität (fetales Warfarinsyndrom), fetale Blutungen, Totgeburt

Regelmäßige Kontrolle der Gerinnungsverhältnisse unerlässlich
- **keine i. m. Injektion, keine SPA und keine PDA unter Therapie mit Cumarinen**
- **Patienten müssen einen Behandlungsausweis bei sich tragen**
- **vor Operationen 3–4 Tage präoperativ absetzen bzw. Umstellung auf i. v. Antikoagulation (z. B. Heparin)**
- **in Notfallsituationen: PPSB, FFP, Vitamin K wirkt nicht akut**
- **Antidot: Vitamin K (Konakion)**
- **Plazentagängig**
- **Stillzeit: strenge Indikationsstellung (Übergang in die Muttermilch)**

47.3.9 Acetylsalicylsäure (Aspirin, Aspirin protect 100/300, Miniasal)

- Aspirin: 1 Tbl. à 500 mg
- Aspirin protect 100/300, magensaftresistente Tabletten: 1 Tbl. à 100/300 mg
- Miniasal: 1 Tbl. à 30 mg
- Aspisol: 1 Amp. à 500 mg

Wirkmechanismus

- irreversible Hemmung der Thrombozytenfunktion über Inhibition der Cyclooxygenase: Verminderung der Thromboxan-A2-Synthese, dadurch geringere Verstärkung der Thrombozytenwirkung über den TP-Rezeptor auf den Thrombozyten
- Verlängerung der Blutungszeit um etwa 1,5–2 min
- Cyclooxygenasehemmung: Verringerung des Prostaglandins E_2
- irreversible Hemmung der Cyclooxygenase in den Thrombozyten für die Lebensdauer der Thrombozyten, die i. d. R. 7–10 Tage beträgt
- entzündungshemmend und fiebersenkend

Indikationen

- Thrombozytenaggregationshemmung:
  - instabile Angina pectoris
  - akuter Myokardinfarkt
  - Re-Infarkt-Prophylaxe
  - nach arteriellen gefäßchirurgischen oder interventionellen Eingriffen
  - Prophylaxe von transitorischen ischämischen Attacken und Hirninfarkten

- Schmerztherapie:
  - besonders entzündliche Schmerzzustände
  - Knochen- und Weichteilschmerzen
  - Migräne

Kontraindikationen
- Überempfindlichkeit gegenüber ASS und anderen Salizylaten
- hämorrhagische Diathese
- Magen-Darm-Ulzera

Nebenwirkungen
- gastrointestinale NW (selten Magenblutungen und Magenulzerationen)
- allergische Reaktion (Bronchospasmus, Analgetikaasthma)
- bei Kindern Reye-Syndrom
- Nierenfunktionsstörungen (Einzelfälle)

47.3.10 Adenosin-Diphosphat (ADP)-Rezeptorantagonisten

Ticlopidin (Tiklyd)
- 1 Film-Tbl. à 250 mg

Wirkmechanismus
- geringere ADP-Freisetzung aus den Thrombozyten
- maximaler Effekt erst nach 2–3 Tagen erreicht (nach Absetzen des Präparats ist die Ausgangsthrombozytenaggregation erst nach einer Woche wieder erreicht!)

Pharmakologie
- HWZ: 7–8 h bei Einmalgabe, nach 3-wöchiger Dauertherapie etwa 90 h

Indikationen
- Thrombozytenaggregationshemmung bei Unverträglichkeit von acetylsalicylsäurehaltigen Präparaten

Kontraindikationen
- hämorrhagische Diathese, Blutungsneigung, Organläsionen mit Blutungsneigung
- akute Magen-Darm-Geschwüre
- hämorrhagischer apoplektischer Insult in der akuten Phase

- **Nebenwirkungen**
- Diarrhö
- Magen-Darm-Blutungen
- Hautausschlag
- gelegentlich Neutropenie!
- Agranulozytose
- selten Thrombozytopenie

Clopidogrel (Plavix, Iscover)

- Thienopyridinderivat
- 1 Film-Tbl. à 75 mg

- **Wirkmechanismus**
- Thrombozytenaggregationshemmung über Reduktion der ADP-abhängigen Aktivierung des Glykoproteins IIb/IIIa, dadurch Verminderung der Fibrinogenbindung
- hohes antiaggregatorisches Potenzial bzw. Blutungsrisiko
- maximale Hemmung der Thrombozytenaggregation bei normaler Dosis erst nach 3–7 Tagen, bei 300 mg bereits nach 6 h

- **Indikationen**
- Prävention von transitorischen ischämischen Attacken
- Hirninfarkt
- Myokardinfarkt bei Atheroskleroserisikopatienten

- **Kontraindikationen**
- akute Blutung oder hämorrhagische Diathese

> **7–9 Tage präoperativ absetzen**

Prasugrel (Efient)

- hemmt spezifisch die Thrombozytenaktivierung und –aggregation
- 1 Filmtbl. = 5/10 mg

- **Pharmakologie**
- nach der Einnahme von 60 mg Prasugrel als Aufsättigungsdosis, erfolgte die ADP-vermittelte Hemmung der Thrombozytenaggregation nach 15–30 min

- **Indikationen**
- in Kombination mit Acetylsalicylsäure (ASS) zur Prävention atherothrombotischer Ereignisse bei Patienten mit primärer oder verzöger-

ter perkutaner Koronarintervention (PCI), bei akutem Koronarsyndrom (instabiler Angina pectoris, Myokardinfarkt)

Dosis

- Aufsättigungsdosis von 1 × 60 mg p. o., dann 1 × 10 mg/Tag p. o.
- zusätzlich 1 × 75–325 mg Acetylsalicylsäure/Tag
- Patienten mit Körpergewicht <60 kg: 1 × 5 mg/Tag p. o.
- empfohlene Behandlungsdauer: 15 Monate

- **Nebenwirkungen**

- schwere oder leichte Blutungen

Ticagrelor (Brilique)

- 1 Filmtbl. = 90 mg

- **Pharmakologie**

- maximale Hemmung der Thromozytenaggregation nach 2–4 h (bei 180 mg Initialdosis), die 2–8 h anhält

- **Indikationen**

- in Kombination mit Acetylsalicylsäure (ASS) zur Prävention thrombotischer Ereignisse bei Patienten mit akutem Koronarsyndrom (instabile Angina pectoris, Myokardinfarkt). Hierzu zählen Patienten unter medikamentöser Therapie sowie solche, die mittels perkutaner Koronarintervention (PCI) oder koronarer Bypassoperation (CABG) behandelt werden

Dosis

- Aufsättigungsdosis von 1 × 180 mg p. o., dann 2 × 90 mg/Tag p. o.
- zusätzlich 1 × 75 – 150 mg Acetylsalicylsäure/Tag
- Patienten mit Körpergewicht < 60 kg:1 × 5 mg/Tag p. o.
- empfohlene Behandlungsdauer: 15 Monate

- **Kontraindikationen**

- Überempfindlichkeit gegen den Wirkstoff oder einen der sonstigen Bestandteile
- aktive pathologische Blutung
- Vorgeschichte einer intrakraniellen Blutung
- mäßige bis schwere Leberfunktionsstörung

- gleichzeitige Verabreichung mit starken CYP3A4-Inhibitoren (z. B. Ketokonazol, Clarithromycin, Nefazodon)

47.3.11 Glykoprotein-IIb/IIIa-Antagonisten

Abciximab (ReoPro)

- 1 Fl. à 5 ml (10 mg)

Wirkmechanismus

- Fab_2-Fragment eines monoklonalen Antikörpers gegen den thrombozytären Glykoprotein-IIb/IIIa-Rezeptor
- max. Wirkung bereits 2 h nach Gabe, Normalisierung der Blutungszeit erst nach 12 h

Indikationen

- zusätzlich zur Anwendung von Heparin und ASS zur Vermeidung von ischämischen kardialen Komplikationen bei Hochrisikopatienten, bei denen eine perkutane transluminale Koronarangioplastie (PTCA) durchgeführt wurde

Kontraindikationen

- aktive innere Blutungen
- zerebrovaskuläre Komplikationen innerhalb der vorangegangenen 2 Jahre
- intrakranielle oder intraspinale Operation oder Traumata innerhalb der vorangegangenen 2 Monate
- größere Operationen während der vorangegangenen 2 Monate
- intrakranielle Tumoren
- arteriovenöse Fehlbildung oder Aneurysma
- bekannte Blutungsneigung
- schwerer, nicht ausreichend einstellbarer Bluthochdruck
- vorbestehende Thrombozytopenie
- Vaskulitis
- hypertensive oder diabetische Retinopathie
- schwere Leber- oder Nierenfunktionseinschränkung
- Überempfindlichkeit gegen murine monoklonale Antikörper

Nebenwirkungen

- häufig Blutungen innerhalb der ersten 36 h
- Hypotonie, Übelkeit, Erbrechen, Thrombozytopenie, Hämatom, Bradykardie, Fieber, vaskuläre Störungen

> **Humane Antikörper treten bei 6,5 % der Patienten nach 2–4 Wochen auf (üblicherweise mit niedrigem Titer).**

Tirofiban (Aggrastat)

- 50-ml-Infusionskonzentrat = 12,5 mg (1 ml = 0,25 mg)
- 250-ml-Infusionslösung = 12,5 mg (1 ml = 0,05 mg)

Wirkmechanismus

- nicht-peptidischer Antagonist des GP-IIb/IIIa-Rezeptors, der die Bindung von Fibrinogen an GP IIb/IIIa verhindert und auf diese Weise die Thrombozytenadhäsion und –aggregation blockiert
- Nach Absetzen der Infusion kehrt die Thrombozytenfunktion in Kürze wieder zum Ausgangswert zurück

Pharmakologie

- HWZ: 1,4–1,8 h
- Ausscheidung unverändert zu ca. 65% renal

Indikationen

- in Kombination mit Heparin und Acetylsalicylsäure bei Patienten mit instabiler Angina pectoris oder Non-Q-Wave-Myokardinfarkt

> **Dosis**
> - **initiale Infusionsrate von 0,4 µg/kg/min für 30 min i.v.. danach 0,1 µg/kg/min für 48–108 h (jeweils zusammen mit Heparin)**
> - **bei Patienten mit schwerer Niereninsuffizienz (Kreatininclearance <30 ml/min) sollte die Dosis von Aggrastat um 50% reduziert werden**

Kontraindikationen

- Überempfindlichkeit gegen den Wirkstoff oder einen der sonstigen Bestandteile
- aktive pathologische Blutung
- Vorgeschichte einer arteriovenöser Fehlbildung, Aneurysma, Symptomen oder Hinweise auf Aortendissektion, akuter Perikarditis und hämorrhagischer Retinopathie, sowie Thrombozytopenie nach Aggrastat
- Vorsicht bei: innerhalb der letzten 12 Monate aufgetretene, klinisch bedeutsame GIB oder urogenitale Blutung; bekannte Koagulopathie, Thrombozytopathie oder Thrombozytopenie in der Anamnese; Thrombozytenzahl <150.000/mm3; zerebrovaskuläre Erkrankung innerhalb des letzten Jahres; grösserer chirurgischer Eingriff oder

schwere Verletzung innerhalb des letzten Monats; kürzlich durchgeführte epidurale Eingriffe, z. B. Epiduralanästhesie, Spinalpunktion; schwere, nicht eingestellte Hypertonie (systolischer Blutdruck über 180 mmHg und/oder diastolischer Blutdruck über 110 mmHg); chronische Hämodialyse

Eptifibatid (Integrilin)

- 10-ml-Injektionslösung (2 mg/ml)
- 100-ml-Infusionslösung (0,75 mg/ml)

Wirkmechanismus

- Hemmung der Bindung von Fibrinogen, Von-Willebrand-Faktor und anderen Adhäsivliganden an die Glykoprotein-(Gp) IIb/IIIa Rezeptoren
- Hemmung hemmt die Thrombozytenaggregation dosis- und konzentrationsabhängig

Pharmakologie

- HWZ: ca. 2 h

Indikationen

- Anwendung zusätzlich zu Heparin und Acetylsalicylsäure: bei perkutaner Koronarintervention zurVermeidung ischämischer kardialer Komplikationen bei Patienten, die sich einer perkutanen Koronarintervention unterziehen (Ballondilatation; Stentimplantation); bei instabiler Angina pectoris zur Herabsetzung des Risikos eines Herzinfarktes bei Patienten, die auf umfassende konventionelle Therapie nicht ansprechen und für eine perkutane koronare Intervention vorgesehen sind

Dosis

- 180 µg/kg als i.v. Bolus unmittelbar vor Beginn der PCI, dann 2,0 µg/kg/min; nach 10 min 2. Bolus von 180 µg/kg
- die Dauerinfusion sollte über 18–24 h nach der PCI fortgeführt werden
- eine minimale Infusionsdauer von 12 h wird empfohlen

Kontraindikationen

- Überempfindlichkeit gegen den Wirkstoff oder einen der sonstigen Bestandteile

- Blutungen (Hämaturie, Hämatome nachBagatellverletzungen, GIB)
- bekannter zerebrovaskulärer Zwischenfall
- größerer operativer Eingriff oder Trauma in den letzten 6 Wochen
- Blutungsdiathese, Thrombozytopenie (<100.000/mm^3), Hämatokrit <30%, INR ≥2,0
- schwere Hypertonie unter antihypertensiver Therapie
- Kreatinin-Clearance < 30 ml/min oder schwerwiegendem Nierenversagen
- klinisch signifikanter Leberfunktionsstörung
- begleitende oder geplante Anwendung eines anderen GP-IIb/IIIa-Inhibitors zur parenteralenApplikation

■ **Nebenwirkungen**

- Störungen des Blut- und Lymphsystems
- sehr häufig hochgradige Blutung (intrakranielle Blutung oder Hb-Abnahme >5 g/dl) oder leichtgradige Blutungen (Hämaturie, spontane Hämatemesis, Blutverlust mit einer Hb-Abnahme >3 g/dl)
- häufig: Thrombozytopenie, gelegentlich: akute hochgradige Thrombozytopenie (<20.000/μl)
- gelegentlich: anaphylaktoide Reaktionen

47.4 Fibrinolytika

■ **Indikationen**

- akuter Herzinfarkt
- Lungenembolie
- arterielle Thrombosen und Embolien

■ **Kontraindikationen**

- manifeste oder kurz zurückliegende Blutungen
- erhöhtes Blutungsrisiko (hämorrhagische Diathese, orale Antikoagulation, frische Operationen, Aneurysma)
- Hypertonie, Endocarditis lenta, Mitralvitien mit Vorhofflimmern
- frische Magen-Darm-Ulzera, Ösophagusvarizen (3 Monate)
- kurz zurückliegende Punktion größerer, nichtkomprimierbarer Gefäße
- Polytrauma, Sepsis, fortgeschrittenes Malignom
- Schlaganfall oder Schädigung des ZNS
- Zerebralsklerose
- Bronchiektasen mit Neigung zu Hämoptysen
- aktive Lungentuberkulose
- schwerer Diabetes mellitus (diabetische Retinopathie Grade III und IV)

- Leberzirrhose
- akute Pankreatitis
- Nephro-/Urolithiasis
- hohes Alter (ab 75 Jahre)
- hoher Anti-Streptokinase-Spiegel (Streptokinase)

- **Nebenwirkungen**
- Blutungen
- passagere Temperaturerhöhung
- Kopf- und Rückenschmerzen
- anaphylaktische Reaktionen
- bei fibrinolytischer Therapie des akuten Myokardinfarkts: Reperfusionsarrhythmien, Anstieg der Kreatinkinasewerte
- selten Phlebitiden und Embolien (Risiko bei Kurzzeitlyse tiefer Venenthrombosen erhöht)

> **Erhöhte Blutungsgefahr durch Antikoagulanzien, Thrombozytenaggregationshemmer und NSAR**

47.4.1 rt-PA (rekombinanter »tissue-type plasminogen activator«, Alteplase)

- Plasminogenaktivator
- Actilyse, 10/20/50 mg
- 1 Amp. à 10/20/50 mg

- **Wirkmechanismus**
- aktiviert nur an Fibrin gebundenes Plasminogen und führt dadurch zu einer lokalen Fibrinolyse

Dosis

Akuter Herzinfarkt (Neuhaus-Schema oder »front-loaded« t-PA)
- Initialbolus von (10–)15(–20) mg über 1–2 min
- dann 50 mg bzw. 0,75 mg/kg KG in 30 min
- danach 35 mg bzw. 0,5 mg/kg KG in 60 min

Akute Lungenembolie
- Initialbolus von 10 mg in 1–2 min
- anschließend 90–100 mg über 2 h bzw. 50 mg über 1 h
- anschließend 50 mg über die folgende Stunde

Kurzzeitlyse (akute Lungenembolie)
- 0,6 mg/kg KG über 2 min
- bei Patienten mit <65 kg KG: max. 1,5 mg/kg KG

47.4.2 Urokinase

- Plasminogenaktivator
- Urokinase 10.000/50.000/100.000/250.000 HS medac, Urokinase HS medac/Urokinase HS medac 1 Mio. IE
- 1 Durchstechflasche à 10.000/50.000/100.000/250.000/500.000/ 1 Mio. IE

Wirkmechanismus
- aktiviert Plasminogen direkt zu Plasmin, dadurch Fibrinolyse

47.4.3 Streptokinase

- Plasminogenaktivator
- Streptokinase Braun 100.000/250.000/750.000/1.500.000 IE
- 1 Fl. à 100.000/250.000/750.000/1.500.000 IE hochgereinigter Streptokinase

Wirkmechanismus
- bildet mit Plasminogen einen Komplex, durch den Plasminogen zu Plasmin aktiviert wird, dadurch Fibrinolyse

- **Anwendung nur i. v. oder intraarteriell in verdünnten Lösungen**
- **pH-Bereich: 6,8–7,5**
- **Behandlungsdauer: max. 5 Tage**
- **Gefahr allergisch-anaphylaktischer Reaktionen**
- **Kurzzeitlyse nicht bei tiefer Beckenvenenthrombose (Lungenemboliegefahr)**
- **Fortsetzung der Lysetherapie mit Heparin**

47.5 Antifibrinolytika und Enzyminhibitoren

47.5.1 Tranexamsäure (Cyclokapron)

- 1 Amp. à 5 ml/10 ml (500/1000 mg)
- 1 Kps. à 250 mg
- Tranexamsäure zählt wie ε-Aminocapronsäure zu den ε-Aminokarbonsäuren

Wirkmechanismus

- hemmt die Umwandlung von Plasminogen zu Plasmin

Indikationen

- Prophylaxe und Therapie von Blutungen infolge primär gesteigerter Fibrinolyse
- Einsparung von Blut und Blutprodukten intraoperativ, z. B. bei extra korporaler Zirkulation (EKZ)
- Hämorrhagien aufgrund einer hyperfibrinolytischen Hämostasestörung z. B. postoperativ, posttraumatisch, Komplikationen bei der thrombolytischen Therapie

Praxistipp

Dosis
- 1- bis 3-mal 250–500 mg/Tag i. m. oder langsam i. v. (Kinder: 10 mg/kg KG)
- 3- bis 4-mal 1–4 Kps./Tag p. o.

Kontraindikationen

- Hämaturien aus den oberen Harnwegen, da die Gefahr einer Gerinnselretention in der Niere oder im Ureter mit nachfolgender Obstruktion der Harnwege besteht

Nebenwirkungen

- Übelkeit, Erbrechen

Bei Langzeitbehandlung ist auf Störungen des Farbsinns zu achten.

47.5.2 Aprotinin (Trasylol)

- Serinproteaseninhibitor
- 1 Fl. à 500.000 KIE (Kallikreininaktivatoreinheiten)
- seit 2007 in Deutschland nicht mehr im Handel

Wirkmechanismus

- »High-dose«-Aprotinin (2 Mio. KIE):
  - infolge Bildung von reversiblen Enzym-Inhibitor-Komplexen Hemmung von Trypsin, Plasmin und Gewebe- und Plasmakallikrein sowie Verbesserung der Thrombozytenfunktion
  - Kallikreininhibition
- »Low-dose«-Aprotinin (1 Mio. KIE): nur Hemmung von Plasmin

Indikationen

- Einsparung von Blut und Blutprodukten intraoperativ, z. B. bei extrakorporaler Zirkulation oder Lebertransplantation
- Hämorrhagien aufgrund einer hyperfibrinolytischen Hämostasestörung, z. B. postoperativ, posttraumatisch oder als Komplikationen bei der thrombolytischen Therapie

Dosis

Wegen des Risikos allergischer oder pseudoallergischer Reaktionen sollte immer eine Dosis von 1 ml (10.000 KIE) mindestens 10 min vor der restlichen Dosis gegeben werden.

Bei extrakorporaler Zirkulation
- initial 1–2 Mio. KIE
- zusätzlich 1–2 Mio. KIE in die Herz-Lungen-Maschine
- evtl. Dauerinfusion von 500.000 KIE bis zum Operationsende

Hyperfibrinolytische Hämorrhagie
- initial 500.000 KIE als langsame Infusion (max. 5 ml/min)
- danach 200.000 KIE alle 4 h

Hämostasestörungen in der Geburtshilfe
- initial 1 Mio. KIE
- dann 200.000 KIE/h bis zum Stehen der Blutung

Kinder
- 20.000 KIE/kg KG/Tag

Kontraindikationen

- besondere Vorsicht bei Patienten, die bereits früher Aprotinin erhalten haben
- Patienten mit allergischer Diathese

Nebenwirkungen

- anaphylaktische oder anaphylaktoide Reaktionen (Häufigkeit: <0,5 %) bei wiederholter Anwendung
- unter hochdosierter Aprotinintherapie: gelegentlich (>1 %) vorübergehender Serumkreatininspiegelanstieg bei Patienten mit Herzoperationen
- bei Patienten mit wiederholten koronaren Bypass-Operationen Tendenz zum häufigeren Auftreten perioperativer Myokardinfarkte (gegenüber Placebo), jedoch kein Unterschied hinsichtlich der Sterblichkeit
- lokale thrombophlebitische Reaktionen

Wirkmechanismus

- Die Wirkung von Thrombolytika, z. B. Streptokinase, t-PA und Urokinase, wird durch Aprotinin dosisabhängig gehemmt.

!
- **Die Zugabe von Trasylol zu heparinisiertem Blut verlängert die nach der Hemochron-Methode oder nach vergleichbaren Fremdoberflächenaktivierungsmethoden bestimmte Vollblutgerinnungszeit. Eine verlängerte ACT unter hochdosierter Trasylolbehandlung liefert daher keine exakte Aussage über den vorhandenen Heparinspiegel.**
- **Die ACT-Bestimmung erfolgt unter Verwendung von Kaolin als Aktivator anstelle von Kieselalgenerde.**
- **Einige Studie weisen auf ein gesteigertes Risiko des Nierenversagens und auf erhohte Mortalitat bei Aprotinin-behandelten Patienten mit kardiopulmonalem Bypass unter tiefer Hypothermie und Kreislaufstillstand hin. Daher sollte Aprotinin unter diesen Umständen nur mit besonderer Vorsicht angewandt werden. Hierbei muss eine adäquate Antikoagulation mit Heparin sichergestellt sein.**

47.6 Andere gerinnungsbeeinflussende Medikamente

47.6.1 Protamin (Protamin 1000 Roche, Protamin 5000 Roche)

Heparinantagonist

- **Indikationen**
- Inaktivierung von Heparin nach extrakorporaler Zirkulation
- Blutungen nach Heparingaben

Dosis

Je nach Menge des zu antagonisierenden Heparins:
- 1 mg Protamin neutralisiert 100 IE Heparin
- 1–1,3 ml Protamin 1000 inaktivieren 1000 IE Heparin
- 1–1,3 ml Protamin 5000 inaktivieren 5000 IE Heparin

90 min nach Heparingabe nur 50 % (3 h nach Heparingabe nur 25 %) der errechneten Menge geben

- **Nebenwirkungen**
- selten allergische Reaktionen (erhöhtes Risiko bei Fischallergie und bei Patienten, die Insulinpräparate mit Protaminzusatz erhalten)
- bei rascher Gabe häufig Blutdruckabfall durch Vasodilatation (vermutlich histaminvermittelt)
- pulmonale Hypertonie in 0,2–4 % der Fälle (vermutlich Thromboxan-A2-vermittelt)

> **Die Protamingabe sollte möglichst langsam und über eine peripheren Zugang erfolgen, da dadurch die hämodynamischen Auswirkungen geringer sind. Protamin, allein verabreicht, kann als Antithromboplastin gerinnungshemmend wirken und u. U. zu Blutungen führen**

47.6.2 Vitamin K (Konakion)

- 1 Amp. à 1 ml (10 mg)
- 1 Kaudragee à 10 mg
- 1 ml (20 Trpf.) à 20 mg

- **Indikationen**
- Blutungen oder Blutungsgefahr infolge Hypoprothrombinämie (Mangel an Vitamin-K-abhängigen Gerinnungsfaktoren: Faktoren II, VII, IX und X)
- Überdosierung von Cumarinderivaten oder andere K-Hypovitaminosen, z. B. bei Verschlussikterus, Leber- und Darmaffektionen sowie lang andauernder Verabreichung von Antibiotika, Sulfonamiden und Salicylsäurederivaten

- **Nebenwirkungen**
- allergische Reaktion
- fraglich karzinogen bei parenteraler Gabe

> Sehr langsame i. v. Gabe

47.6.3 Epoprostenol = Prostacyclin (Flolan)

- 1 Amp. à 500 µg
- Prostacyclin (PGI2)
- potenter Vasodilatator und Thrombozytenaggregationshemmer

- **Pharmakologie**
- wird während der pulmonalen Passage im Gegensatz zu anderen Prostaglandinen nicht metabolisiert
- dosisabhängige Wirkung, sowohl auf Thrombozytenaggregation als auch Vasodilatation (Thrombozytenaggregation ab 2 ng/kg/min, signifikant ab 4 ng/kg/min)
- ca. 30 min nach Infusionsende verschwinden sowohl die kardiovaskulären Wirkungen als auch die Wirkung auf die Thrombozyten

- **Indikationen**
- Alternative zu Heparin bei Hämodialyse
- evtl. pulmonale Hypertonie, therapierefraktäre EPH-Gestose

Dosis

Hämodialyse: ≈3–5 (–15) ng/kg/min vor und während der Dialyse

- **Nebenwirkungen**
- Hypotonie, Tachykardie, Bradykardie

47.6.4 Desmopressin (DDAVP, Minirin)

- 1 Amp. à 1 ml (4 µg)
- Nonapeptid

Wirkmechanismus
- führt zu einer gesteigerten Thrombozytenausschwemmung aus dem Knochenmark
- setzt von-Willebrand-Faktor (vWF), Faktor VIII und t-PA aus körpereigenen Speichern im Gefäßendothel frei
- Zeit bis zur maximalen Wirkung: 30–60 min nach i. v. Gabe, 60–120 min nach s. c. Applikation
- Plasmahalbwertszeit für die vWF-Erhöhung im Mittel 8–10 h, für Faktor VIII 5–8 h bei einer großen Variabilität

Pharmakologie
- HWZ: etwa 3–3,5 h

Indikationen
- Antidiuretikum (zentraler Diabetes insipidus, traumatisch bedingte Polyurie und Polydipsie)
- Antihämorrhagikum (Steigerung der Faktor-VIII-Gerinnungsaktivität bei Hämophilie A und von-Willebrand-Jürgens-Syndrom)
- durch ASS und NSAID (Diclofenac oder Piroxicam) induzierte Thrombozytopathie (Wirkmechanismus unbekannt)
- Patienten mit urämischer Thrombozytopathie oder Thrombozytenfunktionsstörung
- Antagonisierungsversuch bei Überdosierung von Lepirudin oder Danaparoid-Natrium
- Gabe vor Plasmaspende (Erhöhung des Faktor-VIII-Spiegels beim Spender)
- Schnelltest zur Bestimmung der Nierenkonzentrationsfähigkeit

Dosis

- Antidiuretikum: Erwachsene 0,5–1 µg, Kinder 0,1–0,4 µg, Säuglinge 0,03 µg (i. m., i. v., s. c.), jeweils 3-mal täglich
- Antihämorrhagikum: 0,3–0,4 µg/kg KG als Kurzinfusion über 30 min i. v. oder s.c., Repetition nach 6–12 h
- Diagnostikum: Erwachsen 4 µg, Kinder 1–2 µg, Säuglinge 0,4 µg (i. m., s. c.)
- maximale Tagesdosis: 8 µg; maximale Anwendungszeit: 7 Tage

- **Nebenwirkungen**
  - Flush
  - Kopfschmerzen
  - Übelkeit und abdominale Krämpfe
  - Hyponatriämie
  - selten Überempfindlichkeitsreaktionen

- **Wechselwirkungen**
  - bei gleichzeitiger Anwendung von Oxytocin Erhöhung des antidiuretischen Effekts und Abschwächung der Uterusdurchblutung möglich
  - Clofibrat, Indometacin, Carbamazepin: können die antidiuretische Wirkung von Desmopressin verstärken, während Glibenclamid diese vermindern kann

!
- **auf Bilanzierung achten**
- **bei repetitiver Gabe Tachyphylaxie (Entleerung der Speicher)**
- **Desmopressin führt über einen Plasminogenaktivatorspiegelanstieg zu einer gesteigerten Fibrinolyse, daher Kombination mit einem Antifibrinolytikum, z. B. Tranexamsäure (Anvitoff), 5(–10) mg/kg KG über eine Stunde; bei Nichtverkürzung der Blutungszeit nach der ersten Gabe: bettseitige Vollblutmessung mit dem Gerät DAPE der Firma Baxter**
- **kontraindiziert bei von-Willebrand-Jürgens-Syndrom Typ 2B (▶ Abschn. 47.7)**

47.7 Von-Willebrand-Jürgens-Syndrom

- **Inzidenz**
  - 1 % der Bevölkerung. Damit ist die Krankheit die häufigste angeborene Gerinnungsstörung.

- **Pathophysiologie**
  - Der von-Willebrand-Faktor (vWF) spielt bei der Blutgerinnung eine entscheidende Rolle. An der Stelle der Gefäßverletzung vermittelt er die Thrombozytenadhäsion und -aggregation. Da der vWF auch Trägerprotein für Faktor VIIIc ist, kommt es auch zu einer verminderten Aktivität von Faktor VIIIc und damit zu einer gestörten plasmatischen Gerinnung.

Es treten sowohl Störungen des thrombozytären Systems (petechiale Blutungen, verlängerte Blutungszeit) als auch Störungen des intrinsischen Gerinnungssystems (hämophiler Blutungstyp, verlängerte aPTT) auf.

■ Typeneinteilung

- A: angeboren; anhand von laborchemischen Untersuchungen Einteilung in 3 Typen:
  - Typ I (Häufigkeit: 80 %; vWF und Faktor VIIIc vermindert)
  - Typ II (Häufigkeit: 15 %)
  - Typ III (vWF fehlt, Faktor VIIIc stark vermindert)
- B: erworben, z. B. bei lymphoproliferativem Syndrom, monoklonalen proliferativen Erkrankungen, malignen Lymphomen, autoimmunologischen Erkrankungen, Hypothyreose, Valproinsäuretherapie oder Herzklappenerkrankungen

■ Diagnostik

- positive Familienanamnese
- Klinik
- Bestimmung von Faktor VIIIc, Ristocetin-Ko-Faktor, vWF und von-Willebrand-Antigen (◘ Tab. 47.14)
- Multimerenanalyse
- in nur 60 % der Fälle verlängerte Blutungszeit (bei Hämophilie normal) und aPTT-Verlängerung
- in 90 % der Fälle Nachweis eines verminderten Ristocetin-Ko-Faktors

! **In 40 % der Fälle normale Blutungszeit im Screening-Test.**

■ Von-Willebrand-Faktor (vWF)

- HWZ: erste HWZ beträgt 3 h, anschließende zweite HWZ 12–20 h
- Konzentration: etwa 10 mg/l bzw. 40–240 % (hohe inter- und intraindividuelle Variabilität)
- veränderte Spiegel bei Blutgruppe 0 (vermindert), Farbigen (erhöht), Entzündung (erhöht), Schwangerschaft (vermindert); bei Frauen höhere Spiegel als bei Männern –erhöhte Spiegel im Rahmen der entzündlichen Akutphase!
- Synthese des vWF in Endothelzellen und Megakaryozyten, Speicherung in den Thrombozyten (a-Granula) sowie den Weible-Palade-Körperchen der Endothelzellen
- Therapeutische Optionen (◘ Tab. 47.18)

Tab. 47.14 Diagnostik des Von-Willebrand-Jürgens-Syndroms. (Aus: Fresenius, Heck [2006] Repetitorium Intensivmedizin. Springer)

Test	Typ1	Typ 2A	Typ 2B	Typ 2N	Typ 3
vWF-Antigen	vermindert	normal bis vermindert	normal bis vermindert	normal	fehlt
Ristocetin-Kofaktor	vermindert	vermindert	vermindert	normal	fehlt
Kollagen-Bindungs-Aktivität	vermindert	vermindert	vermindert	normal	fehlt
Multimere	vermindert	große und/oder mittelgroße fehlen	großmolekulare fehlen	normal	fehlen
Faktor VIII	normal bis vermindert	normal bis vermindert	normal bis vermindert	vermindert	stark vermindert
Ristocetin-induzierte Plättchenaggregation (RIPA)	normal bis vermindert	vermindert	gesteigert	normal	fehlt
Thrombozytenzahl	normal	normal	normal bis vermindert	normal	normal

Tab. 47.5 Therapieoptionen beim Von-Willebrand-Syndrom. (Aus: Der Anästhesist [2002] 51: 825–834)

Präparat	Charakteristik	Wirkmechanismus	Pharmakodynamik und -kinetik	Dosierung
DDAVP (1-Desamino-8-D-Arginin-Vasopressin), Minirin (Ferring)	synthetisches Nonapeptid mit starker antidiuretischer und geringer vasokonstriktorischer Wirkung	Freisetzung von vWF aus Endothelzellen (V2-Rezeptoren-vermittelt)	Halbwertszeit 5–8 h vWF: Erhöhung des vWF:Ag um den Faktor 2–5 nach 60–120 min über 8–10 h Faktor VIII: Erhöhung um den Faktor 2–5 nach 30–60 min für 5–8 h	Intravenös und subkutan: 0,3–0,4 µg/kg über 30 min Intranasal: 2–4 µg/kg
Haemate HS (Aventis-Behring)	virusinaktiviertes Faktorenkonzentrat mit vWF und Faktor VIII (Verhältnis 2,2:1)	hoher Substitutionseffekt für vWF und Faktor VIII	Halbwertszeit vWF und Faktor VIII etwa 8–16 h. Recovery von vWF und Faktor VIII ca. 80–90% (1 h nach Gabe)	20–60 IE Faktor VIII+ 44–132 IE vWF:RCo/kg (bei Kindern 20% mehr) in Abhängigkeit von der Klink
Immunate (Baxter)	doppelt inaktiviertes Faktor-VIII-Konzentrat	Substitution primär von Faktor VIII	mittlere Halbwertszeiten Faktor VIII, vWF:AG, vWF:RcoF 23, 19, 11 h bei hoher in-vivo-recovery (>80%)	30–80 IE Faktor VIII/kg im Intervall von 12 h (Phase-III-Studie)
vWF-Konzentrat (LFB, Les Ulis, Frankreich)	virusinaktiviertes Präparat, Fraktionierung aus Krypräzipitat mit nur geringen Mengen an Faktor VIII	Substitution von vWF mit normaler Multimerverteilung	Biologische Halbwertszeit 9–13 h bei Patienten mit vWS Typ 3, Halbwertszeit der hochmolekularen Multimere ca. 14 h	50 IE/kg bei leichten Blutungen, bei operativen Eingriffen zusätzlich 30–50 IH/kg alle 12–24 h

Blut und Blutprodukte

M. Heck, M. Fresenius, C. Busch

M. Heck et al., *Klinikmanual Anästhesie*,
DOI 10.1007/978-3-642-55440-7_48,
© Springer-Verlag Berlin Heidelberg 2015

48.1 Blutgruppen

48.1.1 AB0-System

Die Blutgruppe richtet sich nach der Antigeneigenschaft der Erythrozyten. Die Blutgruppenantigene A und B des AB0-Systems befinden sich an der Erythrozytenoberfläche. Das Antigen 0 gibt es nicht, man spricht allenfalls vom Merkmal H.

48.1.2 Rhesusfaktor

Der Rhesusfaktor der Erythrozyten wird durch mehrere Antigene (Partialantigene) bestimmt: C, c, D, d, E, e. Das Rhesusantigen D ist wegen seiner starken Immunität das wichtigste und bei Transfusionen stets zu berücksichtigen. Blut, das Erythrozyten mit dem Antigen D besitzt, wird als »Rhesus-positiv« (Rh-pos) bezeichnet. Fehlt dieses Antigen, wird es als »Rhesus-negativ« (Rh-neg) bezeichnet.

> **Rhesusformel Ccddee: als Empfänger Rh-neg, als Spender Rh-pos.**

48.1.3 Serumantikörper

Antikörper sind Immunoglobuline und werden in reguläre und irreguläre Antikörper unterteilt.

- **Reguläre Antikörper (Iso-Antikörper)**
  - kommen regelmäßig im AB0-System vor, d. h. ohne Sensibilisierung (z. B. Anti-A, Anti-B), werden jedoch erst im Laufe des ersten

Lebensjahres entwickelt, d. h. Neugeborene besitzen i. d. R. noch keine Iso-Antikörper des AB0-Systems
- gehören zur Klasse der IgM-Antikörper und sind wegen ihrer Größe nicht plazentagängig
- fast immer komplementbindend und somit hämolytisch wirksam

- **Irreguläre Antikörper**
- entstehen erst nach Sensibilisierung, z. B. nach vorangegangener Transfusion oder nach Schwangerschaft
- gehören zur Klasse der IgM- oder IgG-Antikörper
- können gegen Untergruppen im AB0-System (A_2, H) oder in anderen Systemen gerichtet sein

> **Wichtig sind irreguläre Antikörper der IgG-Klasse. Irreguläre Antikörper gegen die Untergruppen im AB0-System (Anti-A1, Anti-H) besitzen sehr selten hämolytische Eigenschaften und sind somit klinisch nicht bedeutsam.Irreguläre Antikörper der IgM-Klasse sind z. B. Kälteagglutinine.**

48.1.4 Blutgruppenhäufigkeiten (Tab. 48.1)

Tab. 48.1 Blutgruppenhäufigkeiten

Blutgruppe	Häufigkeit (in Westeuropa) (%)
A	43
0	40
B	12
AB	5
Rh-pos	85%
Rh-neg	15%

48.2 Blutprodukte

48.2.1 Vollblut

länger als 72 h gelagertes Frischblut (darf nicht mehr in den Verkehr gebracht und nicht mehr transfundiert werden)

Stabilisatoren und Additivlösungen für Erythrozytenkonzentrate

Stabilisatoren dienen der Antikoagulation und der Membranstabilität von Erythrozyten zur Lagerung (ACD-Stabilisator, CPD-A-1-Stabilisator). Additive Lösungen dienen der Aufrechterhaltung des Energiehaushalts und der Membranstabilität von Erythrozyten während der Lagerung und verlängern die Verwendbarkeit um 10–14 Tage gegenüber Stabilisatoren (SAG-M-Additivlösung, PAGGS-M-Additivlösung).

Lagerung

Vollblut und Erythrozytenkonzentrate müssen bei 2–6°C in geeigneten Kühlschränken oder -räumen mit fortlaufender Temperaturregistrierung gelagert werden. Die Kühlkette soll auch während des Transports nicht unterbrochen werden, sofern die Blutprodukte nicht unmittelbar danach zur Anwendung kommen.

48.2.2 Erythrozytenkonzentrate (EK)

Alle verfügbaren EK enthalten in Abhängigkeit vom Herstellungsverfahren den größten Teil der Erythrozyten einer Vollbluteinheit. Sie unterscheiden sich im Wesentlichen durch den Gehalt an noch verbleibenden Leukozyten, Thrombozyten (»buffy coat«) und Plasma (inklusive Gerinnungsfaktoren) sowie den Zusatz additiver Lösung zur Haltbarkeitsverlängerung.

»Buffy-coat«-haltige EK

Nach Zentrifugation des Vollbluts wird das Plasma durch einfache physikalische Verfahren im geschlossenen System teilweise oder weitgehend von den Erythrozyten getrennt.

»Buffy-coat«-freie EK

Nach Zentrifugation des Vollbluts werden das Plasma und der »buffy coat« durch physikalische Verfahren im geschlossenen System teilweise oder weitgehend von den Erythrozyten getrennt. Zur Verbesserung der Konservierung wird das EK anschließend mit 40–70 ml Plasma resuspendiert.

»Buffy-coat«-freie EK in additiver Lösung

Das »Buffy-coat«-freie EK wird in 80–100 ml Additivlösung aufgeschwemmt.

Leukozytendepletierte EK (gefilterte EK)

Mittels spezieller Tiefenfilter (Leukozytendepletionsfilter) wird die Anzahl der Leukozyten weiter reduziert. Die Anzahl der Restleukozyten darf

10^6 Zellen pro EK nicht übersteigen. Leukozytendepletierte EK können sowohl aus »Buffy-coat«-freien EK als auch aus »Buffy-coat«-freien EK in additiver Lösung hergestellt werden.

▪▪ Nachteile

- Kontaminationsgefahr und fehlende Lagerungsfähigkeit bei Eröffnung des geschlossenen Systems, sodass sie nach dem Öffnen möglichst umgehend verwendet werden sollten

▪▪ Indikationen

- Prävention einer Alloimmunisierung gegen leukothrombozytäre Merkmale bei absehbarer Langzeitsubstitution und Immunsuppression (auch vor Transplantation)
- hämatologische Grunderkrankungen (aplastische Anämie, myelodysplastische Syndrome, transfusionspflichtige chronische Anämien, Leukämien)
- Schwangere, wenn CMV-negative EK nicht verfügbar sind (Vermeidung einer intrauterinen fetalen CMV-Infektion)
- ggf. HIV-Infizierte
- herzchirurgische Patienten mit einem Transfusionsbedarf von >3 EK
- Zustand nach nichthämolytischer, febriler Transfusionsreaktion
- Verhinderung eines Refraktärzustandes gegen Thrombozyten
- Reduzierung einer intrazellulären, leukozytären Virenübertragung (CMV, HIV)
- Prophylaxe des ARDS bei Massivtransfusion
- evtl. Früh-/Neugeborene und Säuglinge bis zum ersten Lebensjahr

▪ Gewaschenes EK

- Herstellung: durch mehrmaliges Aufschwemmen und Zentrifugieren Leukozyten-depletierter Erythrozyten wird der größte Teil des Plasmas, der Leukozyten und Thrombozyten entfernt.
- Leukozyten: <1%, Plasma: <1% (vom Vollblut)
- Nachteile: Kontaminationsgefahr und fehlende Lagerungsfähigkeit bei Eröffnung des geschlossenen Systems sowie waschbedingte Zellschäden

▪▪ Indikationen

- Unverträglichkeit gegen Plasmaproteine, trotz Verwendung von Leukozyten-depletierten EK in additiver Lösung oder bei Nachweis von Antikörpern gegen IgA oder andere Plasmaproteine

Kryokonserviertes EK

- Herstellung: gewaschene EK werden unter Zusatz eines Gefrierschutzmittels (Glycerin) tiefgefroren und bei mindestens -80°C gelagert. Kryokonservierte EK sind praktisch frei von Plasma sowie intakten Leukozyten und Thrombozyten. Nach dem Auftauen muss das Glycerin wieder ausgewaschen und die EK müssen umgehend verwendet werden
- Leukozyten: <1%, Thrombozyten: <1%, Plasma: <1% (vom Vollblut)

Indikationen

- nur bei Patienten mit komplexen Antikörpergemischen oder mit Antikörpern gegen ubiquitäre Antigene, die nicht anders versorgt werden können

Bestrahlte EK

- Herstellung: Bestrahlung mit 30 Gy kurz vor der vorgesehenen Transfusion, dadurch Zerstörung immunkompetenter Lymphozyten (nach Möglichkeit sollten leukozytenarme gefilterte EK bestrahlt werden)
- Nachteil: lagerungsbedingter Kaliumaustritt aus den Erythrozyten durch Bestrahlung zusätzlich verstärkt

Für Kinder und Patienten vor/nach Transplantation sollten nur CMV-freie und bestrahlte Blutprodukte verwendet werden.

48.2.3 »Fresh frozen plasma« (FFP)

- Herstellung: innerhalb von 6 h (max. 24 h) tiefgefrorenes Plasma, welches aus einer Vollblutspende (etwa 270 ml) oder durch Plasmapharese (etwa 600 ml) gewonnen wurde
- gerinnungsaktive Qualität von Frischplasmen abhängig von:
  - Konzentration der Gerinnungsfaktoren beim Spender (große interindividuelle Schwankungen bei Spendern von 0,6–1,4 U/ml jedes Gerinnungsfaktors, dabei entspricht 1 U/ml 100 % Aktivität eines Plasma-Pools)
  - Lagerung (Temperatur)
  - Herstellungsverfahren (Virusinaktivierung durch Methylenblau, Hitze etc.)
  - Auftauen (Temperatur und Geschwindigkeit); Soll: 25 min bei 37°C
    - die Aktivität des Gerinnungsfaktors VIII im aufgetauten Plasma soll mindestens 70 % der individuellen Ausgangsaktivität betragen

  - nach dem Auftauen verlieren die Gerinnungsfaktoren jedoch rasch an Aktivität: etwa 60–70 % der Ausgangsaktivität nach dem Auftauen, außer Faktor V (etwa 40–50 %), da sehr labil
- FFP innerhalb von 30 min nach dem Auftauen geben.
  - nach 4 h sind nur noch 40–50 % der Aktivität vorhanden, nach 6 h 0 %.
- zulässiger Restzellgehalt: Erythrozyten: <1000/µl, Leukozyten: <500 µl, Thrombozyten: <20.000/µl
- Proteinkonzentration: 60 g/l
- Lagerung: bei –30°C: bis 1 Jahr, bei –40°C: bis 2 Jahre, bei –70°C: bis 3 Jahre

Indikationen

- Verdünnungskoagulopathie infolge Massivtransfusion
- Verbrauchskoagulopathie
- Lebererkrankungen mit aktiver klinischer Blutung
- angeborener Faktor-V- und -XI-Mangel
- Plasmaaustausch bei Moschkowitz-Syndrom oder thrombotischthrombozytopenischer Purpura
- Guillain-Barré-Syndrom (der mehrfache Plasmaaustausch ist einer rein supportiven Therapie nachweislich überlegen)
- Austauschtransfusionen (von mehr als dem errechneten Blutvolumen des Patienten) bei Kindern und Erwachsenen
- Notfallindikation beim Hämophiliepatienten
- Gabe von FFP bei Kindern:
  - bei Quick-Wert von <40 %, PTT von >150 % der Norm und Fibrinogenspiegel von <0,75 g/l bzw.
  - spätestens bei 1- bis 1,5fachem Verlust des geschätzten Blutvolumens

Dosis

Faustregel: 1 ml FFP/kg KG führt zu Erhöhung des Faktorengehalts um etwa 1–2 %

- Massivtranfusion: EK und FFP im Verhältnis 3 : 1 bis notfalls 1 : 1 geben
- Leberausfall: 10–20 ml/kg KG, initial 4 Einheiten; Tagesbedarf: etwa 8 Einheiten

Kontraindikationen

- Plasmaeiweißallergie
- Mangel einzelner Gerinnungsfaktoren (relativ)

- Volumenmangel ohne Gerinnungsstörungen
- Hypervolämie, Hyperhydratation, Lungenödem

■ **Nebenwirkungen**
- Überempfindlichkeitsreaktionen
- Herz-Kreislauf-Reaktionen infolge von Zitratreaktionen bei Leberfunktionsstörungen sowie bei Neugeborenen, besonders bei schneller Transfusion
- Immunisierung des Empfängers gegen Plasmaproteine
- transfusionsinduzierte akute Lungeninsuffizienz (TRALI-Syndrom): sehr selten, tritt fast ausschließlich durch Übertragung größerer Mengen Plasma, das granulozytenspezifische Antikörper enthält, auf. Seit der Nutzung von Blutprodukten von Frauen ohne vorherige Schwangerschaft TRALI seltener

> **Mit nichtinaktiviertem Plasma können Erreger von Infektionskrankheiten (z. B. HBV, HCV, CMV, HIV, Parvovirus B19) oder andere Mikroorganismen übertragen werden.**

■ **Virusinaktivierung des Plasmas durch:**
- Hitzebehandlung
- Alkoholfraktionierung
- photodynamische Einzelplasmabehandlung mit Methylenblau und Lichtexposition
- Lagerung (4 Monate vorgeschrieben: Quarantäneplasma)

> **Plasma der Blutgruppe AB kann im Notfall für Patienten aller Blutgruppen verwendet werden. Das Rhesus-System braucht nicht berücksichtigt zu werden.**

48.2.4 Thrombozytenkonzentrate (TK)

■ **Herstellung**

Einzelspender-TK aus dem »buffy coat« oder aus plättchenreichem Plasma einer Einzelvollblutspende enthalten bis etwa $5–8 \times 10^{10}$ Thrombozyten in 50–80 ml Plasma und sind mit bis zu 2×10^8 Leukozyten und $1–5 \times 10^8$ Erythrozyten verunreinigt. Pool-TK bestehen aus 4–8 Einzelspender-TK.

■ **Lagerung**

unter ständiger Bewegung (auf Rüttelmaschine) bei Raumtemperatur (>22±2°C) für max. 3–5 Tage (nicht im Kühlschrank, dies führt zur Plättchenaggration!)

Pool-TK und in offenen Systemen gewonnene TK müssen innerhalb von 12 h nach Herstellung verwendet werden.

Indikationen

- >100.000/µl nur bei Thrombopathie
- 80.000–90.000/µl bei großen oder risikobehafteten Operationen (besonders Kardiochirurgie, Neurochirurgie, Augenoperationen)
- 50.000–60.000/µl bei Massivtransfusion
- 50.000/µl intraoperativ und postoperativ bis 4. Tag
- 20.000–50.000/µl bei Blutung
- 30.000/µl postoperativ (4.–7. Tag)
- 10.000/µl zur Prävention einer Spontanblutung ohne chirurgischen Eingriff (nach LTPL evtl. erst bei <10.000/µl wegen möglicher Sensibilisierung)

Nicht bei Pseudothrombozytopenie (fälschlich zu niedrig gemessene Werte durch antikörperinduzierte Verklumpung, z. B. EDTA-abhängige Thrombozytopenie; Bestimmung in Zitratblut)

Nur 60–70 % finden sich in der Blutzirkulation wieder, der Rest wird bei Erstpassage in der Milz abgefangen. Seit 2001 dürfen nur noch leukozytendepletierte zelluläre Blutkomponenten in den Verkehr gebracht werden.

Durchführung

- Übertragung nach Kompatibilität im AB0- und Rh-System wie bei EK (wegen der geringen, aber immer vorhandenen Kontamination mit Erythrozyten); weitere wichtige Alloantigene: HLA-Antigene der Klasse I und plättchenspezifische Antigene
  - einem Rh-negativen Empfänger dürfen Rh-positive Thrombozyten nur im Notfall transfundiert werden, da der Empfänger Antikörper bildet, die oft lebenslang erhalten bleiben. Wird einem solchen Patienten erneut Rh-positives Blut übertragen, kann eine schwere hämolytische Transfusionsreaktion ausgelöst werden. Wenn die Gabe von Rh-positiven Thrombozyten unvermeidlich ist, sollte bei Rh-negativen Frauen im gebärfähigen Alter eine Prophylaxe mit Anti-D-Immunoglobulin (250–300 µg Anti-D i. v.) durchgeführt werden; Beachte: keine i. m. Injektion
- Gabe über ein spezielles Thrombozytenbesteck (Filtergröße: 170–200 µm), das einen geringeren Thrombozytenverlust im System verursacht
- Therapiekontrolle: Thrombozytenzahl und Thrombozytenfunktion

Bei immunsupprimierten Patienten muss vor TK-Transfusion zur Vermeidung einer Graft-versus-Host-Reaktion eine Bestrahlung mit etwa 30 Gy durchgeführt werden.

Dosis

Faustregel für den minimalen Thrombozytenbedarf: Thrombozytenanzahl = gewünschter Thrombozytenzahlenanstieg (/µl) × Blutvolumen (ml) (etwa 70 ml/kg KG) × 1,5, z. B. Anstieg um 50.000/µl bei einem 70 kg schweren Patienten: 50×10^3/µl × 70 kg × 70 ml/kg KG × 1,5 = 50 × 10^3/µl × 4900 × 10^3 µl × 1,5 = 367 × $10^9 \approx 3{,}6 \times 10^{11}$
Erfahrungsgemäß führen
- 4–6 Einheiten Einzelspender-TK oder
- 1 Einheit Pool-TK oder
- 1 Einheit Thrombozytenhochkonzentrat

zu einem Thrombozytenzahlenanstieg von etwa 20.000–30.000/µl.

48.3 Transfusionen

Indikationen

- Für die Indikation zur Transfusion von EK lassen sich keine obligaten unteren Grenzwerte für Hb-Konzentration oder Hämatokrit festlegen. Nach neueren Empfehlungen wird bei bestehenden kardialen Kompensationsmechanismen die minimale Hb-Konzentration bei 6 g/dl angegeben (kritischer Hb-Wert, bei dem bei Normovolämie und Normoxie die O_2-Versorgung des Gewebes noch gewährleistet ist).
- Aktuelle Indikationen zur Transfusion sind:
  - Hb-Konzentration von <6 g/dl bzw. Hk von <20 %
  - Hb-Konzentration zwischen 6 und 10 g/dl sowie
    - p_vO_2 von <32 mmHg
    - O_2-Extraktionsrate von >50 %
    - ein um mehr als 50 % von der Ausgangssituation gesunkener O_2-Verbrauch, der nicht anderweitig geklärt werden kann
    - myokardiale und zerebrale Ischämieanzeichen trotz ausreichender Isovolämie (ST-Strecken-Senkungen von >0,1 mV oder ST-Strecken-Hebungen von >0,2 mV für eine Dauer von mindestens 1 min in den Ableitungen II und V5)

Die restriktive Gabe von EK (Hb-Transfusionswert von <7 g/dl vs. <10 g/dl) führte in einer von Herbert veröffentlicht großen randomisierten Studie zu keiner Zunahme der 30-Tage- und der Krankenhausmortalität. Länger als 15 Tage gelagerte EK scheinen ungeeignet zu sein, die globale und lokale O_2-Versorgung beim kritisch kranken Patienten zu verbessern.

Maximal tolerabler Blutverlust (MTBV), Tab. 48.2

$$MTBV = \frac{\overbrace{\left(\frac{70ml}{kg}\right)}^{geschätzes\ Blutvolumen} \times (HKT_0 - Hkt_{min})}{(HKT_0 - HKT_{min})/2}$$

Hkt_o = Ausgangshämatokrit
Hkt_{min} = minimaler Hämatokrit

Für das Überleben von (Myokard-)Gewebe ist ein unterer O_2-Gehalt von 6 ml/dl notwendig, was einem Hb-Wert von 4,4 g/dl unter Raumluft entspricht. Es liegen einzelne Berichte vor, dass Zeugen Jehovas Hb-Werte von 2,4 g/dl und Hk-Werte von bis zu 4 % ohne Organschäden überlebten – das Recht auf Selbstbestimmung (Art. 2 GG) ist bei erwachsenen bewusstseinsklaren Patienten zu respektieren (gegenüber dem Grundsatz der ärztlichen Behandlungsfreiheit). Anders ist dies hingegen bei minderjährigen Kindern, deren Eltern eine Bluttransfusion verweigern. Hier muss über das Vormundschaftsgericht eine Einwilligung zur Transfusion gegen den Willen der Eltern eingeholt werden (§ 1666 BGB). Im Notfall muss die Transfusion erfolgen, da sonst der Tatbestand der unterlassenen Hilfeleistung zugrunde liegen kann.

Unter extremer Hämodilution sind Gelatinelösungen aufgrund eines erhöhten Transportvermögens von CO_2 und keiner über das Maß des Hämodilutionseffekts hinausgehenden Beeinflussung der Gerinnung zu bevorzugen.

Tab. 48.2 Therapievorschlag

Volumenverlust	Therapie
Blutverlust bis 20 % des Blutvolumens	Ersatz mit Kristalloiden und Kolloiden
Blutverlust ab 30 % des Blutvolumens	EK-Einsatz nach Hb-Wert FFP-Gabe im Verhältnis 4 : 1–2 : 1 (EK : FFP)
Ab Verlust des einfachen Blutvolumens	EK-Einsatz nach Hb-Wert FFP-Gabe im Verhältnis 1 : 1 (EK : FFP)
Ab Verlust des 1,5-fachen Blutvolumens	EK-Einsatz nach Hb-Wert FFP-Gabe im Verhältnis 1 : 1 (EK : FFP) TK-Gabe im Verhältnis 1 : 1 (EK : TK) bzw. ab 50.000 Thrombozyten/µl

Dosis

Faustregel: 3–4 ml EK/kg KG führt zur Erhohung des Hb-Wertes um etwa 1 g/dl; oder:

$$\text{Erforderliches Volumen} = \frac{\text{Blutvolumen}\left(\text{etwa}\ \frac{70\ ml}{kgKG}\right) \times HK_{Wunsch} - HK_{aktuell}}{HK_{transf.\,Blut}}$$

Therapievorschlag Tab. 48.2

Dabei ist Hk_{Wunsch} der gewünschte Hämatokrit, $Hk_{aktuell}$ der aktuelle Hämatokrit und Hk_{transf} Blut der Hämatokrit des transfundierten EK (60–80 %).

48.3.1 Verträglichkeitstests (Prophylaxe hämolytischer Transfusionsreaktionen)

Vor jeder Transfusion müssen folgende Untersuchungen bzw. Tests durchgeführt werden:

- Bestimmung der Blutgruppe und des Rhesus-Faktors
- Antikörpersuchtest (indirekter Coombs-Test) bei Empfänger und Spender
- Kreuzprobe

- Überprüfung des Blutgruppenbefundes, der Kreuzprobe und der Konserve
- Bedside-Test

Kreuzprobe

Mit der Kreuzprobe soll festgestellt werden, ob sich Antikörper beim Spender oder Empfänger befinden und eine hämolytische Transfusionsreaktion auslösen können. Die Kreuzprobe besteht aus 3 Stufen.

Stufe 1: Kochsalztest (eigentliche Kreuzprobe)

- Die Erythrozyten des Spenders werden mit dem Serum des Empfängers (Major-Teil) und umgekehrt (Minor-Teil) zusammengebracht:
  - Major-Test: Empfängerserum wird auf Antikörper gegen Spendererythrozyten untersucht
  - Minor-Test: Spenderserum wird auf Antikörper gegen Empfängererythrozyten untersucht (besonders wichtig bei Neugeborenen und Kleinkindern mit noch nicht ausgereiftem Immunsystem)

> **Tritt beim Major- oder Minor-Test nach Inkubation über 5 min bei Raumtemperatur und anschließender Zentrifugation bereits eine Agglutination auf, besteht Unverträglichkeit, und die weiteren Tests können ausgelassen werden.**

Stufe 2: Albumintest

- Suche nach kompletten Antikörpern oder Antikörpern, die in Kochsalz keine Agglutination hervorrufen
- Zugabe von 30%igem Rinderalbumin und Inkubation über 30–45 min bei 37°C
- nach Zentrifugation Untersuchung auf Agglutination

Stufe 3: Coombs-Test (direkter Coombs-Test)

- Suche nach inkompletten Antikörpern, die erst durch Zugabe von Coombs-Serum (Antihumanglobulin) eine sichtbare Agglutination bewirken. Die im Coombs-Serum enthaltenen Antikörper bilden eine »Verbindungsbrücke« zwischen inkompletten Antikörpern.

Antikörpersuchtest (indirekter Coombs-Test)

- Dieser wird bei Empfänger und Spender durchgeführt. Es werden im Unterschied zur Kreuzprobe gepoolte Testerythrozyten mit einer optimalen Anzahl von Antigenen mit Empfänger- bzw. Spenderserum vermischt. Es resultiert eine Aufdeckung der meisten irregulären bzw. inkompletten Antikörper wie z.B. Rhesus, Kell, Duffy, Lewis oder

Kidd. Eine weitere Identifizierung von irregulären Antikörpern erfolgt dann ggf. mit speziellen Testerythrozyten.

Bedside-Test

- Mit dem Bedside-Test sollen Vertauschungen und Verwechslungen bei der Blutabnahme, bei der Kreuzprobe oder bei der Zuordnung der Blutpräparate zum Patienten entdeckt werden. Der Bedside-Test ist unmittelbar vor der Transfusion vom transfundierenden Arzt oder unter seiner Aufsicht durchzuführen, um die AB0-Blutgruppe des Empfängers zu bestätigen. Das Ergebnis ist schriftlich zu dokumentieren. Eine Testung der Konserve ist nicht mehr vorgeschrieben!
- Eine Bestimmung des Rhesus-Faktors oder eine Blutgruppenkontrolle des EK (»Inhaltskontrolle«) ist nicht vorgeschrieben. Bei Eigenblut muss der Bedside-Test beim Empfänger und bei der Eigenblutkonserve (»Inhaltskontrolle«) durchgeführt werden, um Vertauschungen zu vermeiden, da hier keine Kreuzprobe erfolgt.

> **Vor Beginn der Transfusion hat der transfundierende Arzt Folgendes persönlich zu überprüfen bzw. durchzuführen:**
> - **Blutgruppenbefund des Empfängers und evtl. vorliegende irreguläre Antikörper**
> - **ob die Konserve für den entsprechenden Empfänger bestimmt ist**
> - **ob die Blutgruppe der Konserve (Konservenetikett) dem Blutgruppenbefund des Empfängers entspricht**
> - **ob Verträglichkeit besteht (negative Kreuzprobe) und die Kreuzprobe noch Gültigkeit besitzt (i. d. R. 72 h)**
> - **ob die angegebene Konservennummer mit dem Begleitschein übereinstimmt**
> - **ob die Konserve unversehrt und das Verfalldatum nicht überschritten ist**
> - **Bedside-Tests (oder unter seiner Aufsicht)**

48.3.2 Auswahl von EK, Tab. 48.3

Nach Möglichkeit sollte AB0- und Rh-blutgruppengleich transfundiert werden.

Einem Rh-negativen Empfänger darf Rh-positives Blut nur im Notfall transfundiert werden, da der Empfänger Antikörper bildet, die oft lebenslang erhalten bleiben. Wird einem solchen Patienten erneut Rh-positives Blut übertragen, kann eine schwere hämolytische Transfusionsreaktion ausgelöst werden.

Tab. 48.3 Blutgruppenkompatible Transfusion von EK

Patient (Empfänger)	Kompatible EK
A	A (0)
B	B (0)
AB	AB (A, B, 0)
0	0
Rh-pos	Rh-pos (Rh-neg)
Rh-neg	Rh-neg (evtl. Rh-pos)

Die Gabe von Rh-positiven EK sollte bei Rh-negativen Kindern und Rh-negativen Frauen im gebärfähigen Alter unbedingt vermieden werden.

»Universalspenderblut 0«

Erythrozyten der Blutgruppe 0 lassen sich praktisch reaktionslos auf blutgruppenungleiche Empfänger übertragen. Da jedoch in EK der Blutgruppe 0 immer noch ein Plasmaanteil mit Anti-A- und Anti-B-Antikörpern vorhanden ist, ist die Menge der übertragbaren EK begrenzt. Bei größeren Transfusionsmengen werden die Empfängererythrozyten geschädigt, da dann die Verdünnung der Antikörper nicht mehr ausreichend hoch ist.

Bei EK mit geringem Plasmaanteil (gewaschene EK) brauchen die Isoantikörper des AB0-Systems im Spenderplasma nicht berücksichtigt zu werden. Solche EK können im Bedarfsfall unter Berücksichtigung der Major-Kompatibilität im AB0-System unbedenklich übertragen werden.

Bei Austauschtransfusionen an Neugeborenen muss das für den Austausch herangezogene EK mit der AB0-Blutgruppe der Mutter und des Kindes kompatibel sein.

48.3.3 Komplikationen bei Transfusionen

Die Häufigkeit von Transfusionszwischenfällen beträgt etwa 1 : 5000. Man kann zwischen immunologisch und nichtimmunologisch bedingten Komplikationen unterscheiden.

Hämolytische Transfusionsreaktion

Ursache sind Antikörper gegen Erythrozyten (am häufigsten AB0-Unverträglichkeit, seltener bereits vor Transfusion vorhandene, hämolytisch wirksame Allo-Antikörper:

 **Mehr als 80 % der hämolytischen Transfusionsreaktionen sind auf menschliches Versagen, also Verwechslung von Patienten und/oder Konserven, zurückzuführen**

Häufigkeit

- 1 : 6000 bis 1 : 80.000
- tödliche Reaktionen: 1 : 250.000 bis 1 : 600.000

Symptome

- Schüttelfrost und Fieber, kalter Schweiß
- Tachypnoe, Tachykardie, RR-Abfall: Schock
- Hämolyse, Hämaturie, diffuse Blutung im Operationsgebiet

Komplikationen

- DIC
- akutes Nierenversagen

Therapie

- Transfusion sofort abbrechen
- Blutentnahme für Labor (wenn möglich vor weiteren Maßnahmen): Blutgruppenbestimmung, Kreuzprobe und Antikörpersuchtest wiederholen, Bestimmung von Hämoglobin in Blut und Urin, Bestimmung von Haptoglobin, Bilirubin, Kreatinin, Harnstoff, Thrombozyten, Gerinnungsstatus und Fibrinogenspaltprodukten
- Hypotonie mit Volumengabe und ggf. Katecholaminen behandeln
- hochdosiert Kortikoide
- Diurese steigern (Volumen, Furosemid, Mannitol), ggf. frühzeitige Hämodialyse
- Heparinisierung bei beginnender Verbrauchskoagulopathie
- Bereitstellung von kompatiblen EK
- bei besonders schweren Reaktionen Austauschtransfusion

Verzögerte hämolytische Transfusionsreaktion

- unerklärlicher Hb-Wert-Abfall nach zunächst unauffälliger Transfusion mit mehr oder weniger ausgeprägten Hämolysezeichen
- primär niedrige Allo-Antikörper-Titer beim Empfänger (negative Kreuzprobe) – derartige Reaktionen lassen sich also nicht sicher vermeiden

- nach Übertragung antigentragender Erythrozyten innerhalb weniger Tage verstärkte Antikörperbildung

- **Nichthämolytische febrile Transfusionsreaktion (NHFT, Fieberreaktion)**
  - zytotoxische Reaktion (Antigen-Antikörper-Reaktion) durch präformierte Antikörper des Patienten gegen Leukozyten (Thrombozyten oder Plasmaeiweiße), die mit den übertragenen Bestandteilen reagieren
  - Häufigkeit: <1 : 200 (EK) bzw. <1 : 5 (TK)
  - aber auch selten vorkommmende bakterielle Verunreinigung ursächlich möglich

- **Posttransfusionspurpura**
  - akute, isolierte Thromozytopenie mit oder ohne Blutungsneigung etwa 1 Woche nach Transfusion aufgrund der Bildung spezifischer Antikörper gegen Thrombozyten
  - Häufigkeit: 1 : 600.000
  - Therapie: Gabe von Immunglobulinen

- **Allergische Reaktion**
  - tritt fast ausschließlich bei Empfängern mit Hypogammaglobulinämie (IgA-Mangel) und Immunisierung gegen IgA-Immunoglobuline durch IgA-Übertragung auf
  - Urtikaria, selten schwere Reaktionen
  - kommt seit Verwendung plasmaarmer EK nur noch selten vor

- **Transfusionsinduzierte akute Lungeninsuffizienz (TRALI-Syndrom)**
  - Diese Komplikation ist sehr selten und tritt fast ausschließlich durch Übertragung größerer Mengen Plasma in Form von FFP, das granulozytenspezifische Antikörper im Spenderserum enthält, auf.

- **Graft-versus-Host-Reaktion**
  - wird bei immunsupprimierten Patienten und bei Blutsverwandten nach Übertragung von proliferationsfähigen Lymphozyten beobachtet
  - durch Bestrahlung der Blutprodukte (30 Gy) zu verhindern

- **Septischer Schock**
  - verursacht durch bakterielle Kontamination (insbesondere gramnegative Keime)
  - meist letal

- **Infektionsübertragung**
  - Übertragung von intraleukozytären Erregern (CMV, HIV, Epstein-Barr-Viren, Yersinien)
  - Hepatitis B
  - Hepatitis C
  - Lues (Frischblut bis 72 h)
  - Parvovirus B19: kann bei Schwangeren (fötale Infektion) und Personen mit Immundefekt oder gesteigerter Erythropoese (z. B. hämolytische Anämie) zu schweren Erkrankungen führen
  - Parasitosen, insbesondere Malaria (Plasmodien), ferner Trypanosomen, Babesien, Leishmanien, Mikrofilarien und Toxoplasmen
  - HTLV-II-Virus (neue Variante der Creutzfeldt-Jakob-Erkrankung; sicherheitshalber werden alle Spender, die sich länger als 6 Monate in England aufgehalten haben, von der Blutspende ausgeschlossen)

> - **HIV-Risiko bei FFP (Quarantänelagerung): 1 : 20.000.000**
> - **HIV-Risiko bei Gerinnungspräparaten (virusinaktiviert): <1 : 20.000.000**

- **Hypervolämie**
  - tritt fast ausschließlich bei Patienten mit Herz- oder Niereninsuffizienz auf

- **Metabolische Probleme: Zitratintoxikation, Hyperkaliämie, Hypothermie**
  - besonders bei Früh- und Neugeborenen, Massivtransfusion oder ausgeprägter Leberfunktionsstörung zu beobachten
  - Vermeidung durch Kalziumglukonat oder $CaCl_2$ und vorherige Erwärmung auf 37°C

48.3.4 Nebenwirkungen von Leukozytentransfusionen

- nichthämolytische febrile Transfusionsreaktion (NHFT) – Zur Vermeidung der NHFT soll der Anteil transfundierter Leukozyten einen Wert von $2{,}5 \times 10^8$ pro transfundierte Einheit, der auch CALL-Wert (»critical antigenic load of leucocytes«) genannt wird, nicht überschreiten
- Alloimmunisierung gegen HLA-Merkmale der Klasse I (notwendige gleichzeitige Übertragung von Zellen mit HLA-Antigenen der Gruppe II: B-Lymphozyten, Makrophagen, aktivierte T-Zellen)

- Die für die Induktion einer Alloimmunisierung notwendige Dosis transfundierter Leukozyten wird als CILL-Wert (»critical immunogenetic load of leucocytes«) bezeichnet und beträgt 5×10^6 pro transfundierter Einheit
- Die für die Induktion einer Alloimmunisierung notwendige Dosis Entwicklung eines Refraktärzustandes gegen Thrombozyten (inadäquater Anstieg der Thrombozytenzahlen nach Transfusion)
- Übertragung von intraleukozytären Erregern (CMV, HIV, Epstein-Barr-Viren, Yersinien)
- Graft-versus-Host-Reaktion
- Immunsuppression/ -modulation

48.3.5 Massivtransfusion

Definitionen

nicht einheitlich:

- Austausch des einfachen Sollblutvolumens (70 ml/kg KG) innerhalb von 24 h
- Austausch des 1,5fachen Sollblutvolumens innerhalb von 24 h
- Austausch des halben Sollblutvolumens in 12 h bei einer Infusionsrate von >1,5 ml/kg KG/min
- (benötigte Transfusion: >10 EK)

Auswirkungen

Körpertemperaturabfall

- 25–30 kalte Blutkonserven (4–6°C): Abfall der Kerntemperatur auf 26–29°C mit Gefahr des Kammerflimmerns
- Hypothermie per se löst Gerinnungsstörung aus, daher Erwärmung auf 37°C (Durchlauferwärmer, Wärmegeräte)

Störungen der Blutgerinnung

- Verlustkoagulopathie durch Blutung
- Dilutionskoagulopathie durch Substitution mit kristalloiden oder kolloidalen Volumenersatzmitteln oder EK (zuerst Thrombozytenverminderung)
- Koagulopathie durch Verbrauch (Mangel an Faktoren V und VIII)
- Laborbefunde: PTT erhöht; Quick-Wert, Fibrinogenspiegel sowie AT-III- und Protein-C-Konzentration vermindert
- Hyperkoagulopathie (bei nur mäßiger Aktivierung der Fibrinolyse, D-Dimere): PTT vermindert

▪ Übertragung von Mikroaggregaten

Es sollten Mikrofilter (10–40 µm) verwendet werden.

▪ Zitratintoxikation bzw. Hypokalzämie

- der Normwert für ionisiertes Kalzium beträgt 1,1–1,4 mmol/l.
  - Die Leber ist normalerweise in der Lage, das 100fache der normalen Serumzitratkonzentration während einer einzelnen Passage zu metabolisieren. Bei einer Zitratüberschwemmung kommt es auch zu einer Hypokalzämie, da Zitrat ionisiertes Kalzium bindet.
  - Hypothermie, verminderte Leberdurchblutung und Hyperventilation erhöhen zusätzlich die Gefahr der Hypokalzämie. Gesamtkalziumwerte (im Labor gemessen) können irreführend sein. Deutliche Effekte auf die Gerinnung hat die ionisierte Hypokalzämie erst bei Werten von <0,5 mmol/l. Kardiale Phänomene können schon bei Werten von <0,75 mmol/l auftreten.
  - Eine Kalziumsubstitution erfolgt nicht routinemäßig, sondern nur bei erniedrigtem Spiegel des ionisierten Kalziums (wenn keine Kalziumspiegelbestimmung möglich ist: etwa 10 ml Kalziumglukonat 10 % pro 4 EK oder FFP).
  - Eine Kalziumsubstitution durch Kalziumglukonat oder $CaCl_2$:
    - 10 ml Kalziumglukonat 10 % (0,225 mmol/ml)
    - 10 ml Kalziumglukonat 20 % (0,45 mmol/ml)
    - 10 ml $CaCl_2$ liefert mehr ionisiertes Ca^{2+} (0,5 mmol/ml) als Kalziumglukonat 10 %

! **Kalziumglukonat und $CaCl_2$ haben verschiedene Molaritäten. Bei $CaCl_2$ wird mehr ionisiertes Kalzium freigesetzt (nicht an den Lebermetabolismus gebunden).**

▪▪ Hyperkaliämie

- abhängig vom Alter der Konserven (Azidose verstärkt Hyperkaliämie)

!
- **Azidose**
- **Überkorrektur, da Zitrat in der Leber zu Bikarbonat metabolisiert wird**

▪▪ 2,3-Diphosphoglyzerin-Mangel

- Linksverschiebung der O_2-Bindungskurve (bei bis zu 5 Tage alten Konserven unbedeutend)

48.4 Fremdblutsparende Maßnahmen

48.4.1 Präoperativ

Präoperative Eigenblutspende (EBS)

Indikationen

planbare OP mit zu erwartendem hohen Blutverlust (>1000 ml)

Kontraindikationen

- schwere respiratorische Störungen (z. B. FEV_1 von 1,5 l oder p_aO_2 von <65 mmHg)
- schwere kardiale Störungen (z. B. KHK mit instabiler Angina pectoris, Herzinfarkt vor weniger als 6 Wochen, hochgradige Aorten- oder Mitralstenose)
- Gerinnungsstörungen
- akute Infektionen (Fieber, Leukozytose)
- Anämie (Hb-Wert von <11,5 g/dl und Hk von <34 %)

Durchführung

- OP-Terminplanung, Beginn der EBS etwa 35–40 Tage bis max. 72 h vor OP
- Entnahme von 400–500 ml Blut je Sitzung
- evtl. Substitution mit Kolloiden (weniger kollaptische Zustände)
- Auftrennung des gewonnenen Vollblutes in EK und FFP
- primär kurze Spendeintervalle (<1 Woche: höherer Anstieg des Serumerythropoetinspiegels durch Anämisierung)
- evtl. Anwendung der Bocksprung-Technik (Re-Transfusion älterer vorher entnommener EK bei simultaner weiterer Blutabnahme)
- Überwachung des Patienten für mindestens 30–60 min
- Eisensubstitution: oral (300–900 mg Eisen-II-Sulfat, etwa 100–300 mg Fe^{2+}/Tag) oder 100–200 mg Eisensaccharat i. v. langsam als Kurzinfusion; Beachte: allergische Reaktionen
- evtl. Gabe von rh-Erythropoetin bei Eigenblutspende: 100–150 (–400) IE/kg KG 2-mal wöchentlich s. c., ab dem 2. Lebensjahr; immer simultane Eisengabe

Vorteile

- Ersatz von eigenen Gerinnungsfaktoren durch Eigen-FFP
- möglicher Infektionsschutz durch körpereigene Immunglobuline
- Stimulation der Erythropoese

- **Präoperative Eigenplasmapherese**

Indikationen

planbare Operation mit zu erwartenden großen Wundflächen (auch bei anämischen Patienten durchführbar)

Kontraindikationen

s. Eigenblutspende (außer Anämie)

Durchführung

- OP-Terminplanung
- Entnahme von 600–900 ml (10–15 ml/kg KG) Plasma je 30- bis 90-minütiger Sitzung
- evtl. Substitution mit Kolloiden (weniger kollaptische Zustände)
- Überwachung der Patienten für mindestens 30–60 min

Vorteile

- Beginn schon viele Monate vor dem Eingriff möglich
- Ersatz von eigenen Gerinnungsfaktoren
- möglicher Infektionsschutz durch körpereigene Immunglobuline
- Stimulation der Erythropoese
- auch bei sehr alten Patienten ohne Probleme durchführbar

2 Verfahren

- Membranfiltration
- Zentrifugation: höherer Gerinnungsfaktorengehalt und höhere Restthrombozytenzahl als bei Membranfiltration (5000 U/min: thrombozytenarmes Plasma; 3500 U/min: thrombozytenreiches Plasma)

48.4.2 Intra- und postoperativ

- **Isovolämische Hämodilution**

Indikationen

- zu erwartender Blutverlust von >1000 ml und Hk von >34 %

Kontraindikationen

- Koronar- und Herzinsuffizienz (Herzinfarkt vor <3 Monaten, Herzklappenfehler)
- schwere restriktive und obstruktive Lungenerkrankungen
- Anämie (<11 g/dl)
- SIRS, Hypovolämie, Schock
- Fieber
- Eiweißmangel

Durchführung

- präoperativ Entnahme von bis zu 15 ml Vollblut/kg KG und Ersatz durch Kolloide
- Formel nach Gross:

$$entnehmbares\ Blutvolumen = \frac{gesch\ddot{a}tzes\ Blutvolumen\left(=70\frac{ml}{kg}\right)\times(Hkt_0 - Hkt_{min})}{(Hkt_0 + Hkt_{min})/2}$$

  Hkt_0 = Ausgangshämatokrit
  Hkt_{min} = minimaler Hämatokrit
- Entnahme von 350–450 ml pro Beutel
- Transfusion in umgekehrter Reihenfolge der Abnahme
- Lagerung bei Raumtemperatur auf einer Rüttelmaschine zur Erhaltung der Thrombozytenfunktion bis zu 6 h, sonst im Kühlschrank lagern
- Standardtransfusionfilter (170–200 μm) verwenden

> **Bei der präoperativen Hämodilution kann auf einen AB0-Identitätstest vor Re-Transfusion verzichtet werden, wenn die Eigenblutkonserve beim Patienten verweilt und weder ein räumlicher noch ein personeller Wechsel zwischen Entnahme und Re-Transfusion erfolgt ist. Die Re-Transfusion erfolgt innerhalb von 6 h.**

Vorteile

- Verbesserung des postoperativen Gerinnungsstatus, bessere Rheologie
- keine Schädigung der re-transfundierten Erythrozyten durch den Sauger im Vergleich zur maschinellen Autotransfusion

Effekte

- deutliche kardiale Nachlastsenkung: Erhöhung von Ejektionsfraktion, Schlagvolumen und HZV (über höheres Schlagvolumen), DO_2-Verminderung
- verstärkte O_2-Extraktionsrate (kritischer Hb-Wert ohne erhöhte Koronarperfusion: 8,8 g/dl; mit gesteigerter Koronarperfusion: 4,4 g/dl)
- Rechtsverschiebung der O_2-Dissoziationskurve durch Zunahme von 2,3-Diphosphoglyzerin
- Abnahme der Blutviskosität

Maschinelle Autotransfusion

Indikationen

- elektive oder akute OP mit zu erwartendem hohen Blutverlust (>1000 ml)

Kontraindikationen

- OP in infektiösen oder kontaminierten Gebieten
- Tumorchirurgie

Durchführung

- Sammeln von Blut aus dem Wundgebiet in einem sterilen Beutel (Vacufix) oder in einem Reservoir mittels Doppellumensauger (heparinisiertes NaCl läuft über ein Lumen zur Saugerspitze und wird zusammen mit dem Blut über das zweite Lumen wieder aufgesogen; Sog: 80–100 mmHg)
- Antikoagulation mit heparinisierter NaCl-Lösung (15.000 IE Heparin auf 500 ml NaCl 0,9 %, Verhältnis zum Blut von 1 : 5 bis 1 : 10)
- Aufbereitung (Zellseparation) des in einem Reservoir gesammelten Blutes mittels »Cell-Saver« –Nach ausreichender Füllung des Reservoirs wird das Blut durch eine Rollerpumpe in eine Zentrifugenglocke gepumpt. Dort wird das leichtere Plasma nach oben gedrängt und in den Abfallbeutel entleert, anschließend erfolgt ein Waschvorgang mit NaCl 0,9 %, der mehrfach wiederholt werden kann. Nach Beenden des Waschens wird das Erythrozytenkonzentrat in einen Transfusionsbeutel gepumpt.

Etwa 80 % der Erythrozyten können unzerstört zurückgewonnen werden.

- der Hk der Erythrozytenlösung beträgt 55–75 % (abhängig von AusgangsHk des Patienten, Verdünnung im OP-Gebiet und Anzahl der Waschvorgänge)
- die Qualität der Erythrozyten ist hoch (O_2-Transportfunktion, Überlebenszeit und osmotische Resistenz)
- das komplette Plasma sowie Zellfragmente, freies Hämoglobin und aktivierte Gerinnungsfaktoren, aber auch Heparin werden zum größten Teil ausgewaschen
- es erfolgt eine Elimination von Medikamenten und Anästhetika; Beachte: bei Phäochromozytom nur ungenügende Auswaschung der Katecholamine
- bei der Transfusion von mittels Cell-Saver gewonnenem Eigenblut sollten zur Re-Transfusion Mikrofilter (10–40 µm) verwendet werden

- in der Regel erfolgt durch Autotransfusion keine Veränderungen von Gerinnung, Elektrolytgleichgewicht und hämatologischen Werten; Ausnahme: bei hohen Autotransfusionsmengen kann es zu messbaren Veränderungen durch Heparineinschwemmung kommen (heparinisierte Waschlösung), in diesem Fall ist das Heparin durch adäquate Protamingaben zu antagonisieren

Weitere fremdblutsparende Maßnahmen

- gewebeschonende Operationstechnik mit akribischer Blutstillung
- kontrollierte Hypotension
- Konzept der permissiven perioperativen Anämie
- postoperative Drainagenretransfusionmedikamentöse Beeinflussung des Blutverlustes:
  - rechtzeitiges Absetzen von Thrombozytenaggregationshemmern und Umstellen auf Heparinperfusor
  - Antifibrinolytika: Tranexamsäure (Cyklokapron)
  - Hemmung der Fibrinolyse und der durch Thrombozytenaggregationshemmer induzierten Blutungsneigung
  - Desmopressin (Minirin): führt zu einer gesteigerten Thrombozytenausschwemmung aus dem Knochenmark

Kardiovaskulär wirksame Medikamente

M. Heck, M. Fresenius, C. Busch

M. Heck et al., *Klinikmanual Anästhesie*,
DOI 10.1007/978-3-642-55440-7_49,
© Springer-Verlag Berlin Heidelberg 2015

49.1 Katecholamine

Einteilung

- natürliche Katecholamine: Adrenalin, Noradrenalin, Dopamin
- synthetische Katecholamine: Dobutamin, Orciprenalin, Isoproterenol

Wirkung

- über G-Protein gekoppelte Adrenorezeptoren (bzw. über Stimulation der Dopaminrezeptoren bei Dopamin und Dopexamin): Erhöhung der intrazellulären cAMP-Konzentration mit Aktivierung von Proteinkinasen und Erhöhung der intrazellulären Ca^{2+}-Ionenkonzentration (gilt nicht für β_2-Rezeptoren: Hyperpolarisation und Abnahme des Kalziumeinstroms)

Rezeptorstimulation

- führt bei den β-Rezeptoren über Kopplung mit stimulierenden G-Proteinen zur Aktivierung der Adenylatzyklase mit Bildung von cAMP
- führt bei den α_2-Rezeptoren über Interaktion mit hemmenden G-Proteinen zur Inaktivierung der Adenylatzyklase mit folgender Verminderung der cAMP-Konzentration
- führt bei den α_1-Rezeptoren über eine weitere Variante des G-Proteins zur Aktivierung der Phospholipase C mit Bildung von Inositoltriphospat, welches aus dem sarkoplasmatischen Retikulum Kalzium freisetzt, und Diazylglyzerol

Down-/Up-Regulation der Adrenorezeptoren

Die Anzahl der Adrenorezeptoren an der Zellmembran ist nicht konstant:

- bei länger anhaltender Stimulation kommt es zu einer Abnahme der Rezeptorendichte an der Zellmembran (Down-Regulation) mit Wirkverlust von kontinuierlich zugeführten exogenen Katecholaminen und Notwendigkeit der Dosissteigerung, z. B. länger anhaltende hochdosierte Katecholamintherapie nach kardiochirurgischem Eingriff oder chronische Asthmatherapie mit β2-Sympathomimetika
- bei chronischer Rezeptorblockade kommt es zu einer Up-Regulation, z. B. unter chronischer β-Blocker-Therapie, mit der Gefahr von überschießenden Reaktionen bei exogener Katecholamingabe bzw. nach perioperativem Absetzen eines β-Blockers

Indikationen für den Einsatz von Katecholaminen

- akute kardiale Insuffizienz (primär Dobutamin bei erhöhten Füllungsdrücken und niedrigem HZV)
- anaphylaktische Reaktionen höheren Stadiums: fraktionierte Gabe von Adrenalin
- im Rahmen der Reanimation (Medikament der ersten Wahl: Adrenalin)
- bei Sepsis (Gabe von Noradrenalin zur Anhebung des erniedrigten Widerstands)
- zur Normalisierung des Perfusionsdrucks (z. B. bei Karotisoperationen, Stenosen oder kardialen Risikopatienten mit Hauptstammstenose)
- Adrenalin als Kombination mit Lokalanästhetika zur Resorptionsverzögerung oder zum Ausschluss einer intravasalen Periduralkatheterlage (HF-Steigerung bei intravasaler Lage)
- als Diagnostikum im Rahmen des Dobutaminbelastungstests bei koronarkranken Patienten

49.1.1 Natürliche Katecholamine

Adrenalin, Epinephrin (Suprarenin)

- 1 Amp. à 1 ml (1 mg)
- 1 Fl. à 25 ml (25 mg

Wirkmechanismus

- dosisabhängige Stimulation von β_1-, β_2-, und α-Rezeptoren (in niedriger Dosierung vornehmlich β-Rezeptoren, in hoher Dosierung fast ausschließlich α-Rezeptoren) mit Anstieg des systolischen Blutdrucks, der Herzfrequenz und des Herzminutenvolumens

Über vaskuläre β_2-Rezeptoren kann es zum primären Blutdruckabfall kommen (insbesondere bei Hypovolämie). Die Gabe eines Testbolus von 10–20 µg i. v. führt bei Hypovolämie zum Blutdruckabfall und bei kardialer Insuffizienz ggf. zum Blutdruckanstieg oder zu einem konstanten arteriellen Druck.

Pharmakologie

- Syntheseort: Nebennierenmark
- Inaktivierung:
  - neuronale Wiederaufnahme
  - enzymatischer Abbau durch Catechol-O-Methyltransferase (COMT) zu 3-Methoxytyramin oder zum größten Teil durch Monoaminooxidase (MAO) zu 3, 4-Dihydroxyphenylessigsäure, die teilweise durch COMT zu Homovanillinmandelsäure abgebaut wird
- HWZ: 1–3 min

Indikationen

- kardiopulmonale Reanimation (Mittel der ersten Wahl)
- Behandlung des ausgeprägten »Low-cardiac-output«-Syndroms
- anaphylaktische Reaktion

Dosis

- Boli: 10–100 µg i. v. zur Inotropiesteigerung
- Perfusor (z. B. 10 mg auf 50 ml): 0,05–0,2(–0,5) µg/kg KG/min
- Perfusor bei Kindern (3 mg auf 50 ml): initial 0,1 ml/kg KG/h (0,1 µg/kg KG/min)
- Reanimation: primär 0,01 mg/kg KG (0,5–1 mg) i. v. oder 2- bis 3fache Menge mit 0,9%iger NaCl-Lösung auf 10 ml verdünnt intratracheal
- Anaphylaktische Reaktion: 50–500 µg i. v. (fraktioniert)

Nebenwirkungen

- verstärkte Arrhythmogenität
- Hyperglykämien
- Hyperkoagulabilität
- Elektrolytstörungen
- Drosselung der kutanen und mesenterialen Perfusion (Darmischämien bei hohen Dosen!)
- Anstieg des pulmonalarteriellen Drucks und der linksventrikulären Nachlast im oberen Dosierungsbereich

Wechselwirkung

- Wirkabschwächung bei metabolischer Azidose bzw. simultane Infusion von Bikarbonat über denselben venösen Zugang führt zum Wirkverlust
- Wirkverstärkung durch Glukokortikoide (Rezeptorsensibilisierung) und Applikation von Schilddrüsenhormonen

Dopamin

- 1 Amp. à 50 ml (250 mg)

Wirkmechanismus

- Stimulation von Dopaminrezeptoren (DA_1 und DA_2) in niedriger Dosierung
- in mittlerer Dosierung Stimulation von β_1-Rezeptoren
- in hoher Dosierung Stimulation aller Adrenorezeptoren einschließlich α_1-Rezeptoren
- stimuliert zusätzlich die Noradrenalinfreisetzung aus den präsynaptischen Vesikeln
- verschiedene Dopaminrezeptoren:
  - DA_1-Rezeptoren: nur postsynaptisch
  - DA_2-Rezeptoren: prä- und postsynaptisch

Pharmakologie

- Syntheseort: adrenerge und dopaminerge Neuronen und Zellen des proximalen Nierentubulus
- Inaktivierung: s. Adrenalin
- Clearance: 50 ml/kg KG/min
- HWZ: 1,7–2,9 min (Verteilungsphänomene)

Indikationen

- Steigerung der Nieren- und Mesenterialperfusion
- Kreislaufstimulation (Herz, Gefäße)
- Verbesserung der Gewebeoxygenierung aufgrund einer Steigerung des globalen Sauerstoffangebots

Nebenwirkungen

- Vasokonstriktion
- Angina-pectoris-Anfälle infolge Tachykardie, Herzrhythmusstörungen
- Verminderung des Atemantriebs
- Übelkeit und Erbrechen
- Zunahme des intrapulmonalen Rechts-links-Shunts
- Suppression der hormonellen Regulation der Schilddrüsenfunktion

- Hypoprolaktinämie
- Verminderung der Konzentration verschiedener Wachstumshormone
- Verringerung der Splanchnikusperfusion und pH_i-Abfall bei septischen Patienten
- Abfall des Atemminutenvolumens und der arteriellen O_2-Sättigung
- Verstärkung von Ulkusblutungen infolge Erhöhung der Splanchnikusperfusion

Die therapeutische Wirksamkeit von Dopamin zur Vermeidung eines perioperativen Nierenversagen und zur Verbesserung der Mesenterialperfusion ist bislang nicht gesichert.

Noradrenalin (Arterenol)

- 1 Amp. à 1 ml (1 mg)
- 1 Fl. à 25 ml (25 mg)

Wirkmechanismus

- Stimulation von α-Rezeptoren und zu einem geringeren Anteil von β1-Rezeptoren (positive Inotropie bei gleichzeitiger Erhöhung der kardialen Nachlast, teils Reflexbradykardie)
- Anstieg des systolischen, diastolischen und mittleren arteriellen Blutdrucks

Pharmakologie

- Syntheseort: Nebennierenmark
- Elimination hauptsächlich durch Methylierung, Oxidation und neuronale Wiederaufnahme
- HWZ: 1–3 min

Indikationen

- erniedrigter peripherer Widerstand (z. B. septischer Schock)
- Anhebung des zerebralen Perfusionsdrucks (CPP) bzw. des MAP, z. B. bei erhöhtem Hirndruck, Schädel-Hirn-Trauma oder intraoperativ bei Karotisendarteriektomie

Dosis

- eventuell initial Bolusgaben: 1 : 10 bis 1 : 1000 verdünnt, je nach Wirkung (z. B. 5–100 µg i. v.)
- Perfusor (z. B. 10 mg auf 50 ml): 0,05–0,3 µg/kg KG/min
- Perfusor bei Kindern (3 mg auf 50 ml): initial 0,1 ml/kg KG/h (0,1 µg/kg KG/min)

- **Nebenwirkungen**
  - hypertone Krise, Reflexbradykardie, Hautblässe, Verminderung von renaler Durchblutung und Diurese
  - Erhöhung des pulmonalvaskulären Widerstands
  - Rhythmusstörungen und ggf. Kammerflimmern
  - Perfusionsstörungen im Gastrointestinaltrakt mit Ischämiegefahr
  - Angst- und Unsicherheitsgefühl, Tremor

> **Eine s. c. Antikoagulation sollte auf eine i. v. Antikoagulation umgestellt werden.**

49.1.2 Künstliche Katecholamine

Dobutamin (Dobutrex)

- **Wirkmechanismus**
  - hauptsächlich Stimulation von β_1-Adrenorezeptoren und schwache β_2-agonistische Wirkung mit positiver Inotropie und peripherer Vasodilatation (Verminderung des LVEDP, Steigerung von HF und HZV, SVR-Verminderung)

- **Pharmakologie**
  - Razemat aus R(+)- und S(−)-Dobutamin, wobei R(+) ein α_1-Antagonist und S(−) ein α_1-Agonist ist: Wirkung wird gegenseitig aufgehoben (Pseudo-β-Selektivität)
  - HWZ: 2–3 min
  - Elimination durch Konjugation mit Glukuroniden und Umwandlung zu pharmakologisch inaktivem 3-O-Methyl-Dobutamin durch Metabolismus mittels COMT (nicht über MAO)

- **Indikationen**
  - Steigerung der Inotropie

Dosis

- Applikation nur kontinuierlich i. v.
- Perfusor (z. B. 250 mg auf 50 ml): 2–10(−15) μg/kg KG/min
- Perfusor bei Kindern (150 mg auf 50 ml): 0,1 ml/kg KG/h (5 μg/kg KG/min)

- **Nebenwirkungen**
  - Hemmung der Thrombozytenaggregation (Vorteil bei KHK-Patienten)

- Zunahme des intrapulmonalen Rechts-links-Shunts bei hoher Dosierung
- bei intravasaler Hypovolämie: Tachykardie und ggf. Blutdrucksenkung
- Arrhythmien

Etilefrin (Effortil)

- N-Ethyl-Analogon von Phenylephrin
- 1 Amp. à 1 ml = 10 mg
- zur Injektion seit 2005 in Deutschland nicht mehr im Handel

Wirkmechanismus

- überwiegende $\beta 1$-Stimulation (aber auch β_2 und α)

Pharmakologie

- HWZ: 2–3min

Indikationen

- Hypotonie

Dosis

- initial 1–2 mg i.v. (1:10 mit NaCl 0,9% verdünnt)

Kontraindikationen

- Klappenstenosen, hypertroph-obstruktive Kardiomyopathie

Nebenwirkungen

- Tachykardie

Akrinor

- Mischung aus Theodrenalin (Theophyllin und Noradrenalin) und Cafedrin (Koffein und Ephedrin) im Verhältnis 1:20
- 1 Amp. à 2 ml (200 mg Cafedrin und 10 mg Theodrenalin)

Wirkmechanismus

- Stimulation von β_1- und β_2-Rezeptoren mit Blutdruckanstieg durch positive Inotropie ohne Anstieg des peripheren Gefäßwiderstands
- keine bis nur geringe Beeinflussung der Plazentaperfusion: Einsatz in der Geburtshilfe bei hypotensiven Phasen unter Regionalanästhesie

Indikationen

- Hypotonie

Dosis

Initial 1–2 ml einer mit NaCl 0,9 % im Verhältnis 2 : 10 verdünnten Lösung i. v.

Kontraindikationen

- Phäochromozytom
- Mitralstenose
- schwere Schilddrüsenstörung

Nebenwirkungen

- pektanginöse Beschwerden
- Herzklopfen
- ventrikuläre Herzrhythmusstörungen

Wechselwirkung

- mit β-Blockern (HF-Abnahme)
- bei gleichzeitiger Verabreichung von Halothan Herzrhythmusstörungen möglich

> **Während und bis 2 Wochen nach Einnahme von MAO-Hemmern soll Akrinor nicht angewendet werden, weil es sonst zu einem krisenhaften Blutdruckanstieg kommen kann.**

Orciprenalin (Alupent)

- 1 Amp. à 1 ml (0,5 mg)
- 1 Amp. à 10 ml (5 mg)

Wirkmechanismus

- Stimulation der β_1- und β_2-Rezeptoren (Senkung des peripheren Widerstands und des diastolischen Blutdrucks)

Pharmakologie

- HWZ: 2 h
- renale Elimination

Indikationen

- Bronchospasmolyse
- off label use bei bradykarden Rhythmusstörungen und Intoxikationen mit β-Blockern

Dosis

- Bolus: initial 0,1–0,2 mg i. v. (2–4 ml 1 : 10 verdünnt)
- Perfusor (z. B. 15 mg auf 50 ml): 0,1–0,3 µg/kg KG/min (z. B. 10–30 µg/min bzw. 2–6 ml/h)
- Perfusor bei Kindern (3 mg auf 50 ml): 0,1 ml/kg KG/h (0,1 µg/kg KG/min)

Kontraindikationen

- hypertroph-obstruktive Kardiomyopathie
- Aortenstenose

Nebenwirkungen

- Tachykardie, ventrikuläre Extrasystolen
- Tremor
- Kopfschmerz
- Übelkeit

49.2 Phosphodiesterase-III-Hemmer bzw. Inodilatoren

Wirkmechanismus

- Erhöhung des intrazellulären cAMP-Spiegels durch Blockade von Phosphodiesterasen, dadurch intrazellulärer Kalziumspiegelanstieg: additive Eigenschaften mit Katecholaminen
- Steigerung der kardialen Inotropie und Chronotropie bei simultaner Reduktion der Nachlast: Steigerung von Schlagvolumen und HZV, Abnahme von LVEDP und SVR
- keine Erhöhung des myokardialen O2-Verbrauchs (im Gegensatz zu Katecholaminen)
- lusitroper Effekt (Verbesserung der diastolischen Herzfunktion, daher Bezeichnung als Inodilatoren)
- Wirkung auch bei β-Blockade oder β-Rezeptor-Down-Regulation

Indikationen

- kurzfristige Therapie der schweren Herzinsuffizienz

Kontraindikationen

- schwere obstruktive Aorten- oder Pulmonalklappenerkrankungen
- hypertrophe obstruktive Kardiomyopathie, ventrikuläres Aneurysma

- schwere, ausgeprägte Hypovolämie, akuter Myokardinfarkt sowie Herzinsuffizienz infolge Hyperthyreose, akuter Myokarditis oder Amyloidkardiomyopathie
- Kinder unter 12 Jahren
- Schwangerschaft und Stillzeit

■ **Nebenwirkungen**

- Herzrhythmusstörungen (vorwiegend VES), Hypotonie
- Thrombozytopenie (v. a. bei Amrinon)
- Fieber
- gastrointestinale Störungen
- Anstieg der Transaminasenwerte
- Myalgien
- Anämie (bei Amrinon)

! Vermehrte Todesfälle bei Langzeitstudienpatienten

49.2.1 Enoximon (Perfan)

- 1 Amp. à 20 ml (100 mg)

■ **Pharmakologie**

- HWZ: etwa 2 h (bei Herzinsuffizienz: >6 h)
- Maximaleffekt nach 10–30 min
- Wirkdauer: 3–6 h (dosisabhängig)
- Metabolisierung zu 80 % zu dem biologisch aktiven Sulfoxidmetaboliten Piroximon (20%ige Restaktivität), der renal ausgeschieden wird (Kumulationsgefahr bei Nierenfunktionseinschränkung)
- Plasmaproteinbindung: 85 % für Enoximon, 5 % für Piroximon

Dosis

- Perfusor (z. B. 100 mg auf 50 ml): 2,5–10 μg/kg KG/min
- Perfusor bei Kindern (z. B. 60 mg auf 50 ml): 0,1 ml/kg KG/h (2 μg/kg KG/min)

■ **Nebenwirkungen**

- Herzrhythmusstörungen bis zum Kammerflimmern
- Hypotonie
- Kopfschmerzen
- Abfall der Thrombozytenzahl, Anstieg der Transaminasenwerte und des Bilirubinspiegels

- **Wechselwirkung**
  - Inkompatibilität mit Glukoselösungen

! Vorsicht bei primärer Bolusgabe (0,5–1 mg/kg KG) wegen der Gefahr einer ausgeprägten Vasodilatation mit Blutdruckabfall (entgegen der Dosierungsangabe des Herstellers)

49.2.2 Milrinon (Corotrop)

- 20-mal stärker wirksam als Amrinon
- 1 Amp. à 10 ml (10 mg)

- **Pharmakologie**
  - HWZ: 55 min (bei eingeschränkter Nierenfunktion: >3 h; bei Herzinsuffizienz: 2–3 h)
  - Metabolisierung zu nur 12 % in der Leber (Glukuronverbindungen) und zu 80–85 % unveränderte renale Elimination, Beachte: Niereninsuffizienz
  - Plasmaproteinbindung: 70 %

Dosis

- Perfusor (z. B. 10 mg auf 50 ml): 0,3–0,75 µg/kg KG/min; bei Niereninsuffizienz: (Kreatinin-Clearance von 5–50 ml/min): Dosisreduktion auf 0,2–0,4 µg/kg KG/min
- Perfusor bei Kindern (z. B. 6 mg auf 50 ml): 0,1 ml/kg KG/h (0,2 µg/kg KG/min)

- **Nebenwirkungen**
  - schwere Nierenfunktionsstörung
  - ausgeprägte Hypokaliämien
  - Thrombozytopenie (<100.000/µl) sowie Verminderung der Erythrozytenzahl und/oder der Hämoglobinkonzentration
  - häufig ventrikuläre Arrhythmien, selten Kammerflimmern

- **Wechselwirkung**
  - gleichzeitige Gabe von Diuretika (diuretische und hypokaliämische Wirkung verstärkt)

!
- **Vorsicht bei primärer Bolusgabe (0,05–0,1 mg/kg KG) wegen der Gefahr einer ausgeprägten Vasodilatation mit Blutdruckabfall (entgegen der Dosierungsangabe des Herstellers)**
- **Corotrop-Injektionslösung: reagiert chemisch mit Furosemid, daher verschiedene i. v. Zugänge bei gleichzeitiger Anwendung verwenden**

49.2.3 Kalzium-Sensitizer (Inoprotektoren)

- herzwirksame Medikamente, welche die Sensitivität der kontraktilen Proteine erhöhen
- zur Zeit einzige zugelassene Substanz ist Levosimendan (Simdax)

Levosimendan (Simdax, Orion Pharma)

- gehört zur Gruppe der Pyridazinon-Dinitrile
- positiv-inotrop wirkendes Pharmakon aus der Gruppe der Kalzium-Sensitizer
- Steigerung der Schlagkraft des insuffizienten Herzens und Verbesserung der diastolischen Relaxation
- fehlendes arrhythmogenes Potential
- deutlich besserer Herzindex, Abfall des PC-Drucks und geringere 30-Tage Mortalität im Vergleich zu Dobutamin (Lido-Studie)
- rasche Resorption bei hoher Bioverfügbarkeit, HWZ: ca. 1 h (auch bei Niereninsuffizienz)

Pharmakologie

- Metabolisierung über hepatische Glutathionkonjugation
- Aktivierung der ATP-abhängigen Kaliumkanäle → periphere Vasodilatation und Nachlastreduktion
- zusätzlich Hemmung des Phosphodiesterase-III-Abbaus

Indikationen

- akute Herzinsuffizienz besonders im Rahmen einer kardialen Ischämie

Dosis

initialer Bolus: 6–24 μg/kg KG, anschließend: Perfusor: 0,1–0,2–(0,3) μg/kg/min

Endokarditisprophylaxe

M. Heck, M. Fresenius, C. Busch

M. Heck et al., *Klinikmanual Anästhesie*,
DOI 10.1007/978-3-642-55440-7_50,
© Springer-Verlag Berlin Heidelberg 2015

Modifiziert nach den Leitlinien von:

- American Heart Association aus dem Jahre 2007
- Arbeitsgemeinschaft »Endokarditis« (Paul-Ehrlich-Gesellschaft und Deutsche Gesellschaft für Kardiologie, Herz- und Kreislaufforschung) aus dem Jahre 2007
- Schweizerische Arbeitsgruppe für Endokarditisprophylaxe (Schweizerische Gesellschaft für Kardiologie und Schweizerische Gesellschaft für Pädiatrische Kardiologie) aus dem Jahre 2003

50.1 Eingriffe, die einer Endokarditisprophylaxe bedürfen

50.1.1 Eingriffe an Oropharynx, Respirations- und oberem Verdauungstrakt

- zahnärztliche Eingriffe mit Blutungsgefahr
- Tonsillektomie, Adenotomie, chirurgische Eingriffe an den oberen Luftwegen
- Bronchoskopie mit starren Instrumenten, Sklerosierung des Ösophagus, Bronchusdilatation und/oder Stent-Implantation

Prophylaxe nur bei besonders hohem Endokarditisrisiko

- Gastroskopie mit und ohne Biopsie
- ERCP
- TEE
- flexible Bronchoskopie
- nasotracheale Intubation (keine Prophylaxe bei orotrachealer Intubation)

50.1.2 Operationen an Darm, Gallenwegen und Urogenitalorganen sowie Zystokopien, Blasenkatheteranlagen und Rektoskopien

- chirurgische Eingriffe inklusive solche mit mikroinvasiven Techniken an Gastrointestinaltrakt und Gallenwegen
- Lithotripsie im Bereich der Gallen- und Pankreaswege

- **Prophylaxe nur bei besonders hohem Endokarditisrisiko**
- Rekto-/Sigmoideo-/Koloskopie (keine Prophylaxe bei Kontrasteinlauf)
- Urogenitaltrakt: Zystoskopie, Lithotripsie, chirurgische Eingriffe
- Geburt, Dilatation und Kürettage, Hysterektomie (keine Prophylaxe bei Blasenkatheterisierung sowie Einlage und Entfernung eines Intrauterinpessars)

50.1.3 Eingriffe an infektiösen Herden

- Abszesse, Phlegmone und andere

50.1.4 Lang andauernde Herzkatheteruntersuchung

- beispielsweise Valvuloplastie (keine Prophylaxe bei Routinekatheterisierung, PTCA oder Stent-Implatation)

50.2 Kein erhöhtes Endokarditisrisiko (keine Endokarditisprophylaxe)

- Mitralklappenprolaps ohne Klappeninsuffizienz
- funktionelle Herzgeräusche
- Vorhofseptumdefekt vom Sekundumtyp
- vorangegangene Schrittmacher- oder Kardioverterimplantation
- vorangegangene Anlage eines aortokoronaren Bypasses
- >6 Monate nach chirurgischer Revision eines Vorhof- oder Ventrikelseptumdefekts
- vorangegangener Verschluss eines Ductus arteriosus Botalli
- operierte Herzfehler ohne Restbefund nach dem ersten postoperativen Jahr

50.3 Mäßiges (erhöhtes) Endokarditisrisiko, Tab. 50.1

- angeborene Herzfehler (außer Vorhofseptumdefekt vom Sekundumtyp)
- erworbene Herzklappenfehler
- operierte Herzfehler mit Restbefund (ohne Restbefund nur für ein Jahr)
- Mitralklappenprolaps mit Insuffizienzzeichen
- hypertrophe obstruktive Kardiomyopathie
- offener Ductus arteriosus Botalli

Tab. 50.1 Prophylaxe bei mäßigem Endokarditisrisiko

Eingriffe im Oropharynx, Respirations-, Gastrointestinal- und Urogenitaltrakt			
		Erwachsene	**Kinder**
Oral			
Standard	Amoxicillin (Amoxypen) oral	2 g p.o. (bei > 70 kg 3 g) 1 h präop	50 mg/kg (max. 2 g) 1 h präop.
Bei Penicillinallergie	Clindamycin (Sobelin) oral (nur bei Eingriffen im Oropharynx) oder	600 mg p.o. 1 h präop	15–20 mg/kg p.o. (max. 600 mg) 1 h präop.
	Clarithromycin (Klacid) oral	500 mg p.o. 1 h präop.1 h präop.	15 mg/kg p.o. (max. 500 mg)
Parenteral (orale Medikation nicht möglich)			
Standard	Amoxicillin (Augmentan) oder Ampicillin (Binotal) i.v. (i.m.)	2 g i.v. (i.m.) 30 min–1 h präop30 min–1 h präop.	50 mg/kg (max. 2 g) i.v. (i.m.)
Bei Penicillinallergie	Clindamycin (Sobelin) i.v. (nur bei Eingriffen im Oropharynx) oder	600 mg i.v. 1 h präop.	15–20 mg/kg i.v. max. 600 mg) 1 h präop.
	Vancomycin (Vancomycin) i.v.	1 g i.v. 1 h präop.	20 mg/kg (max. 1 g) i.v. 1 h präop.
	Teicoplanin (Targocid) i.v.	800 mg i.v. 1 h präop.	10 mg/kg (max. 800 mg) i.v. 1 h präop.

Tab. 50.1 (Fortsetzung)

		Erwachsene	Kinder
Infizierte Herde der Haut und langandauernde Herzkatheteruntersuchungen			
Oral			
	Clindamycin (Sobelin) oral (nur bei Eingriffen im Oropharynx)	600 mg p.o. 1 h präop	15–20 mg/kg p.o. (max. 600 mg) 1 h präop
Parenteral (orale Medikation nicht möglich)			
	Vancomycin (Vancomycin) i.v. oder	1 g i.v. 1 h präop.	20 mg/kg (max. 1 g) i.v. 1 h präop.
	Teicoplanin (Targocid) i.v.	800 mg i.v. 1 h präop.	10 mg/kg (max. 800 mg) i.v. 1 h präop.
Bei den vorgeschlagenen Therapiekonzepten bitte individuelle Kontraindikationen beachten			

50.4 Besonders hohes Endokarditisrisiko, Tab. 50.2

- vorangegangener prothetischer Herzklappenersatz (einschließlich Bioprothesen, Homografts und klappentragendes Conduit)
- vorangegangene bakterielle Endokarditis (auch ohne persistierenden Herzfehler)
- vorangegangener intrakardialer oder systemisch-pulmonaler Shunt (z. B. bei Ventrikelseptumdefekt oder nach aortopulmonaler Shunt-Anlage)
- Herztransplantierte Patienten

Tab. 50.2 Prophylaxe bei besonders hohem Endokarditisrisiko

Eingriffe im Oropharynx, Respirations-, Gastrointestinal- und Urogenitaltrakt			
		Erwachsene	Kinder
Oral			
Standard	Amoxicillin (Amoxypen) oral	2 g p.o. (bei > 70 kg 3 g) 1 h präop. + 1 g p.o. 6 h nach dem Eingriff	50 mg/kg (max. 2 g) 1 h präop + 15 mg/kg (max. 1g) p.o. 6 h nach dem Eingriff
Bei Penicillin-allergie	Clindamycin (Sobelin) oral (nur bei Eingriffen im Oropharynx)	600 mg p.o. 1 h präop+ 300 mg p.o. 6 h nach dem Eingriff	15–20 mg/kg p.o. (max. 600 mg) 1 h präop+ 7,5 mg/kg p.o. (max. 300 mg) 6 h nach dem Eingriff
	Clarithromycin (Klacid) oral	600 mg p.o. 1 h präoperativ	15–20 mg/kg p.o. (max. 600 mg) 1 h präoperativ + 7,5 mg/kg p.o. (max. 300 mg) 6
Parenteral (orale Medikation nicht möglich)			
Standard	Amoxicillin (Augmentan) oder	2 g i.v. (i.m.) 30 min–1 h präop	50 mg/kg (max. 2 g) i.v. (i.m.)
	Ampicillin (Binotal) i.v. (i.m.)	+ 1 g i.v. (i.m.) 6 h nach dem Eingriff	30 min–1 h präop. + 15 mg/kg (max. 1 g) i.v. (i.m.) 6 h nach dem Eingriff

Tab. 50.2 (Fortsetzung)

		Erwachsene	Kinder
Bei Penicillinallergie	Clindamycin (Sobelin) i.v. (nur bei Eingriffen im Oropharynx) Oder	600 mg i.v. 1 h präop+ 300 mg i.v. 6 h nach dem Eingriff	15–20 mg/kg i.v. (max. 600 mg) 1 h präop. + 7,5 mg/kg p.o. (max. 300 mg) 6 h nach dem Eingriff
	Vancomycin (Vancomycin) i.v. Oder	1 g i.v. 1 h präop.	20 mg/kg (max. 1 g) i.v. 1 h präop.
	Teicoplanin (Targocid) i.v.	800 mg i.v. 1 h präop.	10 mg/kg (max. 800 mg) i.v. 1 h präop.
Infizierte Herde der Haut und langandauernde Herzkatheteruntersuchungen			
Oral			
	Clindamycin (Sobelin) oral (nur bei Eingriffen im Oropharynx)	600 mg p.o. 1 h präop.	15–20 mg/kg p.o. (max. 600 mg) 1 h präop.
Parenteral (orale Medikation nicht möglich)			
	Vancomycin (Vancomycin) i.v. Oder	1 g i.v. 1 h präop.	20 mg/kg (max. 1 g) i.v. 1 h präop
	Teicoplanin (Targocid) i.v.	800 mg i.v. 1 h präop.	10 mg/kg (max. 800 mg) i.v. 1 h präop.

■ **Tab. 50.2** (Fortsetzung)

		Erwachsene	Kinder
Bei hospitalisierten Patienten			
Nur parenteral			
Standard	Amoxicillin (Augmentan) i.v.	2 g i.v. 1 h präop. + 1 g i.v. 6 h nach dem Eingriff	25 mg/kg (max. 2 g) 1 h präop. + 15 mg/kg (max. 1 g) i.v. 6 h nach dem Eingriff
	Plus	**plus**	**plus**
	Gentamicin (Refobacin) i.v.	1,5 mg/kg i.v. 1 h präop. + 1,5 mg/kg i.v. 6 h nach dem Eingriff	1,5–2 mg/kg (max. 120 mg) i.v. 1 h präop. + 1,5–2 mg/kg (max. 120 mg) i.v. 6 h nach dem Eingriff
Bei Penicillinallergie oder vermuteten Staphylokokken	Vancomycin (Vancomycin) i.v.	1 g i.v. 1 h präop. + 1 g i.v. 12 h nach dem Eingriff	20 mg/kg (max. 1 g) i.v. 1 h präop. + 20 mg/kg (max. 1 g) i.v. 12 h nach dem Eingriff
	Plus	**plus**	**plus**
	Gentamicin (Refobacin) i.v.	1,5 mg/kg i.v. 1 h präop. + 1,5 mg/kg i.v. 12 h nach dem Eingriff	1,5–2 mg/kg (max. 120 mg) i.v. 1 h präop. + 1,5–2 mg/kg (max. 120 mg) i.v. 12 h nach dem Eingriff
	Oder		
	Teicoplanin (Targocid) i.v.	800 mg i.v. 1 h präop.	10 mg/kg (max. 800 mg) i.v. 1 h präop.
	Plus	**plus**	**plus**
	Gentamicin (Refobacin) i.v.	1,5 mg/kg i.v. 1 h präop.	1,5–2 mg/kg (max. 120 mg) i.v. 1 h präop.
Bei den vorgeschlagenen Therapiekonzepten bitte individuelle Kontraindikationen beachten			

Serviceteil

M. Heck et al., *Klinikmanual Anästhesie*,
DOI 10.1007/978-3-642-55440-7, © Springer-Verlag Berlin Heidelberg 2015

Medikamentenverzeichnis

Im Medikamentenverzeichnis sind die im Buch genannten Medikamente aufgeführt. Auf der linken Seite finden Sie den generischen Namen (Substanznamen), rechts daneben in der Klammer stellvertretend einen oder mehrere Handelsnamen der Substanz.

A

B

C

D

E

F

G

H

K

L

M

N

O

P

R

S

T

U

V

W

X

Stichwortverzeichnis

A

B

C

D

E

F

G

H

I

J

K

L

M

N

O

P

Q

R

S

T

U

V

W

X

Z

Ihr Bonus als Käufer dieses Buches

Als Käufer dieses Buches können Sie kostenlos das eBook zum Buch nutzen. Sie können es dauerhaft in Ihrem persönlichen, digitalen Bücherregal auf springer.com speichern oder auf Ihren PC/Tablet/eReader downloaden.

Gehen Sie dazu bitte wie folgt vor

1. Gehen Sie zur springer.com/shop und suchen Sie das vorliegende Buch (am schnellsten über die Eingabe der ISBN).
2. Legen Sie es in den Warenkorb und klicken Sie dann auf »zum Einkaufwagen/zur Kasse«.
3. Geben Sie den unten stehenden Coupon ein. In der Bestellübersicht wird damit das eBook mit 0, - € ausgewiesen, ist also kostenlos für Sie.
4. Gehen Sie weiter zur Kasse und schließen den Vorgang ab.
5. Sie können das eBook nun downloaden und auf einem Gerät Ihrer Wahl lesen. Das eBook bleibt dauerhaft in Ihrem Springer digitalem Bücherregal gespeichert.

Ihr persönlicher Coupon

5tJPRyDtZj5878D